"十二五"普通高等教育本科国家级规划教材

国家卫生和计划生育委员会"十二五"规划教材
全国高等医药教材建设研究会"十二五"规划教材
全国高等学校教材

供8年制及7年制("5+3"一体化)临床医学等专业用

医学心理学

Medical Psychology

第3版

主　审　姜乾金

主　编　马　辛　赵旭东

副主编　张　宁　洪　炜

编　者　(以姓氏笔画为序)

马　辛(首都医科大学)　　　　　　季建林(复旦大学上海医学院)

刘　畅(吉林大学白求恩医学院)　　赵旭东(上海同济大学)

刘　盈(中国医科大学)　　　　　　姜乾金(浙江大学医学部)

杜文东(南京中医药大学)　　　　　洪　炜(北京大学医学部)

杨凤池(首都医科大学)　　　　　　姚树桥(中南大学)

吴均林(华中科技大学同济医学院)　钱　明(天津医科大学)

何金彩(温州医学院)　　　　　　　唐峥华(广西医科大学)

张　宁(南京医科大学)　　　　　　潘　芳(山东大学医学院)

张　岚(四川大学华西医学院)

人民卫生出版社

图书在版编目（CIP）数据

医学心理学 / 马辛，赵旭东主编 . —3 版 . —北京：人民
卫生出版社，2015
　ISBN 978-7-117-20413-2

　I.①医…　Ⅱ.①马…②赵…　Ⅲ.①医学心理学 –高等
学校–教材　Ⅳ.①R395.1

　中国版本图书馆 CIP 数据核字（2015）第 043056 号

| 人卫社官网 | www.pmph.com | 出版物查询，在线购书 |
| 人卫医学网 | www.ipmph.com | 医学考试辅导，医学数据库服务，医学教育资源，大众健康资讯 |

医学心理学
第 3 版

主　　编：马　辛　赵旭东
出版发行：人民卫生出版社（中继线 010-59780011）
地　　址：北京市朝阳区潘家园南里 19 号
邮　　编：100021
E - mail：pmph @ pmph.com
购书热线：010-59787592　010-59787584　010-65264830
印　　刷：三河市潮河印业有限公司
经　　销：新华书店
开　　本：850×1168　1/16　印张：20
字　　数：550 千字
版　　次：2005 年 8 月第 1 版　　2015 年 6 月第 3 版
　　　　　2020 年 11 月第 3 版第 6 次印刷（总第 17 次印刷）
标准书号：ISBN 978-7-117-20413-2
定　　价：54.00 元
打击盗版举报电话：010-59787491　E-mail：WQ @ pmph.com
质量问题联系电话：010-59787234　E-mail：zhiliang @ pmph.com

修 订 说 明

为了贯彻教育部教高函[2004-9号]文,在教育部、原卫生部的领导和支持下,在吴阶平、裘法祖、吴孟超、陈灏珠、刘德培等院士和知名专家的亲切关怀下,全国高等医药教材建设研究会以原有七年制教材为基础,组织编写了八年制临床医学规划教材。从第一轮的出版到第三轮的付梓,该套教材已经走过了十余个春秋。

在前两轮的编写过程中,数千名专家的笔耕不辍,使得这套教材成为了国内医药教材建设的一面旗帜,并得到了行业主管部门的认可(参与申报的教材全部被评选为"十二五"国家级规划教材),读者和社会的推崇(被视为实践的权威指南、司法的有效依据)。为了进一步适应我国卫生计生体制改革和医学教育改革全方位深入推进,以及医学科学不断发展的需要,全国高等医药教材建设研究会在深入调研、广泛论证的基础上,于2014年全面启动了第三轮的修订改版工作。

本次修订始终不渝地坚持了"精品战略,质量第一"的编写宗旨。以继承与发展为指导思想:对于主干教材,从精英教育的特点、医学模式的转变、信息社会的发展、国内外教材的对比等角度出发,在注重"三基"、"五性"的基础上,在内容、形式、装帧设计等方面力求"更新、更深、更精",即在前一版的基础上进一步"优化"。同时,围绕主干教材加强了"立体化"建设,即在主干教材的基础上,配套编写了"学习指导及习题集"、"实验指导/实习指导",以及数字化、富媒体的在线增值服务(如多媒体课件、在线课程)。另外,经专家提议,教材编写委员会讨论通过,本次修订新增了《皮肤性病学》。

本次修订一如既往地得到了广大医药院校的大力支持,国内所有开办临床医学专业八年制及七年制("5+3"一体化)的院校都推荐出了本单位具有丰富临床、教学、科研和写作经验的优秀专家。最终参与修订的编写队伍很好地体现了权威性,代表性和广泛性。

修订后的第三轮教材仍以全国高等学校临床医学专业八年制及七年制("5+3"一体化)师生为主要目标读者,并可作为研究生、住院医师等相关人员的参考用书。

全套教材共38种,将于2015年7月前全部出版。

全国高等学校八年制临床医学专业国家卫生和计划生育委员会
规划教材编写委员会

	学科名称	主审	主编	副主编
1	细胞生物学（第3版）	杨恬	左伋　刘艳平	刘佳　周天华　陈誉华
2	系统解剖学（第3版）	柏树令　应大君	丁文龙　王海杰	崔慧先　孙晋浩　黄文华　欧阳宏伟
3	局部解剖学（第3版）	王怀经	张绍祥　张雅芳	刘树伟　刘仁刚　徐飞
4	组织学与胚胎学（第3版）	高英茂	李和　李继承	曾园山　周作民　肖岚
5	生物化学与分子生物学（第3版）	贾弘禔	冯作化　药立波	方定志　焦炳华　周春燕
6	生理学（第3版）	姚泰	王庭槐	闫剑群　郑煜　祁金顺
7	医学微生物学（第3版）	贾文祥	李明远　徐志凯	江丽芳　黄敏　彭宜红　郭德银
8	人体寄生虫学（第3版）	詹希美	吴忠道　诸欣平	刘佩梅　苏川　曾庆仁
9	医学遗传学（第3版）		陈竺	傅松滨　张灼华　顾鸣敏
10	医学免疫学（第3版）		曹雪涛　何维	熊思东　张利宁　吴玉章
11	病理学（第3版）	李甘地	陈杰　周桥	来茂德　卞修武　王国平
12	病理生理学（第3版）	李桂源	王建枝　钱睿哲	贾玉杰　王学江　高钰琪
13	药理学（第3版）	杨世杰	杨宝峰　陈建国	颜光美　臧伟进　魏敏杰　孙国平
14	临床诊断学（第3版）	欧阳钦	万学红　陈红	吴汉妮　刘成玉　胡申江
15	实验诊断学（第3版）	王鸿利　张丽霞　洪秀华	尚红　王兰兰	尹一兵　胡丽华　王前　王建中
16	医学影像学（第3版）	刘玉清	金征宇　龚启勇	冯晓源　胡道予　申宝忠
17	内科学（第3版）	王吉耀　廖二元	王辰　王建安	黄从新　徐永健　钱家鸣　余学清
18	外科学（第3版）		赵玉沛　陈孝平	杨连粤　秦新裕　张英泽　李虹
19	妇产科学（第3版）	丰有吉	沈铿　马丁	狄文　孔北华　李力　赵霞

7

	学科名称	主审	主编	副主编
20	儿科学(第3版)		桂永浩 薛辛东	杜立中 母得志 罗小平 姜玉武
21	感染病学(第3版)		李兰娟 王宇明	宁 琴 李 刚 张文宏
22	神经病学(第3版)	饶明俐	吴 江 贾建平	崔丽英 陈生弟 张杰文 罗本燕
23	精神病学(第3版)	江开达	李凌江 陆 林	王高华 许 毅 刘金同 李 涛
24	眼科学(第3版)		葛 坚 王宁利	黎晓新 姚 克 孙兴怀
25	耳鼻咽喉头颈外科学(第3版)	孔维佳 周 梁	王斌全 唐安洲 张 罗	
26	核医学(第3版)	张永学	安 锐 黄 钢	匡安仁 李亚明 王荣福
27	预防医学(第3版)	孙贵范	凌文华 孙志伟	姚 华 吴小南 陈 杰
28	医学心理学(第3版)	姜乾金	马 辛 赵旭东	张 宁 洪 炜
29	医学统计学(第3版)		颜 虹 徐勇勇	赵耐青 杨土保 王 彤
30	循证医学(第3版)	王家良	康德英 许能锋	陈世耀 时景璞 李晓枫
31	医学文献信息检索(第3版)		罗爱静 于双成	马 路 王虹菲 周晓政
32	临床流行病学(第2版)	李立明	詹思延	谭红专 孙业桓
33	肿瘤学(第2版)	郝希山	魏于全 赫 捷	周云峰 张清媛
34	生物信息学(第2版)		李 霞 雷健波	李亦学 李劲松
35	实验动物学(第2版)		秦 川 魏 泓	谭 毅 张连峰 顾为望
36	医学科学研究导论(第2版)		詹启敏 王 杉	刘 强 李宗芳 钟晓妮
37	医学伦理学(第2版)	郭照江 任家顺	王明旭 尹 梅	严金海 王卫东 边 林
38	皮肤性病学	陈洪铎 廖万清	张建中 高兴华	郑 敏 郑 捷 高天文

经过再次打磨,备受关爱期待,八年制临床医学教材第三版面世了。怀纳前两版之精华而愈加求精,汇聚众学者之智慧而更显系统。正如医学精英人才之学识与气质,在继承中发展,新生方可更加传神;切时代之脉搏,创新始能永领潮头。

经过十年考验,本套教材的前两版在广大读者中有口皆碑。这套教材将医学科学向纵深发展且多学科交叉渗透融于一体,同时切合了环境 - 社会 - 心理 - 工程 - 生物这个新的医学模式,体现了严谨性与系统性,诠释了以人为本、协调发展的思想。

医学科学道路的复杂与简约,众多科学家的心血与精神,在这里汇集、凝结并升华。众多医学生汲取养分而成长,万千家庭从中受益而促进健康。第三版教材以更加丰富的内涵、更加旺盛的生命力,成就卓越医学人才对医学誓言的践行。

坚持符合医学精英教育的需求,"精英出精品,精品育精英"仍是第三版教材在修订之初就一直恪守的理念。主编、副主编与编委们均是各个领域内的权威知名专家学者,不仅著作立身,更是德高为范。在教材的编写过程中,他们将从医执教中积累的宝贵经验和医学精英的特质潜移默化地融入到教材中。同时,人民卫生出版社完善的教材策划机制和经验丰富的编辑队伍保障了教材"三高"(高标准、高起点、高要求)、"三严"(严肃的态度、严谨的要求、严密的方法)、"三基"(基础理论、基本知识、基本技能)、"五性"(思想性、科学性、先进性、启发性、适用性)的修订原则。

坚持以人为本、继承发展的精神,强调内容的精简、创新意识,为第三版教材的一大特色。"简洁、精练"是广大读者对教科书反馈的共同期望。本次修订过程中编者们努力做到:确定系统结构,落实详略有方;详述学科三基,概述相关要点;精选创新成果,简述发现过程;逻辑环环紧扣,语句精简凝练。关于如何在医学生阶段培养创新素质,本教材力争达到:介绍重要意义的医学成果,适当阐述创新发现过程,激发学生创新意识、创新思维,引导学生批判地看待事物、辩证地对待知识、创造性地预见未来,踏实地践行创新。

坚持学科内涵的延伸与发展,兼顾学科的交叉与融合,并构建立体化配套、数字化的格局,为第三版教材的一大亮点。此次修订在第二版的基础上新增了《皮肤性病学》。本套教材通过编写委员会的顶层设计、主编负责制下的文责自负、相关学科的协调与蹉商、同一学科内部的专家互审等机制和措施,努力做到其内容上"更新、更深、更精",并与国际紧密接轨,以实现培养高层次的具有综合素质和发展潜能人才的目标。大部分教材配套有"学习指导及习题集"、"实验指导 / 实习指导"以及"在线增值服务(多媒体课件与在线课程等)",以满足广大医学院校师生对教学资源多样化、数字化的需求。

本版教材也特别注意与五年制教材、研究生教材、住院医师规范化培训教材的区别与联系。①五年制教材的培养目标:理论基础扎实、专业技能熟练、掌握现代医学科学理论和技术、临床思维良好的通用型高级医学人才。②八年制教材的培养目标:科学基础宽厚、专业技能扎实、创新能力强、发展潜力大的临床医学高层次专门人才。③研究生教材的培养目标:具有创新能力的科研型和临床型研究生。其突出特点:授之以渔、评述结合、启示创新,回顾历史、剖析现状、展望未来。④住院医师规范化培训教材的培养目标:具有胜任力的合格医生。其突出特点:结合理论,注重实践,掌握临床诊疗常规,注重预防。

以吴孟超、陈灏珠为代表的老一辈医学教育家和科学家们对本版教材寄予了殷切的期望,教育部、国家卫生和计划生育委员会、国家新闻出版广电总局等领导关怀备至,使修订出版工作得以顺利进行。在这里,衷心感谢所有关心这套教材的人们! 正是你们的关爱,广大师生手中才会捧上这样一套融贯中西、汇纳百家的精品之作。

八学制医学教材的第一版是我国医学教育史上的重要创举,相信第三版仍将担负我国医学教育改革的使命和重任,为我国医疗卫生改革,提高全民族的健康水平,作出应有的贡献。诚然,修订过程中,虽力求完美,仍难尽人意,尤其值得强调的是,医学科学发展突飞猛进,人们健康需求与日俱增,教学模式更新层出不穷,给医学教育和教材撰写提出新的更高的要求。深信全国广大医药院校师生在使用过程中能够审视理解,深入剖析,多提宝贵意见,反馈使用信息,以便这套教材能够与时俱进,不断获得新生。

愿读者由此书山拾级,会当智海扬帆!

是为序。

中国工程院院士

中国医科科学院原院长　　刘德培

北京协和医学院原院长

二〇一五年四月

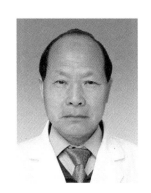

姜乾金

姜乾金,教授、主任医师,浙江大学医学心理学教研室、精神病与精神卫生学教授委员会首任主任、学位点负责人,中华医学会心身医学分会二、三届副主任委员,浙江省医学会心身医学分会首届主任委员。

医学心理学本土化课程建设30余年。期间自编最早讲义(1982),主编协作教材(1986、1988、1993)、国家教委课题成果教材(1998)、卫生部五年制(2002、2004)、七年制(2002)和八年制(2005、2010)规划教材,主持国家教委(1997)、省(1997)和卫生部(2000)教研项目,主持校(2002)、省(2004)和国家级(2006-2010)精品课程,获校教材奖(1987、1995)、校(2000)、省(2002)教学成果一等奖和国家级精品教材(2011)。心身医学研究与临床40年。期间倡导心理应激(心理压力)系统模型,完成科技部(2007—2009)委托的心理疾患防治国家科技支撑计划项目(0.5亿)建议书、可行性论证和申报指南的执笔与报告任务,承担省(1989)、国家(2009)等科研项目,著有《心身医学》《临床心理问题指南》《压力(应激)系统模型 - 解读婚姻》《医学心理学 - 理论、方法与临床》等,论文百篇,建有医学心理学网。

马辛,教授,主任医师,博士生导师,现任首都医科大学附属北京安定医院院长。学术兼职有中国心理卫生协会理事长;中华医学会精神病学分会副主任委员;中华预防医学会精神卫生分会副主任委员;国家卫计委突发事件卫生应急专家咨询委员会心理救援组副组长;北京医师协会精神科医师分会专家委员会主任委员;国际老年痴呆协会中国委员会委员等。任《中国健康心理学杂志》编委会主编;《中华健康管理学杂志》副总编辑。社会兼职为:中国共产党第十八次全国代表大会代表;中国科学技术协会第八届全国委员会委员;北京市人民代表大会常委会委员。在医院从事临床、科研、教学、管理工作31年。目前已成为医院的临床专家,并担任中央保健会诊专家。近年主持科研项目20余项,发表论文60余篇,其中SCI收录20余篇,影响因子累计近40分。主编、副主编医学专著及教材6部、参编专业著作20余部。曾获北京市科技进步三等奖1项;卫生部突出贡献的中青年专家;全国三八红旗手;首都巾帼十杰等荣誉称号。

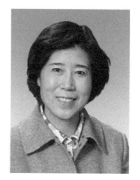

马　辛

赵旭东,教授,博士生导师。德国海德堡大学医学博士。同济大学医学院医学人文与行为科学教研室主任,附属东方医院心身医学科主任。国家卫计委疾病控制与预防专家委员会委员,世界心理治疗学会副主席,中国心理卫生协会心理治疗与咨询专委会主员,中国心理学会临床与咨询心理学专委会主委。从事医学心理学、精神医学教学31年。在综合医院心理卫生、临床心身医学及心理治疗培训领域开拓创新,为国内心理治疗、文化精神医学学术带头人。荣誉、奖励:省部级科技进步奖5项;全国'五·一'劳动奖章;卫生部医学科技之星;卫生部有突出贡献的中青年专家;西格蒙德·弗洛伊德国际心理治疗奖;全国优秀科技工作者;中国心理卫生协会特殊贡献奖。

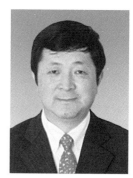

赵旭东

张宁,教授,医学博士,主任医师,博士生导师,南京医科大学附属脑科医院副院长,江苏省精神卫生中心副主任,南京神经精神病学研究所所长,国家临床重点专科(精神科)、江苏省重点学科(精神科)及江苏省临床重点专科(临床心理科)学科带头人。任中华医学会精神医学分会常委、中国医师协会精神科分会副会长、中国心理卫生协会认知行为治疗专业委员会主任委员、亚洲认知行为治疗学会执委等30余项学术兼职。承担国家、省部各级课题20余项,国内外发表论文200余篇,主编、参编著作(教材)40余部,应邀演讲200余场,带授博士、硕士70余名。曾获省市科技进步及教学奖18项,为江苏省有突出贡献的中青年专家,江苏省优秀科技工作者。

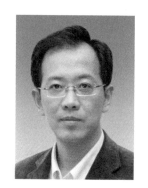

张 宁

洪炜,教授,博士生导师。现任为北京大学医学人文研究院临床心理研究中心主任。兼任中国心理学会医学心理学专业委员会主任,中国心理卫生协会心理评估专业委员会副主任委员,中国性学会常务理事,性心理学专业委员会主任等职务。自1982年以来,从事医学心理学与精神卫生的科研、教学及临床工作,近20年来,研究方向集中于临床心理评估及干预、青少年心理健康等领域。先后承担国家科技部支撑计划课题2项、教育部人文社会科学重大研究项目3项,省部级项目及国际合作项目等7项,主持研制及参与修订了青少年心理健康评定方法等国外著名心理测验10余种。获省部级科技成果奖2次。共发表学术论文及论著40余篇。

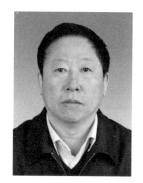

洪 炜

随着社会的发展,国民素质和经济水平的不断提高,公众对心理卫生服务的需求有了显著增长,心理健康和精神卫生成为我国当前社会公共卫生工作重要部分已成为社会共识,提高公众心理健康和精神卫生水平的社会需求日益激增。医学心理学作为医学与心理学的交叉学科,在医学的各个领域,如医院、疗养院、康复中心、防疫机构、健康服务中心等部门拥有了充分机会得以运用,因此也给即将或正在从事相关工作的人员提出了在知识水平和技术能力方面更高的要求。与此同时,医学心理学无论是基础科学还是临床研究都在迅猛发展,新理论、新技术、新知识不断涌现,并在实际运用中得到进一步修正和更新。

面对医学心理学学科发展和社会需求质和量的变化与增加,本书的编写致力于培养八年制医学生在较全面了解和掌握医学心理学基本理论、基本知识和基本技术的基础上,较全面地知晓医学心理学近年来国内外的新进展、新成果,并基于思想性、科学性、先进性、启发性、适用性的原则,在处理基础与应用,"三基"与新进展关系的基础上,着重于加深学生对医学心理学的理解和提高其实际操作水平。

通过对本书的阅读可使读者着重了解医学心理学的主要研究任务和对健康与疾病的认识,常用医学心理学的研究过程和方法,心理现象及其实质,医学心理学主要理论流派,心理健康标准及不同年龄阶段个体心理健康的特点与维护,心理应激与健康的关系,心身疾病的诊治原则,综合医院常见心理问题,心理障碍及常见类型的诊断治疗,心理评估的手段与原则,心理咨询与治疗的常用技术,患者心理特点、医患关系和护患关系以及患者护理的常见问题等方面。

本书延续了第2版教材的基本框架,修订主要体现在医学心理学近年的发展现状、临床医学亟待解决的心理科学问题、医学心理学研究需求与近期研究成果,并着重于心理学理论与技能在临床医学中的应用,以提高各相关院系的学生在未来临床工作中对心理学灵活而有效的应用能力,激发其对医学心理学未知世界的好奇心和探索行为。

本教材的编写工作由来自国内17所院校的17名资深专家教授担任。各位编者在编写过程中参考了大量资料,并结合自己多年的临床工作经验,对教材的专业水准和编写质量的提高增益显著。在此表示由衷的感谢。

对于新教材我们既求有馈于读者,亦求同探于同道,虽编写力图精益求精,以臻完善,但因能力所限,不足及错误之处在所难免,谨请各位同道斧正,共同协作,不断提高本教材的理论性和实用性,为培养合乎社会需求的医学心理学人才、提高公众心理健康和精神卫生水平贡献绵薄之力。

在不久的将来,医学生的书包里、课桌上将装进和摆上散发着油墨芳香的《医学心理学》(第3版)新教材;也许多年后他们带着梦想及知识技能走进救死扶伤、拯救心身之恙的行列,作为编者我们也有对后生们的期待和无限寄托,虽然辛苦,却乐得其所。

中国心理卫生协会理事长

首都医科大学附属北京安定医院院长　马　辛

2015 年 4 月

目　　录

第一章 绪 论

医学心理学(medical psychology)作为一门新兴的医学和心理学的交叉学科,同时具有基础学科和应用学科的特点,其研究的对象、理论、方法涉及广泛。医学心理学的许多知识和技能是临床医生所必须了解和掌握的。本章将介绍本学科的定义、研究范围、学科性质、发展历史等方面内容。学习中应重点掌握医学心理学的定义和研究内容、医学心理学的学科性质、医学模式转变的原因、新医学模式对健康和疾病的认识。

第一节 医学心理学概述

一、定 义

医学(medicine)是指研究健康和疾病及其相互转化规律的科学。它包括研究人类生命活动规律的基础医学,研究疾病发生、发展、诊断、治疗和护理的临床医学,研究疾病预防和健康增进的预防医学和研究疾病康复的康复医学四大部分。心理学(psychology)是一门研究人的心理活动及其行为规律的科学。可见,二者都以"人"作为研究和服务对象,关系十分密切。

医学心理学(Medical psychology)是医学和心理学相结合的交叉学科,它研究心理现象与健康或疾病之间的关系,既关注心理因素在疾病的发生、发展和转归过程中的作用机制和规律,也关注解决医学领域中的有关健康和疾病的心理行为问题。

二、研 究 范 围

医学心理学既是心理学的分支学科,也是医学的分支学科。因此它的研究范围比较广,研究介于医学与心理学之间内容广泛的课题。从医学的分支学科来看,医学心理学研究医学中的心理或行为问题,包括各种患者的心理或行为特点、各种疾病或不同疾病阶段的心理或行为变化等。几乎所有医学领域都有医学心理学的研究内容。从心理学的分支学科来看,医学心理学研究如何把心理学的系统知识和技术应用于医学各个方面,包括在疾病过程中如何应用有关心理科学知识和技术来解决医学问题。

概括起来,医学心理学的研究范围大致有以下几个方面:

(一) 研究心理行为的生物学和社会学基础及其在健康和疾病中的意义

大量的事实和科研结果显示:人类心理是脑的功能,是人脑对客观现实主观能动的反映。神经系统和脑是产生心理活动的物质器官,社会环境是心理活动发生发展的重要影响因素,人的心理还具有特定的主观能动性。研究心理行为的生物学和社会学基础及其在健康和疾病中的意义对于健康促进和疾病治疗十分重要。

(二) 研究心身相互作用机制

现代医学强调疾病的多元性和身心交互作用,从生物心理社会医学模式认识疾病的发生、发展,全方位探讨发病机制,关注疾病所致的患者心理社会问题。心理社会因素发挥着"扳机"效应而影响身体健康。心理因素和躯体相互作用包括:心理因素直接引起躯体变化,心理与躯体变化相伴出现,躯体疾病伴随心理症状。

(三)研究心理社会因素在疾病过程中的作用规律

心理社会因素在疾病的发生、发展过程中起重要作用的躯体器质性疾病或功能性障碍称为心身疾病。心血管疾病、肿瘤、哮喘、糖尿病、睡眠障碍、疼痛、溃疡病都与心理因素密切相关。心理社会因素对疾病的影响机制比较复杂,相关理论主要包括心理动力学、心理生理学、行为学。例如心理生理学理论认为心理神经中介途径、心理神经内分泌途径和心理神经免疫途径是心身疾病发病的重要机制。这种对人的整体观点、开放系统观点和疾病的多因观点有助于拓宽临床医学的视野,克服"见病不见人"的局限性。因此,医学心理学要探讨心理社会因素对各种健康问题(躯体疾病、心身疾病、精神疾病和心理问题)的发生发展、诊断、治疗、康复以及预防的作用规律。

(四)研究各种疾病过程中的心理行为变化规律及其解决方法

当人的健康状况发生变化时,人的心理活动也必然随之变化。医学心理学就是要研究人在患病时这种心理变化的特点、强度、性质及持续时间等,以便采取相应的措施,通过心理状态的改善来提高治疗疾病的效果。

(五)研究如何将心理学理论和技术应用于人类的健康促进和疾病防治

医学心理学的一项重要任务就是运用心理学的技术,包括心理评估与心理诊断、心理咨询与心理治疗、心理护理与心理卫生指导等方法,研究心理健康保健措施和心理健康促进策略,有效地预防和控制心理障碍、精神疾病和心身疾病。

三、学科性质

医学心理学是涉及多学科知识的一门交叉学科,是一门涉及面宽、理论性强、对象广泛、兼有基础和应用特性的学科。综合国内医学心理学近 30 年的发展历程,首先,医学心理学因具有自然科学属性和社会科学属性,所以它是自然科学和社会科学相结合的交叉学科;其次,医学心理学是医学与心理学相结合的新兴交叉学科,是与医学有关的各种心理行为科学知识、理论和技术的重新组合,其核心是关于人类健康和疾病防治中的心理社会因素,因此其内容甚至还超出传统的医学和心理学的范围。

医学心理学涉及基础医学(如神经生物学、病理生理学)、临床医学(含内、外、妇、儿、耳鼻喉、眼、皮肤、神经精神等各科)、预防医学和康复医学等许多医学课程中的有关知识。例如,医学心理学的有关行为神经学基础和心身中介机制等内容,涉及生物学和神经科学等基础医学知识;医学心理学有关理论与方法在医学的应用,需要内、外、妇、儿等临床医学,以及预防防疫和康复医学的基础知识。作为与心理行为科学交叉的学科,医学心理学涉及普通、实验、发展、教育、社会心理学以及人类学、社会学等广泛学科领域的相关知识。例如语言、交际、习俗、婚姻、家庭、社区、居住、工业化等方面的心理行为问题,与人类学、社会学、生态学等知识密切相关,医学心理学的许多基础概念则来自普通心理学(为此教材中安排了一定的心理学基础知识内容)。

作为宏观的和交叉的新兴学科,医学心理学这门学科有以下几个方面的特点。

(一)涉及面宽

医学心理学同时具有自然科学和社会科学的性质,其进步和发展有赖于医学哲学思想和科学技术的影响。医学心理学强调生物、心理和社会诸因素在医学中的整体意义,是一门兼顾生物、心理和社会几个方面,以及"宏观"和"微观"并重的新学科。因此,医学心理学涉及的基础知识比传统生物医学基础知识的容量更大,范围更广。

医学心理学还要求医学生将心理行为知识与医学知识整合起来,要达到能认识心理和社会因素与生物因素一起在疾病病因中的综合作用及其临床意义;要认识临床症状既有心理方面也有躯体方面;要认识疾病的诊断需要有心理学的诊断;要更全面地了解患者的心理状态和采取有效的心理干预对策;要更好地指导患者进行心 - 身两方面的康复和疾病的预防,还要求根据心理科学原理优化语言、改善服务态度等。因此,掌握心理行为科学知识并整合医学基础知识是学习并运用医学心理学知识的前提条件。

（二）理论性强

与传统的生物医学不同,医学心理学的有关理论具有特别重要的意义。

由于人的心理异常复杂,相关科学发展水平具有一定局限性,人的心理现象和某些心理问题,并不是都能以一般的现象学知识和通常的认知逻辑加以解释。百余年来,国内外学者从各自的社会历史背景和思想文化传统出发,采用不同的研究方法产生了众多的心理行为科学理论,其中一些理论对健康和疾病中的有关心理行为问题有独到的见解和独特的解决方法,是医学心理学很重要的构成内容。医学生在学习过程中,必须对有关的理论进行准确的理解和把握,要重视各种理论在临床医学工作中的实际意义。当然,作为理论观点往往有其不足之处,一些理论并不能完全解释清楚心身的联系,随着科学的不断发展,有些理论观点还会被逐渐修正或扬弃。

（三）对象广泛

由于医学心理学具有交叉学科的性质,医学心理学研究对象广泛。医学心理学研究介于医学与心理学之间内容广泛的课题,研究对象包括心理行为生物学和社会学基础、心身作用机制、心理行为与疾病的相互关系及心理行为知识的实践应用等。所以在学习过程中必须自觉地将医学心理学有关知识联系于基础医学、临床医学、康复医学和预防医学等有关课程,加强医学心理学与这些课程知识之间的沟通。

（四）兼有基础与应用特性

医学心理学揭示行为的生物学和社会学基础,心理活动和生物活动的相互作用,以及它们对健康和疾病的发生、发展、转归、预防的作用规律,寻求人类战胜疾病、保持健康的基本心理途径,为整个医学事业提出心身相关的辩证观点和科学方法,因而是医学生的一门基础理论课程。医学生掌握医学心理学知识,将能扩大自己的知识面,能从心理学和生物学两个角度全面地认识健康和疾病,认识患者。类似于解剖学、生理学、药理学等基础学科,医学心理学具有基础学科的特点。在今后医学本职工作中能自觉地遵循心理行为科学规律,更好地为患者服务或取得更好的工作成效。

医学心理学同时也是一门临床应用学科。作为应用学科,医学心理学将心理行为科学的系统知识(包括理论和技术),结合医学实践,应用到医学的各个领域,包括医院、疗养院、康复中心、防疫机构、健康服务中心、企事业和学校的保健部门以及某些特殊群体等。掌握医学心理学的知识及各种技能,不论将来从事何种医学专业工作,都将会在实际工作中得到应用,成为生物医学防治手段的补充。目前在我国各大医院已依法逐步开展了心理治疗门诊、医学心理学咨询门诊,是重点解决日益增多的心身问题而专设的医学心理学应用场所。未来在健康促进和健康管理领域将会越来越多的遵循医学心理学的理论与技术。

四、医学心理学发展简史

（一）国外简况

19 世纪末和 20 世纪初与医学心理学有关的部分历史事件有:1852 年,德国的 Lotze BH 首先以医学心理学概念命名其著作。1879 年冯特(Wundt W,1832—1920)在德国建立了世界上第一个心理实验室,被认为自此心理学开始成为一门独立的现代科学。1890 年美国心理学家卡特尔(Cattel JM)首先提出心理测验的概念。1896 年美国的韦特默(Witmer L)第一次建立临床心理学概念,并建立了以治疗"问题儿童"为主的心理门诊。至此,医学心理学迈入长足发展阶段。1908 年在美国出现世界上第一个心理卫生协会。20 世纪 30 年代,美国成立了心身医学会,并

Notes

创办了《心身医学》杂志。

这一时期涌现出一大批心理学理论和学派:奥地利医生弗洛伊德(Freud S)提出潜意识心理冲突与某些疾病的发生(特别是精神疾患)有关,并采用精神分析法治疗疾病,创建了心理动力学派。坎农(Cannon WB)、巴甫洛夫(Pavlov IP)和塞里(Selye H)等生理学家开始研究情绪的心理生理学问题、皮层内脏相关和心理应激机制。华生(Watson JB)创立并由斯金纳(Skinner BF)等发展的行为主义心理学派通过对外显行为的实验研究,促成了以后许多关于外部奖励和惩罚对人类行为影响的重要发现。罗杰斯(Rogers C)于1942年以人本主义理论为基础提出来访者中心疗法,这是一种以人为中心的治疗(person-center therapy),对医学心理学发展影响很大。

20世纪后期医学心理学发展相关事件有:贝克(Beck AT)的认知治疗产生重要影响形成了认知行为治疗模式(Ellis A 于此前的50年代已提出理性情绪疗法)。1976年在美国耶鲁大学举行的一次由著名行为学家和生物医学家共同参加的行为医学会议上提出了行为医学的定义;1977年美国成立了"行为医学研究组",1978年,"健康心理学"诞生。1978年出版了《行为医学杂志》。这一时期从事与医学心理学有关的或相关领域工作的人越来越多,各项基础研究工作取得了很大发展,共同推动了有关学科向纵深发展。在实际应用方面,不少国家综合性医院还设有临床心理学家的工作岗位。许多国家在医学院校开设与医学心理学相似或相关的各类课程。

(二) 国内简况

19世纪末和20世纪初西方心理学的传播对我国心理学的形成产生重要影响。1889年,颜永京翻译出版了我国最早翻译的一本心理学书籍:美国传教士海文(Haven J)的《心灵学》(Mental Philosophy)。

1907年王国维翻译了丹麦心理学家霍夫丁(Haffding H)的《心理学概论》(Outline of psychology);1917年,陈大齐等在北京大学哲学系建立了全国第一个心理学实验室,并出版了我国第一本大学心理学课本,标志着我国现代科学心理学的开端。1919年陈鹤琴留学回国后在南京高等师范学校讲授儿童心理学课程;1924年陆志韦等修订比纳-西蒙智力测验;1921年在南京成立了中华心理学会;1936年曾成立中国心理卫生协会,但因日本侵华而没有开展更多的活动;1944年丁瓒创办中国第一个心理卫生实验室,开展许多心理卫生研究和实践工作等。

20世纪50年代末,我国也曾有部分医学家和心理学家结合,开展对神经症为主的综合快速心理疗法的研究。此后,由于历史的原因,整个心理科学的发展处于停顿状态。我国医学心理学的兴起和发展则集中于改革开放以来的近40年。

20世纪70年代末,为顺应新的医学模式的转变,在卫生部的督促和支持下,通过举办医学心理学师资培训班,全国许多医学院校开始逐步设置医学心理学课程,并建立教研组织。20世纪80年代中期卫生部将医学心理学纳入必修课教材。

1979年成立中国心理学会医学心理学专业委员会。1983开始至今,以北京大学医学部(原北京医学院和北京医科大学)为主要发起单位举办全国医学心理学教学研讨会。1985年,中国心理卫生协会成立。1987年《中国心理卫生杂志》创刊。1990年,中华医学会行为医学分会成立。1992年《中国行为医学科学》创刊。1993年,中华医学会心身医学分会成立。1993年《中国临床心理学杂志》创刊。目前全国相应的专业刊物已有近十种。

几十年来,我国的医学心理学工作队伍已逐渐扩大到基础医学和内、外、妇、儿各临床学科以及老年医学和康复医学各领域。在各类学术年会以及有关刊物发表的论文中,心身医学和临床应用性论文所占的比重越来越大,反映了我国医学心理学开始向广阔的应用领域发展。同时,各地综合性医院正在建立更多的医学心理咨询门诊、心理卫生或心身病房。早期,活跃在我国医学心理学第一线的成员,大多来自相应的各种学科,包括基础医学、公共卫生学、临床医学、心

Notes

理学、精神病学、神经科学和社会科学等,这符合医学心理学作为多学科交叉的学科性质。总之,我国医学心理学30年发展已取得了丰硕的成果。不过,其未来仍然任重而道远。

(马　辛)

第二节　医学模式转变与医学心理学

所谓医学模式(medical model),是指医学的主导思想,是人们考虑和研究医学问题时所遵循的总的原则和总的出发点。是某一时代的各种医学思想的集中反映,包括疾病观、健康观、诊断观、治疗观等。一种医学模式影响着医学工作者的思维及行为方式,使之带有一定的倾向性和行为风格,从而也必然影响医学工作的结果。

医学模式的转变是一个漫长而曲折的过程,历史上曾经经历过几种医学模式,包括:神灵主义医学模式、自然哲学的医学模式、机械论的医学模式、生物医学模式及现代的生物心理社会医学模式。

医学模式转变问题与医学心理学有着内在的联系。医学心理学的发展对促进医学模式从生物医学向生物心理社会模式转变起到重要作用;医学生学习医学心理学,是适应现代医学模式从生物医学向生物心理社会医学转变的需要。

一、神灵医学模式

远古时代,由于社会生产力水平低下,与医学相关的科学技术非常贫乏,加之人类的认识和实践能力也非常有限,对人体结构、生命活动、疾病现象和本质的认识非常肤浅。因而,不可能对人体的生命和疾病现象做出科学合理的解释。于是,根据直观的医疗经验和想象,用神话、宗教和巫术予以解释,把疾病看成是鬼神作祟、天谴神罚,对疾病的治疗则是有限的药物与祈祷神灵的巫术交错混杂。在这种基础上,逐渐形成了神灵医学模式。

神灵医学模式虽然原始、粗糙甚至荒谬,但它毕竟是早期人类艰难探索和智慧的结晶,体现了人类的探索精神及其与疾病作斗争的理念。它在实践中对医者的思想和行为都产生了重要的指导作用,指引医者从不同的角度、用不同的方法,去探求人体生命活动与疾病的原因及本质的知识,其对医学发展的重要性和积极意义不容忽视。

二、自然哲学医学模式

原始社会后期,随着社会生产力的发展和科学技术水平的提高,人类对自然界的规律和社会的认识能力提高,逐步开始比较客观地认识自我和环境,对健康和疾病产生了粗浅的理性概括。在西方的古希腊和东方的中国等地,受自然哲学思想和学术传统的影响,相继产生了朴素的、辩证的整体医学观,对疾病有了较为深刻的认识。古希腊的医学认为4种元素"土、气、火、水"与"冷、热、干、湿"4种物质形成4种体液,即"血液、黄胆汁、黑胆汁、黏液",四种体液的协调和平衡决定人体的体质和健康。中医学则认为世间万物都是由"金木水火土"5种元素构成,人体各器官与这五种元素对应,相互制约协调保证健康。中医的情志学说总结了致病的内因有"喜怒忧思悲恐惊",外因有"风寒暑湿燥火"。

自然哲学医疗模式以朴素的唯物论和辩证法的医学思想来解释疾病和防治疾病的,以"唯物论"、"整体论"、"心身一元论"为指导,使"巫"、"医"分离。

但在社会生产力和科学技术都不甚发达、人类的认识和实践能力也受到局限的情况下,自然哲学医学模式所提供的只能是笼统的、模糊的观点。正因如此,医学在欧洲中世纪被宗教神学歪曲利用,客观上妨碍了医学的发展和进步。但自然哲学医学模式对于指导当时的医疗实践和医学研究都是必要的,并且也确实发挥了积极的作用。

Notes

三、机械论医学模式

16~17 世纪,欧洲文艺复兴推动了自然科学技术的进步,带来了工业革命的高潮和实验科学的兴起,机械论有了长足发展,出现了"力"和"机械运动"去解释一切自然现象的形而上学的机械唯物主义自然观。"机械论医学模式"应运而生,认为"生命活动是机械运动",把健康的机体比作协调运转加足了油的机械,而疾病是机器出现故障和失灵,因此需要修补与完善。机械论的医学思想虽然把机体认定为纯机械的,把治疗比拟成维修机器,忽略了生物、心理和社会等因素对健康的影响,但是它把实验带入医学,发现了血液循环,提出了细胞病理学说,大大推动了医学科学的发展。

四、生物医学模式

(一)生物医学模式的产生及概念

现代西方医学是在自然科学冲破中世纪宗教黑暗统治以后迅速发展起来的。经过 18 世纪到 19 世纪,自然科学和医学高度发展,解剖学、组织学、病理学、生理学、遗传学、免疫学等基础医学逐步形成体系,医学家广泛地采用物理学、化学等学科的先进知识和技术,对人体进行步步深入的研究。生物医学科学诸如哈维(Harvey W)的实验生理学和魏尔啸(Virchow RC)的细胞病理学出现。进化论、细胞学说、微生物学说等科学成果的产生,使人类对自身认识从整体深入到系统、器官,直至现在的亚细胞和分子水平。在这一时期,自然科学的认识论和方法论在医学界大行其道,医疗活动也往往反映出明显的生物科学属性,故有人将其称之为生物医学模式(biomedical model)。

生物医学模式是建立在经典的西方医学的基础上,尤其是细菌论基础上的医学模式,该模式认为任何疾病都必须而且可以在器官、细胞和生物大分子上找到可测量的形态或理化的变化及特定的原因。该理论利用了自然科学的实证加推理的认识论和方法论来认识疾病的健康。

(二)生物医学模式的贡献

生物医学模式对现代医学的发展和为人类健康事业带来许多历史性的变化。特别是针对急慢性传染病的疫苗预防和寄生虫病的防治、外科手术治疗、器官移植、基因工程等方面。20 世纪初世界上大多数国家的主要死亡原因是传染病,死亡率高达 580/10 万;而此后由于抗生素的使用,大多数国家传染病死亡率逐渐下降,直至 30/10 万以下。目前,随着基因工程等现代最前沿的生物科学技术的出现,医学科学研究正在向更深层次发展,人类对自身健康的生物学认识也在不断深入。近年来艾滋病、严重急性呼吸器官综合征(SARS)和甲型 H1N1 流感("甲流")等对人类的新威胁的解决也有赖于生物医学的发展。毋庸置疑的是生物医学模式还将继续给人类健康带来更多更新的研究成果。

(三)生物医学模式的不足

生物医学模式受心身二元论和自然科学的分析还原论的影响,生物医学在认识论上往往倾向于将人看成是生物的人,人由细胞、组织、器官、系统构成,而忽视了人的心理和社会属性。在临床诊疗工作中,生物医学模式导致医生重视躯体因素而不重视心理和社会因素,也就是所谓的"见得到细胞,见不到人";在科学研究中较多地着眼于躯体生物活动过程,较少注意行为和心理过程,忽视后者对健康的作用。正如美国精神病学家、内科学教授恩格尔(Engel GL)所指出,经典的西方医学将人体看成一架机器,疾病被看成是机器的故障,医生的工作则是对机器的维修。近几十年来,由于生存环境的变化,心理问题逐渐增多,生物医学模式受到挑战。

五、生物心理社会医学模式

20 世纪 70~80 年代,国内外医学界曾掀起有关生物医学模式必须转变的大讨论。一种新的生物心理社会医学模式因此被提出。

（一）医学模式转变的动因

关于医学模式的转变问题,当时的讨论主要涉及以下一些方面:

1. 人类疾病谱和死亡谱的顺位变化　20世纪中期以后西方的死亡谱结构已发生显著改变:心脏病、恶性肿瘤、脑血管病、意外死亡等已取代传染病,相应地成为当时人类的主要死亡原因。

2. 心理社会因素对健康和疾病的作用增强　约有半数死亡直接或间接与吸烟、酗酒等行为危险因子有关。根据20世纪中期大量的研究报告,证明上述各类疾病直接或间接与包括吸烟、酗酒、滥用药物、过量饮食与肥胖、运动不足和对社会压力的不良反应等现代生活方式有关。这就是所谓的行为危险因子(behavioral risk factors)。同时证明心理社会因素是各种行为危险因子的直接或间接原因。

3. 生活节奏的不断加快,对人的内部适应能力提出更高的要求,人遭受到的心理社会因素的挑战有相对增加的趋势　进入现代社会以后,随着生活节奏的明显加快,社会转型的变幻,使得职业更易老化,社会竞争加剧,人类的适应能力受到了严峻的挑战;对个体心理健全的保持和情绪的平衡提出了更高的要求。结果,个体遭受到的心理社会压力呈逐步增加的趋势,并且被证明是近代某些疾病包括心理疾病发病率升高的另一重要原因。

4. 实验和临床应用角度证明心理活动的操作和调节对维持健康具有不可忽视的作用　通过几十年的许多生物行为科学研究,人们对心理社会紧张刺激造成躯体疾病的中介机制有了更深入的认识,证明心 - 身是密切相联的。诸如生物反馈、自我放松训练、认知行为矫正等行为技术取得了发展;其他心理学理论指导下的各种心理行为干预技术的应用也产生了实际效果。

5. 人们对健康水平要求提高　人们追求生活质量的提高,其中也包括要求心理上的舒适和健全。随着人类物质文明的发展,人们发现自己对心身舒适的要求也在不断提高。在贫穷落后状态,人们只将诸如出血、发热、腹泻等生物症状,以及严重的精神错乱或昏迷等看成是健康问题,认为需要医疗的帮助。随着社会、经济的发展和文化水平的提高,却发现人们对健康的认识和要求也发生了变化,此时人们迫切需要医生在解决其身体疾病造成的直接痛苦的同时,还需要帮助他们减轻精神上的痛苦。这样就给医学提出了新的研究课题和工作任务。

上述种种原因,使人们逐步认识到以往的生物医学模式已不足以阐明人类健康和疾病的全部本质;疾病的治疗也不能单凭药物或手术;人们对于健康的要求已不再停留在身体上无病的水平,更追求心身的舒适和协调。因此,医学模式的转变具有必然性。

1977年,恩格尔(Engel GL)发表了 The need for a new medical model:a challenge for biomedicine.[Science,1977,196(4286):129-136]一文,对生物心理社会医学模式的特点作了深刻的分析和说明。与传统的生物医学模式不同,生物 - 心理 - 社会医学模式(biopsychosocial model)是一种系统论和整体观的医学模式,它要求医学把人看成是一个多层次的、完整的连续体,在健康和疾病问题上,要同时考虑生物的、心理和行为的,以及社会的各种因素的综合作用。

（二）新医学模式对健康与疾病的认识

生物心理社会医学模式对健康和疾病的特征性的认识论和方法论包含:

1. 人或患者是一个完整的系统,通过神经系统保持全身各系统、器官、组织、细胞活动的统一。因而在健康和疾病上只重视被分解了的各个器官或系统,忽视作为一个整体的人或患者,或者只将各个器官、系统割裂开来看待,忽视它们之间的整体联系,都被看成是医学指导思想上的失误。

2. 人同时有生理活动和心理活动,心、身是互相联系的。心理行为活动通过心身中介机制影响生理功能的完整,同样生理活动也影响个体的心理功能,因此在研究健康和疾病问题时,应同时注意心身两方面因素的影响。

Notes

3. 人与环境是密切联系的,人不仅是自然的人,而且也是社会的人。社会和环境因素,例如成长的文化背景、职业、家庭、人际关系、瘟疫,以及自然环境因素例如气候、污染,都对人的心身健康产生影响。

4. 心理因素在人类调节和适应的功能活动中有一定的能动作用。人作为一个整体要对包括社会环境、自然环境和个体的内环境随时做出适应性调整,以保持健康水平。但在这种适应性调整过程中,人不能总是被动的,而是可以通过认识和行为操作做出一些主动的适应性努力。例如人对社会环境因素包括人际冲突等的认识和评价,可以改变这些因素对个体影响的性质和程度;又如,人通过调整自己的行为方式包括回避、改造自然环境而改变自然因素对自身的影响;再如,人也可以通过包括松弛训练、行为矫正等而改变体内的心理生理过程。

上述四个方面关于健康和疾病的整体观和系统论认识,也是我们正在学习的医学心理学关于健康和疾病的最基本的认识论。医学心理学虽然也研究和学习心理学或医学中的细节问题,如情绪的分类、心肌细胞膜离子通道与室颤阈;但更重视心 - 身整体观和生物心理社会多因素系统论思维,如对环境、情绪、神经、内分泌、心肌细胞膜离子通道、室颤阈、室颤之间的关系作整体认识。

(三) 新医学模式带来的影响

1. **对医学目的的影响**　引发人们对医学目标的重新审阅,新的医学目的不仅是接触疾病引起的疼痛和痛苦,也包括预防疾病和损伤、促进和维持健康,对不治之症的照料等。

2. **对卫生服务的影响**　主要表现为四个扩大。从治疗服务扩大到预防服务,强调三级预防;从技术服务扩大到社会服务;从院内服务扩大到院外服务;从生理服务扩大到心理服务。

3. **对医学教育的影响**　现代医学教育培养的人才,要在知识、态度、能力三个方面适应医学模式的转变。

4. **对预防医学的影响**　既往的社会公共卫生措施主要依靠群体预防,而目前医院也参与到慢性疾病的管理中。

5. **对健康理念的影响**　既往认为不生病就是健康,然而随着医学模式的转变,目前普遍认为健康内涵丰富,包括三个维度,躯体健康、心理健康、社会适应能力。

六、我国医学模式的转变与医学心理学的发展

19 世纪末,西医作为一门现代科学传入我国。在相当长的历史时期,生物医学模式在我国医学界也逐渐占据了支配地位。当今我国的情况十分类似于 50 年前的西方发达国家。目前国人的死亡原因与当年发达国家一样也已逐渐并最终发生了根本性变化:与心理社会因素密切相关的一类疾病即心身疾病的死亡率已跃居首位;当前我国广大人民对医疗的需要也已开始向高层次发展等。因此,我国医学模式近年来也快速向生物心理社会医学模式转变。

随着我国医学模式的转变,各种心理行为技术会在我国临床上得到更广泛的应用。生物心理社会医学模式的提出强调了心理与情绪活动对健康的影响,要求医师从多方面了解患者,才能对他们做出全面的诊断和处理。综合医院中长期缺乏心理行为科学人才的局面会被改变,医学科学研究范围能大大拓宽,我国的医学管理模式也会随新的医学模式的确立而发生转变。

由于社会经济发展水平和特定历史文化背景,决定了我国医学模式的转变还需要经历更长时间,要走更曲折的道路。医学模式的转变涉及整个医学体系和全体医学工作者包括各级领导的共同努力,医学心理学课程的全面开设仅仅是为实现这一目标所采用的一种手段,此外还需要国家和社会层面的各种综合对策。

(马　辛)

Notes

第三节　医学心理学的相关学科

医学心理学是应我国医学教育的需要而逐渐形成的具有我国特色的新型交叉学科,与国际多门学科存在一定联系,但又不尽相同,无法用国际上某一单一学科来替代。这些学科是在不同的历史时期,由于研究者的出发点、理论依据、应用的侧重面,甚至地域或文化背景等方面的不同而相继出现的。在这些学科名称中,有的可算作医学心理学的分支学科,有的与医学心理学是交叉学科,有的则几乎与医学心理学是同义语,是相似学科。另外,某一学科名称在不同历史阶段还可能有不同的含义;即使同一学科,在目前不同学者心目中或在不同辞书著作中的定义也可能不尽相同。

医学心理学研究范围广,涉及科目多。如果根据当前医学的分类,把医学分为基础医学、临床医学、预防医学和康复医学,那么与医学心理学的相关学科同样可以从基础、临床和综合联系程度进行分类介绍。

一、基础类相关学科

(一) 神经心理学 (neuropsychology)

神经心理学是研究大脑与心理活动的具体关系,如心理活动的大脑机制问题的一门学科。它可分为实验神经心理学和临床神经心理学。神经心理学为医学心理学提供了许多基础理论知识,其任务是应用心理学方法为诊断大脑功能的改变提供客观依据,这对于判定局灶性病变具有重要价值。

(二) 生理心理学 (physiological psychology)

生理心理学是研究心理现象的生理机制,主要内容包括神经系统的结构和功能,内分泌系统的作用,本能、动机、情绪、睡眠、学习和记忆等心理和行为活动的生理机制等。英国汤普生(Thompson)提出,生理心理学是理解行为和经验的生物学规律的科学,也可以叫做心理生物学(psychobiological approach)。由于心理的脑机制也是一种生理机制. 因而在一些神经心理学和生理心理学专著里,其内容有不少重叠之处。生理心理学的部分知识构成医学心理学的基础知识,两者存在内容上的部分交叉。但一般认为生理心理学是独立于医学心理学的一门心理学分支学科。

(三) 心理生理学 (psychological physiology)

心理生理学是主要研究心理变化或行为活动如何影响生理活动及其作用机制的一门学科。严格来说,心理生理学研究的刺激变量是心理和行为活动,因变量是生理或生物学变化过程,因而不同于神经心理学和生理心理学。例如研究心理刺激条件下人体生理功能的改变过程,研究"放松"训练或生物反馈对生理功能的影响等,都属于心理生理学。心理生理学研究成果为医学心理学的心身中介机制提供了许多基础知识,是医学心理学的重要基础分支学科之一。但是Coles MGH 等 1986 年的著作《心理生理学》所包含的内容则大大超过上述范围,甚至包括神经心理学和生理心理学大部分内容,因而就不能认为其是医学心理学的一个分支,而是相互交叉的两门学科。

(四) 病理心理学 (pathological psychology)

病理心理学又称异常心理学(abnormal psychology),是研究异常心理活动与病态行为的发生、发展、变化的原因、发病机制及演变规律的学科。本学科研究行为的不正常偏离,揭示异常心理现象(包括精神病行为)的种类、原因、规律及机制。异常心理学与精神病学关系密切,其主要区别是后者属临床医学的分支,服务对象是各种具体患者,主要工作是对其进行诊断、治疗和护理。异常心理学的研究成果是医学心理学某些理论和证据的重要来源,异常心理学研究的多种异常心理又是医学心理咨询、诊断、治疗等服务内容,因此一般认为其是医学心理学的基础分

Notes

支学科。但是从一些异常心理学专著内容来看,其范围几乎遍及或超出医学心理学的许多领域,例如应激。因此,异常心理学与医学心理学可以看成是交叉的两门学科。

二、临床类相关学科

(一)临床心理学(clinical psychology)

临床心理学是根据心理学的知识和技术解决人们心理问题的心理学科。研究重点是借助心理测验对患者的心理和行为进行评估,并通过心理咨询和心理治疗等手段调整和解决个体的心理问题,改变和改善个体的行为方式,促使其最大限度的发挥潜能。主要研究和直接解决心理学临床问题,包括心理评估、心理诊断和心理治疗,以及咨询、会谈等具体工作。临床心理学在美国是最大的心理学分支,从事这项工作的人很多,又称临床心理学家(clinical psychologists),其工作遍布学校、医院、机关、商业、法律、政府和军事等部门。

心理诊断(psychodiagnosis)主要借助于各种心理测验方法,对认知过程、智能状况和人格特征等变化,做出合乎客观实际的判定和评价。它不仅可作为一种辅助手段应用于临床,还可测量各个领域中个人的智能、能力倾向及性格等各方面的差别,为分级培训和选拔人员时提供参考。

心理治疗(psychotherapy)又译为精神疗法,就是应用心理学方法进行治疗,以达到减轻病痛和提高治疗效果的目的。通过治疗者与患者建立联系,以言语或非言语的治疗性交往来改善患者的情感障碍和其他精神症状,提高其对环境的适应能力,促进人格的健康成长和发展,并端正其对疾病的认识,解除顾虑,调动主观能动性。有学者也将其看作医学心理学的重要分支。

由于临床心理学涉及心理学知识和技术在防治疾病中的应用问题,一般将其看作医学心理学最大的临床分支学科。但从某些专著来看,两者在内容上接近,因而可看作是相似学科。

(二)咨询心理学(counseling psychology)

咨询心理学是研究心理咨询理论、咨询过程、咨询方法等的学科。对普通人处理婚姻、家庭、教育、职业及生活习惯等方面的心理学问题进行帮助,也对心身疾病、神经症和恢复期精神病患者及其亲属就疾病的诊断、护理、康复问题进行指导。临床心理学和咨询心理学的工作有许多共同之处,主要区别是后者更倾向于解决个人的烦恼和职业咨询。咨询心理学与医学心理学有很大的重叠和交叉,可将其看作医学心理学的应用分支学科或者交叉学科。

(三)护理心理学(nursing psychology)

护理心理学主要研究在护理患者过程中的心理学问题,指导护士应用生物心理社会医学模式,并根据患者的心理需要和在疾病状态下的心理活动特点,做好心理护理工作。可将其看做是医学心理学的应用分支学科,或将二者看作交叉学科。

(四)精神病学(psychiatry)

精神病学是研究各种精神疾病的病因、发病机制、临床表现、疾病的发生发展规律、治疗、预防及康复的一门临床医学。目前医学心理学偏重于相对正常行为的研究,对于医学中严重异常行为的研究,则主要归入精神病学的研究范围。有学者认为二者相关性强,统称为"精神医学",也有学者认为虽然二者有某些重叠或交叉,但工作侧重点不同,故两者基本上是互相独立的学科。

三、预防与康复类相关学科

(一)健康心理学(health psychology)或心理卫生学

把心理学的知识应用于预防医学,研究维持身心健康的原则和措施,以保持和促进心身健康,从而达到预防疾病的目的的学科。主要任务是研究和促进人们的心理健康,包括采取适当

Notes

的措施来培养健全的人格,提高对环境的适应能力;消除各种不良影响,预防精神方面的各种疾病和问题的发生;提高和改进一般医疗服务的质量;改善和增强学习和工作的效能等。总之,以促进人的身心健康为目的。它是美国新建立的一门心理学分支学科,可先将其理解为将心理学的专业知识应用于预防医学。

由于心理卫生和健康心理学都涉及良好心理状态的保持和心理疾病的预防等问题,因而是医学心理学在预防医学中的分支,是大公共卫生的重要组成部分。但在一些心理卫生或健康心理学专著中,同样存在扩展内容范围的趋势,其中包括治疗、康复和预防等方面的行为问题,以及许多心身疾病、行为医学和心理生理学等学科的内容,这给人的印象是其与医学心理学属于相似学科。

(二)康复心理学(rehabilitation psychology)和缺陷心理学(defect psychology)

康复心理学(rehabilitation psychology)研究解决伤残、慢性病患者和老年人存在的心理行为问题,促使他们适应工作、适应生活和适应社会,从而尽可能降低其残疾程度。缺陷心理学(defect psychology)研究是以躯体有某种缺陷(如盲、聋、哑、肢体残疾或大脑发育障碍等)的儿童或成人中出现的心理问题为研究对象,研究如何通过行为补偿和心理训练,使有缺陷者提高其适应能力,尽可能自理生活,从事力所能及的活动,并解决好社会适应和家庭生活等问题的一门学科。两门近似的学科可看做医学心理学在康复医学中的分支。

四、综合类相关学科

(一)心身医学(psychosomatic medicine)

心身医学被广泛认为就是心理生理医学(psychophysiological medicine)。它研究心身疾病的发生、发病机制、诊断、治疗和预防,研究生物、心理和社会因素相互作用对人类健康和疾病的影响,坚持整体观和疾病的多因论。随着信息化时代的到来,高新技术的飞速发展及其在社会各个领域的广泛应用,给人们造成的心理应激越来越广泛,心身疾病的发生率越来越高,因而这一学科的研究领域不断扩大。既往学者将心身医学看作医学心理学的综合性分支。目前,某些心身医学专著扩大其范围,涵盖心理生理学的研究内容,几乎涉及目前整个医学心理学各领域,二者就几乎成为相似学科了。

(二)行为医学(behavior Medicine)

行为医学是综合行为科学和生物医学科学知识与技术应用于疾病的预防、诊断、治疗和康复。

根据广义的行为概念,行为医学研究内容显然近似于甚至超过医学心理学的范围,故两者几乎是相似学科。但实际上,国外许多行为医学专著将重点放在相对狭义的范围内,主要是行为治疗方法应用于医学临床以及对常见的不良行为,如烟瘾、酒瘾、多食肥胖或 A 型行为的研究。从这一角度,行为医学也是医学心理学的相关学科。

综上所述,狭义的角度来讲,许多学科确实是医学心理学的分支学科。但是如果从广义的,或者从某些专著中所实际反映出来的内容范围来看,则情况有很大的不同。其中一部分学科与医学心理学仅在内容上有交叉和重叠,是医学心理学的交叉学科,例如:心理生理学、异常心理学、咨询心理学等;一部分学科则与医学心理学几乎有相同的内容,成为相似学科,例如:心身医学、临床心理学、行为医学、健康心理学(或心理卫生学)等。也有部分学科虽然与医学心理学有某些联系,但基本上属于独立的学科,如生理心理学和精神病学。

(马　辛)

Notes

拓展阅读　医学心理学的发展展望

一、医学心理学的学科定位

医学心理学概念出现于 1852 年的欧洲,但对于医学心理学何时成为相对独立的学术领域却未有定论,因为学术界对其范围、边界的理解还缺乏共识。但尽管如此,各国对医学心理学的实质性基本内容还是有较多共识的;发达国家医学教育中涉及医学心理学的课程内容十分丰富,教学时数较多。例如:德语国家的"医学心理学"、"心身医学与心理治疗"是医学生必修课程;美国大学基础医学阶段的"行为科学"及"行为医学"、"临床心理学",连同临床阶段的"脑与精神"、"精神病学",构成了医学教育阶段的重头戏,理论和实践环节的总课时超过了其他任何一门课程。

我国的学术界、政府部门认定医学心理学为一门内容丰富的理论和应用学科,是医学、心理学之间的桥梁学科,与生命科学(尤其是神经科学)、人文社会科学关系密切。交叉边缘学科具有的整合力,使其在学科高度分化、深化的当今世界日益凸显出重要性。国内外的经验都说明,医学心理学在培养医生专业能力和人文素养方面都起到了不可替代的作用。

二、医学心理学理论对医学实践的影响

从理论角度看,医学心理学将个体的生命现象视为机体功能和精神活动交互影响和协同作用的一个整体、动态的过程,强调心身之间、个体与群体之间,以及人与社会环境和生态环境之间的有机联系。这样一种体现现代系统思想的医学观,一方面能够提供给医学工作者进行科学研究的参照系和方向,避免将医学单纯生物学化;另一方面,将心理学的研究与基础医学和临床医学联系起来,可以弥补对人的精神活动、外显行为进行单纯的思辨、推理和臆想而产生的不足,避免将一些医学问题过度社会学化。

单纯生物学化产生的不利后果,正是当前医学界的悖论处境,尽管现代医学科技高度发达,但由于忽视了人的心理问题,医患关系出现了恶化的现象。基于患者方面几乎无条件的信任、积极的期待,几十年前的医务人员不经意间就可以在诊疗活动中让患者产生积极的"安慰剂效应"(placebo effect)。但现在一味强调高科技、硬技术,而且追求经济效益和管理效率,使得医患沟通质量下降,医务人员对患者心理的良性影响显著减弱,有时甚至变成消极的刺激,产生"惊吓剂效应"(nocebo effect)。医学问题的过度社会学化,则可见于一些患者的异常行为被解读为品行问题、社会问题,而没有理解为有生物学、心理学基础的精神卫生问题,往往误导社会舆论,导致不必要的群体性认知歪曲和情绪偏差。

从以上两种倾向可以看出,医学心理学理论其实有非常现实的意义。日常医疗活动中需要处理的个体健康问题,既需要医学心理学在宏观的层面提供反思和升华的思想工具,也需要其在微观层面上的实证依据,以及宏观与微观结合而开发出来的评估、解释和干预的手段。

三、相关领域的重要成果与启示

近几十年来,医学心理学的以下成就体现了宏观与微观两个方向极富成果的扩展和深化:

1. 心理健康与每个人有关,与各行各业有关,与人生全过程有关。

2. 人的全面发展取决于一个个体在生物、心理、社会几个方面的协调发展;心理健康是个人发展、良好适应社会及贡献于社会的重要条件,而提供有利于每个社会成员心理健康的社会、文化和物质条件,是社会文明进步的重要指标。

3. 从胚胎期开始,个人就与生态环境、社会环境处于不间断的互动之中。心理健康状况取

Notes

决于个体在先天的及后天养成的素质基础（如遗传基因，以及围产期、婴幼儿期、儿童期心身发展水平）之上，与环境之间进行的交互作用。各种物理、化学、生物、心理及社会 - 文化的不良因素均有可能对心理健康产生不利影响。

4. 人生早期的成长经历对心理健康水平有重要影响。良好的养育环境和亲子关系有利于神经系统的发育、成熟，有利于形成安全感、信任、自信等基本心理素质特点，有利于认知能力及智能的发展，进而为良好人格特质的形成，以及在各个年龄阶段良好适应社会、保持心理健康打下坚实基础。反之，童年经历各种逆境（如亲子分离、创伤、贫困、病痛、营养不良等）而没有得到适当修复或代偿，对心理健康不利，可能增加罹患精神障碍的风险。

5. 家庭作为最重要、最基本的社会人际系统，既是人生幸福的港湾，又有可能成为病态心理的病灶。除家庭之外，教育机构同样也是最重要的，是促进儿童、青少年健康成长和完成社会化过程的机构。

6. 多数精神障碍出现于成年以后的青年期、壮年期和老年期。在人的生命周期的漫长岁月里，心理健康与学习、工作、生活的内容和方式密不可分，与所处的社会文化背景、生态环境、人际关系网络密不可分。所以，医学心理学的关注范围，涉及社会的各个领域和层面；既要注重个体的精神障碍、心理健康，又要提倡社会的健康、人际系统的心理健康。

7. 规范、系统的心理学干预方法，对心理健康有利，而且可用于精神障碍的预防、治疗和康复。

基于以上成果，医学心理学成为"循证医学"时代能够经受科学审视和检验的一门学科，有坚实实证基础的学科领域，而不再仅仅是思辨或说教的理论假设。

四、迈向全面、人道的后现代医学

在当前和较近的未来，医学心理学的以下趋势将持续发展。

1. **推动由临床问题驱动的实证研究** 社会文化变迁带来新的问题和挑战，集中体现在个体的心身适应上；医学科技的进步，如器官移植、侵入性技术、辅助生育及干细胞技术等，也要求医务人员及患者处理新型的心身关系、医患关系。

2. **完善人生全程适应与发展的多维度、多因素模型** 有关人性的古老的"先天 - 后天"（nature-nurture）论题或"遗传 - 环境"论题，随着医学心理学将遗传学、神经生物学、发展心理学、社会心理学及文化心理学等学科的成果结合进来，将越来越清晰地得到揭示。

3. **发展整合医学** 有人提出，"生物心理社会"（biopsychosocial）医学模式已不足以概括医学实践的维度，有必要向"生物 - 心理 - 社会 - 文化 - 灵性"（bio-psycho-social-cultural-spiritual）模式或"生物 - 心理 - 社会 - 生态"（bio-psycho-social-ecological）模式的演化。

在基础研究层面，目前医学心理学与神经科学的结合更加紧密，正借力于国家支撑的各种"脑研究计划"，阐明心理活动的神经机制。

在临床层面，不仅仅是对精神卫生及临床心理专业人员，而是对所有临床领域的人员，都要强调以下转变：

（1）从聚焦于异常心理学、病理心理学，扩展至重视积极心理学；从关注患者缺陷，扩展到重视其资源、适应性及心理弹性（或复原力）。

（2）从专注于矫治病态，扩展为提前预防、重视康复；

（3）从专注于个体，将视野扩展到更广阔的生态 - 社会 - 文化背景；

（4）提倡改变医务人员社会角色，放弃权威式的社会控制功能，转变为平等、民主的帮助行为。

以上由医学心理学推动的进展，一旦受到决策者、管理者的重视并进入各科临床，即可转变为有利于患者的各种人性化服务模式（例如：会诊联络临床心理会诊服务；针对心血管疾病、肿瘤、糖尿病的各种综合治疗包及康复计划;护理流程),同时引起人力资源、保险支付、医用建筑设计标准等方面的积极变化。

4. 在心理健康促进工作中加快实用技术的研发、应用和推广普及　医学心理学的心理治疗、心理咨询、心理测量是最直接应用于病患的操作技术。随着我国 2013 年开始实施《中华人民共和国精神卫生法》,心理健康促进事业已经成为医学界、心理学界及社会各界的法定义务,而心理治疗、心理咨询则成为心理健康促进工作的两根重要支柱。

近 30 多年来,我国在这几个领域白手起家,积极引进西方的主流理论和主干技术,同时结合国情研发符合社会文化特点的理论和技术,迅速发展,形成了"心理热潮"。医学中的预防医学、临床医学、康复医学,以及心理学中的各个分支领域,都将从中受益,在科学研究、教育培训和实际应用方面得到更多支持。

(赵旭东)

参考文献

1. 姜乾金. 医学心理学. 第 2 版. 北京:人民卫生出版社,2010.
2. 姚树桥,杨彦春. 医学心理学. 第 6 版. 北京:人民卫生出版社,2013.
3. 马存根. 医学心理学与精神病学. 第 3 版. 北京:人民卫生出版社,2013.
4. 孙学礼. 医学心理学. 北京:高等教育出版社,2013.
5. 苑杰. 医学心理学. 北京:清华大学出版社,2013.
6. 杜玉凤. 医学心理学. 南京:江苏科学技术出版社,2013.
7. 孙宏伟,苑杰. 医学心理学. 北京人民军医出版社,2013.
8. 汪凤炎,中国心理学史新编. 北京:人民教育出版社,2013.
9. 郭本禹,西方心理学史. 第 2 版. 北京:人民卫生出版社,2013.
10. Collins PY, Patel V, Joestl SS. Grand Challenges in Global Mental Health. Nature,2011,475(7):27-301.
11. Adler RH., Herzog W, et al. Psychosomatische Medizin. 7th edition. Muenchen:Urban & Fischer. 2011.
12. Stern T,Fricchione G,et al. Massachusetts General Hospital Handbook of General Hospital Psychiatry. Boston:Haward University Press,2010.
13. 赵旭东. 心理健康促进与精神障碍预防. 见:中华人民共和国精神卫生法医务人员培训教材. 北京:中国法制出版社,2013.
14. 赵旭东. 临床心理会诊. 见:姚树桥、杨彦春. 医学心理学. 第 6 版. 北京:人民卫生出版社,2013.

Notes

第二章 主要理论

第一节 精神分析理论

一、经典精神分析理论

谈到精神分析,不能不提到西格蒙德·弗洛伊德(Freud S.)(图2-1)。有人将弗洛伊德所创立的精神分析看作20世纪的重大科学成就之一,他也同时开创了系统的心理治疗方法。

弗洛伊德于1856年5月6日出生于捷克斯洛伐克的甫莱波,17岁时就进入维也纳医学院,25岁大学毕业。弗洛伊德曾希望成为一名解剖学教授,并在这方面发表过受到高度评价的论文。后来由于生活拮据,1881年开始私人开业,成了一名神经科医生。1880年,他与Josef Breuer(1842—1952)合作,致力于对癔症的研究。1885年,弗洛伊德师从于法国著名精神病学家Jean Charcot,学习使用催眠术治疗癔症,持续了6个月时间。1895年,他发表了"癔症研究"一文,提出"癔症"形成的病理机制是由于患者受到性的压抑(repression),并将这种受到

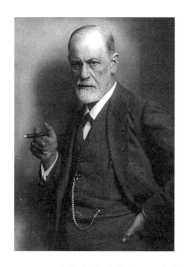

图2-1 弗洛伊德肖像(1921年)

压抑的能量转化成为了病症。同时他也提出可能存在一个"潜意识"领域的假说。后来他在临床实践中又发现患者的梦可能是获得"潜意识"材料的重要来源。他于1897年开始进行自我分析,并连续两年分析自己的梦。1900年《梦的解析》出版,成为划时代的著作,并奠定了精神分析的理论基础。之后他又创立了自由联想的治疗方法,在临床中开创了用"谈话"进行治疗的手段。1923年,弗洛伊德患了口腔癌,他经历过33次手术,非常痛苦,但一直工作到生命的最后一刻,1939年在伦敦逝世,终年87岁。

弗洛伊德的理论学说主要包括以下几个方面(图2-2):

(一)驱力理论

弗洛伊德认为,人的行为的基本动力都源于生物本能,或性的驱力,他称

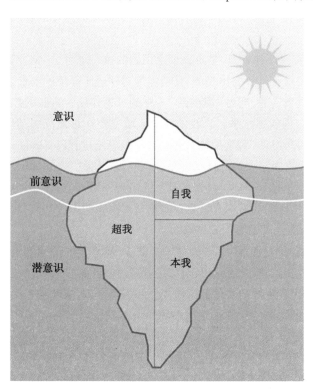

图2-2 心理动力理论简单示意图

之为力比多(libido)。力比多提供了心理活动的能量,是推动个体生存和发展的内在动力。后来,他在目睹了战争给人类带来的毁灭,及遭受了自身的病痛后,又将力比多分为生本能(eros)与死亡本能(thanatos)。他认为"所有生命的目标都是死亡",并且两种本能本质上是同一个事物的两个方面。

(二)潜意识理论

所谓潜意识(unconsciousness)是指人们对自己一些行为的真正原因和动机不能意识到。也有人将这一概念称为无意识,指人们在清醒的意识下面还有一个潜在的心理活动在进行着,不为人们所意识到,却"暗暗地"在影响着人的外部行为。也可理解为人们对自己内在心理动力(动机、欲望和压抑等)的无意识。为了更好地说明无意识理论,弗洛伊德又将意识结构作了划分,分为三个层面:

1. **意识(consciousness)** 处于表层,人们在清醒状态下能够觉察到的各种有目的的心理活动;

2. **前意识(pre-consciousness)** 在意识下面,平时并不为人所知,但集中注意或加以提醒可进入意识;

3. **潜意识(unconsciousness)** 处在深层,被压抑着,很难觉察到。但通过分析可被揭示出来。主要是那些与性和攻击性有关的内容,当被觉察到时会引起难堪和焦虑,所以常常被意识所排斥,但也常常在不经意中流露出来,如日常生活中的口误、笔误、做梦等。通过精神分析的自由联想、梦的分析,或催眠等能够被发现和证实。

(三)人格结构学说

1923 年弗洛伊德提出了人格结构学说,即一个人的心理由"本我"、"自我"及"超我"三个部分组成,并共同表现出其人格特征。

1. **本我(id)** 本我又称原我,是与生俱来的,具有生物的基本属性。本我充满原始的活力和本能,遵循趋利避害原则,或"快乐原则",即追求个体的舒适、逃避痛苦并维持生存及繁殖。初生的婴儿只有本我,并具有初级的思维过程(primary thinking process)。本我是人格中的原始成分,不易把握,但又是人格活动的"能量库"。它像"火山下的岩浆",需要寻求本能欲望的释放和满足,但常常只能在无意识中表现。

2. **自我(ego)** 自我在人格结构中代表理性和审慎,是自己可意识到的执行思考、感觉、判断或记忆的部分。自我是在儿童能够区分自身和外界时出现的,其功能为对外适应环境的要求,满足自身的需要;对内调节本我驱力及作适当宣泄,起着"泄洪闸"一样的延迟作用。自我的控制与调节的能力与防御机制有关,代表着心理成熟水平。自我的活动区域主要在意识范围,但也有部分是无意识的(防御机制)。自我的活动遵循"现实原则",并具有次级思维过程(secondary thinking process),即成人的思考方式,是后天发展起来的。自我夹在"本我"与"超我"之间,既要满足"本我"的需要与要求,又要接受"超我"的指示与监督,起着重要的协调作用。但有时不免又要受"夹板气",左右为难,出现心理冲突。自我的另一个重要功能是现实检验能力,区分自我与非我的界线,即区别外部客观的现实与内部主观的愿望或想象的能力。

3. **超我(superego)** 超我是理想的"自我",代表一个人的良知、良心,是心灵的道德知觉和人们的理想抱负。超我是人格中的监控机构,遵循"道德原则",是道德的坚定维护者。超我提出种种要求,不断监督和批评"自我";它代表了社会文化的价值观念和道德准则,来约束个人的行为表现。超我是从儿童早期的奖赏和惩罚的内化模式中而来的。是在"社会化"的过程中逐渐发展起来的。

人格结构中这三个部分,以不同角色相互协调而发生作用,同时也可发生相互矛盾和冲突。即使这种人格结构的划分尚缺乏严格的科学依据,但在临床实践中却有重要的价值,不但可以解释现实生活中的各种心理现象,而且可以解释某些神经症、精神疾病的机制,并用于精神分析

Notes

治疗。

(四)性心理发展阶段学说

弗洛伊德认为个体性心理的发展主要是"力比多"(性力)的投注和转移,需要经历以下几个阶段:

1. 口欲期 在1岁以内,此时"力比多"投注到口腔,婴儿通过吸吮、哭喊等方式获取营养及口腔满足。这种方式使婴儿依赖于母亲,加强了母婴关系,或称为共生(symbioses)状态,从而获得了安全感,也是人格发展中信任及自信的重要源泉。如果这种依赖关系没有很好形成(在口欲期没有很好得到满足),婴儿就缺少安全感,会出现如咬拇指、恐惧、自卑、自恋(narcissism)等行为方式。在这一时期如给予过度满足,"力比多"则"固着"(fixation)在这一阶段,不易继续发展,表现出过度依赖、嫉妒等人格特征。

2. 肛欲期 在2~4岁,"力比多"的投注转移到排泄区域。幼儿在排泄过程中获得快感。弗洛伊德认为此时的心理发展与形成自主控制和攻击性(施虐)有关,同时也逐步建立起与父母的关系。如这一时期没有很好得到满足,或心理的发展受挫(与父母的关系不良),则"力比多"也会"固着"在这一阶段,表现出所谓的"肛门性格"。行为上会出现过分守秩序,爱清洁,过分认真,吝啬,节俭,固执,不灵活,报复性强等特征。也是日后产生"强迫症"的重要心理基础。

3. 性蕾(俄狄浦斯)期 又称生殖器崇拜期,一般在4~6岁。此时"力比多"又转移到生殖区域,因为儿童的第二性征尚未发育,故称为"性蕾"。此时的儿童开始关注自身的性器官,并开始爱恋异性父母。"俄狄浦斯"的名称来源于希腊神话,是说一位王子(俄狄浦斯)长大后杀父娶母的悲剧故事。弗洛伊德借此神话传说试图说明每个儿童都有爱恋异性父(母),憎恶同性母(父)的心理倾向,他称之为"俄狄浦斯情结"(Oedipus complex),或"恋母情结"。这种"俄狄浦斯情结"也是日后神经症及其他心理障碍的根源之一。此期如果出问题,男孩子会出现同性恋、易性癖、露阴癖等性变态,会担心自己的阴茎大小,怀疑自己的男子气概。女孩则会出现对男性的虐待,与男人乱交等不良行为方式。

4. 潜伏期 6~12岁,此期是一个相对平静的阶段,"力比多"似乎"冬眠"了,不再从自己的身体中寻求快乐和满足。此期孩子的兴趣投向外界,快乐主要来自儿童的游戏和学习。通过各种活动,形成自信、自强的个性品质。处理不好,也会出现孤僻内向、自卑的个性弱点。

5. 生殖期 指12岁以后,躯体逐渐成熟,进入青春期和生育阶段,形成以生殖器为主要来源的性快感区。同时也形成了家庭成员以外的亲密客体关系,并与社会文化价值观同化及适应外界要求,完成社会化的过程,形成独立的人格。

(五)心理防御机制

"防御"一词最早源于1894年弗洛伊德的《防御性神经精神病》一书,当时提出并描述了九种防御机制。防御机制(defense mechanism)是精神分析学说中的一个基础概念。它是一个人直接的、习惯性的心理保持机制,即当个体潜意识中本我的欲望与现实或超我之间出现矛盾造成心理冲突时,会出现焦虑反应。此时自我通过心理防御机制来控制本我的欲望和冲动,从而起到减轻焦虑的作用。因此,防御机制也被称为"自我防御机制"。弗洛伊德认为防御机制是在潜意识中进行的,是一种"无意识"的过程。

1. 心理防御机制的分类 根据发展过程中出现的早晚可分为四大类:

(1)"精神病性"防御机制(psychotic defense mechanism):在婴儿期就开始被使用。因为婴儿期尚不能区分自我与客观现实间的界线。常轻易地否定、歪曲"现实"来保护自己,正常成人偶尔也会暂时使用这种机制,如在遇到重大的精神压力或打击时。精神病患者则常常极端地使用,故得名。这种类型的防御机制包括否认、歪曲、外射等。

(2)幼稚的防御机制(immature defense mechanism):出现于婴幼儿期,成人中多见于较轻的精神病患者或人格障碍者,也称为不成熟的防御机制。包括倒退、幻想、内向投射等。

（3）神经症性防御机制（neurotic defense mechanism）：在少年期得到充分利用。因为这时儿童能分辨自己的欲望和现实要求间的区别，但需要处理内心的矛盾、冲突，故常使用压抑、隔离、转移、反向形成、抵消、补偿、合理化等防御机制。因为在成人中常被神经症患者使用，故得名。

（4）成熟的防御机制（mature defense mechanism）：出现较晚，是个体成熟之后才能表现出的。这种防御方法不但有效，能解除现实的困难，满足自己的欲望，也能被社会所接受，具有积极意义，包括理智化、幽默、升华等。

2. 常见的心理防御机制

（1）否认（denial）：是最原始简单的心理防御方法。指拒不承认某些痛苦、难堪的事实或经历，以减轻心理上承受的压力，可以暂时起到缓解焦虑的作用。如小孩子不当心打碎了碗，发觉自己闯了祸，会马上蒙起眼或把手背后说："不是我打的。"一些心脑血管疾病或癌症患者（包括有些身为医生的人）开始时往往都采取否认来拒绝接受自己不愿接受的现实。医生对否认机制应该有充分认识，以免使诊断治疗受到干扰。

（2）投射（projection）：即以个人想法推断客观事实，或认为别人的想法也是如此，常将自己认为要不得的观念、品质归于他人。如一个经常对他人怀有敌意的人会找出许多理由说别人对他都不友好，以减轻自己内心的不安和痛苦。这种外射作用是产生妄想的基本机制，常见于精神疾病患者。

（3）内向投射（introjection）：与外射相反的心理防御机制，即把原本是外界的东西吸收到自己内心，变为自己人格的一部分。如一个尚未涉世的小孩子就对周围人都不信任，保持高度警觉，是因为他已通过潜移默化，从父母那里获得了"防人之心不可无"的观念，并把它吸收（内射）到自己的脑子里，成为自己的观念了。

（4）退化（regression）：又称"退行"。指一个人不能适当地应对紧张的情境，其行为表现出人格发展不成熟阶段的某些特点。如一个人排队买火车票时要"加塞儿"，当大家纷纷指责她这种自私行为的时候，她感到无地自容，竟然一下坐在地上又哭又喊，声称大家合起来欺负她。又如一个已经能控制大小便的孩子，不满意母亲生了另一个孩子后很少照料他而又开始尿床。这种放弃已经习得的技能，而恢复不成熟的应对方式，是由于不这样会引起内心的恐慌和不平衡。成年癔症患者的"童样痴呆"也可被看做极端的倒退。

（5）转换（conversion）：是将潜意识的内心冲突转变成躯体化的一种防御机制。例如一个成就感很强的人在接受了一项科研课题负责人的工作后不久便出现血压升高、心律不齐。临床上也常见心因性疼痛、痉挛、皮疹、感觉缺失甚至瘫痪等症状。这些躯体症状均由于心理冲突、情绪紧张焦虑变换而来，没有相应的疾病为基础，但可以帮助患者摆脱暂时的困境，以求心理平衡。

（6）转移（displacement）：人们有时对某一对象的情感，因某种原因（不合习俗或有危险）无法向对象表达，便会转移到其他比较安全、为大家所能接受的对象上去。如丈夫在工作中受了上级责备，回家可能把气愤、不满向妻子或孩子发泄，因为他不敢直接反驳上级。小婴儿感到孤独时就哭闹，家长可能会给他嘴里塞个奶嘴来代替母亲暂时安慰他。孩子长大些没有奶嘴就改为啃手指。再大些可能转为用其他替代物含在嘴里。从这个角度讲，有人认为吸烟行为可能是幼年情感缺失或障碍的一种转移。心理治疗过程中，患者也往往会在无意中把自己与亲人、密友之间的关系转移到医师身上。这种特殊关系被称为"移情"（transference）心理医生对这种移情关系要有充分的认识并能妥善处理。

（7）补偿（compensation）：指个人理想受挫或因生理缺陷、行为过失而遭到失败时，转而努力发展其他方面，借以弥补因失败或失误丧失的自信。如身体有残疾的学生不能在文艺、体育方面施展，便加倍努力使自己在数学或文学方面才华出众。一位其貌不扬的姑娘，特别在学问和修养方面下工夫，最终成为令人敬仰的科学家。动乱年代没有得到学习机会的父母不惜一切代

Notes

价给子女创造学习条件,也是给自己的一种心理补偿。这一机制运用得当,可以获得巨大的动力,而过度补偿也会导致病态。

(8) 合理化(rationalization):又称为"文饰作用",是最常见的心理防御机制。指人在遭受挫折或做了不符合社会规范的事时,往往会为自己找一些能被自我和社会接受的理由来解释,尽管这些理由常常不值一驳,但个人却据此说服自己,从而免遭精神上的痛苦。如《伊索寓言》中的故事,狐狸吃不到葡萄就说葡萄是酸的。自己孩子智力有缺陷,就说"傻有傻福"。没考上医学院校就说医学院毕业不过是个天天与患者、死人打交道的技工。这种自我宽慰方式可以帮助人接受难以接受的现实。但用得过度也妨碍人对远大目标的追求。

(9) 幽默(humor):这是一种积极的心理防御形式。指以诙谐的语言行为应对尴尬处境,使自己摆脱困境,维持心理上的稳定。例如,一位丈夫在餐馆里遭到妻子责骂。最后她尖声叫道:"在世界上所有可耻的人中,你是最卑鄙的一个!"这时餐馆里所有人都投来吃惊的目光。丈夫觉察后马上提高声音说:亲爱的! 你还对他说了些什么? 他的机智与幽默为自己解除了窘迫。有"骂得好"修养的人常使用这种方法把僵持、尴尬的局面转为轻松自然。

(10) 升华(sublimation):是把不易实现的本能欲望经改头换面指向能为社会所接受的、比较高尚的目标和方向。例如考场落榜、情场失意,若坚持自己的强烈要求,势必触犯社会,为大家所不容。但如果能把这些欲望引导到高层次的科学发明、文学艺术创作等活动中,既使自己的欲望间接得到满足,又有益于社会和他人。所以升华是最具有积极意义和建设性的防御机制。

二、精神分析理论的发展

弗洛伊德过分强调人格的本能和生物学方面的内容,受到了一些心理学家的批评和反对。而在弗洛伊德之后,精神分析并没有止步。作为一门学科,它的变化发展主要有以下几方面:

1. 从关注"个体"(individual)的心理结构和心理冲突转变为强调"关系"(relationship)的重要性。

2. "精神装置"(psychical apparatus)的概念让位于"内在世界"(inner world)的概念,后者更为流畅、灵活地将客体、幻想以及驱策个体的冲动纳入到相应的理论体系当中。

3. 提出了新的强调发展受挫的"缺陷(deficit)模型",它对弗洛伊德有关神经症的"冲突(conflict)模型"做有益的补充和完善。

4. 探讨人格的发展时,从强调"力比多关系"(libidinal relations)的重要性转变为强调"攻击性"(aggression)和"破坏"(destructiveness)的重要作用。

5. 在弗洛伊德的理论中,各种"本能目标"(instinctual aims)以寻求原始欲望的满足为最终目的,而在其后的理论当中,"建立关系"(form relationships)也成为一种本能目标,同样也寻求着满足。

6. 对"力比多的发展"(development of the libido)的强调有时会让位于对"自恋"(narcissism)或"自体"(self)发展的强调。

7. 从强调父亲的角色,转为关注前俄狄浦斯期的母婴关系。

上述变化是精神分析理论重心的发展和转变,而并非精神分析在认识论上的断裂。许多后弗洛伊德主义的理论,都可以被看做是后来学者们的新尝试,以期将弗洛伊德的三种观点整合起来。克莱茵的发展"心位"(positions)和"内部客体"(internal objects);安娜·弗洛伊德的"发展线"(developmental lines)理论;科胡特的"自体心理学"(self psychology);以及拉康的"主体"(subject)理论,全都可被看做是这样的尝试。此外,精神分析理论发展的导向也发生了转变,弗洛伊德的初衷是要揭开"人性"(human nature)的谜团。然而,随着精神分析作为一种职业的发展壮大,理论的重点逐渐转为提出更加实用的心理病理学模型,以更好地服务于临床实践的需要。

Notes

(一) 自我心理学

弗洛伊德的女儿安娜·弗洛伊德不再像她父亲那样强调性驱力的作用和功能,而将注意力转向自我。她强调自我不是被动地应付本我和外部环境的需求,而是有更强的主动性进行适应和调节。自我的发展及功能代表一个人的成熟和健康水平。其中自我的防御机制有重要意义。她通过对儿童行为的系统观察和研究认识到,儿童的自我虽然面临外部压力可以表现为部分退行,但其具有强有力的调节能力和发展潜力,不应被忽视。就临床而言,该学派强调,分析的工作核心是强化病人的自我,以此来对抗充满冲动的本我、被道德左右的超我以及外部现实。精神分析师的角色是成为"健康"自我力量的支持者,帮助病人对抗本能与冲动,而病人为了强化自己的自我,就必须认同于分析师的自我,因而分析师的任务是发展出一个可供病人认同的强大自我。此外,哈特曼(Hartmann H)也强调了自我的自制功能和适应功能,对自我心理学的发展做出了贡献。

(二) 客体关系理论

由英国精神分析家克莱因等人从经典精神分析发展而来。她把客体定义为对个体发展具有重要影响的人或物,特别是个体在生命早期阶段母婴关系对心理发展有着重大影响。克莱因描述了人格发展经历的两个重要阶段:偏执分裂状态和抑郁状态。她认为在婴儿的精神世界是一种偏执分裂状态,他将母亲体验为两种截然不同的客体:好妈妈和坏妈妈。这两种截然不同的客体是对立的、分裂的、不可调和的,婴儿幻想着只能接受好妈妈而排斥坏妈妈。随着婴儿长大,他开始觉察到现实的妈妈很好但并不完美,并由于他在内心曾对妈妈有过的攻击而体验到内疚感,伴随着全能感的丧失而出现了抑郁状态。还有其他一些学者如费尔贝恩、马勒、肯伯格等也从不同角度完善了这一理论体系。

(三) 自体心理学

美国心理学家科胡特发表《自体心理学》(self psychology)并创立该理论体系。他认为一个人所患心理障碍是由于心理功能的缺陷所致,而非像弗洛伊德所认为的那样是由于心理冲突的原因所致。他认为自体有两个主要成分,一是被夸大的、自恋性的自体,婴儿感到自己是完美的,无所不能的;另一个是儿童的被理想化的父母意向,意味着别人是完美的。如果一个人自身的夸大性自体与理想化自体出现隔离,就会出现心理功能的紊乱。一个健康的人可以矫正自己夸大性的自体,并导向对现实的追求,最终形成一个独立、完整、稳定的自体。

(四) 拉康学派

在精神分析的历史上,雅克·拉康(1901—1981)可以说是自弗洛伊德以来最具独创性与影响力,但同时也是最具争议性的精神分析学家。他的思想不仅对精神分析临床实践做了独特的创新,而且还对哲学、语言学、符号学、文学批评、文化研究、电影理论以及女性主义等众多人文领域产生了广泛而深远的影响。

精神分析始于弗洛伊德,其理论根基一直延续至今。但是,继弗洛伊德之后的几代精神分析家或试图更新或修改他的一些基本观点,或试图解决他遗留下来的各种疑难和矛盾。拉康认为,正是此种不断修正精神分析的过程,导致精神分析丧失了其原来的目标和视域,以至于它变得要么保守要么反动。自我心理学、客体关系理论纷纷背叛了弗洛伊德的一些基本洞见。正是在此背景上,拉康提出了他"回到弗洛伊德"的著名口号——回到弗洛伊德的文本,也即回到精神分析的根本,回到无意识的发现中去。拉康认为,这种回归并不是一种被压抑内容的回归,而是要在弗洛伊德之后精神分析运动所经历的各个阶段的对立面中找到支撑,来表明"精神分析不是什么,而是一起重新发扬光大那些即使在其走入歧途时也仍然支撑着精神分析的东西"。在拉康看来,弗洛伊德的"本质内容"是其 1905 年之前的观点,当时弗洛伊德关注的是梦的解析、神经症症状和口误。拉康指出,弗洛伊德对这些现象的理解都源于以革新的方式去理解语言以及与语言、经验和主体性的关系;决定人类体验的维度既非自我或自体,也非与他人之间的

Notes

关系,而是语言。

此外拉康还提出了"形象"(image)的概念。形象的体验原型源于镜像阶段(mirror stage)。拉康认为,6 到 18 个月大的婴儿,其主观体验是不连贯的、破碎的、断裂的,但他们在镜子中却看到了相当不同的一个整合的、协调的、完整的自身形象。孩子通过自己的运动和意图来控制这个形象,这个形象是婴儿理想化自我的样子,这个形象成为了自我的原型;而围绕着这个核心,婴儿日渐发展出日益复杂的有关自我形象的思想和情感联结;正是这个阶段让婴儿获得了自身同一性的基本经验。此外,拉康认为欲望与需求不同,孩子对母亲有许多各种各样的需求,母亲能够满足这些需求;但欲望作为激情的源泉,其内涵不仅限于追求满足、且终必无法满足。在欲望中,孩子魅力无穷,成为他者(母亲)的一切。但是要真正成为他者(母亲)的一切,就需要具备他者所渴望的所有东西。因此,拉康认为孩子最首要的欲望是成为他者(母亲)全部欲望的客体。

拉康的学术思想是弗洛伊德理论的延伸,也以晦涩难懂而著称,同时却具有其特殊的魅力,吸引了一大批狂热的追随者。想要了解更多有关拉康思想的内容,请参看介绍拉康思想的相关专著。

三、精神分析理论述评

尽管弗洛伊德的理论常常不易被人理解和接受,他的以"性"为特征的观点又容易招致人的非议,而他的理论的基础研究又常常是经验的和思辨的而非实验性的,但他的理论所引起的心理学界的震动、他的实践所带来的心理治疗的推广,以及受他理论的影响而出现的"心身医学"的概念和研究,他对健康心理学和变态心理学的影响等,都是他的前人所不能比拟的。心理动力学派从一个全新的角度提出了对人格的认识和解释,引起了巨大反响,并涉及哲学、美学、文学、艺术等广泛领域。有人认为,弗洛伊德所提出的问题比所解决问题的意义更为重大。我们可以看到,精神分析理论自诞生以来不断受到来自内部和外部的质疑、挑战以及非议,但至今仍沿着一条曲折不平的道路在发展、补充和变幻。这一学派的理论以及相关的临床技术仍在不断传承,其生命力令人叹服。

(洪　炜)

第二节　行为学习理论

一、行为学习理论主要内容

20 世纪 20 年代,美国心理学家华生(Watson JB,1878—1954)创建了行为主义心理学,也称行为学派。早期行为学派认为心理学属于自然科学,只能应用观察的方法来研究。行为是指个体活动中可以直接观察的部分,只有行为才是可以直接观察,并成为进行科学研究的对象。而人的心理和所谓隐藏在内心的欲望、驱动力,以及主观体验、意识、心理冲突,都无法直接进行观察和了解,是不能应用科学方法来研究的。他们提出,心理学应该是研究动物和人类行为的科学。新行为主义心理学家斯金纳(Skinner BF,1904—1990)等人通过大量的研究,扩大了人们对行为含义的理解,将行为理解为个体内在的和外在的各种形式的运动,也包括主观体验、意识等心理活动和内脏活动。不仅外显的行为动作可以进行观察和研究,那些内在的心理活动和内脏活动也可以通过一定的途径被观察或研究,如施加给个体的刺激会导致随之而来的内隐及外显结果等。

行为学习的理论来源主要有三个方面:经典条件反射理论、操作性条件反射理论、社会学习理论。这三种理论的一个共同点就是学习,它们都是关于有机体的学习的发生机制和条件的理论,其中每种理论各说明一种学习形式。因此,学习概念是行为疗法的核心。在行为主义者看来,除了遗传和成熟的有限作用外,学习是获得行为和改变行为的主要途径。无论是适应的行为还是不适应的行为,都产生于学习。既然心理治疗就是消除和改变不适应行为,获得适应的行为,学习就是实际治疗目标的主要手段。行为治疗技术实际上是一些获得、消除和改变行为的学习过程。

(一) 经典条件反射

1. **实验与解释** 20 世纪初,巴甫洛夫(1849—1936)用食物作为非条件刺激,用铃声作为条件刺激(无关刺激),条件刺激与非条件刺激反复结合,使狗产生唾液分泌反应。

食物作为非条件刺激(unconditioned stimulus,UCS)所引起唾液分泌的反射过程称为非条件反射(unconditioned reflex,UR)。条件反射是在非条件反射的基础上经过学习而获得的,称为习得性行为(learned behavior),是在大脑皮质中建立的暂时神经联系。当食物(非条件刺激)与唾液分泌无关的中性刺激(如铃声)总是同时出现(强化,reinforcement)时,经过一定时间结合以后,铃声成为食物的信号,成为条件刺激(conditioned stimulus,CS),或区别性刺激(discriminative stimulus)。此时,铃声引起唾液分泌的过程称为条件反射(conditioned reflex,CR)。这种条件反射过程不受个体随意操作和控制,属于反应性行为,也称为经典条件作用(classical conditioning)。经典条件反射就是在某一中性环境刺激反复与非条件刺激(UCS)相结合的强化过程中,最终成为条件刺激(CS),引起了原本只有非条件刺激(UCS)才能引起的行为反应(CR)。

2. **经典条件反射理论的意义** 经典条件反射理论强调环境刺激(S)对行为反应(R)的影响。任何环境刺激,都可通过经典条件作用机制影响行为(包括内脏活动、心理活动和社会行为)。据此,许多正常或异常行为可以通过经典条件作用而获得。如行为治疗中的系统脱敏疗法,是通过建立条件反射性的松弛反应,以帮助患者克服习得的紧张行为反应症状。

3. **经典条件反射的规律**

(1) 强化(reinforcement):是指环境刺激对个体的行为反应产生促进的过程。如果两者结合的次数越多,条件反射形成就越巩固。例如,经常在医院打针的儿童就容易对酒精产生条件反射性的恐惧和害怕。

(2) 泛化(generalization):是指在条件反射形成过程中,不仅条件刺激(CS)本身能够引起条件反射,某些与条件刺激相近似的刺激也可引起条件反射的效果。其主要机制是大脑皮质内兴奋过程的扩散。长期打针的儿童,不仅看到注射器或药物会产生条件反射性恐惧,而且看到穿白大衣的人也会出现害怕。

(3) 消退(extinction):是指当非条件刺激(UCS)长期不与条件刺激(CS)结合时,已经建立起来的条件反射便消失的现象。儿童如果很长时间没有生病打针,对注射器或酒精的恐惧就可能逐渐消失。但国外的一些研究认为,躯体的不愉快条件反射一旦形成,就较难消退。这是因为个体在条件刺激(药物气味)引起条件性躯体反应(恐惧、害怕)的同时,还会随之产生回避行为以减轻这种躯体反应,形成回避操作条件反射,这样便使上述躯体反应减轻,增强了原有的条件刺激与躯体反应之间的经典条件反射的联系,从而不易产生消退。

(二) 操作条件反射

1. **实验与解释** 操作条件反射理论多数来自斯金纳等人的实验。他们在实验箱内安装了杠杆,按压杠杆可以从旁边盒子里掉出食物。在实验中,饥饿的老鼠在箱子里会产生一系列行为反应(如压杠杆、乱窜、乱咬等),但其中只有一种行为反应即按压杠杆的动作(R)出现时,才会立即获得食物(结果),这一结果对老鼠按压杠杆的行为起一种强化作用。经过多次以后,形成了条件反射,老鼠逐渐学会了一到箱子里,就主动按压杠杆这一取食行为。行为的结果对行为本身产生强化作用。

在回避操作条件(avoidance conditioning)的研究中,如果动物受到电击(S),就会产生一系列的行为反应(如回避、乱窜、乱咬等),但只有回避动作(R)这种行为反应出现时,才可获得取消电击的结果(S)。因此,取消电击的结果对回避行为产生了强化作用,使动物学会了回避行为。

斯金纳等人的实验表明:如果当行为反应(R)(如压杠杆行为或回避行为)出现后总能获得某种结果(食物或撤销电击),个体就可以逐渐学会这一行为。这就是操作条件作用(operant conditioning)。由于操作条件反射是借助对工具操作的学习而形成,也称为工具条件作用(instrumental conditioning)。

2. 操作条件反射的意义 操作条件反射重视一种行为的结果对行为本身的作用。任何与个人需要相联系的环境刺激,只要反复出现在某一种行为之后,都可能对这种行为产生影响。人类许多正常或异常的行为反应、各种习惯或症状,都可以是因操作条件反射而形成或改变。本理论在医学心理学中广为应用,如解释个体吸烟、依赖性等不良行为的形成机制;指导各种行为治疗如厌恶疗法等。

3. 操作条件反射的规律 在实验中,行为反应的结果既可以是积极、轻松愉快的,也可以是消极、痛苦的。这些刺激可以从无到有,逐渐增强;也可从有到无,逐渐减弱。根据操作条件反射中个体行为之后的刺激性质以及行为变化规律的不同,可将操作条件反射分为以下4种情况:

(1) 正强化(positive reinforcement):是个体行为的结果导致了积极刺激增加,从而使该行为增强,如食物奖励使老鼠按压杠杆的行为增加。

(2) 负强化(negative reinforcement):是个体行为的结果导致了消极刺激减少,从而使该行为增强,如老鼠的回避条件反射实验结果。

(3) 消退(extinction):是指行为的结果导致了积极刺激减少,从而使行为反应减弱。例如,小学生做了好事,受到老师表扬和其他同学们的关注(属积极刺激),会使这种行为得到加强。但如果大家熟视无睹,就可能会使积极刺激水平下降,导致这种行为逐渐减少。

(4) 惩罚(punishment):是指行为结果导致了消极刺激增加,从而使行为反应减弱。例如行为疗法中在个体出现不良行为时,立即给予电击等痛苦的刺激,可使吸烟等不良行为逐渐减少。

(三) 社会学习理论

社会学习理论认为,通过对具体模型或榜样(model)的行为活动的观察和模仿,可以使人学会一种新的行为。例如一个孩子在幼儿园吃完饭后,主动把椅子放整齐,其他小朋友观察了他的表现,也学着他的样子做。

观察学习包括以下四个过程:①注意阶段:学习者反复观看某一榜样,接受其中的特征性信息,成为学习的依据;②保持阶段:观察对象的行为特征性被学习者有意无意记住,成为日后自己行为的模型;③行动阶段:学习者表现出观察对象的特征性行为;④强化阶段:增加或减少这种行为的再发生次数。

班杜拉(Bandura A)认为,观察学习不属于自我强化机制即经典条件作用和操作条件作用,而是一种替代强化机制即替代条件作用(vicarious conditioning)。这反映了行为主义心理学家对行为习得问题认识的发展。影响观察或模仿学习效果的因素很多,一般说来,高地位榜样的、敌对的、攻击性的行为最容易被模仿,受到奖赏的行为比受到惩罚行为更易被模仿。人类的许多行为可以通过榜样模仿作用形成,疾病角色行为的形成与模仿作用也有一定关系,手术后患者的疼痛、呻吟、应付方式对同病室其他患者可能会产生榜样作用。因此,在临床患者的医疗、指导和护理,以及儿童患者的教育中应注意发挥积极的榜样模范作用。

二、行为主义理论述评

人的后天行为有适应行为和适应不良行为,行为学家将心理障碍视为适应不良行为。行为主义心理学的意义是:

(一) 某些适应不良行为可以用学习理论来解释,这些解释大多数有实验依据。这有助于消除人们对异常行为的偏见。

（二）行为观点的形成是基于严格控制的心理实验所发现的事实，而不只是依据推理。因此，与精神分析理论相比，行为主义理论更客观。

（三）行为理论为心理障碍的治疗提供了有效的方法。

行为主义理论可以解释和解决许多医学心理学问题。许多不良的生活习惯或行为可以通过强化的作用而固定下来。例如，一个人无聊时吸一支烟，久而久之，吸烟被强化，导致烟瘾的形成。某些疾病的发生可以是因为"错误的习得性行为"的结果，例如华生著名实验中的小艾尔波特对白色绒毛物体产生的恐惧反应。某些内脏功能的异常以及相当多的病态特征，也可能是错误的习得性行为。例如个体在紧张情况下，会出现心跳加快等内脏行为反应，如果被错误地强化，就可能成为顽固的躯体症状。

行为主义理论的局限性主要表现在两个方面：

（一）对人的行为的解释过于简单化。行为观点简化了人性，将人简化为一些小的、可测量的单位，忽视人性、人的意识和人的主观能动性，忽视对心理现象的深入研究。

（二）环境决定论，行为理论家坚持刺激 - 反应（S-R）模式，认为多数人的行为是两种条件作用的结果，一个人做什么和不做什么，不取决于人的自由意志，而取决于环境中的刺激。

因此，有人提出了混合学习模型（mixed learning model）之说，即人类的行为是上述各种学习模型共同作用的结果。例如，经典条件反射使患儿对打针治疗操作产生恐惧，恐惧又使病孩回避任何医疗操作而形成操作性回避反应，通过示范作用可协助患儿克服恐惧和回避的行为等。另外，20 世纪 70 年代中期在美国出现一种新的行为理论，将认知心理学与行为主义心理学理论相结合。该理论强调机体（organism）本身的各种因素，如期望、认识、评价、人格和信仰等，在行为学习过程中的作用，认为当发生环境刺激（S）作用时，个体（O）总是根据自己的认知评价等活动做出不同的反应（R），而行为反应结果又能控制或改变环境刺激。这种所谓的认知 - 行为学习（cognitive-behavioral learning）理论目前已成为心理治疗的主导理论之一。

（何金彩）

第三节 人本主义理论

一、人本主义理论主要内容

人本主义心理学是继精神分析理论、行为主义理论后兴起的心理学理论学派，它在 20 世纪 50 年代兴起于美国并迅速发展。人本主义心理学的理论取向是以现象学和存在主义为基础，重视研究人的本性、动机、潜能，关注人的价值与尊严，反对行为主义的机械决定论和精神分析的生物还原论。代表人物是马斯洛（Maslow A H，1908—1970）和罗杰斯（Rogers C，1902—1987）。马斯洛本人将人本主义心理学称为心理学的"第三种力量"，强调自我实现的人性论，即主张人性本善，指出人的潜能具有建设性地成长和实现的倾向。罗杰斯认为每个人都有与生俱来的积极的、乐观的人性观。

在对心理障碍的理解方面，人本主义理论把人的意识经验视为行为的基础，认为各种心理疾患产生的机制是由于社会环境不良，阻碍了个体的自我实现，使"理想的自我"和"现实的自我"差距扩大，两者冲突所致。

在治疗方面，人本主义理论相信个体会追求能帮助其发挥潜能的经历，避开妨碍自身潜能发挥的事件。在这一理论指导下形成的存在主义治疗、来访者中心疗法、交朋友小组都强调调动患者的主观能动性，发掘其潜能。后来罗杰斯更是将来访者中心疗法改为人本疗法，进一步强调来访者是正常人，是在心理发展过程中潜能没有得到充分发挥的人。

Notes

（一）马斯洛的主要理论

马斯洛认为传统的心理学如精神分析和行为主义,关于人性的看法过于狭窄,两者对正常、健康的人都没有进行充分的研究。马斯洛的研究对象主要是那些健康的、有自我实现倾向的正常人。马斯洛称其理论为整体—动力学理论(Holistic-dynamic theory),该理论假设整体的人总是被这样或那样的需要所激发而且人们具有向心理健康发展的潜能,也就是自我实现的潜能。他的需要层次理论把人的需要分为两大类:第一类需要包括生理需要、安全需要、归属与爱的需要和尊重的需要,这些属于匮乏性需要(deficiency need);第二类需要包括认识需要、审美需要、自我实现需要,这些属于成长性需要(growth need)或自我实现的需要。

马斯洛认为匮乏性需要具有似本能的性质,是人的基本生存需要,长期处于缺失状态中的人会产生心理疾病,而缺失性需要的满足则可以避免疾病。成长性需要属于自我实现的或存在性需要。自我实现(self-actualization),是一种不断实现潜能、智能和天资,完成天职、命运或禀性,更充分认识、承认人的内在天性,在人的内部不断趋向统一、整合的过程。自我实现的需要是超越性的,追求真、善、美,将最终导向完美人格的塑造。马斯洛指出,成长性需要得到满足可以促进人的心理健康和个人成长,需要受挫则会导致无意义感和空虚感。否认真理,易患妄想症;没有正义和秩序,人们会感到恐怖和焦虑;缺乏幽默感,人们会变得陈腐、僵化和忧郁。

马斯洛认为,自我实现就是一个人力求变成他能变成的样子。自我实现的含义有两个:一是完美人性的实现,马斯洛将人类共性的潜能称为完美人性,包括友爱、合作、求知、审美、创造等特性。二是个人潜能的实现,个人潜能指个人可能发展的潜在能力,个人潜能的实现是指作为个体差异的个人潜能的自我实现。

自我实现的类型:①健康型自我实现:是指更务实、更能干的自我实现者。这种类型的人以实用的态度待人接物和处理问题,是实践家。②超越型自我实现:是指经常意识到内在价值、生活在存在水平或目的水平而具有丰富超越体验的人,他们除了具有一般自我实现的特征外,还具有超越特征,表现为:更重视高峰体验;能够从永恒的意义上观察和理解人和事;真善美的统一是其最重要的动机;更重视整体论的世界观;有更强的协同倾向;能超越自我、超越人我之间的分歧;更重视创新、创造和发现;更关心人类的命运;更尊重他人,更平等待人;更重视精神生活。

（二）罗杰斯的主要理论

1. 人的主观性和人性观 罗杰斯从他的心理治疗的实践经验出发,创立了"以人为中心疗法"(person-centered psychotherapy)。罗杰斯认为每个人都有自己的主观世界,都存在于以他自己为中心的不断改变的体验世界中。人的主观意识状态或体验被称为现象域、经验域。人所感知觉的世界对个体来说就是"现实",因此每个人都有对"现实"的独特的、主观的认识。罗杰斯强调人的主观性是在心理咨询与治疗过程中要注意的一个基本特性,强调来访者作为个体也有自己的主观的目的和选择。

罗杰斯认为,人基本上是诚实的、善良的、可以信赖的。这些特性与生俱来,而某些"恶"的特性则是由于防御的结果而并非出自本性,每个人都可以做出自己的决定,每个人都有着自我实现的倾向。若能有一个适宜的环境,一个人将有能力指导自己,调整自己的行为,控制自己的行动,从而达到良好的主观选择与适应。

2. 自我和自我概念 自我论是罗杰斯人格心理学的基本理论。罗杰斯认为,自我是人格形成、发展和改变的基础,是人格能否正常发展的重要标志。自我可分为两大类:一是主体自我,指人的行为和心理经验的主体,它是行动者和观察者;二是客体自我,又称自我概念,是一个人对自己本身的知觉和认识。

3. 自我的发展 自我是个体把我与非我区分开来的并成为自己心身活动的主体时的产物。罗杰斯把个体能够感知到的那部分整体经验称为现象场,把自我看作现象场的产物和升华,认为自我是个体经验的某些方面的自然衍生物,是一个人现象场中分化出来的一部分。如新生的婴儿开始并无自我,而是与外界浑然一体,其主观世界是一个相对没有差别的、对现实感觉的总和。当实现倾向促使婴儿的感知潜能维持与发展时,与环境和重要人物(如父母)的交互作用出现了。在与环境和他人的交互作用中,儿童区分出了不同于他人、他物的自己,形成了对自身的感觉和认知,产生了自我概念。

在自我发展过程中,个体应遵循有机的价值过程(organic valued process),即个体的经验是用实现的倾向作为参照标准进行评估的。罗杰斯认为,生命初期(婴儿)的价值衡量过程是基础和高效的,其价值观清晰、分明。凡维持和实现有机体的经历(或经验)的均受到偏爱,反之则受到排斥。某种事物被肯定或否定,取决于该事物是否维系和改善了有机体,并且发展了自我,这个在生命早期的衡量过程是自发产生作用的。罗杰斯相信,如果个体能够保持这种功能,就会变得更好。有机的价值过程相对应的是条件性积极关注(conditional positive regard),它也是影响个体自我发展的重要因素。在儿童社会化过程中,条件性积极关注既是个体自我发展的普遍需要,又是促进自我发展的外在价值条件。儿童评价自己的行为时受到与周围积极关注相联系的价值条件的约束。罗杰斯指出,与有机衡量过程的价值观相比,他人介入的价值观大都倾向于是僵化的和不变的,这些价值观通常是在家庭、学校和教堂等环境中学到的。

条件性积极关注常出现两种情况:

(1) 自我概念与机体经验相一致:指自我价值观与实际行动的统一,即人的行为是在维持以价值观为核心的自我结构。有时,现实的行为并不给人带来愉快的经验,但人们仍以能够维持自我概念的方式去行动。

(2) 自我概念与机体经验不一致:指自我概念与机体经验之间的矛盾所出现的不协调状态。自我不协调可导致防御、焦虑不安和自我混乱。

当机体经验与自我概念不协调时,个体或否认经验的存在,或以曲解的形式接受经验。罗杰斯认为,机体经验与自我的矛盾会引起防御的加强、敌意和人际关系的紧张。

4. 心理失调(mental disorder)　罗杰斯区分了经验和意识。他认为,经验是指一切正在发生于有机体的环境中并且在特定时刻都可能意识到的东西。这种对机体发展起作用的经验也称为机体经验。而意识(觉察或知觉)是指这些潜在的经验被符号表示时,进入意识成为个体的现象场的一部分。罗杰斯认为,并非所有的经验都能被个体意识,个体生活中的经验可产生三种结果:①经验被准确地知觉到;②经验在进入意识的过程中被歪曲,以解决个体的经验和自我概念之间的矛盾;③个体对其真实的经验和体验予以否认和拒绝。

如上所述,当经验被歪曲和否认时,个体就会出现失调现象,这种失调如果达到了一定的程度,个体就会出现心理上的适应不良。一个人被拒绝的经验越多,提示自我概念与现实之间的差距就越大,个体感觉到的焦虑就越严重,当个体意识到焦虑时,可引发防御过程。一旦个体体验到焦虑并需要求助时,就表示心理失调产生了。

二、人本主义理论述评

人本主义心理学为心理学研究提供了一个全新的视角,即关注个体的需要和自我实现的人生价值,关注人的潜能并为潜能开发提供条件。在病理心理学领域,人本 - 存在主义心理学为心理咨询和治疗提供了重要的和有价值的看法,包括真诚、共情和积极关注来访者,关心来访者的心理成长。人本主义心理学对人性的看法是积极的。

对人本主义观点的批评主要集中在方法学上,认为人本主义理论提供的心理治疗方法缺乏可操作性,理念多于技术。另外,人本主义理论对来访者心理问题的判断与探究方法也缺乏准确性和客观性。

Notes

(何金彩)

第四节 认知理论

一、认知理论的主要内容

(一) 认知的概念

认知(cognition)是心理过程的重要方面,按照信息加工的理论观点,认知是指个体通过感觉器官对外部信息的接收、传导、编码、储存、提取,以及不断加工、反复利用,形成经验的复杂过程。具体地说,认知过程可分为三个基本阶段:

1. 接受各种刺激信号并提取相关信息做出评价的阶段。

2. 做出决策,并形成应对行为的阶段。

3. 对行为的后果做出预测或估计的阶段。所以说认知过程和传统心理学的认识过程相当,并且与智能、思维、情感以及性格等内容关系密切。

认知理论认为,事物本身的意义在于人们对它的认知和评价。认知的角度和立场不同,事物的意义也不同。比如同样考取一所大学,有人欢喜万分,觉得终于实现了自己梦寐以求的理想;但也有人并不满意,觉得凭自己的实力应该考上更好的大学。认知理论进一步解释:每个人都有自己独特的评价和理解事物的方式,这种方式来自于个体长期的经历而形成的经验系统,称之为认知结构或图式(schema)。人们倾向于用自己的图式去解释事物,这就形成了对同一事物会产生不同评价和理解的基础。

(二) 认知的特征

人的认知在信息加工的过程中具有如下特征:

1. **多维性** 我们都知道"盲人摸象"的故事,不同的人在不同的角度会感觉和体验到同一个事物不同的侧面和特征,认知也截然不同。这并不是说事物本身发生了变化,而说明对事物的认识可以有不同的方式和角度。这个例子比较好地说明了认知的多维性。现代生理学、物理学等也证明人的感觉器官感知及认识事物是很有限的,但我们依靠大脑进行综合分析,不断反复对信息进行加工,借助于仪器和科学的思维方法,就可以提升我们的认知水平。

2. **相对性** 实验心理学已经证明人类的知觉过程具有选择性、理解性等特征。即在获取信息过程中,是有目的、有选择性地进行,而非盲目进行。人类在进化过程中,其知识体系也逐步形成:事物都是"一分为二"的,是相对的。所谓"塞翁失马,焉知非福?"《易经》中的"阴阳"等表述,都是对这种相对性的深刻理解。

3. **联想性** 人在获取信息的过程中,不仅仅是感知觉的活动,还会将新的信息不断与已有的经验进行对比,形成联想,进行加工。所以在这一过程中,还渗入记忆、想象、思维、理解和情感等成分,具有丰富的联想性。只有通过这种联想,新获取信息才能得到更好整合,判断其意义,并纳入个人的经验系统。

4. **发展性** 知识在于积累,人对客观世界的认识也是在不断地发展进程中,永远没有穷尽。过去我们曾经认为"无病就是健康",但发展的新的健康观告诉我们:健康是相对的,健康乃是身体、心理和社会适应功能的一种良好状态。一个人从小到大,其认知水平和能力也是在不断发展的。这比较好理解,我们的学前教育和学校教育就是遵循这种发展规律,由浅入深,由初级到高级。此外,一个人的社会化和人格形成,也具有发展性。我们注意到有些人虽然年龄不小,但行为举止和思维方式却还很幼稚,尽管他并不是不聪明。我们说一个人的情商高低,就是指这方面。在心理咨询和治疗中的来访者中,有些人就有这方面问题,需要帮助他们认识和了解,并加以改变,我们称之为"成长"。

5. **先占性** 人们在生活和认识过程中,常常会有"先入为主"的现象,或者会凭着"第一印

Notes

象"来判断和解决问题。这就是认知的先占性。一个人出生时,内心犹如一张白纸。外部世界的各种信息一点点"写入"头脑,形成经验。无论是成功的经验还是受挫的经验都是有价值的,所谓"吃一堑,长一智","失败是成功之母"。在以后的生活和适应过程中,旧的经验总会对新的情境及获取新的信息构成影响。不过,先占性有时也会带来不利影响。一些人固守老经验,面对不断发展变化的世界不求改变、墨守成规,也会变得不合时宜、跟不上形势。此外,一些病理心理问题也往往与一个人早年的不良经历或创伤性体验有关,在临床心理学中称之为"症结"。

6. 整合性　在获取信息的认知过程中,最终要形成对某一事物的认识和判断,即整合了感知觉、记忆、思维等过程。在具体的认识活动中需要这种整合,在一个人的成长、形成经验系统过程中,也需要整合。一般来说,一个正常的成年人能够在整合过程中,不断修正不恰当的认知和偏见,进行自我调节。有了这种校正能力,就能够更客观地认知外部世界,更好地适应环境。反之,一些人的整合能力较差,形成不恰当的认知或偏见也很难校正,固执己见。在临床中可见到一些偏执型人格就属于这种情况。

（三）认知理论的发展

从 20 世纪 20 年代开始,以行为主义倡导的实验和实证论,以及强调心理(行为)和环境的关系推动了心理学的科学发展。由于心理机制的复杂性,以及心理内部过程的不确定性,使行为主义心理学家放弃了对心理内部过程的研究,而代之以外部"行为"作为心理的研究对象。从 20 世纪 60 年代兴起的心理语言学、神经心理学等学科的研究,以及计算机技术和人工智能的发展看出,人们越来越重视对心理内部机制的研究,出现了"认知科学(cognitive sciences)"这一交叉学科。1967 年,奈塞尔(Neisser)出版了《认知心理学》一书,标志着在心理学领域中出现了一个新的分支。

其实,对认知的关注和研究很早就开始了。通俗地说,认知内容的本质就是知识和经验。古人对"知与行"的关系,以及知识的积累和经验的作用有许多精辟论述。中国古代哲学家提出:"欲修其身者,先正其心;欲正其心者,先诚其意;欲诚其意者,先至其知。致知在格物。"就是说,对客观事物正确的认知是做人、做事的重要前提和基础。认知不仅与行为关系密切,也是情绪产生的必要条件。情绪的认知学说(cognitive theory of emotion)是由美国心理学家沙赫特(Schachter S)和辛格(Singer J)等人于 20 世纪 60 年代首先提出的。

他们通过实验证明,情绪的产生不单纯地决定于外界刺激和机体内部的生理变化,而是外界刺激、机体的生理变化和认知过程三者整合作用的结果。这样沙赫特实际就提出了情绪产生的三个要素:刺激因素、生理因素和认知因素。他强调认知因素在情绪产生的过程中起着决定作用。情绪认知理论的另一位代表人物拉扎勒斯(Lazarus)认为情绪是人和环境相互作用的产物。情绪活动必须有认知活动的指导,这样人们才能够了解环境中刺激事件的意义,并选择适当的、有价值的动作反应。拉扎勒斯认为,情绪是个体对环境事件知觉到有害或有益的反应。人在情绪活动中需要不断地评价刺激事件和自身的关系。

将认知理论进一步延伸到应用领域的一个重要代表是埃里斯(Ellis A)的 ABC 理论。他认为在外部刺激或事件(A)所引起的情绪结果(C)之间有一个重要的中介,即信念或信念系统(B)(图 2-3)。这与沙赫特等人的观点是一致的。埃里斯还认为,人在认识事物的过程中总不会完全符合客观现实,总会带有偏见,但人也有能力按照理性不断地校正自己的偏见。进而他提出了"合理情绪疗法"的基本思想。"合理情绪疗法"所依据的心理病理学理论认为:患者的病理性情绪(焦虑、抑郁等)不是凭空产生的,其

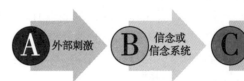

图 2-3　埃里斯的 ABC 理论模型

病理性基础在于歪曲的认知,进而导致了负性的情绪。比如说一个人总认为自己是世界上最不幸的人,没人疼没人爱,周围的人还老是看不上自己,难为自己,那么这个人的情绪怎么好得起来呢?

所以要治疗症状(不良情绪)需要从患者的被歪曲的信念系统入手,校正原先的不合理观念,建立新的合理信念,患者就可以回到正常的生活轨道上来。将认知理论应用于心理治疗的另一个主要代表是贝克(Beck AT)。贝克承接了埃里斯的认知对不良情绪产生的"中介"观点,并且进一步阐述了情绪障碍者独特的认知模式,同时他也开辟了认知行为理论和相应的认知 - 行为疗法。贝克认为情绪和行为不是由事件直接引起的,而是经由个体接受、评价,赋予事件以意义才产生的。贝克还归纳了常见的几种认知歪曲的形式,如任意的推断、选择性概括、过度引申、夸大或缩小和"全或无"思维,这对于在临床工作中对患者的认知方式进行评估,以及进一步的干预提供了可操作的模式。

二、认知理论述评

从心理学的发展来看,认知理论从信息的加工过程出发,进一步完善了行为主义的理论观点,强调了外部刺激与行为反应之间的内部中介机制,更为合理地解释了各种心理现象,特别是情绪产生的机制。

在医学心理学领域,许多病理心理学现象的产生恰恰是认知偏差所造成的。例如偏执型人格障碍、强迫行为与强迫思维等都有典型的认知偏离;精神分裂症等严重精神疾病也有明显的认知障碍。在诊断和治疗方面,认知治疗认为患者的认知偏差导致了其不良情绪和行为,进一步提出了校正认知偏差的具体方法,从而起到治疗作用。从预防和健康促进的角度来看,一个人在成长过程中,树立科学的人生观、世界观,正确地认识客观世界,正确地认识自己,把握自己的角色,摆正自己的位置,更好地适应环境,也具有十分积极的意义。从认知理论的角度来看,一个人的正常或健康的人格,就意味着其有一个正常或健康的认知(经验)体系。

尽管认知理论提出了许多具有建设性的观点和方法,但从认知"发展性"的角度来看,我们今天所了解的认知心理学机制还很粗浅,人类的认知机制还有许多未解之谜。从应用的角度看,许多临床病理现象十分复杂,有许多影响因素交互作用,认知理论只是从某些方面提出了见解,提供了可操作的方法。不同的理论、方法和技术都有可取之处,应该各取所长,融会贯通,才能完善心理学的"认知"体系。

(洪　炜)

第五节　心理生物学理论

长期以来,不少生理学家和心理学家利用生物学理论和方法探索心身相互关系的规律和生理机制,逐渐形成了医学心理学的心理生物学方向。心理生物学方向和精神分析学派的心理动力学方向构成了心身医学形成和发展的两个主要方向。心理生物学研究是目前心身相关研究中的最前沿部分,也是今后医学心理学研究的一个重要方向。

尽管在不同时期对心身关系有不同的看法和理论指导,并采用了多种不同研究手段,但心理生物学研究就本质而言都是研究心理行为变量与生物学变量之间的关系的。一方面,可以以心理和行为因素作为自变量,以生理指标为应变量,观察各种不同个性和行为状态下的各种生理变化(如脑电、心电、皮肤电、血液中激素及其代谢物的含量等);另一方面,也可以以生物干预为自变量(如损毁、电刺激、药物干预等),以心理变量为应变量,研究脑和躯体的生理状况改变所引起的心理行为的改变。

Notes

一、主要的理论内容

早在 20 世纪 20 年代,美国生理学家坎农(Cannon WB,1871-1945)在总结当时生理学实验研究成果的基础上,提出了情绪的丘脑假说。该理论认为,情绪的控制中枢在丘脑,丘脑一方面传送情绪冲动至大脑皮层产生情绪体验,另一方面通过自主神经系统影响外周心血管活动和内脏功能,故长期不良的情绪反应可导致躯体疾病的发生。另外,他还提出了应急反应(emergency reaction)概念和机体内平衡(homeostasis)理论,即当个体处于恐慌、饥饿等紧急状态时会引起肾上腺皮质激素的分泌,同时通过交感 - 副交感神经的协调调节使机体保持内环境的平衡。同一时期,前苏联著名神经生理学家巴甫洛夫(Pavlov IP,1849-1936)提出了情绪的动力定型和高级神经活动学说,认为高级神经活动控制情绪并调节内脏功能,并进一步推论,高级神经活动的异常可导致内脏功能失调,使机体产生各种各样的疾病。

20 世纪 30 年代,加拿大生理学家塞里(Selye H)提出了著名的应激(stress)适应假说,认为应激是机体对恐惧等各种有害因素进行抵御的一种非特异性反应,表现为一般适应综合征(general adaptation syndrome,GAS)。按照这一假说,个体对外界紧张性刺激首先表现警戒反应。随后是适应或抵抗期,在此阶段,个体将成功地动员有关反应系统,做好应付外界紧张刺激的准备,并使个体内部防御力量与紧张刺激建立新的平衡。如果应激原持续存在或反复出现,则出现衰竭期。在衰竭期,个体的抗衡能力逐渐衰竭,机体出现焦虑、头痛和血压升高等一系列症状,并可导致各种心身疾病的产生。Selye 在应激方面的开创性工作对后来医学心理学的发展产生了巨大的影响,直至今日,应激仍是医学心理学的重要研究内容。瑞士生理学家赫斯(Hess W,1881—1973)利用电刺激或破坏猫和狗脑的某些特定部位,发现自主功能的中心在延髓、间脑,特别是下丘脑。他发现用微弱的电流刺激猫的下丘脑特定部位可引发出恐惧、发怒等情绪反应和攻击行为。Hess 的研究带动了寻找"情绪中枢"的热潮。已证明下丘脑存在"性中枢"、"摄食中枢"、"饱食中枢"和"兴奋中枢"等,这些"情绪中枢"的发现为中枢控制情绪的假设提供了丰富的证据,为此,他在 1949 年获得诺贝尔生理学或医学奖。

美国心理学家沃尔夫(Wolff HG)是现代医学心理学中生物学研究方向的代表人物,他在 1943 年出版的《Human Gastric Function》这本书中详细描写了一个叫汤姆的胃瘘患者日常生活中各种精神因素对胃液分泌的影响,阐述了人类心理变量和生物学变量之间的关系,探讨了心理社会因素与生理因素相互作用对人类健康的影响。Wolff 最大的贡献是在研究中对心理变量进行定量化,并客观地测量所观察的生理和病理学变化。他所倡导的一系列研究方法成为医学心理学生物学研究方向的标准模式。后继的许多研究者采用类似的方法对心身疾病的发生、发展、诊断、治疗和康复进行了大量心理生物学研究,并把研究成果用于临床实践。

随着现代科学技术的发展,特别是医学基础学科如神经解剖、病理、神经生化、内分泌学和免疫学等的发展,人们对脑的结构和功能及人类的心理与行为活动的认识越来越深刻。近年来,发展迅速的分子生物学和各种成像技术使人们对心理的生物学基础有了更为直观和精细的认识。

(一)遗传学的研究

研究已经表明很多精神疾病属于多基因遗传病,如抑郁症和精神分裂症。如果某种疾病是由于一系列遗传易感基因的累积而发病,那么与患者的血缘关系越近,他带有相同易感基因的概率就越大,发病率也越高。疾病遗传学研究的最终目的是为了对疾病进行预防和治疗。虽然基因治疗在精神疾病中的应用还处于非常初期的探索阶段,但随着科学技术的发展,它有可能成为对付精神疾病的重要手段。

目前常用的遗传学研究技术和方法包括:正向遗传学(forward genetics)方法、反向遗传学(reverse genetics)方法、表观基因组学(epigenomics)、DNA 重组技术及聚合酶联反应(PCR)技

Notes

术、人类基因组计划中关于基因识别、测序、基因组作图、转基因动物等。可用于对阿尔茨海默病(AD)、情感障碍、强迫症、惊恐发作和儿童多动症及相关疾病和精神障碍的遗传基础的研究。

(二)神经内分泌的研究

心理行为与神经内分泌调节之间的关系十分密切,其中由下丘脑、垂体和靶器官构成的几个轴起到了重要的调节作用:下丘脑-垂体-甲状腺(HPT)轴;下丘脑-垂体-肾上腺(HPA)轴;下丘脑-垂体-性腺(HPG)轴。

1. HPT 轴　由下丘脑所释放的激素促甲状腺激素释放激素(TRH)对神经元的兴奋性和神经递质的调节,特别是对黑质-纹状体 DA 系统、中枢隔和海马带胆碱能系统的调节有着直接作用。

2. HPA 轴　由下丘脑释放的促肾上腺皮质激素释放激素(CRH),垂体释放的促肾上腺皮质激素(ACTH)和外周器官肾上腺皮质释放的皮质醇都与应激调节有关。现代研究已经证明处于紧急状态时血中 ACTH 的升高主要是因为下丘脑的室旁核释放 CRH 所造成。脑对应激的调节主要通过以下两条途径:①兴奋下丘脑-腺垂体-肾上腺皮质轴从而增加糖皮质激素的合成和分泌;②激活脑干青斑核交感神经-肾上腺髓质轴而释放儿茶酚胺;同时,脑边缘系统,如海马、内嗅皮质等也参与应激的调节。

3. HPG 轴　由下丘脑-垂体-性腺轴中释放的性激素在个体出生后与心理和社会因素共同作用于性的发育。雄性功能不足状态会使攻击性和性动力不足,而补充雄性激素则可提高攻击性和性行为。月经前及产后的情感改变可能与雌激素水平的改变有关。此外生理水平的雌激素还具有神经保护作用,它可增强乙酰胆碱神经元对皮层和海马的投射,从而减少由胆碱能神经元损害所伴随的认知障碍。如 Luine 等人(2008)20 余年的基础研究发现雌激素对大脑有神经保护作用。Sherwin 等人(2008)的观察及实验性研究也提示绝经妇女的雌激素治疗对大脑认知是有益的。

此外生长激素(GH)、催乳素(PRL)、缩胆囊素(CCK)和血管紧张素(VAP)等也具有重要的神经内分泌功能,可影响正常与异常心理的发生发展过程。如 Innar Tõru 等(2010)发现一些人格特质可能影响健康志愿者的由 CCK-4 诱发的恐慌发作的易感性。

(三)中枢神经递质的研究

目前的研究已证明乙酰胆碱(Ach)、去甲肾上腺素(NE)、多巴胺(DA)、5-羟色胺(5-HT)、谷氨酸、γ-氨基丁酸(GABA)等经典的神经递质在正常和异常的心理活动中发挥了作用。中枢 Ach 参与大脑的学习和记忆功能,阿尔茨海默病患者中枢 Ach 神经元发生退行性改变而导致其功能不足。在重性抑郁障碍时可能有中枢 NE 功能不足,特别是双向情感障碍的抑郁状态时 NE 代谢产物 MHPG 的排泄减少。中枢 DA 功能与人类的心理活动关系十分密切,中枢特别是前额叶 DA 功能不足可能与精神分裂症的阴性症状有关,而中脑边缘系统 DA 功能过高则可能与精神分裂症的阳性症状相关。5-HT 的正常功能对维持人类精神活动正常起着重要作用,药理学研究提示重性抑郁障碍、焦虑症、强迫性神经症和惊恐障碍以及进食障碍都与中枢某些通路 5-HT 功能不足有关,而中脑边缘系统和前额叶 5-HT 功能过高则可能与精神分裂症有关。

(四)神经免疫学的研究

目前已经在几乎所有的免疫细胞上发现了神经递质和激素的受体,同样,神经递质和激素的受体也大多数都已在免疫细胞上发现。心理因素和神经-内分泌-免疫系统有很密切的关系。神经内分泌系统对免疫功能起调节作用,尤其是在机体应激过程中:早期关于应激反应的研究已经发现长久的应激可严重影响免疫功能,引起肾上腺增大,并伴随胸腺和淋巴结的退化。应激过程中 HPA 轴通过改变外周糖皮质醇水平,进而改变各种主要免疫细胞的反应性。总之,神经激素和神经调节激素在应激的作用下影响着免疫功能的不同方面。

心理因素对免疫系统的影响很大,如丧失亲人尤其是丧偶这样的负性生活事件能使 NK 细胞和淋巴细胞的活性受到抑制,是使恶性肿瘤发病率升高的部分原因。很多重性精神疾病也常伴有免疫功能的改变,如抑郁障碍、精神分裂症、孤独症等。使用精神药物也可使免疫细胞数量和功能发生改变,很多精神药物对免疫功能都起着不同程度的抑制作用。

(五) 脑功能定位研究

很早以前,研究者们就对心理活动的脑定位感兴趣,1861 年法国外科医生、神经病理学家布罗卡(Broca PP)发现,病人言语表达障碍与左额叶后部病变有关,提出了"我们用左大脑半球说话",1874 年德国神经医学家韦尼克(Wernicke C)又描述了一起左颞上回病变引起语言理解困难的病例。这些发现提示心理活动可以像感觉、运动等初级功能一样定位于脑皮层的特定区域。美国神经心理学家斯佩里(Sperry RW)对经过割裂脑手术的病人进行了数年精细的实验研究,发现胼胝体切断以后,左、右半球便独立地进行活动,左右脑的功能分立就是通过这些行为实验被证实的。前苏联神经心理学家鲁利亚(1973)根据大脑皮层细胞的结构和功能特点,把大脑皮层分为三级功能区。其中一级区又称投射区或初级区(primary area),包括额叶中央前回的初级运动区(Brodmann 4 区)、顶叶中央后回的初级躯体感觉区(Brodmann 3、1、2区)、枕叶后部的初级视觉区(Brodmann 17 区)和颞叶上部的初级听觉皮层(Brodmann 41 区)(图 2-4),其功能具高度模式特异性,损伤该区域会产生感觉障碍。在每个一级区上增生着二级区,又称投射 - 联合区或单通道联合区(unimodal association area),包括位于枕叶前部和颞叶后下部的视觉系统纹外区(Brodmann 18、19、37 区)、位于颞上和颞中回的听觉联合皮层(Brodmann 42、22 区)、位于顶上小叶的躯体感觉联合皮层(Brodmann 5、7 区)以及位于额叶的前运动区和辅助运动区(Brodmann

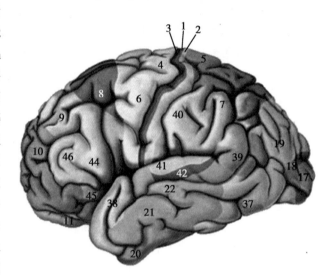

图 2-4　大脑左半球外侧 Brodmann 分区

6、8区)。它的损害会造成知觉障碍。三级区也叫重叠区或多通道联合区(multi-modal association area),分前、后两部分。其中皮层后部的三级区位于顶、枕、颞二级区的交界处,其主要功能是对各种感觉信息进行整合并与注意有关。三级区已失去通道特异性,损伤三级区就会丧失对多种信息的综合分析和行为的计划组织能力,出现失认、失用、语言理解和表达障碍、工作记忆障碍等。

(六) 脑影像技术

目前用于脑定位、脑功能及脑代谢研究的脑影像技术包括磁共振成像(magnetic resonance Imaging, MRI)、功能磁共振成像(functional magnetic resonance imaging, fMRI)、磁共振弥散张量成像(diffusion tensor imaging, DTI)、正电子发射断层显像(positron emission tomography, PET)、单光子发射型计算机断层仪(single-photon emission computed tomography, SPECT)等。

1. MRI　广泛应用于医学领域,而在心理学领域中,也得到了运用。这种技术可用来对损害部位进行准确定位、测量大脑灰质的体积和密度等。

2. fMRI　是一种非常有效的研究脑功能的非介入技术,已成为最广泛使用的脑功能研究手段,各种脑疾病的 fMRI 研究,如 AD、卒中、EP、药物成瘾等。也可应用于很多心理活动的脑功能研究:包括①视觉皮层定位研究中的应用;②视觉感知研究;③中文识别的中枢定位研究;④学习和记忆研究;⑤针灸的研究。

Notes

3. DTI　是以弥散加权成像为基础发展起来的 MRI 技术,重点研究脑白质的连贯性。其用途不仅在于研究健康组织的结构和功能,而且对探讨那些影响组织结构连贯性的疾病也有重要意义。DTI 是目前唯一能无创绘制活体大脑白质神经纤维通路的方法,它能够从若干特征性参数变化反映中枢神经系统正常或异常改变。

4. PET　主要是通过测定人脑活动时的血流变化情况,形成脑的功能性影像。根据研究目的的不同,可以设计特定的放射性物质,使之选择性地与一些受体、神经递质或酶结合,从而为相关的脑生理和药理研究提供依据。由于认知作业会引起相关的脑区活动,而脑区活动的增加使得相应区域的血流发生变化,此时血液中的放射性物质含量将与周围脑组织出现差异,探测系统则能检测出这种差异。常用的实验策略是,在实验条件和对照条件下分别得到一幅脑血流像,应用图像处理技术将两幅脑血流像相减,所得到的 PET 图像就是与要研究的实验因素相关的脑血流像,图像中较"亮"的区域即是由实验任务激活的区域。

(七) 神经电生理及其他研究

事件相关电位(event-related potentials,ERPs)、脑磁图(magnetoencephalography,MEG)、脑电图(electroencephalograph,EEG)及相应的睡眠脑电图及脑地形图等是目前主要的神经电生理研究方法,用于探索各种心理活动(如准备、期待、注意、动机及觉醒等)的神经电生理基础。

1. ERPs　是基于脑电(EEG)提取的一种特殊的脑诱发电位。所谓"事件",通常指的是一类刺激。当大脑接受外界刺激时,特定的脑区及脑组织会产生相应的电位变化,通过仪器便可以记录到这些由刺激引起的电位变化。而当持续接受的某项刺激突然撤销或预期的刺激没有出现时,脑区同样会产生电位变化,这种刺激的缺失也被看做是一个"事件";"相关"则指的是事件与电位变化的对应锁时关系。ERP 实际上是大脑对刺激带来的信息的反应,而不是神经系统自发的反应,故称之为诱发电位(evoked potentials,EP)。因此,ERP 可以反映认知过程中大脑的神经电生理变化。

2. MEG　是根据电磁感应原理,通过实验设备捕捉大脑神经电流活动在颅外产生的磁信号来反映大脑内部的神经活动情况。大脑处于兴奋状态时,脑内细胞膜内外的离子移动会产生电流,任何形式的电流均能产生磁场。通过仪器记录下这些由生物电流产生的磁场变化即为脑磁图。MEG 目前已在认知神经科学、临床心理学和临床医学等领域得到了广泛应用。

另外还有心理应激测试术(mental stress testing,MST),即以心理作业(如问题解决、信息处理、心理运动、情感状态、厌恶或痛苦等作业)为应激源,同时配合各种生物参数的记录,主要用于各系统的心理生理研究。

二、心理生物理论临床应用举例

临床应用上与心理生物理论最相关的莫过于心身疾病了。原发性高血压、冠心病、糖尿病、支气管哮喘和消化性溃疡等都是临床常见的心身疾病。

其中,原发性高血压是最早确认的一种心身疾病,近年来其发病率呈上升趋势。目前普遍认为,心理社会因素与其发生密切相关。患高血压的个体易出现某些心理反应,如在刚诊断为高血压时常紧张焦虑,随后忽视疾病,但当疾病导致机体代偿能力下降而再次产生症状时,则会再度紧张焦虑。而通过对高血压患者、尤其是早期高血压患者进行心理干预,效果较好。

冠心病是最常见的心身疾病之一,目前已经成为成年人的第一大死因。众多深入的研究结果显示,心理社会因素在冠心病的发生发展过程中发挥着重要的作用;与此同时,患冠心病后,患者会有明显的心理反应。Carney 等(1988)发现,在患有新诊断的冠状动脉疾病的患者中,在冠脉造影期间,17% 的患者合并有重性抑郁障碍,而且伴抑郁障碍的冠心病患者在随后的 12 个月发生心梗及死亡的可能性是不伴抑郁障碍的冠心病患者的 2 倍。Rugulies 等人(2002)发现抑郁可明显增加冠心病的发病率。目前对冠心病患者开展综合性心理干预已越来越受到临床工作者的重视。

尽管糖尿病的发生和遗传密切相关,但都市化的生活方式、应激性生活事件等与糖尿病的发生发展及预后的关系也十分密切。Stein 等(1985)对 38 名青少年糖尿病患者与 38 名患其他慢性病的患者进行对照研究,发现糖尿病组双亲去世和严重的家庭破裂等负性生活事件远较对照组多,且 77% 发生在糖尿病发病前。Stenstrom U 等(1995)两年的随访研究也发现负性生活事件与糖尿病的发生有很好的正相关。同时,不同类型、不同病情阶段的糖尿病患者有不同的心理反应。综合心理干预也是糖尿病重要的治疗手段之一。

支气管哮喘是一种变态反应性疾病,心理因素可诱发和加重哮喘发作。有实验证明,心理应激可引起支气管平滑肌收缩和哮喘症状。如一些由花粉所致的外因性哮喘病人,在仅看见花粉图片时就能出现哮喘发作。系统性心理治疗有时可获得意想不到的疗效。

消化性溃疡,尤其是十二指肠溃疡与心理社会因素的关系密切。有学者认为,个体出现应激反应时,往往会通过下丘脑—垂体—肾上腺轴通路,促使肾上腺皮质激素大量分泌,进而使胃酸分泌增加,产生胃、十二指肠溃疡。同时,血管活性肠肽和胃动素等内分泌激素的改变也是应激在溃疡发生的主要中介机制。

(何金彩)

拓展阅读　心理学关于认识人类健康的新理论

随着时代的发展,医务工作者的职业目标已经不仅仅局限于"治病救人",而转向了"维护和促进人们的健康"。同时,我们对于"健康"的认识也在不断地变化翻新。在 1996 年,世界卫生组织提出"健康不仅是没有疾病和身体虚弱,还应有很好的心理发展和社会适应能力"。可见,健康的概念已不仅局限于个体在生理上的健全、无疾病,同时还包含着心理和社会的内容——即"全人"(whole person)的健康;同时,现代医学中的"健康"还被赋予了社会意义和发展意义。

传统的生物医学模式认为"健康就是没病"。进入现代社会后,为了克服生物医学模式的不足,有学者提出了生物 - 心理 - 社会医学模式,它明确地将心理和社会因素与健康联系起来,为医疗工作者提供了一种新的工作框架。在这种新的医疗模式中,疾病是由许多因素在各个层面上相互作用而引起的,而非像生物医学模式所认为的"疾病因病原体所致"。生物医学模式和生物 - 心理 - 社会医学模式的异同,参见表 2-1。

表 2-1　生物医学模式和生物 - 心理 - 社会医学模式的比较

	生物医学	生物 - 心理 - 社会医学
心 - 身关系	割裂的;各自独立的(二元论)	同一动力系统的各组成部分;互相影响
疾病的成因	病原体	在不同层面上多重因素相互作用的结果
因果关系	线性	环性,相互影响
心理、社会因素	不影响疾病或健康	对疾病和健康非常重要
治疗疾病的方面	单一的、治愈躯体症状	整体性的,全人的
对健康的责任	医务工作者——如,战胜疾病	个体、社会——如,养成健康的生活方式
疾病治疗的焦点	根据病理学解释进行消除或抑制	减少躯体、心理和社会各层面的危险因素
健康促进的焦点	远离病原体	提升或增加躯体、心理和社会各层面的积极因素

20 世纪 80 年代初,在生物 - 心理 - 社会医学模式的基础上,有学者提出了更进一步的"系统"医学取向(holistic approach),这是一种以患者为核心、更加强调"全人"治疗和"整体"健康的系统化观点。这种新的医学取向最大的特点在于,同时关注个体的生理、心理和社会三个系统,以及系统之间的互动和影响,参见图 2-5。

Notes

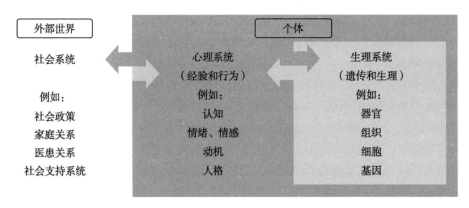

图 2-5　系统医学取向

　　近年来,随着理论的革新和研究的发展,心理学对于"健康"有了许多新的见解和突破。下文中,我们根据"系统医学取向"中的个体系统—社会系统来对心理学有关健康的新认识加以介绍。

　　在个体系统层面,除了人们对心理病理机制以及心身相互影响的研究不断加深,心理学界最令人瞩目的变革就是积极心理学的兴起。积极心理学的出现和发展不断推动着人们对健康的理解和认识。

　　积极心理学不仅研究出现症状或问题的个体,还大力提倡以普通人为研究对象。研究人的积极情绪、积极体验、积极心理特征和积极心理过程,以及这些积极内容对个体身心健康的影响。积极心理学认为人具有选择权利和自我效能,而不是本能或环境刺激的奴隶,积极心理学主张每个人都以自己独特的方式主动地去认识世界,每个人都具有向上发展的潜力。积极心理学探讨"什么是幸福""什么是好的生活",致力于提高人的生活满意度,力图让人们拥有正确的自我意识、和谐的人际关系、积极地生活态度、良好的社会适应能力、乐观向上的情绪、完善的人格,增加人们的幸福体验、增加快乐。

　　积极的情绪和体验是积极心理学研究一个极其关注的中心之一。对于积极情绪,有学者提出了拓延 - 构建(broaden-and-build)理论,认为某些离散的积极情绪,包括高兴、兴趣、满足、自豪和爱,都可拓延人们瞬间的知 - 行(thought-action)能力,并能构建和增强人的个人资源和健康,如增强人的体力、智力、社会协调性等。同时,其他实验研究表明,积极情绪拓延了知 - 行的个人资源,而消极情绪则减少了这一资源,而且,积极情绪有助于消除消极情绪,进而有益于提升健康水平。此外,还有研究表明,那些经常体验到感激的人们更加快乐、富有同情心、注重精神,也更少抑郁和焦虑。

　　积极的心理和情绪状态在保持生理健康上也有很大的意义。积极的情绪状态(如乐观)可以增加人的心理资源,使人相信结果会更好。在面对压力事件时,自我报告通常处于积极情绪状态的人更不易生病;而对于患者,那些处于积极情绪的人更愿意接受医生的建议、配合治疗并进行锻炼。研究发现,积极的情绪状态对于患病者的心身状况改善有积极的影响,并且,良好的情绪状态容易激发积极的康复行为,还有研究发现,AIDS 感染者当中,那些对于自身康复能力抱有乐观信念的人,在康复锻炼中表现得更好。对 AIDS 感染者的问卷调查和他们后续的病情发展情况表明,那些对治疗不抱希望的感染者要比对治疗有积极信心的感染者平均早去世 9 个月。消极的预期会使 AIDS 症状更早出现。更深入的研究显示,积极和消极的情绪都与一种免疫抗体分泌性免疫球蛋白 A(secretory immunoglobulin A,S-IgA)的水平变化有关,积极的情绪状态可以相应地提高免疫系统的活动,而消极情绪则相反。实验研究证实,受实验操纵的情绪状态对免疫系统调节功能会产生影响——让健康的女大学生被试分别观看滑稽和悲伤的影像片段,观看滑稽片的学生 S-IgA 水平升高,表明免疫系统活动增强;而观看悲伤影片的被试 S-IgA

Notes

水平下降，表明免疫系统的活动受到了抑制。其他研究者对于男性被试的实验也证实了这一点。除了这种实验产生的即时情绪状态，研究者也考察了持续的心境状态对于免疫系统的影响，并得到了相似的结论。

积极心理学的出现打破了"消极心理学"的局限性——只研究是什么使人们生病，消极的东西如何使疾病发展，积极心理学的出现让我们更加关注如何促进健康——提高生活质量和生活满意度，获得幸福（happiness）和达到康乐（well being）。

在社会和更广泛的层面，心理学越来越重视个体所在的更大背景环境（context）的影响，更多地以环境系统的观点来看待健康。在临床实践中，某个个体所表现出的症状，有可能是其对所在大环境的不适应，亦有可能是环境系统中的问题集中的体现。例如某人背负了家庭中所有人对各自未竟事业的愿望，而最终被这种压力压垮。在此更需被干预的可能是整个家庭系统。

在系统化的观点中有个基本的假设，即个体的症状反映了一定时间内系统对环境的即时适应方式。个体对困境的努力适应，也会从多个水平上反过来影响整个系统，从生理到心理，再到各种人际之间（家庭、大家庭、社区、文化或更大范围）。这就要求临床工作者在分析患者的症状和问题根源时，还应注意到其行为被其所处的家庭背景、社会文化和历史背景所赋予了什么样的情感和意义。因此，系统的观点要求我们在评估个体的症状、促进健康时，应从多个层级去考虑（图2-6）。

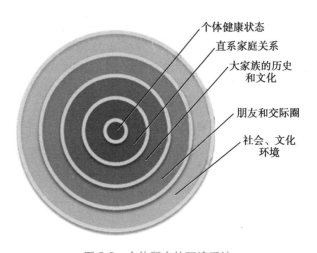

个体健康状态
直系家庭关系
大家族的历史和文化
朋友和交际圈
社会、文化环境

以上介绍了心理学对人类健康认识中的两项新进展。然而我们相信这些内容也仅仅是人类对自身认识和医学实践发展中的一环。但无论如何，我们的工作目标从未改变——让人们更加健康、生活得更加快乐。

图2-6　个体所在的环境系统

（洪　炜）

参考文献

1. 米切尔,布莱克,陈祉妍,等.弗洛伊德及其后继者:现代精神分析思想史.北京:商务印书馆,2007.
2. 瓦德,扎拉特,万朵,等.介绍丛书:精神分析.北京:当代中国出版社,2014.
3. 里德尔,格罗夫斯,李新雨,等.介绍丛书:拉康.北京:当代中国出版社,2014.
4. 方建群.Psychology for medical students.北京:人民卫生出版社,2010.7.
5. 胡佩诚.心理治疗.第2版.北京:人民卫生出版社,2012.9.
6. 洪炜.医学心理学.第2版.北京:北京医科大学出版社,2001.6.
7. Ayers S,Visser R. Psychology for Medicine. London:SAGE Publications Ltd,2011.1.
8. Arthur E,Mark Peterson,傅文青,等.成人心理治疗方案.第3版.北京:人民卫生出版社,2003.8.
9. Frank JD,Frank JB. Persuasion and Healing:A comparative Study of Psychotherapy. 3rd edition. Maryland:Johns Hopkins University Press;1993.
10. 方建群.Psychology for medical students.北京:人民卫生出版社,2010.7
11. 胡佩诚.心理治疗.第2版.北京:人民卫生出版社,2012.
12. Weiner IB,周博林,等.心理治疗的法则.成都:四川人民出版社,2007.
13. 陈新,严由伟.心理咨询与心理治疗.南京:南京师范大学出版社,2001.
14. 曾文星,徐静.心理治疗:原则与方法.北京:北京医科大学出版社,2000.
15. 姜乾金.医学心理学理论、方法与临床.北京:人民卫生出版社,2012.

16. 孔金辉 . 医学心理学 . 北京 : 人民卫生出版社 , 2012.

17. 张伯源 . 医学心理学 . 北京 : 中国科学技术出版社 , 1996.

18. Best J. 黄希庭 , 等 . 认知心理学 . 北京 : 中国轻工业出版社 , 2000.

19. Jongsma A, 李茹 , 等 . 焦虑整合治疗方案 . 北京 : 人民卫生出版社 , 2006.

20. Leahy RL, 张黎黎 . 认知治疗技术 : 从业者指南 . 北京 : 中国轻工业出版社 , 2005.

21. Ayers S, Visser R. Psychology for Medicine. London : SAGE Publications Ltd, 2011.

第三章 心理现象

　　人的心理具有生物和社会的双重属性,心理学传统上将人的心理现象分为心理过程和人格两个部分。心理过程包括认知过程、情感过程和意志过程,即"知、情、意"三个方面。而人与人之间由于其先天遗传素质和后天生活环境的不同而形成不同的心理特点,这就是人格特点。了解人的最基本心理现象,有助于进一步深入学习医学心理学的其他章节内容。

　　本章作为医学心理学的基础知识部分,主要介绍人类的心理过程和人格,并简介人类心理的生物学与社会学基础等内容。

第一节 认知过程

　　人类的心理活动,被人为地分为心理过程和人格,心理过程是指人的心理活动发生、发展的过程,由认知、情绪情感和意志三种既相互区别又相互联系的过程构成。

　　认知过程(cognitive process),是指人们获得知识或应用知识的过程,是情绪情感过程和意志过程的基础,是对客观世界的认识和察觉,包括感觉、知觉、记忆、思维、注意等心理活动。反映论将此过程视为客观事物在人脑中的反映;而现代信息论视其为人脑对客观世界变化信息的加工过程。

一、感觉与知觉

(一)感觉

1. **感觉的定义**　感觉(sensation)是人脑对直接作用于感觉器官的刺激物的个别属性的反映。或者说是机体的感觉器官对环境变化(刺激)的反应。如物体的大小、形状、颜色、软硬、声音、气味等这些个别属性,直接作用于人的眼、耳、鼻、舌、身等相应的感觉器官而产生感觉。我们感觉到的红色、香味、软硬等都属于感觉。

　　感觉虽很简单,但却非常重要。首先,感觉提供了内外环境的信息。通过感觉,我们能够认识到外界物体的颜色、明度、气味、软硬等,从而了解事物的各种属性。通过感觉,我们还能够认识自己机体的各种状态,从而实现自我调节,如饥择食,渴择饮等。其次,感觉保证了机体与环境的信息平衡。人们要正常地生活,必须与环境保持平衡,其中包括信息的平衡。人们从周围环境中获得必要的信息,是保证机体正常生活所必需的。信息超载或不足,都会破坏信息的平衡,对机体产生严重的不良影响。最后,感觉是一切较高级、较复杂的心理现象的基础。人的知觉、记忆和思维等复杂的认识活动,必须借助于感觉提供的原始资料。人的情绪体验,也必须依靠人对环境和身体内部状态的感觉。因此,没有感觉,一切较复杂、较高级的心理现象就无从产生。

　　McGill 大学在 20 世纪 50 年代进行了第一个感觉剥夺(sensory deprivation)实验。让被试者躺在隔音实验室内的小床上,蒙上眼睛,堵住耳朵,套上手套,基本上剥夺了受试者的听觉、视觉和触觉。结果表明,剥夺感觉至一定时间后,人的心理会产生异常,注意力不能集中,不能进行连续清晰的思考,有的人会产生幻觉,变得神经质,甚至产生恐怖。这些改变在终止实验后,需经过一段时间才能恢复,这说明感觉是维持人正常心理活动的必要条件。

2. **感觉的种类** 通常根据刺激的来源不同,把感觉分为外部感觉和内部感觉。

外部感觉是由机体以外的客观刺激引起、反映外界事物个别属性的感觉,包括视觉、听觉、嗅觉、味觉和肤觉。

内部感觉是由机体内部的客观刺激引起、反映机体自身状态的感觉,包括运动觉、平衡觉和机体觉。

3. **感觉的特征**

(1) 感受性与感觉阈限:感受性就是感觉器官对刺激的敏感程度。感受性的高低用感觉阈限大小来衡量。感觉阈限就是刚刚能引起感觉的最小刺激量。感受性的高低与感觉阈限的大小成反比关系。另外,那种刚刚能够引起差别感觉的最小刺激量叫差别阈限。差别感觉阈限的大小与差别感受性的高低同样成反比关系。

(2) 感觉的适应:由于刺激物对感受器的持续作用,从而使感受性提高或降低的现象叫感觉适应。适应是人们熟悉的一种感觉现象,人们依靠感受性的变化来适应外界环境的不断变化,使人与环境保持平衡。在不同的感觉中,感觉适应的表现和速度各不相同。如视觉的明适应和暗适应。由明亮的地方突然进入暗室,起初什么也看不见,等一会儿就看清了,这时视觉器官感受性增强。人眼的这种感受性逐渐增高过程叫暗适应,它所需的时间较长,感受性的变化也较大。但明适应的时间很短,最初约为 30 秒内,感受性急剧下降,之后感受性下降逐渐减慢,大约在一分钟左右明适应就全部完成。嗅觉的适应性最强,入芝兰之室,久而不闻其香,入鲍鱼之肆,久而不闻其臭,是嗅觉适应。

(3) 感觉的相互作用:某种感觉器官受到刺激而对其他器官的感受性造成影响,或使其升高或降低,这种现象称感觉的相互作用。现实生活中,人接受的环境信息常常是多通道同时进行的,在一定条件下,各种不同的感觉都可能发生相互作用,从而使感受性发生变化。如在噪声影响下,黄色视觉感受性降低;在绿色光线下听觉感受性提高,红光下听觉感受性下降。食物的凉热可影响它的味道,视觉变幻可以破坏平衡觉,使人发晕或呕吐等。感觉的相互作用现象在生活中具有重要的应用价值。加德纳(Gardner WJ)等人曾报告以呈现音乐的方法减轻牙科手术中病人的疼痛。

(4) 感受性的补偿与发展:人的各种感受性都是在生活实践中发展起来的,当某种感觉受损或缺失后,其他感觉会予以补偿,这就是感觉的补偿现象。不同感觉之间之所以能够相互补偿,是因为在一定条件下不同形式的能量可以相互转换。如盲人由于生活需要有高度发达的听觉和触觉,有些聋哑人可以"以目代耳",学会"看话"等。另外,由于长期的实践训练,音乐家有高度精确的听觉,调味师有高度完善的味觉和嗅觉,有经验的汽车司机根据发动机的声音准确地判断故障发生的部位等。这些说明人的感受性有巨大的潜力。

(二) **知觉**

1. **知觉的定义** 知觉(perception)是当前直接作用于感觉器官的客观事物的整体及其外部相互关系在人脑的反映;或者说是感觉器官和脑对刺激做出解释、分析和整合的过程。

知觉以感觉作基础,但它不是个别感觉成分的简单总和,而是把感觉器官获得的信息转换成对物体或事件的经验和知识的过程,其中语言在知觉发展过程中起着极其重要的作用。例如,我们看到一个正方形,它的成分是四条直线。但是,把对四条直线的感觉相加在一起,并不等于知觉到一个正方形。知觉包含了按一定方式来整合个别感觉成分的作用,形成一定的结构,并根据个体的经验来解释由感觉提供的信息,它比个别感觉的简单相加要复杂和丰富。在实际生活中,人们都以知觉的形式来反映事物,因为我们日常看到的事物不是个别的光点、色调或线段,也不是一大堆杂乱无章的刺激特征,而是由这些特性组成的有机整体,如房屋、花草、人物等。刺激物的个别属性或特征,总是作为一定事物或对象的属性或特性而存在的,不与任何具体事物相联系、完全没有客体意义的感觉是很少的。

2. 知觉的种类　可以根据不同的标准对知觉进行分类。

根据知觉时起主导作用的感官的特性,可以把知觉分成视知觉、听知觉、触知觉、嗅知觉、味知觉等。

根据人脑所反映的事物的特性,可以把知觉分成空间知觉、时间知觉和运动知觉。

根据知觉对象是否属于人,把知觉分为社会知觉和物体知觉,社会知觉是个体在生活实践中对别人、对群体,以及对自己的知觉,也叫社会认识。此外的其他各种知觉属于物体知觉。

3. 知觉的基本特性

(1) 知觉的选择性:其是指人类根据当前的需要,对外来的刺激物有选择地作为知觉对象进行组织加工的过程。由于人的这一特性,对同时作用于感觉器官的所有刺激并不进行反映,而只对其中的某些刺激加以反映,这样才使人能够把注意力集中到某些重要的刺激或刺激的重要方面,排除次要刺激的干扰,从而更有效地感知外界事物,适应外界环境。

人们周围的事物是多种多样的,因此,在一定时间里,人需要有选择地把某一事物作为知觉的对象,而周围的事物则作为知觉的背景(图 3-1)。对象在背景中突出,才能对它的知觉更清晰,背景处在陪衬地位,在当时虽也被知觉到,但却较模糊。知觉的对象和背景是相对的,可互相转换。如我们看电视时,电视屏幕是知觉的对象,电视机旁的花瓶属于背景;关了电视机,花瓶中的花就成了知觉的对象,电视机则成为知觉的背景。知觉对象的选择,受主观和客观因素的影响。主观因素有知觉者的动机、需要、兴趣、爱好、任务、情绪状态、知识经验以及刺激物对人的意义是否重要等。客观因素则主要有刺激物的变化、刺激物的对比、刺激物的位置、刺激物的运动状态和是否反复出现等。

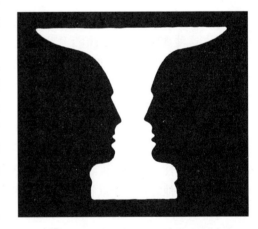

(2) 知觉的整体性:其是指人根据自己的知识经验把直接作用于感官的客观事物的多种属性整合为统一整体的组织加工过程。知觉的对象都是由不同属性的各个部分组成的。人们在知觉它时却能依据以往的经验把它组织成一个整体,知觉的这种特性就是知觉的整体性。影响知觉整体性的因素有:接近、相似、闭合、好的连续、好的形态等。

知觉的整体性提高了人们知觉事物的能力。例如一个不熟悉外文单词的人,他对单词的知觉只能一个字母、一个字母地进行;而一个熟悉外文的

图 3-1　知觉的选择性 - 是瓷器还是剪影

人则可以把每个单词知觉为一个整体。人的知觉之所以能把当前客观事物的刺激中缺失的东西在主观上进行补充,是因为客观事物的各个部分和它的各种属性分别作用于感觉器官,它们之间形成了固定的联系,使人能在大脑中把这种联系作为一个整体保存下来。

(3) 知觉的理解性:其是指人以知识经验为基础,对感知的事物加工处理,并用词语加以概括赋予说明的组织加工的过程。知觉的理解性主要受到个人的知识经验、言语指导、实践活动以及个人兴趣爱好等多种因素的影响。人们知觉事物时总是用已有的知识经验去解释它、理解它,并用词把它标志出来。人们对知觉对象的理解,是以他自己已有的知识经验为前提的。人们知识经验越丰富,对事物的知觉就越深刻、越精确、越迅速。例如,医生对病人的观察要比一般人全面和深刻。

知觉的理解性与知觉的选择性、整体性有密切的关系。理解帮助知觉对象从知觉背景中分离出来。同一个客观事物,理解不同,知觉的对象也会发生变化。理解还能使我们的知觉更清晰、更精确、更迅速。所谓理解了的东西才能更深刻地感知,就是这个意思。理解还有助于知觉的

Notes

整体性,人们对自己理解和熟悉的东西,容易当成一个整体来感知;相反,在不理解的情况下,知觉的整体性常常受到破坏。

(4) 知觉的恒常性:当知觉的客观条件在一定范围内改变时,知觉的映像仍然保持不变,这就是知觉的恒常性。它是人们知觉客观事物的一个重要特征。知觉的恒常性以经验、知识、对比为基础。当从不同角度、距离、光线条件下知觉事物时,尽管感觉信息发生改变,但如果是熟悉的事物,就仍可维持恒常的知觉映像。例如,看一个人的个头高矮,远近距离不同,投射到视网膜上的视像大小相差很大,但我们却能认为他的高矮没变,仍能按他实际大小来知觉;在有色光的照明下,绿色的树叶看起来颜色发生了改变,但是我们还是知道树叶是绿色的等。

(三) 感觉与知觉的关系

感觉与知觉既有联系,又有区别,具体见表3-1。

表 3-1 感觉与知觉的区别和联系

	感觉	知觉
区别	1. 反映事物的个别属性	1. 反映事物的整体和外在联系
	2. 是单个分析器活动的结果	2. 是多个分析器联合活动的结果
	3. 是最简单的认知过程	3. 是较复杂的认知过程
联系	1. 感觉是知觉的基础,知觉是感觉的深化	
	2. 由于事物的个别属性和整体不可分,所以感觉和知觉也不可分	
	3. 没有纯粹的感觉,也没有纯粹的知觉,一般合称感知	

(四) 感知觉异常

1. 感觉异常 也叫感觉障碍(abnormal sensation),是指机体感受系统对外界刺激不能产生正常的感觉反应。外界刺激作用于感觉器官后,经过传入神经通路到达大脑感觉中枢,在这一通路的任一部位出现异常均可产生感觉障碍。由感觉细胞及传入神经损害产生的感觉障碍属神经症状,常见于神经系统的疾病。由中枢神经功能异常产生的感觉障碍则主要见于精神疾病。在精神疾病中常见的感觉障碍有以下几种:①感觉过敏;②感觉减退;③感觉倒错;④内感性不适。

2. 知觉障碍(disturbance of perception) 知觉映像在一定范围内保持恒定,它倾向于反映事物的真实状态和属性。但是,有时候人们也会产生各种各样的异常知觉,即知觉障碍。其主要是由于大脑皮质神经组织的病理性损害和中枢神经功能障碍所致,它既可以出现在意识障碍时,也可以出现在意识清晰时。许多神经症和精神病患者具有知觉障碍。知觉障碍大体分为错觉、幻觉和感知综合障碍。

错觉是对知觉对象的失真或错误的感知。幻觉是在没有相应的外界客观事物直接作用下发生的不真实感知。

二、记　忆

(一) 概述

记忆的定义:记忆(memory)是人脑通过对经历过的事物的识记、保持、再认和重现(回忆)等方式,在人们的头脑中积累和保存个体经验的心理过程。运用信息加工的术语表述,记忆就是人脑对外界信息的编码、存贮和提取的过程。最近的研究证明,记忆是一种积极能动的心理活动,人不仅有选择的摄入外界信息,而且进入人脑中的信息也不是静止的,而是在编码、加工和贮存;输入到脑海中的信息只有经过编码才能记住,只有将输入的信息汇入已有知识结构时才能在头脑中巩固下来;信息能否提取和提取得快慢,与编码的完善程度及贮存的组织结构有密切联系。

记忆与感知觉不同,感知觉是人们对当前直接作用于感官的事物的反映,而记忆是对过去经历过的事物的反映。如多年不见的好友,我们仍能回想起他的音容笑貌。记忆是一种积极能动的活动,因为人对外界输入的信息能主动地进行编码,使其成为人脑可以接受的形式。记忆还依赖于人们已有的知识结构,只有当输入的信息以不同的形式汇入人脑中已有的知识结构时,新的信息才能在头脑中巩固下来。

(二) 记忆的过程

目前认为,人类记忆的过程和电脑处理信息存取的过程类似,对电脑数据进出的理解可以有助于简化和掌握人类记忆这个复杂的过程。

1. 识记、保持、再认或回忆的过程

(1) 识记(memorization):是个体获取经验,记住事物的过程,也就是外界信息输入大脑并进行编码的过程。

识记可分为无意识记和有意识记。无意识记是事前没有确定识记的内容,却在头脑中留下了印象。这在日常生活中经常发生。一般在生活中对人具有重大意义的事情,适合人的兴趣、需要和能激起人情绪活动的事物常容易记住。无意识记具有偶然性、片面性,单靠它不能获得系统的知识。有意识记是事先有明确的识记目的和计划,并经过一定努力、运用一定方法的识记。例如记住药品剂量、外文单词等。

有意识记根据材料的性质又可分为机械识记和意义识记。机械识记是依靠材料外在联系所进行的识记,例如通过死记硬背记忆英文单词、历史年代等;意义识记是依据材料内在联系所进行的识记,例如理解了公式、定理后再把它记住属于意义识记。一般说来,意义识记比机械识记迅速、持久。平时我们需要把机械识记和意义识记二者结合起来,以互相补充。

(2) 保持(retention):是对识记的进一步巩固,是把输入的信息牢固地贮存在脑子里的过程。它是一个动态变化的过程,这种变化一般表现在质和量两个方面。从量的方面,保持的数量随时间的推移而逐渐减少;从质的方面,有的变得更简要、细节减少,有的相似内容相混淆,有的信息消失了,有的变得更丰富充实了。

(3) 再认与再现(recognition and reproduction):是记忆的两种表现形式,都以识记为前提,又都是检验保持的指标,从信息加工的观点看,都是提取信息的过程。再认识过去经验过的事物再度出现时仍能认识。再现又称回忆,是人们过去经验过的事物在头脑中重新出现的过程(回想起来)。对过去事物回忆的速度和准确性,决定于所掌握的知识经验是否成体系,是否经常应用。

2. 信息加工的过程　按信息论观点,记忆的形成是一个信息加工过程,可分为感觉记忆、短时记忆及长时记忆三个阶段。一般认为,每一阶段都包括编码、贮存、提取(检索)等环节。

(1) 编码:是将经验过的事物转化为表象。这是信息进入记忆的必要步骤。感知信息必须编码成为可以与脑进行交流的符号,如视觉码、听觉码、意义码等。转化过程就是信息的加工。例如,我们看见一种紫红色的椭圆形的东西,被告知是一种甜味的热带水果叫"火龙果"。于是我们头脑留下了这东西的表象,并将它归类重组到可以吃的水果类。当再次看到时,能叫出它的名字"火龙果"。

(2) 贮存:是保留信息的过程。根据保留的久暂,可分为感觉记忆、短时记忆及长时记忆。

(3) 提取:或称检索,是将记忆贮存信息提取出来。熟悉的信息可随口说出来,而有些信息的提取得经过一段追忆,即搜索过程,慢慢回想才能记起。提取是否顺利,与信息输入时编码方式、贮存分类有关。

3. 感觉记忆、短时记忆和长时记忆

(1) 感觉记忆(sensory memory):也称知觉前记忆,或瞬时记忆。当客观刺激停止作用后,感觉信息在一个极短的时间内保存下来,这种记忆是记忆系统的开始阶段。感觉记忆的信息是未

Notes

被注意的,未经过任何心理加工,是以感觉痕迹的形式被登记下来的,它的编码实际上就是感觉刺激的换能编码,将它转换成知觉。它直接以信息材料所具有的物理特性编码,有鲜明的形象性。感觉记忆的信息储存容量很大,它的信息原始,信息贮存时间极短,约为 0.25~2 秒。例如,视觉后像的记忆,回声的记忆等。感觉记忆的记忆容量受感受器的解剖生理特点所决定,几乎进入感官的信息都能被登记。但感觉记忆痕迹很容易衰退,它的传输与衰变取决于注意。只有当被登记了的信息受到特别的注意,才能转入短时记忆,否则就很快会衰退而消失。

(2) 短时记忆(short-term memory):又称初级记忆、操作记忆或工作记忆,是保持在 1 分钟以内的记忆,它起着少量信息临时仓库的作用。短时记忆是感觉记忆和长时记忆的中间阶段,一般包括两个成分:一是直接记忆,即输入的信息没有经过进一步的加工,它的容量相当有限,信息编码主要采用言语听觉形式为主,也存在少量的视觉或语义编码;另一个成分是工作记忆,即输入的信息经过再编码,容量扩大。

在功能上,感觉记忆中的信息既是无意识的,也是未加工的工作痕迹,而短时记忆中的信息是来自于感觉记忆并对其进行操作、加工,是正在工作的、活动的记忆,只有那些被加工处理编码后的信息才有可能被转入长时记忆中贮存,否则就会遗忘。如查记电话号码,进行心算等都属短时记忆。短时记忆中的信息保持时间在无复述的情况下一般只有 5~20 秒,最长也不超过 1 分钟。短时记忆的容量有限,其贮存量为 7 ± 2(5~9)项目,构成一个记忆"组块"。短时记忆中的信息保持时间既短又易受干扰,当有新的信息插入,即阻止了复述,原有的信息就会很快消失。短时记忆操作性强,就其心理功能而言是操作性的。加工短时记忆保持的信息,可把信息复述储存到长时记忆中,同时根据当前工作的需要,从长时记忆库中提取所需要的信息完成某种操作。

(3) 长时记忆(long-term memory):又称二级记忆,是指信息经过充分的和有一定深度的加工后,在头脑中长时间保留下来,是一种永久性的贮存。其保存时间长,容量没有限度,其中的信息是有组织的知识系统。这种有组织的知识系统对人的学习和行为决策有重要意义,它使人能够有效地对新信息进行编码,以便更好地识记。其编码以意义为主或联想组合进行贮存,它的提取与信息贮存归类有关,归类有序则较易提取。其信息保存时间可以很长,甚至终生。

长时记忆的编码,一般认为是以语义的方式来编码的,简称义码,如给被试呈现钢笔、熊猫、文具盒、猴子、纸张等,他们回忆时,往往不按原来词呈现的顺序,而是将它们的意义加以归类,如文具类(钢笔、文具盒和纸张),动物类(熊猫、猴子)。20 世纪 70 年代后,又有人提出长时记忆除语义编码外,还存在表象编码,即双重编码。双重编码说认为,在长时记忆中,对言语信息的储存用的是语义编码,而对非言语信息的存贮用的是表象编码,两者彼此独立又相互联系。

长时记忆的提取,从信息加工的观点看,就是信息的输出过程。其有两种提取的表现形式——再认和重现。

总的记忆过程可参见图 3-2。

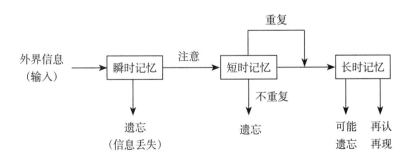

图 3-2　记忆阶段模式图

（三）遗忘

识记的内容不能再认与回忆称为遗忘。艾宾豪斯（Ebbinghaus H）对遗忘规律做了首创性系统研究，其所发现的遗忘曲线表明，识记后最初一段时间遗忘快，随时间推移和记忆材料的数量减少，遗忘便渐渐缓慢，最后稳定在一定水平上。

人脑输入的信息在经过注意过程的学习后，成为了人的短时记忆，但如不经过及时的复习，这些记住过的东西就会遗忘，而经过了及时的复习，这些短时的记忆就会成为人的一种长时记忆，从而在大脑中保持很长时间。

遗忘原因假说：①干扰说：学习前后的事件相互干扰而影响记忆。心理学上称为前摄抑制（先学的经验影响新的学习）及倒摄抑制（新学的内容干扰先前的经验）。研究表明，前后学习内容愈相似则干扰愈严重。②衰减（消退）说：短时记忆、感觉记忆的遗忘多属这类。③压抑说：弗洛伊德提出记忆是永恒的，所有遗忘都是动机性的。压抑是一种潜意识的防御机制，用来阻止不愉快的记忆进入意识领域。④线索依赖性遗忘：记忆有时需要依赖线索的提示。老年记忆障碍中常会发生"提笔忘字"或"话到嘴边说不出来"，但如有适当的线索提示就可回忆。

（四）记忆的生物学研究

记忆是脑的功能，它的生理机制相当复杂。巴甫洛夫的研究分析：记忆是大脑皮层暂时神经联系的建立、巩固和恢复过程。而遗忘则是暂时神经联系的消退和被干扰。其中识记是暂时神经联系的建立；保持是经过复习和强化，暂时神经联系的巩固；再认和回忆就是在刺激影响下，暂时神经联系的又恢复。这就是记忆的生理机制。

现代的科学研究发现，脑的许多部位都参与记忆活动。

（1）记忆是由大脑的多个部位共同完成的：颞叶中对记忆贮存特别重要的结构是海马（Kandel ER，1993）。海马似乎是长时记忆的暂时贮存场所，对新习得的信息进行为期数周数月的加工，然后将这种信息传输到大脑皮层有关部位作更长时间贮存，这些信息再通过前额叶皮层的记忆活动表达出来。

（2）胆碱能神经系统是支配记忆过程的主要神经系统：经大量研究初步明确，①凡减弱胆碱能神经活动的因素，如服用抗胆碱药物（东莨菪碱、阿托品等）都明显削弱记忆。②凡增强胆碱能神经活动的药都可增强记忆，如服用胆碱、卵磷脂、人参等。③主要记忆中枢如海马、颞叶、额叶的胆碱能神经元含量都最丰富，记忆障碍病人脑组织分析都伴有胆碱能神经元损伤。

（3）长时程增强电位（LTP）是引起神经突触处可塑性形态变化的关键：生理、神经心理学家认为 LTP 是记忆过程的电生理学标志，是记忆研究的第一次突破。突触可塑性变化是长时记忆的化学基础，即记忆痕迹，识记都编码在 RNA 的碱基内，都编码在蛋白质分子上，正如遗传信息编码在 DNA 碱基上储存突触处以备提取，这是记忆机制研究的第二次突破。

（4）一氧化氮合成酶（NOS）参与学习记忆过程：这是记忆机制研究的第三次突破。其根据是：①NOS 决定神经元内钙的浓度。②抑制 NOS 的因素便抑制 LTP，凡促进 NOS 活性的物质都加强 LTP。③LTP、cGMP（第二信使）和突触形态学可塑性变化三者密切相关，并与长时记忆相关。

（五）改善记忆的方法

提高改善记忆力，实质上主要是尽量避免和减少遗忘。在生活、学习活动中只要进行有意识的锻炼，掌握记忆规律和方法，就能改善和提高记忆力。具体的方法有：

1. 集中注意、及时复习、反馈、背诵、多样化的复习。

2. 过度学习。

3. 分散识记比集中识记效果好、意义识记比机械识记效果好。

4. 记住要点，不要把性质相似的材料安排在一起学习。

Notes

三、思维与想象

(一)思维

1. 思维的定义 思维(thinking)是人脑借助言语、表象和动作对客观事物概括和间接的反应。它揭露事物的本质特征和内部联系,间接性和概括性是思维的主要特征。

2. 思维的特性 其一是间接性。思维活动不反映直接作用于感觉器官的事物,而是借助一定的媒介和一定的知识经验对客观事物进行间接的反应,这就是思维的间接性。例如,医生看见病人的心电图描记 ST 段下移和 T 波倒置,可间接地诊断病人心肌缺血。临床上诊断疾病的思维过程就是靠这些间接的信息。由于思维的间接性,人们才能超越感知觉提供的信息,认识那些没有直接作用于人的各种事物的属性,认识事物的本质。

思维的概括性,是指在大量感性材料的基础上,把一类事物共同的本质的特征和规律抽取出来,加以概括的特性。思维的概括性表现在两个方面:①是对一类事物共同本质特征概括的认识。例如,组织的炎症部位不同、表现各异,但大都有红、肿、痛、热的病理改变。红、肿、痛、热就是对各种化脓性炎症共同本质特征的概括认识。②是对事物之间规律性的内在联系的认识。例如,严重腹水的患者一般都有移动性浊音,这是医生对严重腹水和移动性浊音之间规律性联系的认识。一切科学的概念、定理、法则等都是这样概括地认识事物的结果。

思维是对经验的改组,是一种探索和发现新事物的心理过程。它的活动往往指向事物的新特征和新关系,这需要人们对头脑中已有的知识经验不断的更新和改组。认知理论将思维视为人脑对信息心理表征的运作。表征(representation)是一种符号信息,可以是"词"、"视觉形象"、"声音",或其他感觉模式的资料。思维的运作就是为了回答问题、解决难题或指向一个目标而将信息的表征转换成一个新的、不同的形式。而解决问题的过程既是人们利用过去的知识经验解决当前问题的过程,也是对头脑中已有的知识经验进行重新改组的过程。

人的思维和言语密切联系。思维的发生是人类语言形成的基础和必然结果,而语言是思维的工具,也是思维活动赖以进行的载体,借助于语言能巩固和表达思维的结果。思维中的概念也是用词汇来表意的。思维的判断和推理也要借助言语来实现。

3. 思维的过程 思维是通过一系列比较复杂的操作来实现的,思维过程就是人们在头脑中,运用存贮在长时记忆中的知识经验,对外界信息进行分析、综合、比较、抽象、概括的过程,又称思维操作或智力操作。

分析和综合是思维的基本过程。分析就是把事物的整体分解为个别的部分或特征;综合,是把事物的多个部分、特征综合起来,了解他们之间的联系和关系,组合为一个整体。比较,是在思想上把各种对象和现象加以对比,确定它们的相同点、不同点及其关系。比较是以分析为前提的,它同时又是一个综合的过程。例如,人们挑选计算机,首先要了解各种型号的特点、外形、结构等,这就是分析,然后再把各种型号的计算机进行对比,把各种特征综合起来考虑,这就是综合。抽象,是从事物许多特征中找出共同本质的特征,舍弃非本质特征。概括,是根据事物共同的本质的特征去认识同一类所有事物。概括有感性的概括(经验的概括)和理性的概括(科学的概括)。前者是根据事物外部特征的概括,例如对人体由头颅和躯干和四肢构成的认识;后者是根据事物本质特征进行概括,例如,认识人有语言、会创造、使用工具,能进行生产劳动。概括又称概念形成,是在头脑中把从各种事物中抽象出来的共同特征联合起来的过程。抽象与概括彼此紧密联系,抽象是概括的基础,没有抽象就不可能进行概括,概括是把分析、比较、抽象的结果加以综合,形成概念。只有通过概括才能使认识深化,才能更正确、更完全、更本质地反映事物。任何概念、规律、公式或原则,都是抽象和概括的结果,人类的科学知识也都是抽象和概括的产物。具体化是与抽象相反的过程,是将通过抽象和概括而获得的概念、原理、理论返回到现实以加深对各种事物的认识。系统化则是通过分析综合、比较分类、抽象概括,把事物整体的各个组成部分纳入一定的序列。

4. 思维的种类

(1) 根据思维过程中凭借物的不同分类为:①动作思维:即边动作边思考,思维以动作为支柱,依赖实际操作解决直观具体问题,也叫操作思维或时间思维。是1~3岁幼儿主要的思维方式。②形象思维:是依赖事物的具体形象和已有表象解决问题的思维。如,一个人在思考沿着那条路走可以更快地到达目的地时,在她头脑中会出现若干条通向目的地的道路,并运用形象思维进行分析和比较,最后选择最方便最短的路线。这是3~6岁儿童主要的思维方式。也是艺术家、文学家及设计师较多运用的思维方式。③抽象思维:是依赖抽象概念和理论知识解决问题的思维,它是以概念、判断、推理等形式进行的思维。例如,中学生运用公式、定律解数学题、物理题的思维;医生诊断治疗疾病的思维都属于抽象思维。抽象思维也叫逻辑思维,它是人类特有的思维方式。以上三种思维不能截然分开,实际上,在成人的思维中,这三种思维经常相互联系,共同发挥它们的作用。

(2) 根据思维探索目标方向的不同分类为:①聚合思维:又称求同思维,是把问题提供的各种信息聚合起来,朝着同一个方向,得出一个唯一正确的答案。其主要特点是求同。这种思维是利用已有的知识经验或传统方法来解决问题的一种有方向、有范围、有组织、有条理的思维方式。②发散思维:又称求异思维,是指从一个目标出发,沿着各种不同的途径去思考、探求多种答案的思维。这种思维的特点是求异与创新。其根据提供的信息向不同方向扩散,去探索符合条件的多种答案,例如,学生用多种方法来解答同一数学题。发散思维的三个主要特点是思维的变通性、流畅性和独特性。

(3) 根据思维的结果是否经过明确的思考步骤和对过程是否有清晰的意识分类:①直觉思维:即是一种非逻辑思维,它是人脑对突然出现的新问题、新事物和新现象,能迅速地做出判断的思维方式。它具有敏捷性、直接性、简缩性、突然性等特点。例如阿基米德在浴缸里洗澡时突然发现浮力定律等。②分析思维:也称逻辑思维,它严格遵循逻辑规律,逐步进行分析与推导,最后得出合乎逻辑的正确答案或做出合理的结论。如学生通过多步推理解决数学难题。

(4) 按思维的创新程度分类:①习惯性思维:又称常规思维或再造性思维。其是经验证明行之有效的程序化思维。是人们按照现成的方案或程序,用惯常的方法,固定的模式来解决问题的思维方式。这种思维不经思考就按程序完成,既规范又节约时间。如有经验的医生书写病历,就可按规范的格式、程序完成,省时。但其创造性水平低,对原有知识不需要进行明显的改组,往往缺乏新颖性和独创性。②创造性思维:是以新颖、独特的方式来解决问题的思维,是在头脑中重新组织已有的知识经验,沿着新的思路寻求新的成果,有创造想象参加的思维。创造性思维是人类思维的高级过程,它既是发散思维与聚合思维的结合,也是直觉思维与分析思维的结合;不仅包括抽象思维,也离不开创造性想象。

5. 思维障碍   正常人类思维具有目的性、连贯性、逻辑性,思维内容付诸实践时产生一定效果,并能接受现实检验自行矫正错误。而且,进行思维的人有相应的内省体验,知道自己思维活动属于自身,为自己所控。如果上述正常思维特征有改变,则称为思维障碍。是精神病人的一组重要症状。由于思维通过语言表达,故检查思维有无障碍主要通过和病人的谈话来发现,有时也需收集病人的书面材料,听取病人对其行为的解释。

思维障碍有多种不同的分类,在临床上,目前倾向分为四类:①思维速度障碍,如思维过程加快(意念飘忽)或迟缓。②思维形式障碍:亦称联想障碍,主要表现联想结构的松弛,缺乏目的指向,象征误用,不合逻辑。如思维散漫,病理性象征思维等。③思维控制障碍:指病人感到思维不属于自己,思维活动失去自主性,或觉得为外力控制。如思维剥夺、思维插入、思维播散等体验。④思维内容障碍,如妄想、类妄想观念、强迫观念等。

(二) 想象

1. **定义**　想象(imagine)是人在头脑里对已储存的表象进行加工并改造成新形象的心理过程。它是一种特殊的思维形式,属于高级的认知过程,产生于问题的情景,由个体的需要所推动,并能预见未来。

2. **种类**　想象一般分为无意想象、有意想象。

(1) 无意想象:即事先没有预定目的的想象。无意想象是在外界刺激的作用下,不由自主地产生的。

(2) 有意想象:即事先有预定目的的想象。有意想象中,根据观察内容的新颖性、独立性和创造程度,又可分为再造想象和创造想象。①再造想象:即根据别人的描述或图样,在头脑中形成新形象的过程。它使人能超越个人狭隘的经验范围和时空限制,获得更多的知识;使我们更好理解抽象的知识,使之变得具体、生动、易于掌握。形成正确再造想象要有两个基本条件:一是能正确理解词与符号、图样标志的意义;二是有丰富的表象储备。②创造想象:不根据现成的描述,而在大脑中独立地产生新形象的过程。其特殊形式是幻想,是与个人生活愿望相联系并指向未来的想象。其体现了个人的憧憬或寄托,不与当前的行动直接联系而指向于未来。积极的幻想是创造力实现的必要条件,是科学预见的一部分,是激励人们创造的重要精神力量,是个人和社会存在与发展的精神支柱。

理想是符合事物发展规律、并可能实现的想象。空想则是不以客观规律为依据甚至违背事物发展的客观进程,不可能实现的想象。

四、注　意

(一) 概述

注意(attention),是心理活动对某种事物的指向和集中。它本身并不是独立的心理活动过程,而是伴随心理过程并在其中起指向作用的心理活动。指向性和集中性是注意的两个特点。

注意具有多种功能:①选择功能:即选择有意义的、符合需要的和与当前活动一致的事物,避开非本质的、附加的、与之相竞争的事物。②保持功能:即注意对象或内容能在意识中保持。③对活动进行调节与监督。有些学生作业中的错误,不是由于不懂而产生的,而是与心理监督功能形成不完善有关。

注意对人类具有十分重要的意义。它保证人能够及时地集中自己的心理活动,正确地反映客观事物,使人能够更好地适应环境及改造世界。

(二) 注意的种类

1. **无意注意**　指预先没有目的、也不需要意志努力的注意。即外界事物引起的不由自主的注意。主观方面,情绪、兴趣、需要等与无意注意有密切联系。客观方面,外界事物的特征,如刺激强度、新异性、活动性、对比差异性及其变化等与无意注意有关。

2. **有意注意**　即是有目的并需要意志努力的注意。它受人意识的调节支配。要保持有意注意需加深对目的任务的理解,或依靠间接兴趣的支持,并需要坚强的意志与干扰作斗争。有意注意和无意注意可相互转换。

3. **有意后注意**　有目的,但无须意志努力的注意。这是有意注意之后出现的一种注意。这种注意服从于一定任务,开始需要意志努力参加,如学骑自行车,开始的时候骑在车上特别注意,这是有意注意,慢慢学会了,骑熟了,就不用意志努力特别去注意它了,只需要在人多交通复杂的情况下注意就行了。这就是有意后注意。有意后注意对完成长期任务有积极的意义,关键是要对活动本身产生直接兴趣。

(三) 注意的基本品质

1. **注意的广度**　也叫注意的范围,即同一时间内所注意的对象的数量。影响注意广度的因素有两个,①对象方面:越集中、有规律、能构成相互联系的对象,被注意的范围也就越大。如字母排列成行比分散时被注意的数目要多些;颜色、形状相同的图形要比颜色、形状不同的图形注意范围要大些。②个体方面:个人的活动任务和知识经验影响注意广度。如文化水平高的人阅读时的注意范围要广。

2. 注意的稳定性　注意的稳定性是指注意长时间地保持在某种事物或某种活动上。注意的稳定性直接影响学习和工作的效率。影响注意稳定性的有主体状态和对象特点两方面的因素。①主体方面:人对所从事的活动意义理解得深刻,态度积极或对活动有浓厚的兴趣,注意就稳定。②对象方面:内容丰富的对象比内容单调的对象容易保持较长时间的注意;活动的对象比静止的对象更容易使人保持较长时间的注意。同注意稳定相反的状态是注意的分散,即注意离开当前应当完成的任务,而被无关刺激所吸引,它是由无关刺激的干扰或由单调刺激物所引起的。需要指出的是,有人错误地以为可持久集中注意于一个对象上,其实注意的稳定性背后还存在注意的起伏现象,即短时间内注意会周期性地不随意跳跃。

3. 注意的分配　注意的分配是指在同一时间内,把注意指向不同的对象或活动上,例如一面注意听课,一面注意记笔记。较好的注意分配决定于两个条件:①同时进行的几种活动中,必须有一些活动是比较熟练的。如上述的记笔记、织毛线是早已熟练了的活动。②注意分配能力的训练。例如,飞行员在战斗中的注意分配情况可谓是眼观六路,耳听八方,这都是经过长期训练形成的注意分配能力。

4. 注意的转移　注意的转移是根据新的任务,主动地把注意从一个对象转移到另一个对象上。一般说,注意转移的快慢和难易取决于原来注意的紧张度,以及引起注意转移的新事物(新活动)的性质,原来的注意紧张度越高,新的事物或新的活动越不符合引起注意的条件,转移注意也就越困难。

每个人注意的广度、稳定性,注意的转移和分配都有差异,这与大脑皮层的动能状态有关。正常人通过有意识训练,可改善注意的品质,提高注意能力。

(四)注意的生理学研究

注意和其他心理现象一样,是由神经系统不同层次、不同脑区协同活动来完成的。注意的发生是有机体的一种定向反射。定向反射是由情境的新异性引起的一种复杂而又特殊的反射,它是注意最初的生理机制。定向反射是由新异刺激物引起的,刺激物一旦失去新异性,定向反射也就不会发生了。最初的定向反射是一种无条件反射,当人体内、外环境出现新异刺激时,人们会不由自主地去注意它,机体也产生一种相应的运动,将感受器朝向新异刺激,以便更好地感知这一刺激,这种反射巴甫洛夫称为"定向反射"。

巴甫洛夫曾经用皮层的兴奋和抑制两种神经过程的相互诱导来解释注意问题。人在注意某些对象时,大脑皮层相应区域就产生一个优势兴奋中心。它是大脑皮层对当前刺激进行分析、综合的核心,在优势兴奋中心内,旧的暂时神经联系容易恢复,新的暂时神经联系容易形成和分化,能对客观事物产生清晰而完善的反映,这就是注意。当大脑皮层一定区域产生一个优势兴奋中心时,由于负诱导,皮层其他区域处于相对抑制状态,不能引起应有的兴奋。负诱导愈强,注意就愈集中。

Robertson(1997)等人研究指出,脑外伤导致额叶和大脑白质损伤的患者存在严重的注意和专注方面的障碍。Robertson等设计了一个任务,即对反应任务的持久性注意,来评估这些患者产生动作失误的去向,该任务是向被试呈现一长串随机的数字,被试的反应是,除了对数字3以外的其他所有数字做出按键反应。不能控制对数字3的反应就是动作失误。结果发现这些患者动作失误的概率比正常对照组高出很多(分别为30%和12%),并且患者症状的病理性严重程度与动作失误量(次数)呈正相关。Robertson(1997)的发现说明额叶和大脑白质在持久性注意中扮演重要角色。

Notes

额叶有提高皮层觉醒水平的作用,因而在有意注意中起着决定作用。对脑额叶严重损伤的病人进行临床观察表明,这种病人不能将注意集中在所接受的言语指令上,也不能抑制对任何附加刺激物的反应。由于注意高度分散,他们无法完成有目的的行为。大脑额叶直接参与由言语引起的激活状态,它通过与边缘系统和网状结构的下行联系,不仅能够维持网状结构的紧张度,而且能够对周围感受器产生抑制性影响。

丘脑等部位的活动也控制着注意的转移及注意对象的选择,如果脑干和丘脑等部分受损则造成注意的破坏,严重时,对周围的一切完全丧失注意。

(五) 注意缺陷障碍

注意的障碍是大脑器质性损害时比较常见的本质损害,精神分裂症、躁狂抑郁性精神病等也有明显的注意障碍。 临床不少神经精神疾病都有注意障碍。

(唐峥华)

第二节　情绪情感过程

一、概　　述

(一) 定义

情绪(emotion)和情感(feeling)是人对客观事物与人的需要之间关系的反映。客观事物与人的需要之间的关系,决定了人对客观事物的态度,人对这种关系进行反映的形式则是体验和感受,同时伴有相应的表情动作和生理变化。需要是情绪和情感产生的基础,但客观事物本身并不直接决定情绪和情感,情绪和情感很大程度上取决于人对环境事件的解释和评估。

情绪、情感因人的需要满足与否而具有肯定或否定的性质。人的需要如果得到满足,便会产生相应的肯定性质的体验,如喜悦、快乐、热爱等。反之,人的需要如果没有得到满足,则会产生否定性质的体验,如愤怒、悲伤、憎恨等。由于客观事物的复杂性,它们可能在不同的方面和人的需要有着不同的关系,既可能满足人的某一方面的需要,同时又不能满足另一方面的需要,甚至和另一方面需要的满足相抵触。因而许多事物常常引起人们复杂的情绪体验,比如失散多年的父子相遇时,既喜悦又悲伤。

人们在认识世界的各种事物时,会对刺激情境做出种种判断和评价,且是以个体已有的认知结构为基础的。个体已有的知识经验不同,会导致对同一情境的判断和评价不同,因而引起的情绪和情感也不同。所以说对刺激情境的认知是情绪和情感产生的直接原因。

(二) 情绪和情感的区别与联系

情绪与情感既有区别又有联系。情绪和情感的区别表现在:

1. 情绪与机体生理需要是否获得满足相联系,如由于饮食需要满足与否而引起的满意或不满意。情感与人的社会性需要相联系,如由交际需要满足而引起的友谊感。情绪是人类和动物所共有的;情感则是人类所特有的,受社会条件所制约。

2. 情绪具有明显的情境性、激动性和暂时性,它往往随着情境的改变和需要的满足而减弱或消失。一旦情境发生改变,会很快消失或改变,一般是不稳定的。情感则具有较大的稳定性、深刻性和持久性,一般不受情境所左右,是对人、对物稳定态度的反映。

3. 情绪是情感的表现形式,却远比情感强烈,通常具有较大的冲动性和较明显的外部表现,如狂热的欣喜、强烈的愤怒或持续的忧郁等。而情感常以内心体验的形式存在,一般较弱,比较内隐而不外露,很少有冲动性,如深沉的爱、殷切的期望、痛苦的思虑等。就人类个体发展而言,情绪发展在先,情感体验产生于后。

情绪和情感在个体身上很难严格区分开来,它们是彼此依存而交融在一体的,不可分割。

Notes

情绪是情感的基础,情感离不开情绪,稳定的情感是在情绪的基础上形成的,同时又通过情绪得以表达,离开情绪的情感是不存在的。情绪也离不开情感,情绪的变化往往反映情感的深度。

(三) 情绪和情感的分类

1. 情绪的分类　从生物进化的角度来看,人的情绪可分为基本情绪和复合情绪。基本情绪是人与动物共有的、先天的、不用学习就能掌握的;复合情绪则是由基本情绪的不同组合派生出来的。我国古代《礼记》中提出人具有"七情",即喜、怒、哀、惧、爱、恶和欲七种基本情绪。20世纪70年代初,美国心理学家伊扎德(C.E.Izard CE)用因素分析的方法提出人类的基本情绪有11种,即兴趣、惊奇、痛苦、厌恶、愉快、愤怒、恐惧、悲伤、害羞、轻蔑和自罪感。由此产生的复合情绪有三类:第一类是基本情绪的混合,如兴趣 - 愉快、恐惧 - 害羞等;第二类是基本情绪与内驱力的结合,如疼痛 - 恐惧 - 愤怒等;第三类是基本情绪与认知的结合,如多疑 - 恐惧 - 内疚等。现今,人们根据情绪与需要的关系,把快乐、悲哀、愤怒、恐惧作为最基本的情绪形式或原始情绪。

(1) 快乐:是一个人追求并达到所盼望的目的时产生的情绪体验,它是愿望得以实现、紧张解除时产生的情绪体验。快乐的程度取决于愿望实现、目标达到的意外性,快乐的程度可以从满意、愉快到异常的欢乐、大喜、狂喜。目的突然达到和紧张一旦解除会引起巨大的快乐。

(2) 悲哀:是个体失去某种他所重视和追求的事物时产生的情绪体验。悲哀强度取决于失去的事物对主体心理价值的大小,心理价值越大,引起的悲哀越强烈。悲哀有各种程度,如从遗憾、失望到难过、悲伤、哀痛。悲哀并不都是消极的,它在一定的主客观条件下可以转化为力量。

(3) 愤怒:是愿望得不到满足,实现愿望的行为一再受阻引起的紧张积累而产生的情绪体验。它可以从轻微不满、生气、愤怒到大怒、暴怒。愤怒的发展与对妨碍物的意识程度有直接关系。一般说来,如果个体意识不到干扰他到达目标的人或事物,他的愤怒并不会明显地表现出来;一旦他清楚地意识到,并知其不合理或属于恶意时,愤怒会骤然而起,甚至表现出攻击性行为。

(4) 恐惧:是个体企图摆脱、逃避某种情境或面临、预感危险而又缺乏应付能力时产生的情绪体验。引起恐惧的关键因素是缺乏处理、摆脱可怕的情境或事物的能力。例如,熟悉的情境突然发生了变化,失去了掌握、处理的办法时,人就会产生恐惧。当人们习惯了危险的情境,或者学会了应付危险的办法时,恐惧就不会产生。如果情境发生了改变或应付危险的办法失去了功效,恐惧会卷土重来。

2. 情绪状态的分类　情绪状态是指在某种事件或情境的影响下,在特定时间内,情绪活动在强度、紧张水平和持续时间上的综合表现。根据情绪产生的强度和持续时间的长短,可将情绪状态分为心境、激情、应激。

(1) 心境(mood):是一种比较持久而微弱的具有渲染性的情绪状态。心境具有弥散性,不具有特定指向。换言之,它不是对于某一事物的特定体验,而是在一定时期以同样的态度体验对待一切事物。所谓"人逢喜事精神爽"、"感时花溅泪,恨别鸟惊心",指的就是心境。心境持续的时间有很大差别,依赖于引起心境的客观环境和个体的个性特点。影响心境的原因是多种多样的,例如,个人生活中的顺境和逆境、机体的状况等,人们不一定都能意识到。心境影响日常活动,如工作效率、学习成绩和人际关系等。长时间处于某种心境之下,就与个人的气质、性格有一定的关系。

(2) 激情(enthusiasm):是短时间的强烈而暴发性的情绪状态。这种情绪状态通常是由对个人有重大意义的事件引起的。例如人格受到污辱时暴怒;听到获奖的消息时狂喜;亲人去世时悲恸欲绝等。这一类情绪就像狂风暴雨,突然侵袭,并笼罩整个人。激情往往伴随着生理变化和明显的外部行为表现,如盛怒时全身肌肉紧张,双目怒视,咬牙切齿;狂喜时眉开眼笑,手舞足蹈;过度悲痛可能导致精神衰竭、晕倒甚至出现所谓的激情休克。处在激情状态下,人的意识活动的范围往往会缩小,仅仅指向与体验有关的事物。理智分析能力减弱,往往不能约束自己的行动,不能正确地评价自己行为的意义和后果。但激情持续的时间往往较短。激情通常由生活

Notes

中的重大事件、心理冲突、过度的抑制或兴奋等因素所引起。

(3) 应激(stress):在传统心理学领域,应激是指人对意外的环境刺激所做出的适应性反应,是在出乎意料的紧迫情况下所引起的高度紧张的情绪状态。在突如其来的或十分危险的情境下,个体必须迅速地、几乎没有选择余地地采取决策和行动时,容易出现应激状态。例如,司机在驾驶过程中出现危险情境的时刻,人们在遇到巨大的自然灾害的时刻,需要人们根据以往的知识经验,迅速地判明情况,果断地做出决定。应激状态的产生与人面临的情境及人对自己能力的估计有关,当情境对人提出了过高要求,而此人感到无力应付时,就会体验到紧张而处于应激状态。在应激状态下,人可能有两种表现:一种是目瞪口呆,手足无措,陷入一片混乱之中;一种是头脑清楚,急中生智,动作准确,行动有力,及时摆脱困境。

人在应激状态下,会引起机体的一系列生物性反应,如肌肉紧张度、血压、心率、呼吸及腺体活动都会发生明显的变化。这些变化有助于适应急剧变化的环境刺激,维护机体功能的完整性。在医学心理学领域,关于应激的基本概念和内涵,已有独立的研究内容。

3. 情感的分类　情感是与人的社会性需要相联系的主观体验,为人类所独有,它调节着人们的社会行为,主要有道德感、理智感和美感。

(1) 道德感:是人们根据一定的道德标准,在评价他人或自身的思想、意图和行为时所产生的一种情感体验。如果自己的言行符合这一标准,就会产生幸福感和自豪感,否则就会感到不安和内疚;当别人的言行符合这些标准就会感到羡慕或钦羡与崇敬,否则就会感到反感和鄙视。例如,一个人做了一件好事而产生"心安理得"的情感体验;看到别人做了一件坏事而产生不满的情感体验。道德感直接体现了客观事物与人的道德需要之间的关系。道德感具有社会历史性。

(2) 理智感:是在智力活动过程中,在认识和评价事物时所产生的情感体验。理智感总是与人的求知欲望、认识事物、科学探索及真理的追求相联系的,它对人们学习科学知识、认识和掌握事物发展的客观规律具有动力作用,体现着人们对自己认识活动的过程与结果的态度。例如,科学研究中发现新线索、学习中有了新进展而产生的陶醉感,工作中多次失败的焦虑感,问题得到解决的欣喜感等都属于理智感。

(3) 美感:是指个体根据一定的审美标准对客观事物、人的行为和艺术作品予以评价时产生的情感体验。人的审美标准既反映事物的客观属性,又受个人的思想观念和价值观念的影响。美感也具有社会历史性。

(四) 情绪情感表达

情绪情感是一种体验,当这种体验发生时,人的外显行为和内在的生理活动都会发生一定的变化。情绪情感实际上就会从内心体验、外显行为(表情)和生理变化三个方面表达出来。

1. 内心体验的表达——语言表达与言语表情　语言是交流信息的工具,言语指利用语言进行的交流活动。可以利用语言直接描述内心体验;而在口头语言中,言语中语音的音调、节奏和速度方面的变化等都会表达着不同的情绪,称为言语表情,也是言语交际的重要辅助手段。

2. 面部表情　面部表情是额眉鼻颊口唇等全部颜面肌肉的变化所组成的模式。例如,愉快时额眉平展、面颊上提、嘴角上翘,悲伤时额眉紧锁、上下眼睑趋于闭合、嘴角下拉等,形成标定各种具体情绪的模式。由于面部表情模式能最精细地区分出不同性质的情绪,因而是鉴别情绪的主要标志。

3. 身段表情　身段表情是除颜面以外身体其他部分的表情动作,例如狂喜时捧腹大笑,悔恨时捶胸顿足,愤怒时摩拳擦掌等。其中,手势是一种重要的身段表情,它协同或补充表达言语内容的情绪信息。

人和动物的表情有共有的根源,全人类的表情也存在共同的模式;但表情又受社会文化因素的影响,带有后天习得的成分。

面部表情和身段表情均由随意运动所支配,因此可在一定程度上被随意地控制。身段表情

Notes

虽不像面部表情那样能细微地区分各种情绪,但它能与面部表情一起表露情绪信息。也往往在人有意地控制面部表情时,身体姿态却会泄露真情。例如,一个人用和蔼微笑的面容去掩饰对对方的愤怒时,他那紧握的拳头、僵硬的肢体却明白无误地泄露了真情实感。

4. 生理变化　有机体在情绪状态下会出现许多生理反应。例如恐惧和愤怒时,呼吸频率变快、呼吸深度增大、心跳加速、血压升高;悲伤时呼吸频率变慢,每次呼吸之间的间歇时间较长;处在兴趣、积极思考状态时,呼吸频率稍慢、均匀,反映了集中思考时的特点;满意愉快时,心跳节律正常等。关于情绪体验同生理变化间的确切关系,目前尚未明确。

二、情 绪 理 论

(一)詹姆斯 - 兰格理论

美国心理学家詹姆斯(James W)和丹麦生理学家兰格(Lange C)各自于 1884 年和 1885 年提出了观点基本相似的情绪理论,故合称为詹姆斯 - 兰格理论。该理论认为情绪是由身体器官对刺激所产生的生理变化引起的,情绪是对身体变化的知觉。詹姆斯进一步阐述道:"我们因为哭,所以悲伤;因为动手打,所以生气;因为发抖,所以怕。并不是我们悲伤了才哭,生气了才打,害怕了才发抖。"兰格还特别强调情绪与血管变化的关系。他们认为情绪产生的方式是:刺激情境—机体反应—情绪。该理论提出了机体生理变化与情绪发生的直接联系,强调了自主神经系统在情绪产生中的作用,因此也称为情绪的外周学说。

(二)坎农 - 巴德理论

坎农(Cannon WB)认为,情绪并非外周变化的必然结果,情绪产生的中心机制在中枢神经系统的丘脑。情绪过程是大脑皮层对丘脑的抑制解除后丘脑功能亢进的结果。所有的情绪过程都遵循同样的活动链条,由外界刺激引起感觉器官的神经冲动,通过传入神经传到丘脑,再由丘脑同时向上向下发出神经冲动。向上反馈至大脑皮层,产生情绪体验;向下激活交感神经系统,引起一系列生理变化,使个体在生理上进入应激准备状态。他认为人的情绪体验与生理反应是同时发生的,它们都受丘脑的控制。1934 年巴德(Bard PA)扩展了坎农的丘脑情绪理论,所以人们通常把他们的观点合称为坎农 - 巴德理论,也称情绪丘脑学说。

(三)情绪的认知理论

现代情绪心理学研究认为,情绪产生是由环境事件、生理状态和认知过程三个条件所制约的,其中认知因素是决定情绪性质的关键因素。

20 世纪 60 年代美国心理学家沙赫特(Schachter S)提出情绪的产生受认知过程、环境刺激、生理反应这三种因素所制约,其中认知因素对情绪的产生起关键作用。沙赫特和心理学家辛格(Singer J)1962 年用实验来验证他们的理论,证明情绪状态是认知过程、环境刺激、生理反应在大脑皮层中整合的结果,即环境中的刺激因素通过感受器向大脑皮层输入外界信息;同时机体通过内部器官、骨骼肌的活动也向大脑输入生理变化的信息;认知过程完成对过去经验的回忆和对当前情境的评估。来自这三方面的信息经过大脑皮层的整合作用之后,才产生某种情绪体验。

沙赫特认为,决定情绪的主要因素是认知。他认为情绪是在认知加工过程中产生的,特别是在当前的认识评价与原来的内部模式不一致时产生的。这里"评价"是一个重要概念,它被看做对输入信息、对有机体价值的估计,也就是个体对输入信息与个体本身先前建立的诸如愿望、目的、经验等以记忆形式存在的内部模式的比较而进行的加工过程。它使人对外部信息赋予某种意义,这"意义"意味着人要分辨事物的好坏,进而采取适应或应对行为。其基本观点是,生理唤醒与认知评价之间的密切联系和相互作用决定着情绪,情绪状态以交感神经系统的普遍唤醒为其特征。这个理论强调认知的作用,可以转化为一个工作系统,称为情绪唤醒模型。情绪唤醒模型的核心部分是认知,通过认知比较器把当前现实与储存在记忆中的过去经验进行比较,在知觉分析与认知加工之间出现不配合时,认知比较器就产生信息,动员一系列生化或神经机

Notes

制，释放化学物质，改变脑的神经激活状态，这时，情绪就被唤醒了。每种情绪状态在形式上可能略有不同，人们通过环境的暗示和知觉的典型模式对这些状态加以解释和分类。生理唤醒的出现使人依靠对它的认知来确定其情绪的发生。

20世纪50年代，阿诺德（Arnold MB）提出了情绪的认知评价学说，认为刺激情境并不直接决定情绪的性质，从刺激的出现到情绪的产生之间有一个对刺激情境的估量、评价过程。她的认知评价理论主要有两个内容：其一，情绪刺激必须通过认知评价才能引起一定的情绪；其二，强调大脑皮层兴奋对情绪产生重要的作用，认为情绪的产生是大脑皮层和皮下组织协同活动的结果。这种认知评价过程往往以过去的经验和情境刺激对个体的作用为依据，当机体对环境刺激的评估结果是"好"、"坏"或"无关"时，个体分别以趋近、回避或忽视的具体情绪做出反应。他强调这种评价过程发生于生理反应、情绪体验和行为变化之前。评估常以直觉和自然评估为主，以经过考虑的价值判断作为补充。因此，虽然属于同一刺激情境，由于评估不同会产生不同的情绪反应。例如在深山老林中遇到一只虎，肯定会引起恐惧；而在动物园中观赏虎，则会感到很有趣。这正是由于对刺激情境的认知评价不同而引起的截然不同的情绪体验。

拉扎勒斯（Lazarus RS）发展了阿诺德的认知评价学说，将评价扩展为评价、再评价的过程，这个过程由筛选信息、应付冲动、交替活动、身体反应的反馈以及对活动后果的知觉等环节组成，情绪的产生是生理、行为和认知三种成分的综合反应，社会文化因素影响着个体对情境刺激的知觉和评价。

（四）情绪动机 - 分化理论

伊扎德（Izard CE, 1977）的情绪动机 - 分化理论是以情绪为核心，以个性为基础，论述情绪的性质和功能。他认为：情绪是在生命进程中分化发展起来的，包括情绪体验、脑和神经系统的相应活动以及面部表情三个方面，提出了情绪 - 认知 - 运动反应模型。他认为在激活情绪的过程中，人与环境是相互作用的，其间个体内部认知过程起着重要作用。在重视认知因素对情绪的作用的同时，伊扎德还十分强调情绪的适应功能，认为情绪是基本动机，强调情绪对人格整合的动机功能。情绪使有机体对环境时间更敏感，更能激起机体的活力；对认知的发展和认知活动起着监督的作用，激发个体的认知行为。

三、情绪的生物学研究

（一）情绪状态下机体的生理变化

个体做出情绪反应时呼吸、心率、血压、血管容积、皮肤电反应、脑电反应及内外分泌腺反应均会发生变化，这些变化可以作为情绪反应特征和强度的客观指标。

（二）情绪的脑机制研究

情绪反应的特点很大程度上取决于下丘脑、边缘系统和脑干网状结构的功能，大脑皮层则对皮层下中枢的活动起调节作用。下丘脑与情绪和动机有密切关系，下丘脑是情绪和动机产生的重要脑结构，奥尔兹（Olds J）等人发现下丘脑存在着"快乐中枢"和"痛苦中枢"，刺激这些部位，动物会产生愉快和不愉快的情绪体验。脑干网状结构对情绪的激活也有重要的影响，网状结构的功能在于唤醒，它是情绪产生的必要条件，它是情绪表现下行系统中的中转站，也是上行警觉激活系统的中转站。边缘系统是情绪体验的重要区域，例如，切除杏仁核，可以降低动物凶暴的情绪反应。

情绪的产生和调节依赖于中枢神经系统复杂的生物学机制。继坎农的丘脑学说之后，许多心理学和生理学家开展了大量的有关中枢神经系统功能与情绪发生和调节关系的研究，认为脑的网状结构和边缘系统的功能特点与情绪、情感联系密切。

林斯利（Lindsley DB）总结了前人在神经生理学方面的研究成果，提出了以网状结构为核心的情绪激活学说。他认为，脑干上行网状激活系统接受着来自外周和内脏的各种感觉冲动，经过下丘脑的整合之后,再弥漫投射到大脑,激活大脑皮层,调节睡眠、觉醒和情绪状态。情绪的边缘系统学说是由帕帕兹(Papez JW)和麦克林(Maclean PD)提出的。他们认为边缘系统与情绪的自主神经系统反应和情绪体验关系密切,大脑的边缘皮层、海马、丘脑和下丘脑等结构在情绪体验和情绪表现中具有重要作用。帕帕兹提出了有关情绪的环路模型,这个模型包括与情绪有关的下丘脑、乳头体、前丘脑和扣带回皮质。这些相互连接的结构合起来被称为帕帕兹环(Papez circuit)(图3-3)。

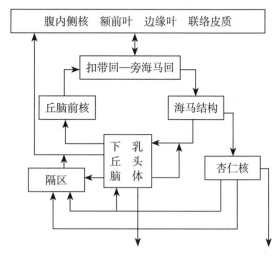

图 3-3　帕帕兹情绪环路示意图(自万选才,1999)

帕帕兹环路提出后,引出了许多实验研究工作。有的通过损坏环中的某个区域,有的则用电流刺激某个区域,以观察情绪反应的过程。这些实验进一步发现,帕帕兹环路远比最初想象的复杂,杏仁核和隔区也应该包括在情绪环路之中。1970年麦克林根据对癫痫患者的边缘系统的研究、电刺激猴脑引起的情绪模式的观察,以及对哺乳动物脑演化的研究,提出了一个有关情绪行为更为扩大的脑模型。他把人脑视为三层系统,第一层是最老最深的脑干,第二层是与情绪情感有密切联系的边缘系统,第三层是特别复杂的大脑皮层。大脑皮层在情绪情感活动中起着主导作用,外部刺激要经过个体的评价和估量才引起有关的情绪,而评估是在大脑皮层进行的。麦克林模型强调了边缘系统在情绪活动中的重要作用,同时说明了许多高等动物中情绪反应所包含的共同的脑结构,以及这些结构和它们的功能在物种演化中的发展过程。从演化的观点看,边缘系统的出现给脑干所实现的行为增加了更多的适应性。这就是说,它可以受到情感和情绪的策动,更有效地适应各种情境刺激。

四、情绪与人的行为和健康

情绪和情感作为人反映客观世界的一种形式,是人的心理的重要组成部分,对人的现实生活和精神生活都发挥着巨大的功用,对人的心身健康具有重要的作用。

(一) 情绪的意义和作用

1. **适应功能**　情绪是适应生存的心理工具,是进化的产物。人类借助情绪改善和完善自身的生存和生活条件。例如,婴儿在出生时,依靠情绪信息的传递,得到成人的抚育。现代社会里,情绪适应功能的形式有了很大的变化,人们用微笑向对方表示友好,通过移情和同情来维护人际关系。情绪起着提高社会亲和力的作用,但对立情绪有着极大的破坏作用。

2. **动机作用**　情绪构成了一个人基本的动机系统,能够驱策有机体发生反应、从事活动,在最广泛的领域里为人类的各种活动提供动机。情绪的这一动机功能既体现在生理活动中,也体现在人的认识活动中。

生理内驱力是激活有机体行为的动力。但是情绪的作用则在于能够放大内驱力的信号,从而更强有力地激发行动(Tomkins S,1973)。例如人在缺水或缺氧的情况下,产生补充水分或氧气的生理需要。但是这种生理驱力本身并没有足够的力量去驱策行动,而这时产生的恐慌感和急迫感起到了放大和增强内驱力信号的作用,并与之合并成为驱动人行为的强大动机。

3. **组织作用**　情绪是独立的心理过程,有自己的发生机制和操作规律。作为脑内的一个监测系统,情绪对其他心理活动具有组织作用。情绪的组织作用包括对活动的瓦解或促进这两

Notes

个方面：一方面正性情绪起协调、组织作用；另一方面负性情绪起破坏、瓦解或阻断作用。研究证明，情绪能够影响个体认知操作的效果，其影响效应取决于情绪的性质和强度。一般认为，愉快情绪的强度与操作效果呈倒"U"形，即中等唤醒水平的愉快和兴趣为认识活动提供最佳的情绪背景，过低或过高的愉快唤醒均不利于认知操作。这些研究结果符合耶克斯 - 多德森定律（Yerkes-Dodson Law）。

4. 信号作用　情绪和情感是人们在学习、工作和生活中相互影响的一种重要方式。它在人与人之间具有传递信息、沟通思想的功能。这种功能通过情绪和情感的外显形式——表情来实现。表情能显示主体的情绪状态，人们通过表情来反映自己的意愿，并通过他人的表情了解他们的态度和意愿，情绪通过表情的渠道达到互相了解、彼此共鸣的目的，以十分微妙的表情动作传递交际的信息。有时，人们的内心体验难以用言语描述，但可以通过非语词性信息，即各式各样的表情动作来表达。例如，微笑常常表示需要得到满足或对他人行为的赞赏；痛苦的表情往往表示人们对某种状态对象的需求或感觉状态，气愤则表示对某人某事的否定态度。这些都表明情绪情感的信号作用，它们通过表情动作传递信息，使人对环境事件的认识、态度和观点更具表现力。情绪和情感的适应功能也是通过它的信号功能得以实现的。

（二）情绪与健康

情绪具有明显的生理反应成分，直接关系到心身健康，同时所有心理活动又都是在一定的情绪基础上进行的，因而人们将其看成是心身联系的桥梁和纽带。正性情绪如乐观、开朗、心情舒畅等有利于人的心理和生理两方面的健康；负性情绪如焦虑、抑郁、悲伤、苦闷等常常会损害人正常的生理功能和心理反应，严重时可导致心身障碍。因此，情绪在医学心理学中显得非常重要，医学心理学研究的许多问题，包括疾病的心理病因、心理诊断、心理治疗、康复心理和心理护理等都涉及情绪问题。情绪研究在临床医学中也具有重要的理论和实际意义，它涉及不良情绪对各种疾病过程的影响，以及如何改善患者的情绪反应等问题。也可以由于各种原因导致情绪异常，表现为情绪低落、情绪高涨、易激惹等。

（三）情绪的调节

情绪是认识和洞察人们内心世界的窗口，个体对情绪的调节及控制能力标志着个性成熟的程度。一般来说，可以从以下几方面进行情绪的控制和调节。

1. 调整行为目标　情绪与人的需要是否满足有关，从理论上说，建立起理想和现实尽可能一致的生活或行为目标，将会有利于需要的满足，减少个体负性情绪的发生。

2. 改变认知评价方式　认知决定情绪发生的性质和强度。实际生活中人们会遇到各种各样能引起情绪反应的刺激，在个人的认知水平上做一定的调整往往可有效地减少负性情绪的发生，甚至改变情绪反应的性质。

3. 改变或转变环境　环境刺激引发情绪。改变一下工作和生活环境，改善人际关系的结构，有时可以防止负性情绪的发生，或有利于情绪的调整。

4. 心理防御机制的应用　对负性情绪可以有意识地采用一些心理防御，能够缓冲其对个体的心身影响。

5. 自我控制与求助　人可以用自我调整控制情绪。即按一套特定的程序，以机体的某些随意反应去改变机体另一些非随意反应，用心理过程影响生理过程，以解除紧张和焦虑等负性情绪。情绪的调节也可以求助于别人的帮助，存在情绪问题的人常可通过心理咨询、心理热线电话等方式，在心理医生的指导下进行情绪调整。

（刘　畅）

Notes

第三节　意志过程

一、意志行动的概念

意志（will）是人自觉地确定目的、支配行动、克服困难以实现预定目的的心理过程。意志使人的内部意识转化为外部的动作，充分体现了意识的能动性。意志具有引发行为的动机作用，但比一般动机更具选择性和坚持性，可以看成是人类所特有的高层次动机。

人的意志是通过行为表现出来的，受意志支配的行为称为意志行动。意志行动包括采取决定阶段和执行决定阶段两个基本过程。采取决定阶段包括确定行动的目标、选择行动的方法并作出行动的决定，是意志行动的初始阶段。在采取决定阶段，人会出现心理冲突。执行决定阶段是意志行动的完成阶段，一方面它要求个体坚持执行预定的目标和计划好的行为程序，另一方面制止和修改那些不利于达到预定目标的行动。只有通过这两个阶段，主观决定才能转化为实际行动，人的主观目的才能转化为客观结果，实现意志行动。

二、意志行动的基本特征

（一）目的性

这是意志活动的前提。人不是消极被动地适应环境；而是积极能动地适应与改造世界。人为了满足某种需要而预先确定目的，并有计划地组织行动来实现这一目的。人在从事活动之前，已经把行动的目的以观念的形式存在于头脑中，并用这个观念来指导自己的行动。人的这种自觉的目的性还表现在能发动符合于目的的行动，同时还能制止不符合目的的另一些行动。意志的这种调节作用也是意志的能动性表现。

（二）意志行动总是与克服困难相联系

这是意志行动的核心。在实际生活中，并不是人的所有有目的的行动都是意志的表现；如果不与克服困难相联系，就不属于意志行动。意志是在人们克服困难中集中表现出来的。这种困难包括内部的困难和外部的困难，内部的困难如缺乏信心、心理冲突等；外部的困难是指来自于外部环境的困难。所以，个体的行动需要克服的困难越大，意志的特征就显得越充分、越鲜明。

（三）意志行动以随意活动为基础

人的活动可分随意活动和不随意活动这两种。后者是指那些不以人的意志为转移的、自发的、控制不了的运动，主要指的是由自主神经支配的内脏运动。前者是指可以由人的主观意识调节和控制的运动，主要是由支配躯体骨骼肌的自主神经控制的躯干四肢的运动。

当人的意志活动异常时可以表现为意志增强、意志减退、意志倒错等。

三、意志行动的品质

意志的品质是指构成人的意志的某些比较稳定的心理特征。意志品质是人格的一个组成部分，它具有明显的个体差异。良好的意志品质是在人生中逐渐形成的，需要从小进行培养和自我锻炼，包括：

（一）自觉性

自觉性指能主动地支配自己的行动，使其能达到既定目标的心理过程。与自觉性相反的意志品质有动摇性、受暗示性、盲从、随波逐流、刚愎自用和独断性等。

（二）果断性

果断性指人善于明辨是非，迅速而合理地采取决断，并实现目的的品质。这种品质以深思熟虑和大胆勇敢为前提，在动机斗争时，能当机立断；在行动时，能敢作敢为；在不需要立即行动

Notes

或情况发生变化时,又能立即停止已作出的决定。与之对立的是优柔寡断、患得患失和草率从事。

(三) 坚韧性

坚韧性指一个人能长期保持充沛的精力,战胜各种困难,不屈不挠地向既定的目标前进的品质。与之相悖的品质是做事虎头蛇尾、见异思迁、急躁、轻浮、疑虑和执拗等。

(四) 自制性

自制性指一种能够自觉地、灵活地控制自己的情绪和动机,约束自己的行动和言语的品质。这种人能够克服懒惰、恐惧、愤怒和失望等,抗拒内、外诱因的干扰;善于使自己做与自己愿望不符合的事情,执行已确定的目的和计划。与之相对立的是任性和怯懦、易冲动、易激惹、感情用事等。

意志过程和认识过程、情绪情感过程共同构成了人的心理过程,它们从不同方面反映了心理活动的不同特征,三者之间是相互联系、相互影响的。认识过程是情绪情感过程、意志活动的前提和基础,认识制约、调节情绪情感过程,协助意志确定目的、制订计划、采取克服困难的合理办法。情绪情感过程对意志活动具有动力作用,表现为情绪情感既能激发又能阻碍人的意志行动。意志过程又可以推动认识活动的不断深入,同时意志对情绪情感也具有调节和控制作用。

(刘 畅)

第四节　人格倾向性

一、人格及人格倾向性概述

(一) 人格概念

人格(personality)乃是具有不同素质基础的人,在不尽相同的社会环境中所形成的意识倾向性和比较稳定的个性心理特征的总和。它由表及里地表现出一个人独特的心理面貌。

人格包含意识倾向性和个性心理特征以及自我意识。意识倾向性是指影响或决定人的行为方向的那些心理现象,如需要、动机、兴趣、信念、世界观等。个性心理特征是指在心理活动中表现出的稳定的心理特点,包含气质、性格、能力。自我意识是个体对自我的意识,由自我认识、自我体验和自我调节三方面组成。狭义的人格概念指的非认知性的人格特质,即意识倾向性、气质和性格等的综合;最狭义的人格等同于性格。

(二) 人格形成的影响因素

人格形成受多种因素影响,包括生物学的、环境的、社会实践和自我教育等。

1. 生物因素　生物因素是人格形成和发展的自然基础,其中遗传起主要作用。遗传基因携带父母的生物特征传递给子女,对人格的作用在生命历程的早期比环境因素大。遗传对人格各部分的作用不完全相同,像思维模式,尤其价值观或信念相关的部分很少受其影响。但是,气质和智力则受其影响较为明显。

此外,遗传来的人的体态、体质和容貌,也会通过社会评价作用影响人格。但是,生物因素只为人格的形成和发展提供了一种可能性,不能完全决定人格的发展。

2. 环境因素　按照个体成长过程中接触环境的顺序,依次是家庭、学校和社会文化环境。

(1) 家庭因素:家庭是个体最早接触的环境,包括家庭情绪气氛、父母的教养态度与方式、言行榜样和经济社会条件所造成的影响。父母对子女的教养方式是最重要的家庭因素。父母对孩子持有民主、平等的态度,容易建立良好融洽的亲子关系,有利于保持儿童稳定的情绪,形成自尊、自信、友善等人格特点。父母之间关系和睦,互相尊敬和理解,形成支持性的家庭气氛,也对孩子的人格形成有积极影响。在多子女家庭,出生顺序会影响到兄弟姐妹在家庭中的地位和

Notes

角色,对人格也有影响。

(2) 学校因素:人的一生有相当长的时间是在学校度过的。在各级教育机构里,课堂教学的内容、班集体的气氛、师生之间的关系和教师的管理教育方式、教师的作风、态度以及思想品质等,对人格的形成和发展有着深刻的影响。其中管教方式的影响尤为深刻。如民主的管教方式,能造就情绪稳定、积极、友好等人格特征。随着年龄增长,教师的影响力下降,同辈的影响力上升。

(3) 社会文化环境:大众传媒、社会风气等对人格形成的影响是十分明显的。古代的"孟母三迁"即包含有此意。

3. 社会实践　个人所从事的实践活动,是制约人格形成和发展的要素之一。某一特定的实践活动,要求人反复地扮演与某种活动相适应的角色,久而久之,便形成和发展这一活动所必需的人格特点。不同的实践活动要求不同的人格特点,同时又造就和发展了相应的人格特点。

4. 自我教育　人在实践活动中,在接受环境影响的同时,个人的主观能动性也在起着积极的作用。人是一个自我调节的系统,环境因素及一切外来的影响都必须通过个体的自我调节才能起作用。一个人在人格形成的过程中,从环境接受什么、拒绝什么,或希望成为什么样的人、不希望成为什么样的人,是有一定的自主权的,这取决于每个人对自己采取怎样的自我教育。因此,从某种意义上说,人格也是自己塑造的。

(三) 人格的特征

人格是在生物学、环境等因素交互作用下形成的,有如下特征:

1. 倾向性　人格在形成过程中,每时每刻都表现出个体对外界事物所特有的动机、愿望、定势和亲和力,从而发展为各自的态度体系和内心环境,形成了个人对事、对自己的独特的行为方式和人格倾向。人格的倾向性实际上就是对事物的选择性反应,具有积极的导航作用。

2. 复杂性　人格是由多种心理现象构成的,其中的一些是显而易见的,别人看得清楚,自己也能觉察到;有些非但别人看不清楚,就是自己也感到模模糊糊。而且这些内容又在动态中不断发展变化,就更使人感到其极为复杂。

3. 独特性　现实生活中的每个人,都有其独特的人格特点,即使同卵双生子,具有极为相似的生物遗传特征,也同样具有自己的独特性。人格的这种独特性,不仅可以通过人格测验测查出来,而且在日常生活中也能大致观察出来。

4. 稳定性　人格是逐渐形成的,一旦形成,就具有相对的稳定性,这是人格心理测量的理论基础。当然,人格的稳定性是相对的,在一定条件下也会有不同程度的改变。

5. 完整性　人的心理倾向性、心理过程和个性心理特征总是有机地结合在一起,形成完整的统一体,来认识客观现实。因此,一个道德高尚的人,不论何时何地都能表现得令人可敬;一个热情、直爽、爱说爱笑的人,在什么场合都比较活跃。

6. 积极性　人格具有积极性,能统率全部心理活动去改造客观世界和主观世界。人格积极性的核心是自我控制系统,它在人的整个活动中起着自我调节、自我维护、自我完善的作用。

如果自幼发展起来的人格特点明显偏离人群,且造成适应困难、损害自身和社会时,会考虑人格障碍。它有不同类型,如:偏执型、强迫型、反社会型等。

(四) 人格倾向性概念

是指影响或决定人的行为方向的那些心理现象,包括需要、动机、兴趣、信念和世界观等。

二、需要与动机

(一) 需要

需要(need)是有机体对内外环境的客观需求在头脑中的反映,是人活动的基本动力。它促使人朝着一定的方向,追求一定的目标,以行动求得自身的满足。

Notes

1. 需要的分类

(1) 按照起源:需要可以分为自然性需要和社会性需要。自然性需要是机体的本能需要。如对空气、热量、食物、水、运动、休息和排泄的需要等。这类需要也称为生理性需要,为人类和动物所共有,但人的自然性需要的对象和满足方式,主要是受社会生活条件制约的。人主要是靠社会生产劳动来生产满足需要的对象,而且满足方式也不同于动物。人与动物的根本区别在于人能根据外部条件和行为的道德规范有意识地调节自己的需要,而动物则不能。所以,人的自然性需要也具有社会性。社会性需要是后天习得的需要,为人类所独有。如对劳动生产、社会交往、文化学习的需要,对道德、威信、审美的需要等。社会性需要通常是从社会要求转化来的,当个人认识到这些要求的必要性时,社会的要求就可能转化为个人的需要。

(2) 按照对象:需要可以分为物质需要和精神需要。物质需要既包括人们对自然界产物的需要,也包括对社会文化物品的需要。因此,在物质需要中,既有自然性需要的内容,也有社会性需要的内容。例如对空气、阳光、家具、服饰的需要就是物质需要。精神需要指人在认识、交往、道德、审美和创造等方面的需要。这是人所特有的需要。人类最早形成的精神需要是对于劳动和交际的需要。随着社会生产力的发展,新的精神需要在不断地产生,且日趋丰富。

2. 需要的层次 马斯洛(Maslow AH)将人类的主要需要依其发展顺序及层次高低分为五个等级:

(1) 生理的需要:指对阳光、水、空气、食物、排泄、求偶、栖息和避免被伤害等的需要。这种需要具有自我和种族保存意义,是个体为了生存而必不可少的。生理的需要在人类各种需要中占有最强的优势,当一个人被生理的需要所控制时,其他的需要均会被推到次要地位。

(2) 安全的需要:指对生活在无威胁、能预测、有秩序的环境中的需要。如生命安全、财产安全、职业安全和心理安全等需要,以求得安全感。

(3) 归属与爱的需要:指对朋友伴侣、家庭的需要,受到组织、团体认同的需要,它表明人渴望亲密的感情关系,不甘被孤立或疏离。

(4) 尊重的需要:是个人对自己的尊重与价值的追求,包括"人尊"和"自尊"两方面。前者指希望获得别人的重视、赞许等,后者指自信、自强、好胜、求成等。

(5) 自我实现的需要:是指追求自我理想的实现,充分发挥个人才能与潜力的需要。自我实现的需要是人的最高层次的需要,是一种创造的需要,它的产生依赖于前面的基本需要的满足。

马斯洛也曾在尊重的需要之上加了认识的需要和美的需要,使之成为七个层次,但影响最大的仍然是五个层次的概括。从发生上看越是低层的需要,强度越大;越是上层的需要,强度越小。每当较低层次的需要得到某种程度的满足后,较高一层的需要随之产生;如果较低层次的需要一直处在不满足的状态,较高层次的需要就不容易产生。每一时刻最占优势的需要支配着一个人的意识,成为组织他行为的核心力量;已经满足了的需要,就不再是行为的积极推动力。人的需要是在活动中不断产生和发展的。随着满足需要对象范围的不断扩大以及需要方式的不断改进,需要本身也在不断地变化,随社会而发展,需要呈波浪式由低层次向高层次发展。由于兴趣、信念、世界观等也会左右人的行为方向,因此个人的生活环境对需要层次的发展也有着影响,需要层次不是刻板的,会有"一些例外"。

(二) 动机

1. 概念 动机(motivation)是一种驱使人进行活动,从而满足需要、达到目标的内部动力。需要和刺激(诱因)是动机产生的两个必要条件。需要变成动机往往有一个发展过程,动机的产生过程可以概括为四个环节:需要的产生→需要被意识到→需要和刺激相结合→产生活动动机。即动机是在需要的基础上产生的,无论是物质的需要还是精神的需要,只要它以意向、兴趣、愿望或信念的形式指向一定的对象,并激发起人的活动,就可构成活动的动机。有时候,个体未被明确意识到的潜在需要,仍可以作为其行动的动机而发生作用。

Notes

2. 动机的功能 一是始发功能,它激发一个人开始进行某种活动;二是指引功能,它使行动朝着预定的目标进行;三是激励功能,不同性质、不同强度的动机会对行动产生程度不同的激励作用。作为一种内在过程,动机无法被直接观察,但它有两个明显的特征,即选择性和活动性。前者使动机指向需要的对象,据此,我们可以推测出动机的所在。我们还可以从后者中推测动机的强度。

3. 动机的种类

(1) 与需要相对应,把动机分为生理性动机和社会性动机。前者是起源于有机体生理需要的动机,如饥饿和干渴可以产生觅食、觅水的动机。后者是起源于社会性需要的动机,如取得成就和交往的动机。

(2) 根据动机的影响范围和持续作用的时间,把动机分为长远动机和短暂动机。长远动机一般来自对活动意义的深刻认识,它持续作用时间长,作用范围广,不受外界偶然情境变化影响,具有比较稳定的性质。短暂动机常常由对活动本身的直接兴趣所引起,它只能对个别具体活动一时起作用,容易受情绪的支配和影响,而且不够稳定。

(3) 根据动机在活动中所起作用的大小,把动机分为主导动机(优势动机)和辅助动机。活动的动机及方向是由主导动机控制的。

(4) 根据引起动机的原因,把动机分为外部动机和内部动机。外部动机是指行动的推动力,是外力诱发出来的。例如一个学生因家长提出要求才去学习。内部动机是指人的行动出自本身的自我激发。如由于做一件事能令他愉快,无须外力推动。

(刘　畅)

第五节　个性心理特征

个性心理特征是指在心理活动中表现出的稳定的心理特点,包含能力、气质、性格。

一、能力与智力

(一) 概念

能力(ability)是制约人们完成某项活动的质量和数量水平的个性心理特征。能力在活动中体现,在活动中发展,并直接影响着人的活动效率和水平。

能力可以分为一般能力和特殊能力。一般能力包括观察力、记忆力、注意力、思维力、想象力。能力适用于广泛的活动范围,保证人们较容易和有效地掌握知识。一般能力具有普遍意义,学习、工作、发明创造等任何活动的顺利完成,都离不开一般能力。特殊能力只在特殊活动领域内发生作用,如节奏感、色彩鉴别能力、运动能力等。这些特殊能力对于完成相应的专业活动是必须具备的。一般能力与特殊能力在活动中的关系是辩证统一的:一般能力的发展,为特殊能力的发展创造了有利的条件;在各种活动中发展特殊能力的同时,也会促进一般能力的发展。要顺利地完成某种复杂的活动,往往需要有几种能力的完备结合。

智力(intelligence)又称智能,指人们在获得知识以及运用知识解决问题时所必须具备的心理条件或特征,其核心是理解、判断或抽象思维能力。智力可等同于一般能力。目前心理学对智力本质有多种不同的理解,从而提出不同的智力理论,其中经典且有代表性的理论是因素论。智力因素论以智力测验为工具,采用统计学的因素分析方法,从测验结果中分离出彼此相关的各个不同因素,然后分析所得的因素,定义智力的性质。

能力、知识和技能是不同的概念,有区别也有联系。在差异方面,能力是在人的长期实践活动中形成的,具有两个明显的特点,首先作为"心理能量",是人们完成活动,掌握知识、技能所不可缺少的前提条件;其次,由于能力的形成是建立在对多种事物的分析、综合的基础之上,它具

Notes

有概括性,面临新情境时,能力可以广泛地迁移。知识是人类社会历史经验的总结,是个体习得的结果,知识以思想内容的形式为人们所掌握。技能是实际的操作技术,是训练的结果,并以行动方式为人们所掌握。知识、技能的掌握一般来说比能力的形成或提高快。而能力要靠多方面的知识与技能做基础,通过反复多次的练习与有机的结合才能形成。知识只是对其所反映的客观现实的概括,只能在此经验范围内迁移;技能的迁移范围更狭窄。而能力一旦形成,其概括与迁移的范围是相当广泛的。

能力与知识、技能又有着密切的联系。知识、技能是能力形成发展的基础,要想成功地完成某种活动任务,固然靠能力,但也要靠知识与技能。能力的发展是在掌握和运用知识、技能的过程中完成的。离开学习和训练,个体的能力就得不到发展。另一方面,能力的高低也直接制约着个体掌握知识技能的难易、速度和程度,影响对知识技能的运用;知识技能的掌握又会导致能力的提高。在不同人身上可能具有相等水平的知识技能,但他们的能力不一定是相同的;而具有相同能力的人也不一定获得同等水平的知识技能。在学习的过程中,人们既要注意知识和技能的掌握,更要注重能力的培养和发展。

(二) 智力差异

智力差异按照不同的表现形式,可分为个体差异和群体差异。在个体差异中又可分为智力的质和量的差异。质的差异除了表现为不同个体具有不同的特殊能力外,还表现在完成同一种活动中,不同的人可以采取不同的途径或能力的不同结合,这种差异就被称为能力的类型差异或结构差异。智力量的差异表现在能力发展的水平上和表现的早晚上。群体差异可分为性别差异、民族差异、地区差异等。下面简要介绍个体差异的有关问题。

1. 智力结构差异 由于多种因素的影响,每个人的智力结构是不同的。以知觉为例,一些人的知觉属于综合型,其特点是富于概括性和整体性,但在分析方面较弱;一些人的知觉属于分析型,其特点是具有较强的分析力,对细节感知清晰,但整体性知觉不够好。有些人的知觉兼有上述两种特点,属于分析综合型。

在记忆方面,表现为人们怎样识记材料,一些人运用视觉识记较好,一些人运用听觉识记较好,一些人在运动觉参加时识记较好,也有些人运用多种记忆表象识记较好。这样,记忆类型就可分为视觉型、听觉型、运动型和混合型四种。

在思维方面,一些人的思维特点是形象的、情绪的因素占优势,属于形象思维型;一些人的思维特点是概括的逻辑的联系占优势,属于抽象思维型;而多数人兼有上述两型的特点,称为中间型。由于每个人智力结构中的因素有差异,再加上多种因素影响,如年龄、环境、教育、实践活动等,就表现出人与人之间智力结构的差异,如有的人善于观察,有的人善于思考,有的人善于求同思维,有的人善于求异思维等等,这就造成了人的智力结构千差万别。

2. 智力发展水平的差异 能力在不同的人身上,首先表现为一种具有普遍性的同质而不同量的东西,即能力高者各种作业的效率都高,能力低者各种作业效率都低,这就是用智商所表示的智力。大量的智力测量结果表明,人与人之间智商差异完全服从常态分配的规律。根据韦氏智力测验结果,把智商在 130 以上的称为超常;在 70 以下(不含 70)称为低常;普通人的智商在 100 左右,称为中常。

智商低常结合社会适应能力低下称为智力发育不全、智力落后、智力(精神)发育迟滞或智力缺陷,我国 1990 年调查了 0~14 岁 85 170 名儿童,城市儿童智力发育迟滞的患病率为 0.70%,农村为 1.41%。2001 年全国 0~6 岁儿童调查,城市和农村发育迟滞患病率分别是 0.83% 和 1.03%。智力低常者的主要特点是心理发育迟滞,自理和社会生活适应显著困难。由于低常的原因不同,常分为弱智型与病理型两大类:①弱智型:是指家族性智力发育不全,是家族里制约智力的许多遗传因子不良组合的结果。②病理型:智力低常是疾患的一种体征。按其病因,又可分为遗传性和外因性两种,遗传性的如染色体畸变或代谢缺陷,外因性的如妊娠期损伤、分娩损伤等。智力低常依据不同智力水平可以进一步分类,详见表 3-2。

表 3-2　智力低常等级分布

智商	心理学分度	教育学等级
<25	极重度	需监护
25~39	重度	可训练(依赖型)
40~54	中度	可训练
55~69	轻度	可教育

　　超常儿童的智力水平远远超过同年龄儿童的水平,智商在 130 以上。超常儿童兴趣广泛、求知欲强;观察力特别敏锐,善于在一般人不注意的地方发现问题;想象力丰富而且活跃,尤其是富于幻想;思维敏捷而又灵活,富有独立性和创造性,善于求异思维;注意力有超人的主动性,学习时注意力能高度集中;记忆力强,而且善于理解性记忆。超常儿童今后能否在事业上取得成就依赖于许多条件,如良好的家庭背景、重视早期教育、社会生活条件和人格特征等。此外,还有一种特殊才能发展优异的儿童,他们在智力发展正常的基础上,某一方面的才能有突出表现,如:诗歌、音乐、绘画等。

　　3. **发展早晚的差异**　智力的差异还可以表现在智力发展的早晚上。有的人在儿童时期就显露出非凡的智力和特殊能力,叫"早熟"。但也有人智力表现较晚,即所谓"大器晚成"。一般来说,智力表现突出的年龄阶段在青年。科学人才发明创造的"最佳年龄"是在 25~45 岁之间。有人对 301 位诺贝尔奖金获得者作了统计,70% 的获奖者科学发明的年龄是在 30~50 岁之间。

　　4. **智力发展的年龄变化**　在人的一生中,智力的发展水平随年龄发展而变化,但并不是匀速直线前进的。一般说来,出生后的前 5 年智力发展最迅速;5~12 岁发展速度仍有较大增长;12~20 岁智力缓慢上升;到 20 岁左右智力达到高峰,这一高峰期一直持续到 34 岁左右。然后直到 60 岁,智力缓慢下降;60 岁以后,智力下降迅速。不同学者的研究结果表明:智力的绝对水平在儿童成长过程中随着年龄的增长而增长,但它与年龄的增加不是线性的关系,总体上讲,是先快后慢,到一定程度停止增长,并随衰老而呈现下降趋势。

　　各种智力因素的发展也存在明显差异,它们在发展的速度、高峰期范围、衰退时间方面都不相同。迈尔斯(W.R.Miles)等人研究发现:知觉能力发展最早,在 10 岁就达到高峰,高峰期持续到 17 岁,从 23 岁便开始衰退;记忆力发展次之,14 岁左右达到高峰期,持续到 29 岁,从 40 岁开始衰退;再次是动作和反应速度,18 岁达到高峰期,持续到 29 岁,也是从 40 岁开始衰退;最后是思维能力,在 14 岁左右达到高峰期的为 72%,有的 18 岁达到高峰期,持续到 49 岁,从 60 岁以后开始衰退。其中,流体智力是随神经系统的成熟而提高的,如知觉速度、机械记忆、识别图形关系等,不受教育与文化影响。晶体智力——通过掌握社会文化经验而获得的智力,如词汇概念、言语理解、常识等记忆储存信息能力,一直保持相对稳定(图 3-4)。

　　智力何时出现衰退不仅取决于智力因素的不同,还取决于个体的状况。一般说来,智力低的人发展速度慢且停止较早,智力高的人发展速度快,停止的年龄也较晚。通常身体健康、勤于参加体力和脑力劳动的人,智力衰退会较慢。体弱,特别是神经系统和脑部有疾病的人,智力衰退会快些。

　　(三)影响智力发展的因素

　　总体来说,人的一切差异都是在遗传与环境这两大因素的支配下,通过成熟与学习的交互作用而形成的。关于遗传和环境对智力影响的科学研究已有 100 多年的历史,但由于研究的复杂性及不同的立足点,历史上形成了两大对立的派别:遗传决定论和环境决定论。目前绝大多数心理学家已经认同将智力看做是遗传与环境共同作用的结果。

Notes

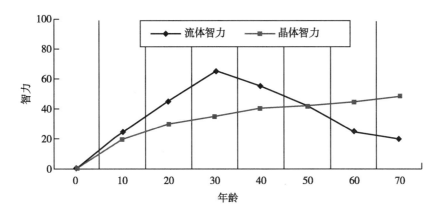

图 3-4　智力变化与年龄的关系（自钱明等，2005）

1. **遗传与智力差异**　根据对 53 项研究结果的分析，由养父母抚养的小孩与他们的养父母之间智商的相关仅有 0.20；而与其亲生父母的相关可达 0.50。异卵双生者之间的相关与兄弟姐妹的相关比较接近，在 0.49~0.53 范围内；生活在同一家庭中的同卵双生子的智商相关为 0.87，分开养大的同卵双生子智商相关也达到 0.75。McGuel（1981）综合了 30 项研究，发现同卵双生子智力测验成绩的相关为 0.86，异卵双生子为 0.60，遗传系数为 50%，即智力有 50% 是由遗传因素所决定的。血缘关系越近，智力也越相似，即使分开教育培养，智力仍相似；反之，血缘关系越远，智力相似越小，即使生活在一起，智力相关性也不太高，这是遗传决定论者最有力的依据。

2. **环境与智力差异**　有一项研究发现，同卵双生子在一起养大，环境相同，智力相关为 0.9；若分开养大，环境不同，则降为 0.8。亦有研究发现，缺乏刺激的环境对儿童的心理发展是有害的。如人际环境剥夺可以直接阻碍儿童的智力发展，自幼与世隔绝的孩子，他们大都是智力发育不全者。

另外，良好的早期教育可以促进智力发育。美国心理学家布鲁姆（Bloom BS）通过追踪研究认为，如果把儿童 17 岁时所达到的智力看成是 100，那么在 4 岁以前完成 50%，4~8 岁完成 30%，8~17 岁完成 20%。由此看来环境和教育在智力发展较迅速的幼年期对个体影响最大，在以后生长的各个时期环境和教育因素的影响相对较小。

此外，行为遗传学家们发现，遗传对简单的行为容易产生影响，环境则对复杂心理行为的影响比较多。一般来说，得到好的智力遗传的个体，如果生活在一个良好的环境中，其智力发展水平就会高。相反，得到差的智力遗传的个体，生活环境差，则其智力发展的可塑性会很差。根据该理论，遗传好、环境差的个体与遗传中等、环境好的人在智力测验成绩上将会很相似。目前，行为遗传学已经受到心理学界的高度重视，其研究成果对于解释遗传与环境如何相互作用于智力将会产生很大影响。

二、气　质

1. **气质概念**　气质（temperament）是指人们常说的"脾气"和"禀性"，是表现在情绪和行动发生的速度、强度、持久性、灵活性等方面的动力性的个性心理特征。

气质是高级神经活动类型特征在后天活动中的表现，受生物规律制约比较明显。因此，每个人生来就具有一定的气质，仿佛是使一个人的全部心理活动都染上了个人独特的色彩，而且越在幼小的时候就越能表现出它的类型特征。

气质最早由古希腊医生希波克拉底（Hippocrates）提出来，后来罗马医生盖仑（Galen）作了整理。他们认为人有四种体液——血液、黏液、黄胆汁和黑胆汁，这四种体液在每个个体内所占比例不同，从而确定了胆汁质（黄胆汁占优势）、多血质（血液占优势）、黏液质（黏液占优势）和抑郁

Notes

质(黑胆汁占优势)这四种气质类型。其典型心理特征如下:

胆汁质:行动与情感发生迅速、强烈,大都热情、直爽、精力旺盛、脾气急躁、易动感情,具有外倾性。多血质:情感发生迅速、微弱、易变,动作敏捷。大都活泼好动,反应速度快,热情,喜与人交往。注意力易转移,志趣易变,具有外倾性。黏液质:情感发生缓慢、含蓄、平静,动作迟缓、稳重,易于抑制,情感不易外露,沉默寡言,善于忍耐,注意力不易转移,具有内倾性。抑郁质:情感体验深而持久,动作迟缓无力,大都反应迟缓,善于觉察他人不易觉察的细节,具有内倾性。

2. 气质学说 人生来脾气禀性就不一样,何以如此?不少人提出假设,试图解释这个问题。除体液说外,还有我国古代的阴阳说,外国学者提出的体型说、内分泌说和血型说等。目前只有高级神经活动类型说较有科学性。

巴甫洛夫认为,动物和人的神经系统具有两大功能,一是兴奋,二是抑制,构成神经活动的基本过程。神经系统在兴奋和抑制过程中,又有三种特性,即兴奋和抑制的强度、兴奋和抑制之间的均衡性以及兴奋和抑制之间互相转化的灵活性。巴甫洛夫依据这三种特性的不同结合,划分出高级神经活动的四种类型,即兴奋型、活泼型、安静型和抑制型,分别与四种气质相对应(表3-3)。

表 3-3 高级神经活动类型与气质特征

神经类型(气质类型)	强度	均衡性	灵活性	行为特点
兴奋型(胆汁质)	强	不均衡	灵活	攻击性强,易兴奋,不易拘束,不可抑制
活泼型(多血质)	强	均衡	惰性	活泼好动,反应灵活,好交际
安静型(黏液质)	强	均衡		安静、坚定,迟缓有节制、不好交际
抑制型(抑郁质)	弱			胆小畏缩,消极防御,反应强

3. 气质的发展变化特点

(1) 气质既有稳定性,又有可塑性。人的气质特征更多地来自于先天遗传的生物因素,所以较之其他个性心理特征更为稳定。但是,所处的环境和教育所形成的行为活动方式可以掩盖真实的气质类型特征。也正由于这个原因,人们的气质类型特征由于后天的"磨炼",很少有纯属某一类型的,而多是以某型特征为主,兼有其他类型的特点。除了少数人具有典型特征外,大多数人都属于中间型或混合型。

(2) 气质本身并无好坏之分。每种气质类型都有可能形成积极或优良的心理品质,也都有可能形成消极的心理品质。比如胆汁质的人可以形成热情、开朗、刚强、动作迅速有力、生气勃勃、工作效率高等良好品质,但也容易形成暴躁、任性、蛮横、粗野等不良品质。多血质的人富有朝气,爱交际,思想灵活,但也容易志趣多变、轻浮、粗枝大叶、意志力薄弱等。黏液质的人容易养成自制、镇静、踏实等品质,但也容易形成冷漠、迟缓、固执、保守等缺点。抑郁质的人具有思想敏锐、精细、想象力丰富、情感深刻等优良品质,但也容易形成多疑、孤僻、郁闷、怯懦等缺点。一个人的气质究竟向哪个方向发展,关键在于后天的环境,尤其是教育。

4. 气质的临床意义 了解一个人的气质,主要是为了在实际工作中能够因人而异地采取措施。在临床上我们可以看到,不同气质类型的人对待疾病、治疗和痛苦的态度是不一样的。比如,对同样的疾病痛苦,胆汁质的人可能无所谓,多血质的人可能面部的表情十分丰富,黏液质的人可能不声不吭,而抑郁质的人则可能叫苦不迭、焦虑不安。医生和护士就应区别对待,不宜"一视同仁"。对儿童和少年的教育措施亦如此。

从心理卫生方面也应注意个体的气质类型特征。属于兴奋型的人,如果受到超强的精神刺激,或是过度紧张与疲劳,可以使其本来就弱的抑制过程更加减弱,促使过度兴奋导致神经衰弱、神经症或躁狂型的精神病。对弱型的人来说,巨大的挫折或个人的极大不幸,都会使其脆弱

Notes

的神经过程无法承受,可导致歇斯底里、神经症或其他心身疾病。

另外,气质的类型也可以成为职业选择的依据之一,某些气质类型的特征能为一个人从事某种职业提供有利条件。一般说来,需要迅速、灵活品质的工作对胆汁质和多血质的人比较适合,而黏液质和抑郁质的人比较适合做持久、细致的工作。

三、性　格

1. **概念**　性格(character)指一个人在社会实践活动中所形成的对现实的稳定态度以及与之相适应的行为倾向性。

2. **性格和气质的区别与联系**　性格和气质既有区别,又有密切联系。第一,气质按照自己的动力方式,给性格全部"打上烙印,涂上色彩"。例如同样是助人为乐的性格特征,多血质的人在帮助别人时,往往动作敏捷,情感表露在外;而黏液质者则可能动作沉着,情感内敛。第二,气质可以影响性格特征的形成和发展速度。例如,自制力的形成,胆汁质的人需要经过极大的努力和克制;而抑郁质的人用不着特别抑制,容易形成。胆汁质、多血质的人易形成外向性格,黏液质、抑郁质的人易形成内向性格。第三,性格对气质的影响也是明显的,在生活实践过程中所形成的稳定的态度体系和行为方式,可以在一定程度上掩盖或改造气质,使它服从于生活实践的要求。例如,从体质上和操作速度上来说胆汁质和多血质的人适于当外科医生,但前者易轻率,后者缺乏耐心。以医生为例,要当好外科医生,适应特定的工作环境和实践的要求,这两种不同气质特征经过意志努力都会变。第四,不同气质类型的人可以形成同样的性格特征;而相同气质类型的人,又可以带有同样动力色彩而性格却互不相同。所以在气质基础上形成什么样的性格特征,在很大程度上取决于性格中的意志特征。

3. **性格的特征**

(1) 性格的理智特征:是指人们在感知、记忆、想象和思维等认识过程中所表现出来的特征,如思维的独立性。

(2) 性格的情绪特征:指人们在情绪活动时在强度、稳定性、持续性以及主导心境等方面表所现出来的特征。如热情、冷漠、多愁善感等。

(3) 性格的意志特征:当人为了达到既定的目的,自觉地调节自己的行动,千方百计克服前进道路上的困难时,就表现出人的性格的意志特征。如目的性或冲动性、主动性与自制力、果断性与坚韧性等。

(4) 对现实的态度的性格特征:主要指人在处理各种社会关系方面所表现出来的性格特征。这包括对待社会、集体、学习、工作劳动的态度,对待别人和对待自己的态度等。如诚实、正直、富有同情心、热情、喜欢交际、工作认真、勤劳、勤俭等都是对人对事所表现出来的性格特征。对待自己的态度方面的性格特征主要是谦虚或自负、自信或自卑、羞怯或大方等。

4. **性格的类型**　由于性格这种心理现象极端复杂,在心理学中至今没有一个公认的、有充分根据的性格分类原则。心理学家们曾以各自的标准和原则,对性格进行分类,现介绍以下几种。

(1) 内倾型与外倾型:按个体心理活动倾向于外部还是倾向于内部,把人的性格分为外倾型和内倾型这两类。著名的心理学家荣格(Jung CG,1933)是向性说的代表人物,他把人的性格分为外倾型和内倾型,也称外向型和内向型。外倾者,心胸开阔,易与人相处,好动不爱静,适合从事推销、采购、社交、公关等工作。内倾者不善谈吐,做事细心,适合从事工作设计、财务会计、文书档案等工作。实际上,绝大多数人既不是外倾,也不是内倾,而是兼有此两者的中间型。

(2) 场独立型和场依存型:美国心理学家威特金(Witkin HA,1940)根据人的信息加工方式的不同提出了场依存、场独立学说,把人的性格分成场独立型和场依存型这两类。场独立型的人往往倾向于更多地利用自身内在的参照标志去主动地对信息进行加工。这类人社会敏感性

Notes

差,对他人不感兴趣,不善社会交往。比较喜欢独立地发现问题和解决问题,不易受次要因素干扰,受暗示性也较小。在活动中易于发挥自己的能力,比较有创造性。有时喜欢把意志强加于人,带有支配倾向。场依存型者常处于被动、服从的地位,缺乏主见,受暗示性强。这类人常对他人感兴趣,社会敏感性强,善于社会交际。但在紧急情况下易惊慌失措,抗应激能力差。威特金强调,这两个类型的性格特征属于人格维度连续体的两端,每一个人的性格特征都处于这个链条的某一点上。

(3) A 型性格和 B 型性格:美国心脏病学家弗雷德曼(Friedman JL,1974)在研究心脏病与人格特征的关系时,把人的性格划分为 A 型和 B 型(参见第八章第三节)。

(4) 卡特尔的特质理论:美国心理学家卡特尔(Cattell RB)认为,人格是由人格特质构成的。特质是个人在不同的时间、环境下表现出来的稳定而一致的行为特点或行为倾向。人格特质可以作为人格分析和人格测量的单元。

卡特尔人格理论中,最有影响的是对表面特质和根源特质的区分。表面特质是能够直接从外部行为中观察到的特质,换言之,即经常发生的、可以直接观察到的行为表现;而根源特质则是隐蔽在表面特质深处并制约着表面特质的特质,是内在的因素,是个人行为的最终根源。例如,自作主张、自以为是、高傲是表面特质,都是"支配性"这个根源特质的表现。表面特质是直接与环境接触的特质,比较容易随着环境的变化而呈现出多样性。但根源特质却是相当稳定的,其数量也相当有限。卡特尔通过因素分析,从表面特质中抽出了 16 种根源特质,编制了"16 种人格因素问卷"。每个人都具有相同数量的根源特质。但这些特质在每个人身上的强度不同。所以,人与人之间就显出了人格结构的差异。

5. 性格的表现

(1) 性格在活动中的表现:人的性格特征常常在各种活动中表现出来。如有的人在活动中习惯于指挥别人,充当"领袖";有的人则不愿出头露面,甘愿做被指挥者。从一个人对劳动的态度可以看出他是勤劳的还是懒惰的,从一个人对待困难的态度可以知道他的意志是否坚强,透过一个人对待公共财物的态度又可以看出他是节俭还是浪费。

(2) 性格在言语中的表现:一个人的言语风格往往表现出某些性格特征,如健谈者多开朗、善交际,他可能关心别人,富有同情心;也可能是自负、爱表现自己、妄自尊大等。唠唠叨叨、信口开河,往往显示出缺乏自制力,夸张,引人注意。沉默寡言,可能是对自己言谈的高度责任感,可能是由于明哲保身,也可能掩饰自己的思想和情感,也可能是由于孤僻、怯懦和疑心。一个人的言行是否一致,也往往能反映出一个人的性格特征。

(3) 性格在外貌上的表现:面部表情、姿态甚至衣着,也在某种程度上反映出一个人的性格特点。经常面带笑容的人和经常面带愁容的人性格很不相同,透过大笑、微笑以及不同的笑,都可以看出一个人的性格特点。一般来说,人的眼睛往往是心理的一面镜子,眼色显示出人的要求和性格特征。另外在姿态上,高傲人多是摇头晃脑,昂首挺胸;谦虚的人往往躬身俯首,微缩双肩。一个人走路的快慢、大步走还是碎步走、说话时是否爱打手势以及坐姿等也往往能表现出不同的性格特征;衣服和饰物也可以表现出人的性格,演员就是根据剧中的人物的性格而选择衣服和饰物的。

必须注意,人的性格和外貌之间的关系是非常复杂的。人可以通过思想控制、调节自己的表情和姿态以掩盖自己本来的性格,因此准确地鉴定一个人的性格仍然是不容易的。目前评定性格的办法主要有:观察法(观察言谈举止和情绪、态度等)、谈话法、个案分析法、作品分析法、自然实验法和测验法等。要全面了解一个人的性格,上述方法最好是结合起来综合运用,才能作出合乎实际的判断。

(刘　畅)

Notes

第六节 心理的生物学和社会学基础

人类的心理是哪里产生的？如何产生的？一直是人类科学探究的问题。至今为止,大量的事实和科研结果显示:人类心理是脑的功能,是人脑对客观现实主观能动的反映。神经系统和脑是产生心理活动的重要物质器官,社会环境是心理活动发生发展的重要影响因素,人的心理还具有特定的主观能动性。

一、心理的生物学基础

无机物和植物没有心理,没有神经系统的动物也没有心理活动,只有有了神经系统的动物才有心理活动。无脊椎动物有感觉,脊椎动物有知觉,灵长类动物有思维的萌芽,人类,则有思维、有意识。

心理的生物学基础包括神经系统、内分泌系统和其他器官系统。大脑皮层是其中最重要的部分,是心理活动产生的主要物质基础。

(一)脑结构和心理关系的几种学说

1. 脑定位学说 古代书籍和医学书中(如《黄帝内经》)很早就记载了有关一些高级心理功能和脑的关系或在脑中定位的论述,但真正的定位学说开始于失语症患者的研究。一些临床医师对脑局部损伤或病变引起某些高级心理功能的障碍作了有价值的观察。1861 年 Broca 发现他的一个失语症病人与左脑额叶后部病变有关;1874 年 Wernike 描述了一例左颞上回后部病变的病人产生了对言语理解的困难。这样就发现了在大脑两个不同地方的损伤产生了两种不同言语功能的问题,从而迫使临床医生要采用比一般神经病学常规检查更为精细的方法来测定病人高级神经功能损害的情况。

20 世纪 40-50 年代,加拿大神经外科医生 Pensfield 对脑损伤患者的研究大大促进了定位学说的进一步发展。他用电刺激法研究颞叶功能时发现,微弱的电刺激能使患者回忆起童年时的一些事情,说明颞叶与记忆有关。另外,科学家还发现:杏仁核、海马与记忆有关,下丘脑与进食和饮水有关,额叶区受损的病人在解答算术题时不会分析题或发现自己的错误,甚至在性格上变得不能自制,烦躁不安。这些发现都是脑功能定位学说的重要支持依据。

2. 整体学说 进入 19 世纪后,由于显微镜和细胞染色法的发明,细胞被认为是基本的生命单位。科学的脑生理学的创始者佛卢龙(Flourence PJM,1794—1867)为了推翻颅相学的伪科学,他用动物(鸟类)做实验,用精确的手术对脑的两半球、小脑、四叠体、延髓等神经结构作部分摘除法,观察各部分的功能。创立了"脑功能整体论"的学说。佛卢龙认为所有大脑的组织都是等势的或等能的,只要有足够的脑组织存留,损伤后剩下的脑组织就能取代失去的脑组织的功能。他认为心理功能不是依赖于脑的特殊部位,脑是作为一个统一整体进行工作的。

3. 功能系统学说 如果说用刺激的方法,或是用切除有限脑区的方法来证实不同脑区的功能,这只能是局限的、孤立的反映其基本功能,而人类复杂的心理活动形式和特点,如知觉、记忆、语言、书写、阅读、思维、计算等,就远远不是孤立的,需要有许多脑结构的共同作用来完成。基于这种认识,鲁利亚提出三个基本功能系统的假说,认为所有心理过程都是由脑的三个功能系统协同完成,每个系统都有分层次的结构,并且至少是由彼此重叠的三种类型的皮质区组成。这三个系统是:

(1)调节张力和维持觉醒状态的系统:觉醒状态是保证各种心理活动顺利进行的必备条件。许多实验提示,保证与调节皮质张力的脑结构并不在大脑皮质本身,而在脑干与皮质下部,亦称为网状结构。脑干网状结构的上行纤维终止于丘脑、尾状核和旧皮层,它对大脑皮层的激活起着决定性的作用,从而保证完整的心理过程和实现有目的、有组织的指向性活动。网状结构功

Notes

能异常,可导致意识障碍,无法进行正常心理活动。

(2) 接受、加工和储存信息的系统:该系统位于大脑外侧面的中央沟后部,相当于皮层的视、听和躯体感觉区、联合区及相应的皮层下组织。包括皮层的三级功能区:一级区用于接受特异信息,并产生感觉功能;二级区对信息进行进一步加工和特征提取,并形成知觉功能;三级区则进行更高级、更抽象的加工和存储。这些区域按照模式特异性递减和功能渐进性偏侧化的原则分层次地工作。

(3) 心理活动与行为调控的系统:人对外来信息的接受、加工和储存,仅是人的心理活动的一个方面,另一方面,人类会主动地制订行动计划和程序,并不断调节自己的行为,使之符合计划和程序。这些能动的意识活动过程是由大脑的心理活动与行为调控系统来完成的。该系统位于大脑外侧面的中央沟前部,相当于初级运动区、运动联合皮层和前额叶。这一系统按照与第二功能系统类似的原则分层次的工作,所不同的是神经冲动的传递方向与第二功能系统相反,即由三级区传至二级区,再传至一级区。该系统的三级区为前额叶,它不仅与皮质的所有其余的外表部分相联系,而且还与脑的下部和网状组织的相应部分相联系,由于这些联系的双向性,使其既可以对其他脑结构进行调控,又可以对来自别处的信息进行进一步加工,修正行动的计划和程序,使之符合原初的意图。这种有意识、有目的、有计划的调节机制是在言语的参与下进行的,因而是一种抽象的高级心理活动。二级区(运动联合皮层)接受三级区传送的信息,把执行某种行为的指令进行有序地组织,并使头、眼、手、足整个躯体的肌肉处于运动前的准备状态,然后再发送指令激发一级区(初级运动区)神经元的活动,后者再将冲动传送至脊髓运动神经元而产生精细的运动。

(4) 三个功能系统之间的相互关系:在正常情况下,三个功能系统并不是独立工作的。比如,视觉功能主要依赖于视觉皮层(属于第二个功能系统),但视觉皮层单独工作并不能很好地完成视觉任务,而必须在三个系统的联合作用下才能正常工作。第一功能系统保证必要的皮层张力和维持一定的觉醒水平,第二功能系统实现对通过视神经进入大脑的视觉信息进行分析和综合,而第三功能系统保证有目的探索,比如眼睛随注视目标的运动,等等。

4. **模块学说**　随着认知神经心理学的发展,20 世纪 80 年代中期 Fordor(1983)提出了有关脑结构和功能关系的模块学说(module theory)。他认为人脑在结构和功能上是由高度专门化并相对独立的模块(module)组成的。这些模块复杂而巧妙的结合是实现复杂而精细的认知功能的基础。认知神经科学的许多最新研究成果支持脑功能的模块学说。如在研究比较成熟的视觉领域发现:颜色、运动和形状知觉在功能上属于不同的模块,分别定位在不同的脑区,它们之间相互分工又密切合作。临床神经心理学和功能磁共振都发现,不同类型的词汇或概念可以分属于不同的功能或解剖模块,颞叶的某些脑区损害,导致有关工具的词汇或动词的识别障碍,这提示不同词性的词汇或不同功用的词汇可能属于不同的模块。当代的认知神经心理学研究,正试图沿着这一方向的功能分离的证据,进一步探索脑的奥秘。

(二) 大脑皮层的三级功能区与心理功能

前苏联神经心理学家鲁利亚(1973)根据大脑皮层细胞的结构和功能特点,把大脑皮层分为三级功能区。一级区又称投射区或初级区(primary area),包括额叶中央前回的初级运动区(Brodmann 4 区)、顶叶中央后回的初级躯体感觉区(Brodmann 3、1、2 区)、枕叶后部的初级视觉区(Brodmann 17 区)和颞叶上部的初级听觉皮层(Brodmann 41 区)。一级区主要结构是皮层Ⅳ、Ⅴ层细胞。一级区的功能具有高度模式特异性,专门接受外周各种传入信息(听、视、体感)和专门发送出运动的指令。它在接受信息时是按照点对点的投射方式进行的,如初级感觉区各个部分与外周视野有非常确定的对应关系,而远端肢体在对侧初级躯体感觉区有明确的定位。损伤这些区域可引起特殊的感觉和运动功能障碍。

在每个一级区上增生着二级区又称投射 - 联合区或单通道联合区(unimodal association

Notes

area),包括位于枕叶前部和颞叶后下部的视觉系统纹外区(Brodmann 18、19、37区)、位于颞上和颞中回的听觉联合皮层(Brodmann 42、22区)、位于顶上小叶的躯体感觉联合皮层(Brodmann 5、7区)以及位于额叶的前运动区和辅助运动区(Brodmann 6、8区)。二级区的结构主要是皮层Ⅱ、Ⅲ层细胞。这些短突触细胞不向远处传递,但能够为皮层联合联系打下基础。对于与感知觉有关的大脑皮层,一级区产生感觉,二级区主要产生知觉;而对于运动系统,一级区主要与运动的执行有关,二级区则参与运动的编码和计划等较高级的功能。如损伤视觉联合区只影响视觉功能而不影响其他感觉功能。

三级区也叫重叠区或多通道联合区(multi-modal association area),分前、后两部分。皮层后部的三级区位于顶、枕、颞二级区的交界处,其主要功能是对各种感觉信息进行整合并与注意有关。前部的三级区位于前额叶,它不但是运动系统的最高级功能区,同时也是边缘系统的高级控制区。三级区已失去通道特异性,损伤三级区并不能引起特异的感知觉功能障碍,也不会引起瘫痪,但可丧失对多种信息的综合分析和行为的计划组织能力,出现失认、失用、语言理解和表达障碍、工作记忆障碍甚至人格方面的改变。三级区在个体发生上是最晚成熟的,约7岁以前它不能充分发展,约占整个大脑皮层的一半以上,其细胞主要来自Ⅱ、Ⅲ层。人类三级区的高度发展可能是人类心理活动有别于其他动物的一个重要因素。

(三)大脑半球功能的不对称性

关于大脑两半球功能专门化的概念来自失语症的研究。早在1836年达克斯(Dax)曾指出失语与左半球病变有关。之后,Broca根据其临床失语病人的研究,认为左半球具有言语功能的优势。后来发现一些复杂的高级功能如说话、阅读、书写、计算、左右辨认等都由一侧半球——左半球主管,所以称它为优势半球,而认为右半球除感觉和运动功能外,在心理功能上是不重要的。

在现代神经心理学中另一位突出贡献者是斯佩里(Sperry RW)。他把猫、猴子、猩猩联结大脑两半球的神经纤维(最大的叫胼胝体)割断,称为"割裂脑"手术。这样两个半球的相互联系被切断,外界信息传至大脑半球皮层的某一部分后,不能同时又将此信息通过横向胼胝体纤维传至对侧皮层相对应的部分,每个半球各自独立地进行活动,彼此不能知道对侧半球的活动情况。1961年斯佩里设计了精巧和详尽的测验,在作割裂脑手术的人恢复以后,进行了神经心理学的测定,发现两半球功能有不对称性(asymmetry),但右半球也有言语功能,裂脑人的每一个半球都有其独自的感觉、知觉和意念,都能独立地学习、记忆和理解,两个半球都能被训练执行同时发生的相互矛盾的任务,从而更新了优势半球的概念。

近20年来由于实验手段和研究技术的改进,可以在无创伤条件下将外界刺激分别进入正常人的左、右大脑半球,在大脑半球功能完整的情况下研究各种高级心理功能与左右脑的关系。

在正常被试中研究较多的是视知觉和听知觉。利用速视器半边视野刺激术和同时双听技术,根据被试对到达左或右半球视或听知觉刺激的反应速度和准确性,证明了特定的半球对特定的知觉类型具有优势。

使用一侧电休克的方法发现:一切语言信号的发现和理解都是左半球的功能,当左半球功能被电休克暂时抑制时,表现各种失语症状,对语音的选择性注意被破坏等,在言语方面无论是元音还是辅音的选择性都变得很困难。当右半球功能暂停时被抑制时出现很多有趣的现象,如信号源的空间定向力被破坏了,非言语信号的辨认(如物体发生的声音)遭到破坏,音乐旋律的知觉再认几乎不可能,言语交往中抗干扰能力下降,音调辨认不能,形象记忆破坏,不能辨认男人和女人的嗓音,也不能控制自己说话时的声调与重读音节。尽管如此,言语兴奋性却大大提高了。

使用这一方法还发现,两侧半球对人的情绪状态起着不同的作用。当右半球功能暂时被抑制时,情绪高涨、欣快、言语增多;而左半球功能暂时被抑制时,则情绪低落、沉默无语、自卑、自罪等。

用一侧麻痹法即 Wada 技术,使一侧半球暂时处于麻痹状态,发现大脑语言优势半球并不依赖于右手或左手,并发现音乐的知觉是右半球的功能,而意识活动是和语言优势半球联系着的,暂时阻断两半球的联系,可以引起情绪状态的变化等。其他还有脑电 / 事件相关电位(ERP)技术和最近几年发展起来的脑功能成像术等也是研究大脑半球功能不对称性的很好的方法。

综合正常人、裂脑人和半脑人的大脑两半球功能不对称性的研究结果,以及脑功能一侧化和性别、情绪变化、某些精神病的关系,可概括为:人脑的功能是高度专门化的,左半球功能具有分析的、抽象的、继时的、理性的和主题的特性,右半球功能具有全息的、具体的、同时的、直观的和同格的特征。左半球在语言的和与语言有关的概念、抽象、逻辑分析能力上占优势,称作"意识脑"、"学术脑"、"语言脑";右半球则在空间知觉、音乐绘画等整体形象、具体思维能力上占优势,称作"本能脑"、"潜意识脑"、"创造脑"、"音乐脑"、"艺术脑"。两半球好像是两套不同类型的信息加工系统,它们相辅相成、相互补充、相互制约、相互协作,以实现人的高度完整和准确的行为。

二、心理的社会学基础

在谈论人类心理实质的问题时,应首先说明:人类的心理是社会历史发展的产物。人类社会历史发展到一定的阶段,随着人们的共同劳动和相互交往的需要而产生了语言和意识,也才有了人类的心理的发展,并与动物的心理有了本质上的差别。

辩证唯物主义认为,意识是物质高度发展的产物,心理是脑的功能,是人脑对客观现实能动的反映,心理活动受到社会生活环境诸因素的影响和制约。

(一)客观现实是心理活动内容的源泉

人脑只是反映客观事物的物质器官,是人的心理活动产生的自然前提,但没有客观现实,脑就没有反映的对象。客观事物以各种不同形式作用于人脑,通过大脑的加工处理而产生感知觉、表象、思维等心理活动。客观现实是人的心理的源泉和内容。

客观现实是指人类赖以生存的一切外在事物,包含自然条件和社会生活环境两大部分。自然环境是人类赖以生存的天然条件,是人类为了满足自身需要而进行改造的对象,是人的心理活动不可缺少的源泉之一。社会生活环境包括被人类改造了的自然,如学校、城市等社会生活条件,也包括生产过程中人与人之间的社会关系。社会生活环境对人的心理活动的产生和发展具有决定性的意义。事实证明,脱离人类社会生活环境,即使有健全的神经系统,也不可能有正常的心理活动。18 世纪以来,世界各国先后发现了 30 多个被野兽哺育大的孩子,如狼孩、熊孩等,他们不会说话,不能直立行走,而我国发现的猪孩,则智商远低于正常的同龄孩子。这些表明,人长期脱离社会环境,没有社会交往,就没有正常的心理。

(二)心理是人脑对客观现实的主观能动反映

人的心理的形成和发展是由客观现实决定的,同时它又反作用于客观现实,是一个能动的反映过程。不同的个体对同一个事物的反映不一样,同一个人也可由于不同的时间、地点以及知识经验等因素的影响和制约,对同一个事物会做出不同的反映。这些不同反映主要受个体认知、个性及其主观能动性等因素的影响,从而体现出其主观能动性。

(三)社会实践制约着心理发展水平

人的各种心理活动都是在后天社会环境中形成和发展起来的,社会生活实践影响和制约着个体心理发展的水平。在实践活动中,活动的目标任务、信息等每时每刻都作用于个体,不断地影响每个人的内心世界,进而形成与之相适应的心理发展水平。人类在改造客观世界的同时也在改变自己对客观世界的反映。

Notes

（四）人的社会化

人在出生时,只是生物学上的有机体,对于社会一点也不了解。人之所以异于其他动物,主要原因是人类社会所具有的社会化过程。

1. 人的社会化过程 人的社会化就是指一个人出生后从不知不识的生物个体,经过不断地学习知识、技能和社会规范,培养和提高自己的社会需要,发展自己的社会性,把自己一体化到群体中去,从而使社会不断延续和发展下去的基本过程。

社会化（socialization）,是指一个人在社会环境的影响下掌握社会经验和行为规范成为社会人,同时也积极地反作用于社会环境的双向过程。人从出生直至生命的结束,整个一生都是社会化过程。人类异于动物禽兽的最重要原因,就是人类社会具有社会化功能。"人性"的特质,必须经过漫长的社会化过程,才能发挥出来。许多事实表明,一个小孩若不与外界接触,在一个非人类或不适当的环境中长大,其所具有的人性无法发挥,结果其行为与动物无异,如印度狼孩的故事等。

由于社会环境、社会关系系统性质的不同,和个体在社会环境、社会关系系统中所处地位的不同,个体社会化的内容也各不相同。如不同国家、民族对其社会成员的行为规范、道德标准要求不同;即使在同一社会环境下,处于不同社会关系和社会阶层的人们对其子女的教育和影响也不同;即使在同一社会里,由于不同个体在遗传素质和以往生活实践基础上所形成的将要被社会化的心理现象也具有一定的差异性。因此,个体总是以自己所具备的条件对社会化的力量有选择地接受,体现了社会化的多元性。经过社会化之后,个体形成了自我观念,学到了社会所期待的社会规范、知识经验、理想信念、生活方式、社会态度和价值观等,使个体的心理和行为朝着社会期待的方向发展,成为与社会环境相适应的社会人。

2. 社会化的意义 社会化的意义,就个人的观点来看,它是实现个人潜能,并完成和发展个人的人格与自我的必要过程。从社会的观点来看,社会化是一个途径,文化借此途径传递,个人通过这一途径而进入有组织的社会生活。

人经历社会化过程,学会思考、感知和行动方式,发展人格与自我,同时接受社会的文化规范、价值观念,使个人能有效地参与人类社会组织中。人类社会和文化,得以世代相传,就是靠着社会化过程。

3. 影响社会化的因素 社会化的过程也是社会对其成员施加影响的教育过程。影响个人社会化的因素可归纳为家庭、学校和社会三个方面。人的社会化既需要一定的生物基础,也离不开一定的社会条件。生物基础包括人类特有的语言能力、思维能力、学习能力和较长的依赖生活期。在诸多社会条件中,家庭、学校、同龄群体、工作单位和大众传播媒介是影响最大、最重要的几种社会化机制,各自履行着不同的社会化功能。

4. 社会角色 社会角色是指与人们的某种社会地位、身份相一致的一整套权利、义务的规范与行为模式,它是人们对具有特定身份的人的行为期望,它构成社会群体或组织的基础。每一个社会角色都代表着一定有关个体言行的社会标准,它规范和约束着每一个人在日常生活中的行为准则,否则就是通常所说"没有进入角色"。

个体在社会化的过程中不仅扮演着一种角色,同时还在不同场合和时间里扮演着多种角色,例如一个人在医院里对病人而言是医生,对同行而言是同事,回到家中可能还扮演着父母、夫妻、子女的角色。一个人只有具有他所担任的角色所需要的心理特征,才能适应其角色,不至于社会角色失调。

（唐峰华）

拓展阅读　理解的心理学与解释的心理学
——医学、心理学中的"两种范式"

一、心理学研究的客观性与主观性

本章介绍了普通心理学主要内容,作为随后深入学习医学心理学专门议题的基础。不过,在系统学习异常心理学、变态心理学及精神病理学之前,有必要了解,心理学研究的对象、内容有其特殊性。仅仅使用自然科学的思想方法和实验技术,可能有局限性。心理学与自然科学的其他门类、领域相比,最大的不同是要应对研究者和被研究者的"主观性"问题。换言之,心理学无法真正做到"客观"。医学心理学,以及临床医学中与心理学关系最密切的精神病学,都要注意处理好"两条路、两条轨与两个轮"的矛盾。

二、如何看待人性及心理的本质? ——两种范式

在如何看待人性,以及如何看待心理的本质这个问题上,人们对"客观"与"主观","脑"与"心理","疾病"(disease)与"病痛"(illness),"因果关系"与"意义联结","医学模式"与"道德模式"等矛盾论题争论不休。这些论题既是心理学、精神病学领域里的基本哲学问题,也是很具体的技术问题,在国外学术界的争论已持续上百年。如果往近现代精神病学、心理学诞生之前的时代回溯,约2500年前希波克拉底、柏拉图时代的人们就已经对此开始认真、严肃的辩论了。如果将历史比喻为不断延伸的一条铁路,则每一个论题就如同一根枕木,矛盾双方各执一端,对立的结果就是以文献、思想的形式落实下来的铁轨(图3-5)。这两条铁轨相辅相成,缺一不可,但永远保持等距离而不相交。这两条铁轨,分别代表着两种范式——前者的出发点是人文取向的道德模式,追求理解包括心理现象在内的生命现象的意义;后者的出发点是自然科学性质的医学模式,追求澄清生命现象的因果关系。

医学、心理学史上的主要矛盾或论争

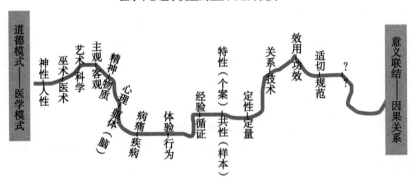

图3-5　心理学、精神医学在论争中蜿蜒前行

三、如何看待正常及异常心理? ——解释的心理学与理解的心理学

对于上述论争,德国精神病学家、哲学家卡尔·雅斯培尔斯(Karl Jaspers)的思想最为关键。他在1913年初次出版、后来不断再版的《普通精神病理学》一书中提出,精神病理学需要两种心理学,一种是"理解的心理学",另一种是"解释的心理学"。它们分别对应着上述的两种范式。

解释的心理学(psychology of explanation)关注的是正常心理和精神病理现象发生的机理和物质基础,解释因果关系;而理解的心理学(psychology of derstanding)重点则在于精神世界内部

Notes

的"有意义的联结"。比如,研究动机"为了什么而产生"和"如何产生",研究情绪与意志、认知与外显行为的关系。例如医生一方面作为客观的观察者,要判断患者有无"投入的理解"——也就是"共情"一方面的损害,另一方面为了理解患者症状的意义,自己就要有共情的能力。由此可见,只强调精神活动的物质基础的生物医学模式对医生理解活生生的服务对象是有害的(请注意:不是说生物医学有害)。

再比如,旨在改变患者心理状态的心理治疗,主要是在理解的心理学领域里进行的,需要理解心理事件的意义,并通过人际互动,为对方寻找、固化、重新赋予或扩展意义,甚至构建、创造新的意义。这与解释的心理学不同,也与单纯生物医学的方法不同。药物等躯体治疗能消除个体的躯体症状、精神症状,但却无法取代患者在病态之中与社会环境的互动,无法取代个体在正常状态下对于生命意义的追求。

这样一些看似抽象实则很具体的问题应该属于"专业人员应知应会"的范围,因为忽略患者的价值观及意义系统,可能是医师个性倾向性的表现,也可能是专业性不足的表现,会影响患者对医生的信任,继而在医患沟通过程中立刻产生不利后果。但由于单方面强调心理学的自然科学属性,一些心理学家、医生认为,只有可以观察、测量的行为才是心理研究的对象,只有实验心理学、生物精神病学才是科学的。自然科学能解释和解决所有问题,心理问题的根源完全可以用分析 - 还原的方法加以探究和澄清。他们很大程度上放弃了理解心理学的方法,发展了不重视整体、不重视个体及其生命意义系统的临床思维模式,相信单纯躯体治疗就可以解决包括神经症在内的临床问题,轻视对病人千差万别的社会处境、文化背景进行深入的理解和个体化的处理。这种过分简单化的认识方法是降低临床医疗服务质量、损害医务人员形象的原因之一。

与上述倾向相反的另一极端是,有些人在看待心理问题上过度"人文化",认为生物医学(包括精神病学)、行为主义心理学太冷漠,只有心理动力性的或人本主义的心理学才会有人性关怀。

比较折中、整合的建议是,医生和心理治疗师、咨询师、社会工作者,不仅要用实证的方法关注精神现象的物质基础和因果关系的解释,而且应该借鉴哲学社会科学、精神分析以及"后现代"理论和方法,加深对于精神现象的意义的理解。

值得一提的是,精神分析诞生于 100 多年前,是当时热衷于将"理解"与"解释"融合在一起的心理学流派。现代的心理动力性理论已经成为一种文化现象,不仅大量概念成为西方临床心理学、精神病学及心身医学中不言自明的术语,而且在西方社会生活中得到广泛应用。人本主义、系统思想,甚至现代的认知 - 行为治疗,都有了很强的对于理解意义的兴趣。不管愿不愿意承认,它们都直接或间接受益于精神分析,或是受益于与其长年的争斗。

四、医学心理学——一条双轨的路;心理卫生工作者——脚踩两个风火轮

两种心理学各有所长,互为补充,相互依存,缺一不可。要避免围绕心理的本质各走极端,不断重现"全或无"、"非此即彼"的思维方式。这种思维偏差正是被公认为比较"科学"的认知 - 行为治疗要处理的重要靶子,是 Beck 定义的"思维中的逻辑错误"之一。

体现生物—心理—社会医学模式的医学心理学、精神医学,应该是一套以对全人类有普遍适用价值的生物医学知识为主干,融合有跨文化普适性的心理学和社会文化知识而形成的体系,用以说明精神卫生问题的一般规律,提出心身关系和人与环境关系的一般模型。人们对于生物医学,对于精神活动的物质性基础,以及心理活动的基本形式比较容易取得共识;对人格发展,对个体与社会文化环境之间的互动,包括对于行为的正常与否如何判断等方面的观点差异较大,有时难以达成共识。在涉及后面这些问题时,不仅被研究的对象,而且研究者之间也有巨大的差异。

这些差异本身就是有意义的,就是精神医学的研究内容。但用现在流行的研究方法,处理受试之间、研究者之间的这些差异又很不容易,比如,难以做实验,难以进行定量分析。须更多

Notes

地使用描述、思辨甚或体验、隐喻的方法。这就使人对文化精神医学、心理治疗这样一些难以达成共识的学术领域容易产生"不科学"的误解,因为人们往往把"科学的"研究方法理解为对象和结果可观察、可预见、可控制和可重复,而心理、精神科学领域里的许多问题,尤其是与文化、心理相关的现象却有着自身的一些特点,这就使一部分精神科医生和心理学家青睐前述的"见林不见树"的临床思维,倾向于将人笼统地看成完全同一、千人一面,而对于人群之间、个体之间的差异所具有的意义视而不见。

其实,上述两种看似相反的学术努力各有所长,求同与存异都不可偏废。如果用系统论的循环因果思想辩证地看心理机制的普遍性和心理内容的特殊性,它们的论据实际上可以互相补充,引导出折中的理论。所以,具体研究领域里的专家可以声称自己属于"生物学派"或"社会文化 - 心理取向",但医学心理学及精神医学作为一个整体是不好分割的;没有分开走的路,而是殊途同归,最好就是如前面的比喻那样,变成一条有着两根钢轨的高速铁路。在临床层面,需要知识、技能均衡的医生来诊断、治疗和康复。所有的医生都应该在生物医学之外,还具备文化意识与文化能力,都应该会做心理治疗,靠一边一个轮子稳健地前进。

(赵旭东)

参考文献

1. Fulford KWM,Thornton T,Graham G. Oxford Textbook of Philosophy in Psychiatry. Oxford:Oxford University Press,2008. 143-159.

2. Jaspers K. Allgemeine Psychopathologie. Neunte,unveränderte Auflage. Springer Verlag,Berlin,Heidelberg,New York:Springer-Verlag Berlin,Heidelberg,New York,1973.

3. Beck AT,Newman CF. Cognitive Therapy.In:Sadock BJ,Sadock VA(Edit.),Comprehensive Textbook of Psychiatry. 8th Edition. Philadelphia:Lippincott Williams & Wilkins,2005. 2595-2610.

4. 赵旭东. 精神病学的两条路、两条轨与两个轮. 中国心理卫生杂志,2011,25(1):1-4.

5. Best JB. 认知心理学. 黄希庭,译. 北京:中国轻工业出版社,2000.

6. Eysenck MW,Keane MT. 认知心理学. 上海:华东师范大学出版社,2009.

7. 杜文东. 心理学基础. 第2版. 北京:人民卫生出版社,2013.

8. Yurevich AV. Cognitive Frames in Psychology:Demarcations and Ruptures. Integr Psych Behav,2009(43):89-103.

9. 姜乾金. 医学心理学. 第2版. 北京:人民卫生出版社,2010.

10. Saundra KC,等. 心理学最佳入门. 周仁来,等,译. 北京:中国人民大学出版社,2014.

Notes

第四章 心理发展与心理健康

第一节 心理发展的理论基础

心理发展的理论是用于描述和解释个体心理发生和发展规律的学说。许多发展心理学家从不同的理论观点看待发展,不同的理论强调心理发展过程的不同方面。其中精神分析理论、行为主义理论、认知发展理论和文化-历史发展理论对研究个体心理发展规律产生了重大影响。

一、心理发展概述

(一) 心理发展的概念

心理发展有两层涵义:其一是种系的心理发展;其二是个体的心理发展,指一个人从出生到成熟、衰老、死亡的整个过程中心理的发生和发展,是个体心理按照一定的顺序和可预测的方式变化的过程。本章内容特指个体的心理发展。

发展的含义为一系列有顺序的、不可逆的,并能保持相当长时间的变化。从心理发展的历程可见,人的一生要经历新生儿、婴幼儿、童年、少年、青年、中年、老年的各个发展阶段,每个发展阶段都有其典型的心理发展特点,都有其特定的发展主题。从心理发展的内容可见,主要分为认知的发展和人格的发展。认知的发展经历着"从无到有"、"从简单到复杂"、"从不完善到成熟"、"从成熟到某些认知功能的衰退"的过程。人格的发展经历着从幼稚到成熟并趋向于个性化的过程。

(二) 心理发展的特点与基本规律

心理发展变化从开始到成熟具有某些共同的特点和基本规律,主要为以下七个方面:

1. **心理发展是有序进行的** 在正常情况下,心理发展具有一定的方向性和顺序性,既不可超越,也不可能逆向发展,总是要遵循从简单到复杂,从一般到特殊的规律。其有序性模式是:①语言的发展:由简单发音发展到词与句的运用,最后用完整句子的语法表达;②认知及社会行为发展:从认识客体直接的外部现象向认识事物内部本质规律发展,由直觉判断事物向有假设、判断、推理的思维能力发展;③心理功能总体的发展顺序依次为:感知、运动、情绪、动机、社会能力(语言交往)、抽象思维过程。

2. **早期的发展意义大于后期** 在个体心理发展历程中,早期的心理发展为后期的心理发展奠定基础,早期发展状况及发展任务的完成直接影响到后一阶段的发展。在童年时期形成的基本态度、习惯和社会技能,都是成年后生活适应的基础。此外,人类个体在18岁以前是心理发展最迅速、可塑性最强的时期。成年后,尽管个体的心理继续发展变化,但发展速度趋于缓慢,可塑性变小。因此,儿童时期是个体心理发展的最重要时期。

3. **心理发展既有连续性又有阶段性** 心理的发展同宇宙中万物的发展一样遵循着量变质变的法则。心理发展的前阶段是后一阶段发展的基础,后一阶段的心理发展又是前一阶段的延续,例如,婴幼儿先学会翻身,后学会坐、爬、站、走、跑,先学会发音后学会语言,这个过程是连续的,且先前的动作为后续动作打下基础。早期发展状况及发展任务的完成直接影响到后一阶段的发展,而且每个阶段占优势的特质是主导该阶段的本质特征。从相对短的时间跨度来看,个体的心理发展呈现出连续的发展状态；从相对长的时间跨度来看，个体心理发展呈现出阶段性的特点。因此，我们说个体心理发展是既有连续性又有阶段性的发展过程。

4. **心理发展是多维的**   个体心理发展从开始到成熟并非总是按相同的轨迹发展，而是呈现多种发展模式。具体表现为同一心理功能在发展的不同时期有不同的发展速度；不同心理功能在起始时间、发展速度、达到成熟水平的时间不同。例如，在智力领域，有晶态智力（crystallized intelligence，指人通过掌握文化知识经验而形成的一种能力）与液态智力（fluid intelligence，指不依据于人的文化知识经验的能力，表现为空间定向、知觉操作等方面）。两者都随着年龄的增加而增长，但晶体智力到成年后继续增长，不过增长的速度减慢，而液态智力在成年早期就开始衰退了。这说明个体心理发展模式不是千篇一律的，而是由多种多样的发展模式组成的系统。

5. **心理发展存在着个体差异**   由于影响个体心理发展的因素是多种多样的，所以每个人发展的优势、发展的速度及可能达到的水平就千差万别。例如，有的人观察力强，有的人记忆力好；有的人擅长形象思维，有的人擅长逻辑思维等。即使在具有相同遗传基因的同卵双胞胎身上，也很难看到完全一致的心理发展。正是由于心理发展存在个体差异，才构成了丰富多彩的人类社会。

6. **心理发展存在关键期**   个体在早期心理发展过程中，存在获得某些能力或学会某些行为的关键期。例如1~3岁是口头言语掌握的关键期；0~4岁是形象视觉发展的关键期；4~5岁是书面语掌握的关键期；5岁以前是音乐学习的关键年龄；10岁以前是外语学习的关键年龄；10岁以前也是动作技能掌握的关键年龄。这一心理发展规律说明正常社会环境中成长的个体，各种心理功能成长与发展在每个关键期内比较容易接受某种刺激的影响，比较容易进行某些形式的学习。如果错过这个关键期，这种心理功能产生和发展的可能性依然存在，只是可能性变小，心理功能形成和发展起来比较困难。

7. **心理发展是遗传、环境以及各种因素交互作用的结果**   遗传是个体心理发展的生物前提，是必要条件。例如，生来脑神经系统发育不全的孩子，不可能形成健全的心理。但是，再好的遗传条件，如果离开了后天的教育影响，也不可能把其遗传作用很好地表达出来。因此，个体心理向什么方向发展，不取决于遗传，而是取决于环境。尤其是环境中的教育在心理发展过程中起决定作用。大量事实说明，只有教育对个体心理发展是有计划、有目的、有组织的影响，它对个体的影响是专门的、自觉的，因此可以说对个体的心理发展起到主导作用。但是，环境和教育对心理发展的影响又并非简单机械地作用，它同时也依赖于个体主观的选择。只有真正变成个体需要的环境影响，才能真正在个体心理发展中发挥作用。也就是说，当个体心理发展水平难以满足新的需要时，需要和现有心理水平之间就形成了矛盾，这种矛盾将促使个体要积极努力提高自己的能力，解决现有的矛盾，当矛盾得到解决时，个体的心理就向前发展了一步。这种遇到矛盾和解决矛盾的过程不断地重复，便推动个体的心理逐渐由低级向高级发展。

（三）毕生发展心理学的主要观点

毕生发展心理学指发展心理学（developmental psychology）研究个体从受精卵开始到出生、到成熟、直至衰老的生命全过程中心理发生发展的特点和规律，简言之，研究毕生心理发展（life-span development）特点和规律。

毕生发展心理学的基本思想可归纳如下：

1. **心理发展是毕生的过程**   人的整个一生都在发展，这是由于人的一生不断面临各种要求和机会，包括生物性发展、社会期望和个人活动中产生的一系列问题和挑战，因此，人一生的经验对心理发展都有重要意义，没有哪一个年龄阶段对心理发展的本质来说具有特殊决定性作用。

2. **心理发展是成长与衰退相并行的过程**   心理发展既有成长，也有衰退。毕生发展观以一种更为全面的眼光来审视人的心理发展过程。它认为心理发展并不简单地意味着功能上的增

Notes

加,生命历程中的任何阶段都是获得与丧失、成长与衰退的整合,任何发展都是新的适应能力的获得,同时也包含已有能力的丧失,只是得与失的强度和速率随年龄的变化而有所不同。得失法可以用来判断毕生发展完善的程度。成功的发展就意味着同时达到最大的获得和最小的丧失。

3. 心理发展是高度可塑的 可塑性是指心理活动的可改变性,至于改变的性质、程度、范围和方向则取决于各种条件。在生命发展的早期,由于神经系统处于发育成熟的过程中,因此更容易受到环境刺激的影响,具有更强的可塑性。老年人由于心理功能的衰退越来越成为矛盾的主要方面,加之外界提供刺激的机会减少,可塑性降低。但毕生发展心理学家强调,在所有的年龄阶段,发展均是高度可塑的。

4. 心理发展受个人生活经历的影响 毕生发展观将环境中对个体心理发展产生较大影响的重要环境事件归纳为三类:①跟年龄相关的事件。②社会历史事件:指对多数社会成员的价值观、生活方式、行为模式等产生重大影响的事件。重大的社会历史事件会影响一个时代人们的价值观、生活态度和行为方式。③非规范事件:指带有偶然性质的事件,如出乎意料获得某种发展机遇、发生意外事故、身患重病、家庭变故、失业等。非规范事件的存在增加了毕生发展的多维性和流动性,它们与规范性事件以不同方式结合,对个体的心理发展产生影响,因此构成了个人独特的心理发展史。

毕生发展观帮助我们更全面、更深刻地理解人的发展过程,不仅为成人之前的心理卫生工作提供具体指导,同时也为成年人调整心态、接受终身教育提供了理论支持。

二、心理发展的主要理论

众多的心理学家从不同的理论观点看待心理发展,用不同的理论强调心理发展过程的不同方面。其中对发展心理学有重大影响的是四个理论流派,即精神分析理论、行为主义理论、皮亚杰的认知发展理论和维果斯基的文化-历史发展理论。

(一) 精神分析的心理发展理论

精神分析的心理发展理论认为心理发展是由无意识动机推动人的行为而形成的。每个人的心理发展都会经历一系列阶段。在这些发展阶段中,个体要面对生物学驱力与社会期望的冲突,解决这些冲突的方式决定了个体的学习能力、与人相处的能力、应对焦虑的能力。精神分析的心理发展理论主要包括弗洛伊德的经典精神分析理论和埃里克森的新精神分析理论。

弗洛伊德的发展心理学理论 弗洛伊德在探究人类无意识动机的基础上,建构了"性心理理论"(psychosexual theory)。这一理论认为父母对个体在生命早期表现出来的性驱力和攻击倾向所采取的应对方式对其健康人格的发展至关重要。弗洛伊德把个体心理发展分为五个阶段。

口欲期(oral stage)(0~1 岁):弗洛伊德认为婴儿通过吸吮不仅获得食物,也获得快感,因此口唇是婴儿期产生快感最集中的区。如果婴儿在这个阶段没能及时给予喂奶或过早地断奶,长大后有可能出现咬指甲、有烟瘾、贪吃等口唇固着行为。

肛欲期(anal stage)(1~3 岁):这一时期,幼儿从排便和控制排便中获得快感。与此同时,父母也开始对幼儿进行大小便训练。如果幼儿在这个阶段受到父母过于严厉的大小便训练,成年期就有可能过分要求清洁,对人吝惜或固执地执行预定的时间表或路线图。但反之,如果幼儿未受到父母的大小便训练而显得放纵,则成人后有可能凌乱、不爱整洁或挥霍。

性蕾期(phallic stage)((3~6 岁):弗洛伊德认为,在此阶段儿童会产生对异性父母的性渴望,即男孩对母亲产生性依恋,也称作恋母情结;女孩对父亲产生性依恋,也称作恋父情结。儿童把双亲中同性的一方看做是竞争对手,产生攻击欲望。儿童最终通过认同双亲中的同性一方克服这种焦虑。

潜伏期(latency stage)(6~11岁):性本能沉寂下来,而超我(superego)会有更为深入的发展。儿童从成人和同性同伴那里获得新的社会价值观。

生殖期(genital stage)(11~12岁开始):在潜伏期被压抑的性能量在身体中重新活跃起来,并集中在生殖器部位。个体按社会允许的方式表达自己的性要求,引导个体走向结婚、性成熟、生儿育女。这一阶段一直持续到成年期。

弗洛伊德理论的历史性贡献在于,他使后人认识到潜意识(unconscious)的情感、动机在个体心理发展中的重要性,童年经验在个性形成中的作用,对父母情绪反应的矛盾性,以及早期人际关系对成年期人际关系的影响。

(二)埃里克森的心理社会发展理论

埃里克森修正和扩展了弗洛伊德的理论。按照弗洛伊德的观点,发展在青少年期就大体结束了,而埃里克森则相信发展持续人的一生。弗洛伊德强调人的生物性的一面,认为人的心理发展主要是性心理的发展;埃里克森强调人的社会性一面,强调社会对人格发展的影响,认为人的心理发展主要是社会心理发展,人格发展是由内在的成熟和外在的社会要求交互作用决定的。

在"毕生发展观"上,埃里克森是一位先驱。他描述了人类发展的八个阶段(Erikson,1950,1968,1982)。他强调在每一个阶段个体都有一项心理社会性任务要完成。发展阶段的每一项任务都会产生冲突,并伴有两种可能的结果。如果冲突得以解决,一种积极的品质就会在个体内产生,更进一步的发展就会开始。如果冲突持续下去,或者没有得到完美的解决,自我就会受到损害,因而就整合了一种消极的品质。

第一阶段为婴儿期(0~1岁),为信任对不信任的发展阶段。婴儿在本阶段的主要任务是满足生理上的需要,发展信任感,克服不信任感,体验着希望的实现。

第二阶段为儿童早期(1~3岁),为自主感对羞愧和怀疑的发展阶段。这个阶段儿童通过利用新的心理功能和活动技能,想为自己作选择、做决定。如果父母允许合理的选择,不强迫或者羞辱孩子,那么自主感就能够培养起来。

第三阶段为学前期(3~6岁),为主动感对内疚感的发展阶段。此阶段儿童的主要发展任务是获得主动感和克服内疚感,体验目的的实现。如果父母对孩子新的目的给予支持,那么主动感(即感到有雄心、责任感)就会得到发展。如果父母要求的自我控制太多,就可能会引发过度的内疚。埃里克森认为,个体未来在社会中所能取得的工作上、经济上的成就,都与儿童在此阶段主动性发展的程度有关。

第四阶段为学龄期(6~12岁),为勤奋感对自卑感的发展阶段。此阶段的发展任务是获得勤奋感,克服自卑感,体验着能力的实现。这个时期的儿童社会活动的范围扩大了,儿童依赖重心由家庭转移到学校、少年组织等机构。埃里克森认为,许多人将来对学习和工作的态度及习惯都可溯源于此阶段的勤奋感。

第五阶段为青年期(12~18岁),为自我认同感对角色混乱感发展期。这一阶段的发展任务是建立自我认同感和防止角色混乱,体验着忠实的实现。青年人通过探索价值观和职业目标,形成个人的自我认同。消极的结果就是他们对未来的成人角色的认识含混不清。

第六阶段为成人早期(18~25岁),为亲密感对孤独感的发展期。发展任务是获得亲密感建立深厚的友谊,避免孤独感,体验着爱情的实现。埃里克森认为,发展亲密感对是否能满意地进入社会有重要作用。

第七阶段为成年中期(25~50岁),为繁殖感对停止感的发展期。发展任务是获得繁殖感避免停止感,体验着关怀的实现。这时男女建立家庭,他们的关怀扩展到下一代。这里的繁殖不仅指个人的繁殖力,主要是指建立指导下一代成长的需要。缺乏这种体验的人会沉浸于对自己的关注中而产生停滞之感。

第八阶段为老年期(50 岁～死亡),为完善感对失望感的发展期。发展任务是获得完善感和避免失望感,体验着智慧的实现。人生进入了最后阶段,如果对自己的一生获得了最充分的肯定,则会产生完善感,包括人生经历中产生的智慧感和人生哲学,并有与新一代生命周期融为一体的感觉。如果达不到这种感觉就可能恐惧死亡,对人生感到厌倦和失望。

(三) 行为主义的心理发展理论

行为主义理论关注的是个体表现出来的,可以被观察到的个体行为。他们认为心理发展是学习的结果,心理行为变化是基于经验或对环境的适应。因此,行为学派的目标是找到可观察的行为变化的客观规律,并应用于各个年龄的人群。他们把发展看成是连续的,强调发展中量的变化。

1. 华生的发展心理学理论

华生(Waston JB)是行为心理学理论的创始人。他关于发展的观点是环境决定论,否认遗传的作用,片面夸大环境和教育的作用。他的心理发展观如下:

(1) 否定了遗传的作用:华生认为行为的产生是由刺激决定的。刺激来源于客观,而不决定于遗传,因而行为不受遗传的影响。他认为行为学派研究心理学的目的是为了提高行为的可控制性,否认遗传因素就能提高行为的可控制性。

(2) 夸大环境和教育的作用:华生认为环境和教育是行为发展的唯一条件。他提出人出生后生理特点有所不同,但都有一些简单的行为。复杂行为的形成,完全来自环境,特别是早期训练。早期训练不同,以后个体行为的复杂程度就会明显不同。华生还提出了教育万能论,他认为后天学习对个体心理发展具有积极作用。

2. 斯金纳的发展心理学理论

斯金纳(Skinne BF,1904—1990)是另一位行为心理学的代表人物,他区分了两类行为,即反应性行为和操作性行为,继而提出了操作性条件反射的思想,强调强化在行为形成和发展中的重要性。斯金纳认为由特定的、可观察的刺激引起的反应行为是反应性行为。而在没有任何能观察到的外部刺激情境下有机体所产生的自发行为,代表着有机体对环境的主动适应,把这些自发产生而受到强化后经常性重复的行为,称作操作性行为。

斯金纳认为人类的大多数行为都是操作性行为(如游泳、写字、读书等),行为的后果决定了这一行为在未来是否会重复出现。他提出了两种特别有影响的行为后果。其一是"强化"(reinforcement),这种后果会增加行为在未来发生的可能性。其二是"惩罚"(punishment),这种后果会减弱行为再次出现的可能性。斯金纳把强化进一步分为正强化和负强化。"正强化"(positive reinforcement)就是给予奖励,例如,给予食物、表扬等。"负强化"(negative reinforcement)有时候容易和惩罚混淆,但它们是不同的。负强化是通过移出令人不痛快的事或物来进行奖励,以增加行为在未来发生的可能性。例如,幼儿告诉父母自己尿湿了尿布,那么换掉湿乎乎的尿布就可以鼓励孩子下次有尿的时候要做出反应。而惩罚是通过带来一种令人厌恶的事(如打屁股),或者终止某件令人愉快的事(如不让孩子玩喜欢的玩具)而压抑某种行为。斯金纳的实验证明,惩罚只能暂时降低反应率,他提倡积极的强化作用。

斯金纳的理论不仅适用于儿童行为的习得和塑造,对儿童不良行为的矫正也具有指导意义。

3. 班杜拉的社会学习理论

美国心理学家班杜拉(Albert Bandura,1925—)是现代社会学习理论的奠基人。他强调儿童通过观察和模仿他人的行为来学习——即"观察学习"过程。所以,观察学习是社会化的过程,通过此过程,个体习惯化的行为反应模式得以建立。

班杜拉所说的观察学习是通过观察他人(榜样)所表现的行为及结果而进行的学习。他还认为,在观察学习中,观察者并没有直接接受强化,榜样所受到的强化对观察者来说是"替代强化"(vicarious reinforcement)。学习者如果看到他人成功的行为、受到奖励的行为,就会增强产生同样行为的倾向;如果看到失败的行为、受到惩罚的行为,就会减弱或抑制发生这种行为的倾

Notes

向。例如,儿童看到他人因为攻击行为受到奖励,会增加儿童表现出攻击性的可能。

除替代强化外,班杜拉认为个体还存在自我强化。自我强化(self-reinforcement)是个体行为达到自己设定的标准时,以自己能支配的报酬来增强和维持自己行为的过程。这就强调了学习的认知性和主观能动性。

班杜拉的行为主义理论开始注意到人的行为与环境的相互作用,儿童的行为作用于环境,可以有效地改变他们所处的环境,这是对传统行为主义的重要突破。他提出的观察学习也比较接近儿童行为学习的自然情况,而且替代强化和自我强化也使人们看到了个体的能动性和主动性。

(四) 认知发展理论

发生认知论的开创者是瑞士著名的儿童心理学家皮亚杰(Piaget J,1896—1980),他是本世纪最有影响的认知发展理论家之一。皮亚杰的杰出贡献是创立了"发生认识论",即从认识发生的角度来研究认识,他试图从儿童思维发展过程中找到人类认识发展的规律。皮亚杰认为,认知发展是环境影响和大脑及神经系统成熟的综合结果。他用几个术语描述了心理发展的过程和内容。

1. **图式(schema)**　是用来描述一个有组织的、可重复的行为或思维模式,是认知结构的一个单元。皮亚杰认为一个人的全部图式组成了一个人的认知结构。

2. **同化(assimilation)与顺应(accommodation)**　认知发展理论认为儿童认知结构的发展,即个体对环境的适应,包括"同化"和"顺应"两个对立的过程。"同化"是指在对新的环境刺激做出反应时通过使用已经存在的结构来获得新的信息。"顺应"是指创造新的结构来取代旧的结构,以适应新信息。例如,儿童可能会看见各种各样的狗(同化),并学会有的狗是安全的,可以爱抚,而有些狗则不成(顺应)。在儿童获得越来越多的信息时,他们改变了自己的心理结构,适应了不同的世界。同化只是数量上的变化,不能引起图式的改变或创新;而顺应则是质量上的变化,促进创立新图式或调整原有图式。皮亚杰认为,个体的心理发展就是通过同化与顺应达到平衡的过程。个体在平衡与不平衡的不断交替中实现着认知发展。

(五) 文化历史发展理论

文化历史发展理论的创始人是前苏联杰出的心理学家维果斯基(Vygotsky LS,1896—1934)。维果斯基毕生从事心理发展问题研究,重点是人的高级心理功能的发生和发展。他强调人类社会文化对人的心理发展的重要作用,认为人的高级心理功能是在人的活动中形成和发展起来并借助语言实现的。

维果斯基以工具理论说明人的高级心理功能实现的具体机制。他认为区别人与动物最根本的东西就是工具。人所运用的工具有两类,一类是物质生产的工具,如刀、斧乃至现代机器等,另一类是精神生产的工具,如符号、语言。由于使用了工具,人类用间接的方式进行物质生产,而不像动物以直接的方式适应自然。在工具中凝聚着人类的间接经验,即社会文化知识经验。正是通过工具的运用和符号、语言的中介,人才有可能实现从低级心理功能向高级心理功能的转化。因此,根据维果斯基的心理发展中介学说,一个儿童掌握某一特定工具的能力,正是其高级心理功能发展的标志。

维果斯基的理论,将心理功能由低级向高级发展的标志归纳如下:

1. **随意功能的形成和发展**　随着儿童的成长,儿童的心理活动越来越主动,带有明显的目的性,并能有意地调节自己的言行。

2. **抽象概括性思维的形成和发展**　随着儿童的成长,儿童不仅能依靠感知直接认识客观世界,并且能通过抽象概括功能形成关于客观世界的概念,并运用概念进行判断、推理、认识事物的本质和规律。

3. **形成间接的以符号或词为中介的心理结构**　随着儿童的成长,儿童对客观世界的认识,

Notes

从最初直接以感官反映事物,发展到依靠各种符号系统(主要是语言)反映事物。

4. 心理活动的个性化 随着儿童的成长,儿童逐渐出现个性化的心理活动。维果斯基认为,个性的形成是高级心理功能发展的重要标志。

综上所述,发展心理学理论试图描述和解释心理发展,预测在某一条件下行为发生的可能性。众多的发展心理学家从不同的理论观点看待发展,不同的理论强调心理发展过程的不同方面,为以后的发展心理学研究提供了不同的理论指导,整合不同侧面的研究成果将使我们对人类心理发展的全景有更好的认识。

(马 辛)

第二节 心理健康概述

一、心理健康的基本含义

(一) 健康的概念

在人类发展的历史过程中,人类对健康的认识和理解是随着社会的发展以及人类对自身认识的深化而不断丰富的。传统的生物医学模式认为,"健康就是躯体没有疾病",即将健康理解为无病(无临床病理性变化)、无残、无伤的机体状态。但随着疾病谱和现代医学模式的转变,人们对健康的理解逐步深入并趋于全面。世界卫生组织(world health organization,WHO)在 1948 年成立时,向全世界发出了有关健康的新认识:"健康,不仅仅是没有疾病和身体的虚弱现象,而是一种心理、躯体、社会康宁(well being)的完满状态。"1996 年,WHO 又提出"健康不仅是没有疾病和虚弱现象,而且还应有很好的心理发展和社会适应能力"。由此,我们可以概括出健康概念的三个维度:躯体、心理、社会功能(包括道德品质)。这是当前为人们普遍接受的。

健康是社会进步的一个重要标志和潜在动力,促进健康是全方位的,它已超出了医学所能胜任的范围,它不仅是卫生部门的责任,也是社会成员共同的责任。个体不但要对自己的健康负责,向社会求得健康服务,还要在促进他人和社会健康方面承担义务。

(二) 心理健康的概念

心理健康(mental health)包括三层涵义,一是指心理健康状态,即一个人具有积极稳定的情绪,健全的个性和良好的社会适应能力;二是指心理健康工作,即采取积极有益的教育和措施,维护和改进人们的心理状态以适应当前和发展的社会环境;三是指心理健康学科,即运用医学心理学的理论和方法,从纵向(按照个体不同年龄发展阶段和心理发展规律)和横向(不同社会群体特定人群存在的心理问题)来研究人的心理健康问题,培养、维护、增进人的心理健康。

心理健康工作在许多领域有积极意义,例如教育、青少年犯罪、优生、老年社会问题等都与心理健康有关。因此,心理健康工作的开展应该有更多学科的共同协作。随着心理健康运动的广泛深入,人们对心理健康意义的认识得以深化,从而提出了心理健康的"三级预防":即初级预防是向人们提供心理健康知识,以防止和减少心理障碍的发生;二级预防是尽早发现心理障碍并提供心理与医学的干预;三级预防是设法减轻慢性精神障碍患者的残疾程度,提高其社会适应能力。因此,心理健康具有三级功能:初级功能——防治心理障碍;中级功能——完善心理健康状况;高级功能——发展健康的个体与社会。

二、心理健康的标准和判断原则

(一) 心理健康的标准

关于心理健康的标准,迄今仍是有争议的问题。衡量人的生理健康可以用比较客观和具体的形态、生理功能的各项指标。而衡量心理健康则不然,一方面心理健康与不健康是一个连续

Notes

的过程,难以划出明确的界限;另一方面,衡量心理健康与否依据主观的因素比较多,不同的研究者由于社会背景、学科特点、立场观点和个人的偏好等方面的因素所提出的标准并不完全统一。尽管专家的结论不一致,但仍有共同之处。

世界心理卫生联合会提出心理健康的标志是:①身体、智力、情绪十分协调;②适应环境,人际关系中彼此能谦让;③有幸福感;④在工作和职业中,能充分发挥自己的能力,过着有效率的生活。

美国人本主义心理学家马斯洛(Maslow)与米特尔曼(Mittleman)提出了10条标准:①充分的安全感;②充分了解自己,对自己的能力作恰当的判断;③生活目标切合实际;④与现实环境保持接触;⑤能保持人格的完整与和谐;⑥具有从经验中学习的能力;⑦能保持良好的人际关系;⑧适度的情绪宣泄与控制;⑨在不违背集体意志的前提下,能够有限度的个性发挥;⑩在不违背社会规范的情况下,个人的基本需求能恰当满足。

我国的一些学者则将心理健康的标准概括为几个重要方面:

1. 智力发展正常　智力正常是指智力正态分布曲线之内以及能对日常生活做出正常反应的智力超常者。智力正常是一个人正常生活的基本的心理条件,是人适应周围环境、谋求自我发展的心理保证,因此是心理健康的首要标准。但是,近年来有关精神发育迟滞的儿童被人们发掘和开发某一项能力而自食其力的报道,使许多学者就智力发育正常作为心理健康的首要条件提出不同看法。

2. 情绪乐观稳定　情绪在个体心理健康中起着核心作用。心理健康者积极情绪多于消极情绪,能经常保持愉快、开朗、自信的心情,善于从生活中寻求乐趣,对生活充满希望,一旦有了负性情绪,能主动调控以适应外界环境。

3. 意志品质健全　意志是个体的重要精神支柱。心理健康者的意志品质表现在行动目的明确,独立性强;在复杂的情况中能迅速有效地采取措施,当机立断;意志坚定,轻易不动摇对既定目标的执著追求;具有良好的心理承受力和自我控制能力。

4. 人际关系和谐　和谐的人际关系是心理健康必不可少的条件。个体的心理健康状况主要是在与他人的交往中表现出来的。人际和谐主要表现在:乐于与人交往,既有稳定而广泛的人际关系,又有知心的朋友;在人际交往中保持独立而完整的人格,有自知之明,不卑不亢;能客观评价别人,取长补短,宽以待人;在交往中能以尊重、信任、友爱、宽容和理解的态度与人友好相处;能与他人同心协力、合作共事,并乐于助人。

5. 人格健全完整　心理健康的最终目标是保持人格的完整,培养健全的人格。人格健全完整表现在:具有清醒的自我意识,了解自己,接纳自己,客观评价自己,既不妄自尊大,也不妄自菲薄,生活目标与理想切合实际;以积极进取的人生观、价值观作为人格的核心,有相对完整的心理特征。

6. 适应社会环境　能否适应变化着的社会环境是判断一个人心理健康与否的重要基础。适应社会环境主要表现为:具有积极的社会态度,与社会广泛接触,对社会现状有较清晰正确的认识,其心理行为能顺应社会改革变化的进步趋势,勇于改造社会环境,以达到自我实现与社会奉献的协调统一。在行为方面,行为方式与年龄特点、社会角色相一致;行为反应强度与刺激强度相一致。

2009年中国心理卫生协会在《中国人心理健康状况与促进策略研究》中,通过文献调研、问卷调查与专家讨论,形成中国人心理健康标准和评价要素,分别表现在自我意识、基本能力、情绪、人际关系和环境适应五个方面:①认识自我,感受安全:评价要素为自我认识、自我接纳、有安全感。②自我学习,生活自立。评价要素为生活能力、学习能力、解决问题能力。③情绪稳定,反应适度:评价要素为情绪稳定、情绪控制、情绪积极。④人际和谐,接纳他人:评价要素为人际交往能力、人际满足、接纳他人。⑤适应环境,应对挫折:评价要素为行为符合年龄与环境、接受

Notes

现实、合理应对。从整个心理健康标准的制订过程来看,本研究吸取了国内多数学者制订心理健康标准的方法,即从理论综述上提出心理健康标准,在深入分析前人资料的基础上再进行专家调查与讨论,综合专家们的意见最终得到比较认可的五条心理健康标准及评价要素。

(二)心理健康的判断原则

我们在理解和运用心理健康标准对心理健康判断时,应把握如下几条原则:

1. **差异性原则**　不同的国家和地区以及具有不同文化背景、传统习俗的群体有着不同的心理测量常模。因此,对个体心理健康的判断应基于其所属的人口学背景来进行。

2. **动态性原则**　心理健康状态随人的成长,知识经验的积累,环境的变换等发生变化,既可以从不健康转变为健康,也可以从健康转变为不健康。每个人的心理健康水平可处在不同的等级,健康心理与不健康心理之间难以分出明确的界限,有很多人可能处在所谓的非疾病又非健康的"亚健康状态"。因此,对个体心理健康的判断应把握动态性原则。

3. **稳定性原则**　心理健康状态指的是较长一段时间内持续存在的良好心理状态和在此状态下发生的较为稳定、成熟的习惯性行为,而不是短暂偶然的心理现象。所以,在判断一个人心理是否健康时,应该将其行为与其一贯的行为表现联系起来进行评定,偶尔出现的不健康行为,并不必然意味着心理不健康。

4. **整体性原则**　心理健康是各要素的有机整合,从而构成较完整的心理健康和适应功能。当个体心理在某一方面不健康不足以构成对整体心理健康的严重威胁。

5. **发展性原则**　心理健康标准反映的是社会对个体的一般心理要求。在同一时期,心理健康标准会因社会文化标准不同而有所差异,特定的社会文化对心理健康的要求,取决于这种社会文化对心理健康的各种特征的价值观。心理健康不是一个固定不变的状态,而是一个变化和发展的过程。

(马　辛)

第三节　各年龄阶段的心理健康

一、儿童期心理发展与心理健康

(一)儿童时期心理发展的特征

儿童时期指胎儿期、婴儿期、幼儿期、童年期。

1. **胎儿期的心身发展**　胎儿期是指从受孕到出生这段时间。此期胎儿的生长发育迅速,大量的科学实验证实,①胎儿的内脏器官形成后,胎儿的视觉、听觉、味觉、触觉的感知能力开始发育;②胎儿在妊娠末期已具有初步的听觉记忆能力;③胎儿能对语言进行初步的听觉分析,并储存于听觉记忆中,这是言语知觉能力的发生;④胎儿在妊娠末期可接受言语、音乐等外界刺激并获得经验,该经验能被保持到出生后并对其行为产生明显的影响,这说明胎儿的记忆发展为学习提供了可能性。综上所述,胎儿已经具备一定程度的感知觉能力、记忆力和语言能力,有了接受教育影响的可能性。因此,采用科学的方法对胎儿适时进行胎教,对开发个体潜能有一定的帮助。

2. **婴儿期的心理发展**　婴儿期指 0~3 岁的时期,是儿童生理发育和心理发展最迅速的时期。婴儿动作的发展改变着婴儿与周围环境的关系,对心理发展具有促进作用。

(1) 在言语发展方面,婴儿不仅能理解成人的言语,也能够运用语言同成人进行交流;词的概括作用和对行为的调节作用也开始发展。

(2) 在知觉发展方面,开始产生初步的空间知觉。在注意力的发展方面,1 岁前婴儿的注意属于不随意注意,第 2 年起能够较长时间地注意某一事物,由于语言的作用,出现了有意注意的

Notes

萌芽。

（3）在记忆的发展方面，婴儿的记忆以无意识记忆为主，有意识记忆开始萌芽，1岁以后的婴儿记忆范围开始扩大，他们不仅能再认几周前的事物，而且出现了再现，到3岁时能再现几周前出现的事物。

（4）在思维和想象的发展方面，婴儿期思维的主要特点是知觉行动性，即只有在对物体的直接感知、直接活动中才能进行思维，而脱离了当前物体的直接感知，停止了直接活动，便无法进行思维。

（5）在意志发展方面，2岁以后，婴儿开始能在自己的言语调节下有目的行动或抑制某些行动，产生意志的萌芽，但不能在较长时间内控制自己，行动有明显的冲动性。

（6）在情绪发展方面，婴儿出生时就会表现出满足、兴趣和痛苦，这些情绪反应是遗传本能，尚无表达情绪的作用。在出生后5~6周，婴儿的情绪逐步分化，以最初的社会性微笑（即婴儿在看到一个人的脸时会微笑）表达对人的特别兴趣和快乐，逐渐开始了情绪的表达。

（7）婴儿的社会性发展主要表现在婴儿的依恋（attachment）和婴儿的同伴交往两个方面。依恋是婴儿与主要抚养者（通常是母亲）间的最初的社会性联结，也是情感社会化的重要标志。通常表现为婴儿将微笑、咿呀学语等行为更多地指向母亲，最喜欢和母亲在一起，遇到陌生人时恐惧。依恋对婴儿整个心理发展具有极其重要的作用，婴儿是否同母亲形成依恋及依恋的性质，直接影响着婴儿的情绪情感、社会性行为、人格特征和人际交往的基本态度。

婴儿的自我意识发展，1岁以后的婴儿开始认识到自己的存在，2~3岁时通过言语交流掌握"我的"和"我"，这标志着自我意识的出现。自我意识的发展也是婴儿社会性发展的体现。

3. 幼儿期的心理发展　幼儿期是指3~7岁的时期，是儿童生理与心理发展非常迅速的时期。这个阶段儿童的心理发展具有六个基本特点：

（1）在生理发育的基础上，幼儿能较好地控制自己的身体和动作，大运动技能和精细运动技能得到发展，如学习舞蹈、钢琴、体操等技能，能掌握穿衣戴帽、系鞋带子、扣纽扣等自我服务技能，特别是绘画技能为这一时期精细运动技能发展最使人关注的方面。

（2）在语言方面，这个时期是个体一生中词汇量增长最快的时期。幼儿已经能使用各类词汇自由与人交谈，言语表达逐渐由连贯性言语取代情境性言语，从对话言语发展为独白言语。

（3）由于心理和语言的发展，幼儿对周围世界充满了好奇，喜欢提问，喜欢探索周围的事物，幼儿通过与他人的互动、与周围人们的交往逐渐形成其智力。

（4）游戏是幼儿的主导活动，是幼儿的生活内容。幼儿比婴儿更会玩游戏，游戏的内容和水平均有助于智力的提高。游戏促进了儿童对社会、对自然界的认识，促进了对生活的热爱。

（5）幼儿开始形成最初的人格特点。除先天的气质特点外，幼儿的人格萌芽已经受到外界环境的强烈影响。幼儿在与成人和同伴的交往中自我意识有所发展，已经有了初步的自我评价，比如认为自己是漂亮的、聪明的、强有力的或是丑陋的、笨拙的、无能的等。这一发展时期个性心理特征雏形的初步形成，使其出现了一定的对人、对事的态度和一整套的行为习惯。这一时期幼儿有了特殊的兴趣和爱好。

（6）幼儿社会化行为开始形成，并形成了初步的社会认知。幼儿期形成性别区分、审美感知、道德情感与认知、对他人心理的洞察，游戏规则的遵从、对家庭成员之间的关系的理解与掌握等，都标志他开始慢慢进入人类社会。

精神分析学派认为，幼儿的心理健康十分重要，这一阶段的心理创伤对其以后人格的发展有难以估量的影响。幼儿期也是许多心理功能发生形成的关键期，如语言、智力、情感等。

4. 童年期的心理发展　童年期是指6~12岁的儿童。儿童进入童年期后，学校的学习成了他们的主导活动，促进了他们心理过程和社会性的全面发展。童年期的儿童具有如下心理发展特点：

Notes

（1）在思维方面，逻辑思维迅速发展，以形象逻辑思维为主，在发展过程中完成从形象逻辑思维向抽象逻辑思维的过渡。这种过渡要经历一个演变过程，从而构成童年期儿童思维发展的特点。

（2）在记忆方面，有意识记忆替代无意识记忆而成为记忆的主要形式；意义记忆（一种理解识记）在记忆活动中逐渐占主导地位；抽象记忆的发展速度逐渐超过形象记忆的发展速度。

（3）在注意方面，有意注意有较大的发展，无意注意仍在起着作用。

（4）童年期儿童言语发展的主要任务有二，其一是口头言语中语用能力的发展，主要表现在对自己见解的表达、会话策略的运用、会话含义的理解和对会话活动的维持上；其二是书面语中读写能力的发展，主要表现为在识字和阅读能力提高的基础上，经过训练写作能力逐渐发展。

（5）童年期的自我意识发展迅速，由于童年期的认知发展出现了反省思维，儿童能站在别人的立场上思考别人对自己的看法。同时由于学校经常用社会比较的方式来评价学生的学习成绩和操行表现等，这促使小学生学会用"社会比较"的方式来思考自身，能够自发地、仔细地将自己的各种特征与同伴的相关特征进行比较，从而认识自己的长处和短处。随着自我认识能力的提高，自我控制的能力也有显著飞跃。

（6）在情感和社会性方面，儿童对成人权威的认知发生转变，从盲目的服从转向批评性的思考；亲子关系从家长控制阶段转移到家长与孩子共同控制阶段。在同伴关系上，随着年龄的增长由临时性和不稳定的同伴关系逐渐发展为紧密和亲密的同伴关系，交往的范围逐渐扩大。此阶段儿童高级的社会情感得到较大发展。理智感、荣誉感、友谊感、美感、责任感在儿童身上有明显体现。儿童对道德概念的认识表现为从直观的、具体的、肤浅的认识到较抽象深刻的认识；对道德行为的评价从只注意行为的后果过渡到较全面地考虑动机和效果的统一。

（二）儿童时期心理发展中的常见问题

1. 婴儿期的分离焦虑与陌生人焦虑　婴儿期的依恋状况直接关系到个体以后的心身发育。根据精神分析理论，由依恋导致的内部情感及安全感对心理发展的各个方面都有重要影响。体验到母亲或照料者爱抚、安全的婴儿到幼儿期时，与同伴的交往充满自信，也会获得成功。反之，到幼儿期时很容易出现社会关系方面的困难。分离焦虑是熟悉的照料者离开后的痛苦，而陌生人焦虑则是婴儿对其不认识的人的警觉，这是婴儿期情绪和认知发展的重要里程碑。

2. 婴幼儿期的过度依赖　指发生在婴幼儿期在行为、情感、活动上独立性不足，过分依靠父母或他人的行为。过度依赖行为在婴幼儿期可达 21% 左右。部分女孩的症状可以持续到成年以后，男孩的过度依赖行为持续时间较短，随着年龄的增长，独立性逐渐发展，依赖性渐渐被克服。

3. 婴幼儿期的语言问题　婴幼儿期是语言发展的关键时期，这一时期语言问题可以有言语发育迟缓，发音不清等。孤独症的儿童言语发展通常是滞后的，50% 的孤独症儿童没有沟通性的言语。有言语的孤独症儿童，也常表现出模仿言语、答非所问、声调缺乏变化等。言语交流时不使用眼神传达信息或感情目光常飘忽不定。

4. 婴幼儿期的情绪爆发问题　婴幼儿阶段，由于神经系统发育不完善，其情绪反应往往具有不稳定、容易被诱发、容易外露和不易自控等特点，表现易哭闹，难哄劝等。

5. 儿童感觉统合问题　儿童感觉统合问题是指儿童大脑对人体各种感觉器官如眼、耳、皮肤等传来的感觉信息不能很好地进行分析和综合处理，造成整个身体不能和谐有效地运动。感觉统合问题会使得儿童智力得不到充分的发展，进而会导致学习能力、运动技能、社会适应能力等方面出现问题。

6. 幼儿的情绪问题　幼儿的情绪问题主要表现为焦虑、恐惧。焦虑的幼儿烦躁不安、担心害怕、好哭、无故生气，常伴有食欲下降、夜惊、多梦、尿床、呼吸快、心悸、腹痛等躯体症状。焦虑对患儿的个性形成会产生影响，使之变得过分敏感、谨小慎微、依赖、自卑、退缩、不受同伴欢迎等。幼儿的恐惧情绪常以表情、动作或生理反应表现出来。幼儿多怕陌生人和环境，怕某些动物和昆虫,怕黑暗、电闪雷鸣,怕凶恶面孔等。幼儿恐惧感若持续存在,则会产生回避、退缩行为,影响正常生活。

7. **幼儿的退缩行为**   退缩的幼儿在人际交往过程中表现过分胆怯,孤独,不愿与小朋友一起玩,躲避人群,对小朋友的友好表示反应淡漠,言语少;不敢去陌生环境,对新环境不适应,极为害怕;自卑胆小,自信心不强,特别在意老师的批评,常常哭泣。这些退缩行为反映出幼儿在早期社会性发展存在问题,如不及时矫正会给他们成年后的社会行为和心理状态带来严重影响。

8. **入学适应困难**   对童年期的新生来说,学校环境陌生,老师和同学陌生,学习生活不习惯都可能造成入学适应困难。适应不良的表现为害怕、焦虑不安、注意力不集中、对学习无兴趣、不能约束自己等。

9. **学习技能问题**   主要表现在阅读技能、拼写技能、计算技能等学校技能的获得与发展问题。

10. **学习情绪问题**   学习失败、受到批评、受到挫折常为诱发因素。表现为害怕上学,逃学,宁可待在家中学习也不愿与老师、同学在一起。可有头疼、腹痛、恶心、呕吐、腹泻、尿急等躯体症状。学习过分紧张、学习压力大、学习习惯不好、作业过多都会导致学习疲劳,表现为疲劳、烦躁、记忆力下降、反应迟钝、注意力不集中、上课困倦、学习成绩下降等。

(三) 儿童时期心理健康维护

1. **胎儿期心理健康维护**   胎儿的心理健康维护主要是通过妊娠母亲的心理行为调节来实现的。胎儿的心理健康取决于妊娠母亲的心理健康。因此妊娠母亲需要在孕期做到以下两点:其一,合理的膳食及保健,孕妇营养丰富合理是胎儿心身发育的重要保证。孕妇营养缺乏或过剩都会影响胎儿脑的发育。另外,孕妇吸烟、饮酒、病毒感染、躯体疾病、药物滥用、X 射线辐射都会影响胎儿健康,可致胎儿出生时矮小、体重轻,长大后智力低下,动作迟缓,甚至导致畸形;其二,稳定愉悦的情绪,研究表现,情绪的波动可导致孕妇内分泌紊乱,从而影响胎儿的发育,容易造成胎儿唇裂等畸形及出生后的智力,并且情绪不稳定的孕妇发生难产及子痫的比率升高。

2. **婴儿期心理健康维护**   其一,提倡母乳喂养,母乳不仅含有必要的营养元素,可增加乳儿的免疫力和促进智力发展,更重要的是通过哺乳可增加母亲与婴儿的情感沟通,使婴儿获得心理上的满足,有助于神经系统的发育和健康情感的发展;其二,要进行口头言语训练,婴儿期言语中枢已发育成熟,因此要鼓励儿童多说话,父母要创造口头言语交流的机会;其三,要进行运动技能的训练,对儿童心理发展具有重要意义的动作是手的抓握动作和独立行走,所以要选用搭积木、装拆玩具等训练手的抓握技能,训练走、跑、跳、攀等运动动作;其四,要培养良好的习惯,个体在幼年养成的习惯,对其以后的性格发展和社会适应性有着重要影响,这包括培养良好的饮食习惯、规律的睡眠习惯以及大小便等卫生习惯。

3. **幼儿期心理健康维护**   其一,鼓励幼儿多做游戏,在游戏过程中幼儿的智力得到开发,性格得到塑造。在与同伴的游戏过程中,形成一定的交往能力,情感得以丰富等;其二,注意幼儿性别意识的强化,在幼儿的穿着打扮、举止言行上,要求其与性别身份相一致;其三,端正幼儿在家庭中的地位,幼儿正处在人格开始形成的时期,家庭成员对他的态度,他在家庭中的地位,都会对他的性格产生重要影响;其四,为幼儿营造一个温暖和睦的家庭环境,在一个敬老爱幼、互相关心的和睦家庭中,可唤起幼儿愉快的心境。幼儿还可以通过观察、模仿学习很多家庭中的适应行为,对其以后处理人际关系、婚恋关系、家庭关系等方面产生积极影响;其五,正确对待幼儿的过失和错误,儿童是在错误和过失中不断学习成长的,要引导幼儿认识错误,吸取教训,避免挫伤幼儿的积极主动性;其六,不要过分保护,过分保护指的是包办代替和控制。包办代替影响孩子独立做事能力和技巧的培养,其直接后果是剥夺了儿童在解决问题中,在困难中锻炼成长的机会。控制是父母将孩子严格地限制在父母规定的范围内活动,必须按父母的旨意生活。

Notes

长期受到过分保护的儿童容易形成不良的心理品质。

4. 童年期心理健康维护　其一,帮助童年期的学龄儿童尽快适应学校环境,如尽快熟悉学校的制度、课程安排、任课老师和班级同学。耐心地从品德行为、课堂纪律、学习方法、体育锻炼、劳动卫生等方面引导儿童对自己进行规范和约束;其二,按照儿童的心理发展规律来安排教学内容和教学方法,培养儿童广泛的学习兴趣;其三,合理安排学习任务,实施素质教育,这是保障儿童心身健康的重要措施;其四,发现心理问题及时解决;其五,关心爱护儿童,善于体验他们的情绪反应,疏导不良的情绪,鼓励儿童的自信心和独立性;其六,利用有利条件和主导文化培养儿童的价值观、时间观念、竞争意识、自强自立精神,拒绝不良社会风气和不健康的文化侵蚀。

二、青少年期心理发展与心理健康

青少年期,指少年期和青年初期。少年期(11~16 岁)指初中阶段,青年初期(15~18 岁)指高中阶段。少年期和青年初期又统称为青春期。青少年期是个体生长发育的特殊时期,是心身发育的重要转折阶段,是从儿童期的不成熟状态向青年期的成熟状态的过渡时期,是生理变化最明显,有强烈的独立性和自觉性,又有极大的依赖性的时期。

（一）青少年期的心理发展特点

1. 生理发育变化显著　青少年生理发育变化很大,身高和体重迅猛增长。在内分泌激素的作用下,青少年性器官发育,第二性征出现,男性出现遗精,女性出现月经来潮。脑和神经系统发育基本完成,第二信号系统作用显著提高。

2. 认知能力发展迅速　青少年认知能力的发展主要体现在思维的发展方面。抽象逻辑思维的发展是初中生思维发展的主要特点。在思维的品质上,初中生思维的创造性和批判性开始了明显的发展,同时思维中的表面性和片面性问题也突出地表现出来。具体表现为:在思维活动中能够进行独立思考,独立发现问题、分析问题和正确解决问题。他们一方面对他人的意见经常持怀疑和批评的态度,另一方面能够认真地审视自己的观点,调解和检查自己的认识。但是他们在分析问题时,还经常被事物的外部特征所困扰,很难揭示事物的本质特征,这是他们思维表面性的表现。其片面性表现在他们看问题极端、偏激,有时抓住一点不计其余。高中生的形式逻辑思维和辩证逻辑思维发展迅速,他们在概念、推理和逻辑法则运用能力的发展是他们形式逻辑思维发展的具体体现。而在他们头脑中能够运用对立统一的矛盾规律来反映客观事物的思维活动则是他们逻辑思维发展的表现。高中生创造性思维的构成以求异思维为主要成分,以求同思维为次要成分,在创造性解决问题的过程中,两者密切配合、协调发展。

3. 情绪趋于复杂与冲突　处于青少年期的个体情绪发展不稳定,内心情感复杂而多变,情感体验丰富而又不愿对他人吐露,经常以记日记的方式倾吐自己的情感体验和内心秘密。情绪不稳定,容易发脾气。内心往往充满矛盾。当理想与现实一致时则兴高采烈,理想与现实相左时则心情郁闷。与成人尤其是与家长的关系处理时极易产生对立情绪。

4. 人格可塑性强　青少年的个性特征处于似成熟非成熟、想独立又独立不了的阶段。自我学业意识、自我体验意识、自我成就意识、"成人感"都在迅速加强。青少年社会性发展体现在品德的发展和人际交往的发展。品德发展的特点表现在从初中生的动荡性、不稳定性发展到高中生对道德认识的稳定性、自觉性以及道德情感的成熟性等。而人际交往的发展特点则体现在青少年从普遍的同性同伴交往逐渐向既和同性同伴交往又和异性同伴交往的过渡。随着青少年进入性器官发育的关键时期。青少年性功能发展逐渐成熟,性意识逐渐觉醒,对两性和两性关系有了神秘的心理体验。开始对异性有好感和兴趣,在言行举止等方面都努力吸引异性的关注,出现相互吸引、爱慕的现象。

（二）青少年期心理发展的常见问题

青少年处于生理发展和心理发展的不平衡阶段,同时又容易受到来自家庭和社会诸多因素

Notes

的影响,容易产生一些心理问题。因此,对青少年的心理问题要及早发现,及时疏导、干预。

1. 自我意识问题　自我意识是个体对自身的认识和理解,包括自我认识、自我评价、自我控制。当青少年缺乏综合认识自我的能力时,便会过分依赖外界评价,不能对自己形成稳定认识。表现自主性差,依赖成人和其他环境因素的要求和控制,不能独立自主地制定目标、计划和持续实现目标。当自我评价出现问题时,青少年或者过高或者过低评价自己。过分高估自己会导致自负,做事冒险鲁莽;自我评价过低可能会导致放弃尝试,逃避困难,丧失发展和锻炼的机会。如果青少年常常处于消极的自我体验中,就会形成强烈的自卑感。为了回避失败,自卑的人更多地选择逃避和放弃,长时间便会造成学习成绩下降,缺乏积极性。

2. 与学习相关的问题　青少年学习的心理健康问题几乎涉及学习的各个方面,既包括学习的动机、兴趣等,也包括学习的方法、态度、情感等。良好的学习习惯有利于提高学习的效果,反之则给学习带来困难。学习缺乏兴趣难以激发学习的热情和积极性,导致学习效率低下。

3. 不良情绪问题　情绪问题是指由于情绪稳定性差,过度的情绪反应和持续的消极情绪导致的心理问题。青少年的情绪稳定性差,容易动感情。情绪高亢时充满热情和激情,富有朝气;情绪低落时意志消沉,消极悲观。由于青少年的情绪特征决定了他们容易出现情绪健康问题,如焦虑、恐惧、抑郁等。

4. 人际关系问题　青少年的社会交往和人际关系对他们的成长至关重要,他们处理人际关系的能力直接体现了其心理健康的水平。人际关系问题主要表现为:①亲子关系问题,如孩子与父母的敌对、疏远、过分依赖等;②师生关系问题;③同伴关系问题,如青少年不良情绪和有缺陷的个性特征不被同伴接纳,影响了同伴间的交往;不能正确处理同伴间竞争与合作的关系而影响了人际关系;还有的青少年孤僻退缩,受到同伴的忽视而影响了人际交往;缺乏交往技能,不会交往策略也同样影响同伴关系。

5. 行为问题　青少年的行为问题是指在精神状态正常的情况下,表现出的不符合社会期望和规范,且妨碍适应正常社会生活的行为。常见的青少年不良行为有说谎、偷窃、打人、骂人、抽烟、喝酒、考试作弊、离家出走、逃学、赌博、沉迷网络等。

6. 适应发展问题　青少年面临的适应与发展问题主要为环境适应,如生活环境适应和学习环境适应(升学和就业);人际适应和自我适应,如对自己身体发育的适应和心理发展的适应。

(三) 青少年期心理健康维护

1. 尊重和发展青少年成熟的自我意识　家长和学校应尊重青少年的个人隐私,帮助他们发展出良好的自我意识。学校应及时开展青春期的自我意识教育,使青少年能够认识到自身的生理、心理发展变化规律,学会客观地认识自己。

2. 引导和塑造青少年健康的性意识　家长和学校应及时地对青少年进行性教育,这包括性知识的传授和性道德的警示,例如性生理健康、性心理健康、性道德和法制教育。通过教育消除青少年对性器官及第二性征的神秘、好奇、不安、恐惧;培养高尚的道德情操;提高法制观念;自觉抵制黄色影视书刊的不良影响。

3. 培养青少年驾驭情绪的能力　家长和学校应适时引导青少年学会用多维的、客观的、发展的观点去看待周围的人和事物,逐渐纠正他们偏激的认识,使他们的情绪趋于成熟。

4. 纠正青少年不良行为　首先,让青少年深刻认识到不良行为可能对自己、家庭和社会的危害;其次,教会青少年自我行为掌控的方法,减少不良行为的发生;第三,给青少年提供培养自我积极健康行为的机会和场所。

5. 引导青少年树立正确的人生观　青少年正处于人生观定型的时期,家长和学校要从多种渠道,适时引导他们树立起健康、积极、向上的人生观,培养他们拥有面对困难百折不挠,陷入绝境而仍能看到希望的坚定信念。

Notes

三、青年期心理发展与心理健康

青年期又称为成年初期,这一时期的年龄界定为18~35岁。从这个阶段开始,个体应该成为一个有能力承担社会责任和义务的真正意义上的社会人。

(一)青年期的心理发展特点

1. 生理发育成熟　个体在青年期各组织器官的生长发育趋于成熟。骨骼骨化完成,身高增长逐渐停止。身体各项生理系统功能指标趋于平衡。男女体态区分明显,生殖系统功能成熟,已具有良好的生殖能力。身体素质包括机体在活动中表现出来的力量、耐力、速度、灵敏性和柔韧性等都在青年期进入高峰。脑的形态与功能已趋成熟。

2. 认知思维发展成熟　青年期的认知发展表现为以思维为核心的智力方面的发展变化。个体的思维优势主要表现在理解能力、分析能力、推理能力以及创造能力等方面。这个时期的个体已具有较为稳定的知识结构和思维结构,并积累了许多经验,思维品质趋于稳定。另外,个体在青年期的智力特点主要体现在对知识的应用上,由于知识的获得及应用在这个年龄阶段形成了良好的结合,这使得青年期个体智力结构中的诸要素在基本保持稳定的同时,仍向高一级水平发展。在记忆方面,青年期是个体一生中逻辑记忆能力发展的高峰期。

3. 情绪情感丰富强烈但不稳定　青年期个体的情感体验进入最丰富的时期,友谊与爱情的社会性情感占主导地位。同时其情感的内容也越发深刻且带有明显的倾向性。青年人伴随着不断接受新鲜事物,情绪出现强烈但不稳定的特征,有时出现明显的两极性。虽然青年期的个体对自己感情的控制力有所增强,但有时仍表现情绪起落大。诸如恋爱挫折等很容易造成抑郁和情绪波动,甚至出现心因性反应及其他严重后果。

4. 意志发展迅速　青年人的意志力是发展相当充分的时期。其表现在自觉性与主动性的增强,遇事常常愿意主动钻研,而不希望依靠外力。随着知识与经验的增加,行为的果断性也有所增强,动机斗争过程逐渐内隐、快捷。由于神经系统功能尤其是内抑制的发达,动机的深刻性和目的水平的提高,自制力与坚持精神都有所增强。但需要认识到的是,如果意志力表现在脱离现实的活动中时,则对个体是消极的和有害的,对社会也可能具有严重的破坏作用。

5. 人格逐渐成熟　青年期是人格形成与成熟的重要时期,虽然其个性还会受到内外因素的影响而发生变化,但已相对稳定。其一表现为自我意识趋于成熟,一方面对自身能进行自我评价、自我批评和自我教育,做到自尊、自爱、自强、自立;另一方面也懂得尊重他人的需要,评价他人的能力也趋于成熟。其二,青年的人生观、道德观已初步形成。其表现为对自然、社会、人生和恋爱等都有了比较稳定而系统的看法,对自然现象的科学解释,对社会发展状况的基本了解,对人生的认识与择偶标准的逐步确定表明其社会化的进程已大大加快了。其三,能力提高,兴趣、性格趋于稳定。青年人各种能力发展不一,但观察力、记忆力、思维力、注意力等均先后达到高峰。兴趣基本稳定,持久性在提高。

(二)青年期心理发展的常见问题

1. 社会适应问题　青年期的自我意识迅猛增长,成人感和独立感、自尊心与自信越来越强烈,期望个人的见解能得到社会与他人的尊重。与此对照,他们的社会成熟则显得相对迟缓,社会生活中常常会遇到各种挫折与人际关系的矛盾。青年期是自我摸索、自我意识发展的时期。当个人对客观事物的判断与现实相统一时,就能形成自我认同,否则,就会产生心理冲突,重者发展为自我拒绝。青年期也正是社会实践深化的阶段,社会交往开始向高层次发展,比如交往有选择性、自控性等。但是由于种种原因,有些青年不能很好进行社会交往,甚至形成社交障碍,为此而感到苦闷、自卑,以至于影响了心身健康。

2. 情绪情感问题　青年人富有理想、向往真理、积极向上。但往往由于认识上的局限性和尚处于走向成熟阶段,易产生某些误区。如青年人常常认为"凡是需要的都是合理的",如不能满足需要则引起强烈的情绪不满。青年人容易在客观现实与想象不符时遭受挫折打击,以致消极颓废甚至萎靡不振,强烈的自尊也会转化为自卑、自弃。青年人虽然懂得一些处世道理,但却不善于处理情感与理智之间的关系,以致不能坚持正确的认识和理智的控制,而成为情感的俘虏,事后又往往追悔莫及,苦恼不已。

3. 性的困惑问题　青年时期,是发生性及其他心理卫生问题的高峰期。这与青年时期性生理成熟提前与性心理成熟相对延缓的矛盾有关,与性的生物性需求与性的社会要求的冲突有关,也与整个社会的性心理氛围是否健康有关。青年性心理卫生问题较多,主要有:

(1) 对性的好奇与敏感:青年人对性的好奇与性知识的需求是其人生发展的必然现象,既非可耻,亦非罪恶与下流。但是在现实生活中,一方面青年人对性的自然属性了解不多,常常发生对性的神秘感,可耻感与禁忌感。另一方面青年人对性的社会属性知之甚少,因而常发生对性的随便、越轨与不负责任。

(2) 性需求与性压抑:在青年期,随着性生理的成熟,男女青年常常表现出不同程度的性冲动。在一部分青年中发生的性幻想、性梦与手自慰,对缓解自身性的紧张与冲动是有益的。但是,由于谈性色变等保守观念依然影响着部分当代青年,有些青年强迫自己否认、回避性需求,长期处于紧张焦虑等状态下,形成严重的性压抑。一方面性压抑表现为对身体的正常性反应感到困惑和厌恶,内心不安、焦虑、矛盾冲突剧烈;另一方面性压抑表现为性恐惧和性敏感。诚然,适当的抑制是符合社会需要的,是成熟的反映。但严重的压抑性则会有害健康,导致性欲畸变,性能量退化,引发性扭曲。更有甚者,表现为窥视、恋物等性心理行为障碍。

(3) 异性交往的问题:对异性的兴趣和异性交往的渴求、恋爱、结婚,这是一个人人必须经历的生理、心理和社会行为的发展变化过程。青年人与异性交往的愿望非常强烈,这是正常的心理表现。但是在现实中,男女交往不甚理想。许多人羞于与异性交往,常常拒异性于千里之外,在异性面前表现得非常紧张,不自然、脸红、心跳加快、说话语无伦次。缺乏或不善于与异性交往是青年烦恼的主要原因。

(三) 青年期心理健康维护

1. 针对青年人的社会适应问题,可以采取以下方法维护心理健康:

(1) 使青年正确地认识自己,了解自己的长处与不足,这是进行自我评价的前提。学会辩证的思维,对现实用客观的标准去衡量,这是进行自我肯定的必要步骤。

(2) 帮助青年确定切合实际的奋斗目标,从而避免不必要的心理挫折和失败感的产生,同时正确对待失败和挫折,并能从中汲取教训和经验。

(3) 使青年了解相互交往的重要性,在封闭自我与开放自我中选择后者。帮助青年增加交往的途径,提供更多参加交往的机会。

2. 针对青年人情绪情感问题,作如下情绪情感调节的方法:

(1) 期望值适当:有的青年把自己的抱负定得过高,一旦未能实现或受到嘲讽,则易郁郁寡欢。如果目标定在自己的能力范围之内,自然心情就会舒畅。同时,对他人的期望也不易过高。

(2) 增加愉快生活的体验:每一个人的生活中包含有各种喜怒哀乐的生活体验,对于一个心理健康的人来说,多回忆积极向上、愉快生活的体验,有助于克服不良情绪。

(3) 使情绪获得适当表现的机会:人在情绪不安与焦虑时,不妨找自己信任的朋友诉说,或找心理学专业人员咨询,把内心的想法与情感与他人分享,心情就会平静许多。

(4) 行动转移法:克服某些长期不良情绪有多种方法,可以用新的工作或新的行动去转移不良情绪的干扰。贝多芬曾用从军来克服失恋的痛苦,所以行为转移法不妨是一种好的选择。

3. 针对青年人的性困惑问题,主要应采取以下应对措施:

(1) 对性有科学的认识:对性有正确的知识与态度是性心理健康的首要问题。性既不神秘、肮脏,也并非自由、放纵。

Notes

(2) 正确理解性意识与性冲动:对性冲动的认识,首先要接受其自然性与合理性。越是不能接受、越压抑、越矛盾,性冲动有时会表现得越强烈甚至表现为病态。

(3) 增进男女正常的交往:缺乏异性交往,是性适应不良的原因之一。两性正常、友好交往后,往往会使青年男女更稳妥、更认真地择偶,会在交往中加深了解,逐步发展,会减少因空虚无聊而恋爱的比例,婚姻的成功率也会更高。

四、中年期心理发展与心理健康

中年期又称为成年中期,一般指 35~60 岁这段时期。中年期自青年期而来,向老年期奔去,它是夹在青年期和老年期之间的漫长发展阶段。

(一)中年期的心理发展特点

1. 生理功能逐渐衰退　中年期,特别是在中年后期(50~60 岁)人体的心血管系统、呼吸系统、内分泌系统等各脏器系统的功能开始减退。这个时期是生命过程中由生长、发育、成熟到逐渐衰老的转折期,也是各种主要疾病容易发生的时期。

2. 心理能力继续发展　中年期心理能力的发展主要表现为以下方面:

(1) 智力发展到最佳状态:人在中年时期,其知识的积累和思维能力都达到了自身较高的水平,善于联想,善于分析并做出理智的判断,具有对社会经验和各种知识进行思考后的洞察力,具有独立解决复杂问题的能力。成人智力发展的最高境界就是创造力的发展,中年期是创造力表现最好的时期,也是最容易出成果和事业上取得成功的重要阶段。

(2) 情绪趋于稳定:中年人较青年人更善于控制自己的情绪,较少冲动性,有能力延迟对刺激的反应。

(3) 意志坚定:中年人的自我意识明确,了解自己的才能和所处的社会地位,善于决定自己的言行,有所为和有所不为。对既定目标勇往直前,遇到挫折不气馁。同时也有理智地调整目标并选择实现目标的途径。

(4) 人格稳定,特点突出:人到中年,个体之间在能力、气质、性格等心理特征以及需要、兴趣信念等个性倾向性方面存在着明显的差异。在几十年的生活实践中,中年人经历了自我意识的建立、改造与再完善的反复锤炼和再社会化过程,稳定的表现出自我独特的风格。这有助于其排除干扰,坚定信念,以自己独特的方式建立稳定的社会关系,并顺利完成自己追求的人生目标。

(二)中年期心理发展的常见问题

1. 心理疲劳　人到中年后,随着生活阅历的积累、知识技能的成熟,已逐渐成为各行各业技术的能手、管理的行家、财富的主要创造者和支撑社会的中流砥柱,进而成为推动社会进步和发展的中坚力量。因此,中年人肩负着巨大的社会责任,面临着极大的工作压力。同时,在家庭内,中年人不仅要抚养子女和引导子女成长、成才,还承担着照顾双亲甚至祖父母安度晚年的家庭责任。在背负社会和家庭的双重责任下,许多中年人常常陷入角色超载和角色冲突之中。

角色超载(role overload)是指个体在有限的时间内对同一角色有过多的要求和期望所导致的紧张状态。例如,一位教授在同一时期要在四所不同的大学兼职任教,他要认真对待每所大学的每次讲授,使得他赶场般地奔波,这是"教授"角色的严重超载。

角色冲突(role conflict)是指个体的各种不同角色的需求和期望之间相互发生矛盾冲突的情况。例如,医生因为经常加班抢救病人而无法照顾家庭,不能很好地履行丈夫或妻子和父亲或母亲的责任,这时"医生"角色同"丈夫""妻子"、"父亲""母亲"角色发生冲突。

中年人在这些沉重的责任和压力下,在开创自己的事业、处理各种复杂的人际关系、扮演多重社会角色的过程中,要不断权衡利弊,常常处于一种思考、焦虑、郁闷、担心的状况,感觉心力交瘁,出现心身疲劳的一系列表现。如记忆力、注意力下降,学习和工作效率降低;情绪不稳,易冲动,易焦虑,心境不佳;睡眠质量不高;全身乏力、食欲减退、全身不适等。心理疲劳的中年人,似乎总在忍受着一种精神痛苦的折磨,心中积压着委屈、苦闷、烦恼等负性情绪。他们无奈、被动地做着似乎永远做不完的事情。

2. 更年期综合征   更年期指的是人类的生殖、生理功能由盛转衰的过渡时期,是一个比较特殊的生命变更时期,男女有所差异。目前国际上公认的更年期年龄是:女性 40~60 岁,男性 45~60 岁。更年期综合征的发生与否及严重程度有很大的个体差异,除了与性激素下降的速度和水平有关外,还与遗传因素、身体素质、神经类型、心理状态、健康状况、社会环境等因素密切相关。据不完全统计,大约有 5%~10% 的妇女会发生更年期综合征。约 75% 的妇女会在更年期出现一些不适的症状,没有自觉症状的约占 25%。更年期综合征主要表现为一组以自主神经功能失调为主的心理和躯体症状。这包括焦虑、失落、孤独的心理状态以及敏感多疑、嫉妒、急躁等行为表现。

3. 家庭与婚姻矛盾   如果中年人要保持身心健康,在事业上有所作为,则需要一个安定、和睦的家庭作后盾。但是,夫妻关系问题往往成为影响中年人心理健康,阻碍其事业发展的不利因素。另外,家庭中父母与子女的关系也是中年人常常遇到的困惑之一,常因此影响家庭的和睦,同样是影响心理健康的因素。

(三)中年期心理健康维护

中年人的心理健康关系到其事业的发展、家庭的和睦以及社会的稳定,因此中年人的心理健康维护至关重要。

1. 针对中年人的心理疲劳,采取如下心理调适方法:

(1)扩大关注的范围,要不断提醒自己工作固然重要,但它不是生活的全部。除了工作之外,还要关注家人的感受、朋友的关系、业余爱好以及工作以外的社会活动等。要注意生活目标的多样性。要给自己创造缓解压力的平台。

(2)留出属于自己的私人时间。

(3)善于抓住工作的重点。

(4)树立正确的成败观,为此必须清晰地区分出哪些事情是自己能力所及的,哪些事情是自己鞭长莫及的,要有自知之明。对于那些鞭长莫及的事情要冷静地予以接受。对于成功和失败都要泰然处之,既不过分地渴求成功,也不过分地责难失败。世界上没有永远的胜利者,也不存在永远的失败者。每个追求目标的过程,既有成功的希望,也包含失败的可能,因此对于成功和失败都要坦然接受。

(5)不要求全。在中年这个特定的发展时期,几十个社会角色一下子集于一身,而这些角色之间又常常发生矛盾冲突,所以常常使许多中年人陷入力不从心、困惑、焦虑的境地。究其原因,痛苦的根源在于他们想将事事都做得优秀,但这是不可能的。俗话说"鱼和熊掌不可兼得","有一得必有一失"。所以,中年人要想缓解自己的压力,就要放弃求全的观念。

(6)学会倾诉。有了心理压力通过向人倾诉的方法,可以让自己同问题之间保持距离,确保自己尽可能冷静地分析、客观地处理问题。

2. 针对更年期综合征,采取如下心理调适方法:

(1)正确认识更年期的心身反应,认识更年期的到来是生命的规律。要树立对自己健康状况的信心,减轻心理负担,以乐观的态度对待这一生理过程。

(2)养成有规律的生活习惯。保持日常饮食、睡眠、工作活动等生活作息平静而有规律,避免过度紧张和劳累,要劳逸结合。

(3)提倡家庭与社会的关心。家庭成员、单位同事、领导应该学习更年期的基本知识,正确地理解更年期群体的脆弱和不稳定性,给予多方面的体贴和照顾,建立更好的社会支持系统。

(4)加强自我调节和控制,学习各种放松方法。

Notes

3. 针对家庭与婚姻矛盾,其一,要增进夫妻间的沟通交流,即使是多年夫妻,也要相互沟通,消除误会。促进建立"夫妻认同感",夫妻双方在情感与行为上就会表现出较高的同一性。其二,培养良好的子女养育方式,"孩子是父母的镜子",父母是孩子的第一任老师。父母的身教是最好的言教。要想培养高质量的后代,父母要有良好的教育与修养,不过度保护,也不放纵姑息,采取一致的态度与处理问题的口径,同时也要调整好适度的期望值。

五、老年期心理发展与心理健康

老年期也称为成年晚期,指60岁至死亡这一阶段。我国60岁以上的老年人已经超过1.2亿,已步入老龄化社会。老年人除了生理上的正常衰老,心理也在发生不断的变化。因此,提高老年人的心理健康水平已经成为我国的一个重要卫生课题。

(一)老年期的生理心理特点

1. 生理特点　老年人的生理功能处于程度不等的全面衰退状态,既有形态上的改变,又有功能上的下降,既有随年龄增大逐步出现的生理性衰老,也有因老年疾病而出现的病理性衰变。有的衰老直接带来了生活上的不便、身体上的不适,有的则带来心理上的不安。各大系统的衰退使身体抵御外界刺激的能力下降,自我修复的能力减退。因此,身体容易患上多种疾病,患病后的治疗康复变得比较困难。

2. 心理特点

(1)感知觉减退:视觉、听觉、味觉、嗅觉能力减退,皮肤的冷、热、触、痛觉下降,而听力的失真又影响了言语交流或对外界信息的接收。这给老年人生活带来很大影响。

(2)记忆能力下降:老年人的近期记忆保持效果差,远期记忆保持效果好一些,对往事的回忆准确而生动。从记忆的类型而言,老人机械记忆下降明显,速记、强记困难,但理解性记忆相对保持。

(3)智力的发展与衰退:随着年龄的增长,智力出现了发展与衰退两种对立的倾向。人老未必智衰。智力和体力一样,用则进,不用则退。老年人具有前半生积累的丰富知识和经验,如果他们坚持学习新的知识,用心思考问题,运用心智技能从事某些脑力创造活动,他们的智力仍会有所发展。否则,智力将逐渐衰退。老年人的液态智力下降明显,晶体智力相对稳定易保持。老年人概念学习的能力下降,推理能力下降,思维的敏捷性和逻辑性逐渐下降,解决问题的能力亦随年龄的增长而下降。

(4)情绪变化:老年人的情绪趋向不稳定,常表现为易兴奋、易激怒、喜欢唠叨,常与人争论,情绪激动后需较长时间才能平息。还有部分老年人由于长期情绪压制,容易陷入抑郁状态中,常感到寂寞、孤独、郁闷。

(5)人格特征相对稳定:许多研究证实,老年人人格特征随着年龄的增加仍然会保持相对的稳定性。但是,生活经历对老年人的人格是有影响的。生活中的常规事件对人格变化影响不大,但非常规事件可能会导致老年人人格特征的改变。如容易多疑,办事固执,刻板,缺少灵活性。有些老人变得自我中心、不合群、懒散、保守。

(二)老年期心理发展的常见问题

1. 失落感　离退休是一个人社会角色的转变,从一线变为二线,从上级变为"闲人",从命令指挥别人到无人指挥,从有职有权到平民百姓等,这种转变令不少老年人不适应。个人的经历和功绩,易使某些老年人尤其是男性产生权威思想,要求小辈听他们的话,尊重他们,否则就生气、发牢骚,常因此造成矛盾和冲突。

2. 孤独感　老年人从工作岗位上退下来以后,生活学习一下子从紧张有序转向自由松散状态。子女离家(或称"空巢现象"),亲友来往减少,门庭冷落,信息不灵,出现与世隔绝的感觉,感到孤独无助,甚至很伤感。尤其是独居的老年人这种心理更加明显。

3. 恐惧　老年期最大的恐惧是面对死亡的恐惧。老年人常常患有一种或多种慢性疾病,给晚年生活带来痛苦和不便,因为体弱多病,自然常会想到与"死"有关的问题,并不得不做出随时迎接死亡的准备。特别是对于某些患有癌症等难以治愈疾病的老年人,有 1/4 以上常表现出惊恐、焦虑、不知所措。一些老年人表示并不怕死,但考虑最多的是如何死。一般老年人都希望急病快死,最怕久病缠绵,惹人讨厌,为摆脱这种局面,而四处求医,寻找养生保健之术。

4. 多疑　由于老年人的认识能力下降,常不能正确认识外界事物与自己的关系。在自我价值感的丧失与较高的自尊心的交织影响下,老年人常表现的过分关注家庭成员或其他人对自己的看法,对晚辈间的谈话、做事过分敏感。

(三) 老年期的心理健康维护

1. 针对权威心理应采取的措施

(1) 善于急流勇退:"长江后浪推前浪",老人要经常看到年轻人的长处,大力扶持年轻人走上领导与关键岗位。让年青人在自己的实践中不断成长起来。

(2) 找回自己的兴趣与爱好:每位老年人都曾有过兴趣爱好,但年轻时"有闲无钱",中年时"有钱无闲",只有到了老年才"有钱有闲",也到了该享受人生的最佳时间。所以离退休后,应培养自己的享乐能力,找回自己的兴趣爱好,好好去体验人生的丰富多彩。

(3) 坚持用脑:老年人应遵循"用进废退"的原则,坚持学习、坚持科学用脑,不但有利于减慢心理的衰老进程,而且能不断学习新事物,继续为社会做贡献。

2. 针对孤独心理应采取的措施

(1) 认识孤独带来的危害:老年人的孤独与封闭是造成心身健康损害的原因,这常常会加快老化的过程。所以认识到孤独状态会给老年人带来伤害是克服孤独的第一步。

(2) 加强人际交往:老年人离退休后,应尽可能保持与社会的联系,量力而行,继续发挥余热。只有走出家门,加强人际交往,才能找到生的意义,生的乐趣。

3. 针对恐惧心理应采取的措施

(1) 确立生存的意义:有意识地迎接死亡的来临是对老年人的巨大挑战。只有对死亡有思想准备,不回避、不幻想,必要时对死亡做出决断,才能让老年人从容不迫,义无反顾地给自己画上一个圆满的句号。死赋予生以意义,所以老年人更能珍惜时间,尽量完成尚未完成的心愿。

(2) 老年人也要有性生活:老年人有没有适当的性生活是生命质量的体现,也是老年人面对死亡恐惧的一种较好的缓解方法。性是爱与生命的源泉,对生活的"内驱力"有重要影响。当然,老年人的性行为不可能像年轻人一样,而是轻柔小心,有时仅仅是皮肤的接触就能够获得性的满足。

(3) 家庭与婚姻的和睦:老年人的生活有子女体贴照料,有病能及时诊治,经济上有保障,特别是与老伴友爱互助,就会倍享天伦之乐。而帮助丧偶的老年人在其自愿的前提下重组家庭,对于孤寡老人的心理也是一个重要的调节。

4. 针对多疑心理应采取的措施

(1) 注重人际关系的协调:老年人真挚的感情,和蔼可亲的态度,平易近人、宽大为怀、富于幽默的风格,对人对己能够恰当给予评价,能以亲切的态度理解他人,也能以坦率的态度赢得他人的理解,这样必定能够营造良好的人际关系,避免猜疑心理的滋生。

(2) 保持一定的社会活动和社会参与度,建立老年人的自我价值感。

(3) 通过自身的学习和训练,发展老年人积极的人格特征,要学会互相体贴,互相谦让、互相宽容、互相信任。如果老人真正做到和他人互敬、互爱、互信、互助,在现实生活中时时注意优化自己的行为方式,这样人格特征将会向理想方向发展。

5. 树立"健康老龄化"的新观念　世界卫生组织(WHO)于 1990 年提出实现"健康老龄化"的目标。即健康的老年人不单指个体身体状况的良好,日历年龄的延长,也包括老年人心理年龄、社会年龄的延长。1999年,世界卫生组织又提出了"积极老龄化"的口号。"积极老龄化"表达比"健康老龄化"更为广泛的意思。"积极"一词不仅仅指身体活动能力或参加体力劳动,而且指不断参与社会、经济、文化、精神和公民事务。积极老龄化改变了人们对"老"的看法。传统观点认为"老而无用","衰老等于疾病","老年人是社会的负担"等歧视老年人的消极状态。现代观点认为:老年人是宝贵的社会财富,老有所为,老年人不仅可独立自主,不求回报地服务于家庭和社区治安,给社会带来不容忽视的贡献。同时,老年人也获得了自我实现,体现自我价值的机会。由此看来,老年人要保持一个良好的心理状态还需要积极的社会参与。

(马 辛)

第四节 心理健康教育与心理健康促进

随着社会的进步和发展,生活条件的改善,人们越来越认识到健康的重要性,并积极采取各种手段增进躯体的健康。当人们面对社会的各种竞争和压力,随着健康观念的转变,也越来越体会到心理健康的重要性。由此,心理健康教育与心理健康促进工作越来越受到党和政府的重视,在卫生、教育等领域被广泛开展。

一、心理健康教育与心理健康促进的概念

(一)心理健康教育的概念

心理健康教育(mental health education)是旨在通过采取各种行之有效的、有针对性的活动,帮助对象人群或个体形成健康的心理,从而更好地适应社会,正常、健康地成长和发展。心理健康教育既包括帮助受教育者维持正常的心理状态,也包括帮助已经出现了不良心理状态及不健康者及时摆脱不良的心理状态,实现心理疾病的预防、治疗康复及提高心理健康水平。

开展心理健康教育要依据心理学的理论和技术,采用健康信息传播、日常教育等措施,根据受教育者的生理、心理发展规律,有目的、有计划、有组织、有系统地培养他们良好的心理素质,开发心理潜能,进而促进身心和谐发展和素质的全面提高。

(二)心理健康促进的概念

世界卫生组织(WHO)定义健康促进(health promotion)"是促使人们维护和提高自身健康的过程,是协调人类与环境的战略,规定个人与社会对健康各自所负的责任。"1995年WHO西太区办事处发表《健康新视野》(*New Horizons in Health*),提出:"健康促进指个人与其家庭、社区和国家一起采取措施,鼓励健康的行为,增强人们改进和处理自身健康问题的能力。"

由此可见,健康促进是一个综合的教育,是调动社会、经济和政治的广泛力量,改善人群健康的活动过程,它不仅包括一些旨在直接增强个体和群体知识技能的健康教育活动,更包括那些直接改变社会、经济和环境条件的活动,以减少它们对个体和大众健康的不利影响。

1986年首届国际健康促进大会上,通过了健康促进的五个活动领域:

1. **建立促进健康的公共政策** 促进健康的公共政策多样而互补,包括政策、法规、财政、税收和组织改变等。由此可将健康问题提到各级政府各部门的议事日程上,使各级政府部门了解其决策对健康的影响以及所承担的健康责任。

2. **创造健康支持环境** 创造安全、舒适、满意、愉悦的工作和生活条件,为人们提供免受疾病威胁的保护,促使人们提高增进健康的能力及自立程度。

3. **加强社区行动** 发动社区力量,利用社区资源,形成灵活体制,增进自我帮助和社会支持,提高解决健康问题的能力。

4. **发展个人技能** 通过提供健康信息和教育来帮助人们提高做出健康选择的能力,使人们更有效地维护自身健康和生存环境。

5. 调整卫生服务方向   卫生部门不应仅仅提供临床治疗服务,而应该将预防和健康促进作为服务模式的一部分。卫生服务责任应由个人、社区组织、卫生专业人员、卫生机构、商业部门和政府共同来承担。

围绕健康促进领域,澳大利亚学者提出:健康促进具体应包括三个方面:①预防性健康保护(preventive health protection)——以政策、立法等社会措施保护个体免受环境因子伤害的措施;②预防性卫生服务(preventive health service)——提供预防疾病保护健康的各种支持和服务;③健康教育。

对健康促进概念的理解有助于理解心理健康促进概念。

(三) 心理健康教育与心理健康促进的关系

心理健康教育必须以心理健康促进战略思想为指导,得到心理健康促进的支持;心理健康促进框架包含了心理健康教育,心理健康促进需心理健康教育来推动和落实。

二、心理健康教育的目标、任务与功能

(一) 心理健康教育的目标

心理健康教育是提高受教育者心理素质和心理健康水平的重要途径之一。通过各种形式的教育,使受教育者了解基本的心理学知识,提高心理健康意识,促进心理的健康发展,是心理健康教育的主要目的。心理健康教育的具体目标是:维护、形成、促进个体或团体的心理健康,从而提高个体或团体的整体心理健康水平,为全面发展提供良好的基础。

(二) 心理健康教育的任务

心理健康教育的任务就是按照个体不同年龄发展阶段的心理特征和心理发展规律,通过各种有益的教育和训练,培养人们的健康心理品质,提高环境适应能力,改变不良的行为习惯,预防和消除各种心理问题及心理疾病,改善和提高患者的生活质量,促进健康和重新适应社会。

在当前的心理健康教育研究中,提倡积极心理健康教育模式,将任务重点放在培养儿童青少年及青年学生内在积极的心理品质、积极人格的塑造、积极认知方式的形成、积极意志品质的磨练、积极心态的调整、积极组织及组织关系的建立等。具体而言,包括培养真诚、忠诚、坦诚、诚实、正直、率直、信用、自信心、自制力、情绪控制能力、情绪调节能力、认识自己、客观地评价自己、有效地管理自己的能力、心理承受能力、环境适应能力、人际交往能力、人际吸引力等积极心理品质和各种智力潜能及非智力潜能的开发。

(三) 心理健康教育的功能

1. 调适性功能   调适功能是指针对已经产生心理行为问题的个体,提供具体的个别化的心理健康教育,使个体学会调节和适应,从而对自己和环境有一个重新的认识,改变原有不良的态度和行为,达到对社会生活的良好适应。

2. 预防性功能   预防性功能是指为个体或团体提供"防患于未然"的心理健康教育,使其掌握应对心理危机的方法,顺利度过成长过程中的各种困难,坚强地面对生活中的各种挫折和考验。

3. 发展性功能   发展性功能是指心理健康教育能够帮助不同年龄阶段的个体排除正常发展的障碍,完成各自的心理发展任务,形成良好的心理品质,提高心理成熟度,使身心得到和谐全面的发展,增强全面、主动地适应学习、工作、生活和社会的能力。

积极心理健康教育还致力于使人具有积极的理想追求、较好的社会功能、高效率的工作状态、建设性的人际关系、独立自主的人格和丰富多彩的精神生活等。

三、心理健康促进策略

心理健康促进策略指的是为达到计划目标所采取的战略措施。不同的计划目标有不同的

Notes

策略,策略的制定是一项难度较高的工作,既有原则性,又有灵活性。《渥太华宣言》中确定了健康促进的三大策略。

(1) 倡导(advocacy):是一种有组织的个体及社会的联合行动。为了创造有利于健康的社会、经济、文化和环境条件,要倡导政策支持,开发领导,争取获得政治承诺;倡导社会对各项健康举措的认同,激发社会对健康的关注以及群众的参与意识;倡导卫生及相关部门提供全方位的支持,最大限度地满足群众对健康的愿望和需求。

(2) 赋权(empowerment):健康促进的重点在于实施健康的平等,缩小目前存在的资源分配和健康状况的差异。为使人们最充分地发挥各自健康的潜能,应对个人赋权,授予群众正确的观念、科学的知识和可行的技能,获得控制那些影响自己健康的有关决策和行动的能力。同时,应对社区赋权,使社区人群的集体行动更大地影响和控制决定社区健康与生活质量的因素。

(3) 协调(mediation):健康促进涉及卫生部门、社会其他经济部门、政府、非政府组织、社会各行各业和社会各界人士、社区、家庭和个人。在改善和保护健康的健康促进活动中,必须使个体、社区及相关部门等各利益相关者之间协调一致,组成强大的联盟和社会支持体系,共同协作实现健康的目标。

以下将分别对社区、学校、医院三个领域的心理健康促进策略进行简单的介绍:

(一) 学校心理健康促进策略

学校心理健康促进是在学校心理健康教育的基础上发展起来的。学校心理健康促进强调通过学校、家庭和学校所属社区内所有成员的共同努力,给学生提供完整的、积极心理塑造的经验和知识结构,包括设置心理健康教育课程,创造安全健康的学校环境,提供合适的心理健康服务,让家庭、社区参与,形成广泛的合作,共同促进学生的心理健康。

学校心理健康促进的目标人群可作如下分级:一级目标人群指学生(包括小学、中学、中等专科学校和大学学生)群体;二级目标人群包括学校领导、教职员工、学生家长、社区领导。

学校心理健康促进是通过心理健康教育实施和推动的,学校心理健康教育是根据学生心理发展特点,运用心理学的理论方法与技术,采取心理健康教育课、个别辅导、团体辅导等多种形式,对学生心理的各个层面实施有目的、有计划的影响,促进学生心理素质及综合素质全面提高与优化的教育活动。学校心理健康促进是一个长期、系统的过程。

1. 学校心理健康促进具有如下特点

(1) 以学生的身心发展特点为出发点,以专业理论与技术为支撑,教师与学生是相互尊重与平等的关系,体现了"以学生为中心"的教学原则。

(2) 以促进学生的心理健康成长,全面提高学生的综合素质为目标。

(3) 是一个长期的、系统的过程。

2. 学校心理健康促进的目标　其总目标是充分发挥学生的潜能,激发其个性得到全面健康发展。具体目标有两类,一是发展性目标,二是防治性目标。发展性目标强调发展学生的个性与潜能,提高学生在学习、生活、人际交往等方面的心理素质,使学生保持良好的心理健康状态,适应社会的发展需求。防治性目标是预防和矫正学生在学习与生活中产生的各种心理行为偏差或问题,促进学生的心理健康。

3. 学校心理健康促进的原则

(1) 全体与个别兼顾原则:学校心理健康促进是面向学校的全体学生,目的在于使每个学生的心理潜能得到充分的发展。心理健康教育也要兼顾学生的个别差异,对于一些已经产生特殊心理行为问题的学生则需进一步采取个别辅导或团体辅导的方式进行心理治疗,对于问题特别严重的学生,要帮助他们寻求更为专业的心理行为治疗。

(2) 科学性原则:心理健康促进的科学性体现在坚持用科学的手段观察、收集有关心理与行为方面的数据资料进行分析,依据学生当前的心理发展特点及需求,运用相关的理论技术,帮助他们解决各种心理问题,促进他们心理健康成长。

(3) 主体性原则:学校心理健康促进强调对学生的尊重,在教学和辅导过程中,要让学生充分体会到主体地位,教师通过尊重、积极关注、共情的方式,与学生建立良好的、平等的人际关系,使学生能打开心扉,挖掘内心真实情感需求,从而使学校心理健康促进工作取得实际效果。

(4) 辅导性原则:辅导是帮助个体认识自己和明智地去应用教育上的、职业上的和个人机会上的发展,能有系统地在学习上和生活上寻找到满意的调适。

(5) 发展性原则:学校心理健康促进强调学生心理素质的健康发展,强调个人潜能的挖掘和发挥,而不是局限于心理问题的解决。

(二) 社区心理健康促进策略

社区心理健康促进是指以社区为单位,利用心理学的相关理论、方法和技术,对社区内的居民提供以保障和促进人群心理健康为主要内容的健康服务,借以提高个体的整体素质,包括心理素质和社会适应能力,从而减少心理和行为问题的发生。

社区心理健康教育是一种方便、灵活的心理健康教育方式,它能解决一些尚处在萌芽状态的心理健康问题,避免这些问题带来的不良后果,它最贴近居民,了解居民的需求信息,能灵活地利用这些信息,为居民提供最佳的心理健康服务,解决居民日常生活中的一些心理问题。

社区心理健康促进的方法:社区心理健康促进工作,不仅是要开展心理咨询,解决社区居民中存在的心理健康问题,及早发现和治疗心理和精神疾病,而且要根据本社区居民的特点,利用各种途径和方法宣传心理健康的科学知识,帮助社区居民提高心理素质。可以采取以下心理健康促进的具体措施:

1. 建立心理健康网络,依托社区卫生机构网络开展心理健康教育,处理心身问题,发挥对公众的心理健康促进作用。

2. 设立心理咨询门诊。

3. 成立心理健康活动中心,面向社区人群开展形式多样的心理卫生宣传工作,进行心理健康普查。针对不同人群、热点问题如青少年教育、家庭关系、生活习惯、行为方式等,定期举办专题讲座。开展初级心理保健,有心理问题可及时解决,从而提高居民整体健康水平。

4. 配备心理健康宣传员,发挥市民学校的作用,把心理健康服务融入社区各项活动中,提升社区居民的心理健康意识,培养和促进社区居民的健康心理。

(三) 医院心理健康促进策略

医院健康促进是以健康为中心,以医疗卫生机构为基础,为改善患者及其家属、医院职工和社区居民的健康相关行为所进行的有目的、有计划、有系统的健康教育活动。医院健康促进不但包括医院健康教育,而且还包括能促进患者或群体行为或生活方式改变的组织、政策、法规和经济手段等社会支持的综合体。疾病预防、健康教育和健康保护是健康促进的三个核心组成部分。

医院心理健康教育的对象首先是患者和正常人,既包括在医疗情景中的各种患者,也包括受到潜在因素威胁的健康人、患有病痛或有各种不适而没有到医疗机构就诊的潜在的患者。其次是医务人员,尤其是临床一线的医护人员,开展对患者的心理护理,需要掌握心理健康促进的知识和方法。此外,还包括患者家属等其他相关人群。

医院心理健康促进的任务,不仅包括针对临床患者中与疾病症状相关的一些心理问题,与疾病的治疗、康复和预防有关的心理健康促进问题,改变不良行为习惯的问题,而且还包括医务人员加强心理健康教育方法、技巧的指导,维护心身健康的自我调节。由于职业的特点、紧张工作的压力,医务人员经常面对心理应激,对他们开展心理健康教育,让他们掌握心理健康促进的方法,不仅对维护他们的心身健康非常必要,而且也有利于他们在患者中开展心理健康教育。

Notes

四、心理健康教育与心理健康促进的成效与评价

心理健康教育与心理健康促进评价,是运用科学的方法和手段收集关于开展心理健康教育与促进工作的客观资料,了解其目标达成情况,并对其效果和存在的问题做出符合实际且恰如其分的评价工作。

（一）评价的性质

1. 评价贯穿于心理健康教育与心理健康促进项目的始终,是管理的重要组成部分　心理健康教育与心理健康促进项目的全过程包括计划设计、实施和评价项目产出。在这一过程中,评价最主要的作用是判定心理健康教育、心理健康促进项目实施后是否实现目标,达到预期效果。在计划设计和实施阶段的评价,是为了关注计划的科学性、可行性和适宜性,并对计划实施的进度和质量进行评估。

2. 评价的基本原理是比较　评价的实质是比较,包括项目客观结果与预期目标的比较、实际实施情况与干预活动计划的比较等。由此找出差异、分析原因,修正计划、完善执行,使项目取得更好效果。

3. 确定价值标准是评价的前提。

4. 测量是评价的重要手段,准确的信息是评价成功的保障　通过对评价指标的定量、定性测量,得出准确的评价结论。为此,需要有一套科学可行的评价指标体系及各项指标的测量标准与方法,还需要有完善的信息系统收集、分析并表达资料。

（二）评价的目的与意义

1. 评价的目的

(1) 确定心理健康教育与心理健康促进计划的先进性与合理性。

(2) 确定计划的执行情况,包括干预活动的数量与质量,确定干预活动是否适合目标人群,各项活动是否按计划进行,以及资源利用情况。

(3) 确定心理健康教育、心理健康促进计划是否达到预期目标,其可持续性如何。

(4) 项目的产出是否有混杂因素的影响,影响程度如何。

(5) 向公众和投资者说明项目结果,扩大项目影响、改善公共关系,以取得目标人群、社区、投资者的更广泛支持与合作。

(6) 总结心理健康教育、心理健康促进项目的成功经验与不足之处,提出下一步的项目方向。

2. 评价的意义

(1) 评价是心理健康教育、心理健康促进计划取得成功的必要保障。

(2) 评价可以科学地说明心理健康教育、心理健康促进计划的价值。

(3) 评价是一种改善计划,为决策者提供决策依据的管理工具。

(4) 评价结果可以科学地向公众、社区阐述项目效果,扩大项目影响,争取更广泛的支持。

(5) 评价可以提高心理健康教育专业人员的理论与实践水平。

（马　辛）

拓展阅读　健康心理学的发展趋势与当前任务

医学模式经历了生物医学模式、身心医学模式和目前的生物 - 心理 - 社会医学模式三个发展阶段。也就是说,人们对健康与疾病的理解不仅需要对生物学因素的认识,还包括对个体本身以及个体所处环境的认识。

世界卫生组织所提出的整体健康模式认为:健康是生理、心理和环境三因素的完整结合;而

Notes

疾病是整体素质不良的结果,这主要是不良的行为习惯和生活方式导致的。例如已经有越来越多的研究证明,有利于健康的习惯,如健康的饮食、定期的体育锻炼等,在保持良好健康状态方面具有重要作用。再比如,预防疾病的发生方面,因为遗传学的突破使疾病在表现出来之前就可以被鉴别出其风险基因。但如果人们能够正视潜在风险、提升风险意识、采取有效预防,则能够最大程度的规避疾病威胁。因此,整体健康模式强调个体调控自己行为和生活方式以提高自我整体素质,预防和治疗疾病的动机、态度和能力;强调医生对患者进行整体诊断、治疗和护理,以矫正患者不良行为习惯、改变不良生活方式入手,全面提高患者整体健康素质的职业素养和医疗理念。健康心理学正是基于这种健康理念而产生并不断发展、壮大起来的。

健康心理学是运用心理学知识和技术探讨和解决有关保持或促进人类健康,预防和治疗躯体疾病的心理学分支。其最早诞生于20世纪70年代后期的美国。当时,美国出于节约医疗保健经费开支与降低发病率的考虑,开始强调心理学应当研究有损人类健康或导致疾患的心理与社会行为因素,探讨预防和矫正不良行为以及帮助人们学会应付心理社会的紧张刺激。1978年8月美国正式成立了健康心理学分支,并提出了健康心理学的4项目标:第一,保持并促进健康水平;第二,预防并治疗疾病;第三,鉴别病因以及健康与疾病和相关功能障碍之间的相互关联;第四,分析并改善医疗保障体系和健康政策。由于健康心理学的研究及其工作实践与人类健康、个人幸福、社会进步息息相关,所以短短几年里就获得了迅猛发展。许多国家也都相继建立了健康心理学机构,虽然研究领域和美国差不多,但是,对健康心理学的研究方式各国不同。比如,德国健康心理学更侧重于医疗社会学,而荷兰的重点更接近包括临床心理学、健康教育学、身心医学,乃至哲学在内的健康科学。

我国健康心理学研究起步较晚,但有关心身问题的思想讨论却源远流长,早在先秦吕氏春秋中已记载"百病怒起",《内经》提出心身的联系,"怒伤肝,喜伤心,思伤脾,忧伤肺,恐伤肾"。在我国古代"养生"一词已蕴含有"心理健康""心理卫生"的意义。纵观明清以前从秦汉到18世纪末,我国心身问题的思想讨论一直走在世界各国前列。最值得重视且最有价值的乃是它的教育原则和方法,归纳为六个方面:①清静养神,健康之道;②调理情志,永葆青春;③节欲保精,心身健康;④修身养性,仁智者寿;⑤适应年龄,分段养生;⑥顺应自然,调养心身。健康心理学作为一门现代新兴学科在我国发展还不足30年。我国从1987年由精神病学界陆续创办了《中国心理卫生》、《临床心理学》和《健康心理学》等学术杂志。医学、心理学、教育学和社会学界的各类专家开始云集健康心理学研究领域,已取得不少研究成果,缩小了与欧美之间的研究差距。

纵观健康心理学已经走过的历程,它远远超越了以往的医学心理学、医学社会学、行为医学等相关学科,横跨心理学、医学、伦理学、教育学、社会学、行政学、政治学、经济学、体育学、营养学等多个学科领域,整合性十分明显。它当前的任务主要包括以下几个方面:

1. 健康心理学重视预防并矫正影响人类健康或导致疾病的不良行为。这些不良行为包括饮酒、吸烟等不良嗜好,也包括缺乏体育锻炼、不合理膳食等不良生活习惯。因此,相应的健康心理学所倡导的维系健康的具体措施包括如何让人们从小养成良好的健康习惯;如何推广常规性体育运动;如何设计媒体宣传活动以改善人们的饮食习惯;如何采取行之有效的方法帮助人们戒除吸烟、过度饮酒等不良嗜好。同时,健康心理学干预将继续集中在具有某些特殊疾病风险因素的人群,防止不良的行为习惯的形成。促进健康的努力不仅要针对于降低死亡率,而且还要减少患病率,提高整体生活质量。

2. 健康心理学兴起医疗整体保健运动,倡导医患合作,动员医患双方共同主动参与新的健康运动,追求完满健康状态。具体来说,医务人员不仅仅关心患者的躯体疾病,而是要对患者从生物、心理、社会、道德各维度全方位关心,以恢复患者在医疗中作为人的价值。同时,激励患者的自我能动性,在维护自身健康上发挥出无人替代、至关重要的作用。这种观念上的改变,将使

Notes

得医患关系远远超出原有医疗情境下,仅以疾病为纽带联系起来的关系模式,而成为一种真正意义上的全方位健康提升的关系模式。

3. 健康心理学注重应激与健康之间相关性的研究探索,并形成基于实证研究的应激有效应对方法。如用于处理创伤后应激障碍的心理干预方法;帮助那些处于生命威胁之中的人管理健康习惯的方法;还有一些帮助人们管理慢性疾病的临床干预方法。与此同时,随着社会节奏的日益加快,人们对生命质量提升的不断追求,更多的应激应对方法被广泛应用到各个领域:在医疗领域,健康心理学家必须预见到医疗技术对患者的复杂影响,并应帮助患者有效应对;在职业领域,健康心理学家应作为健康顾问,在改善卫生保健服务系统,培养员工健康习惯,提升员工健康水平方面发挥重要作用;在其他领域,健康心理学的应激研究与实践将继续集中在那些由于经济文化、社会转型等因素而压力倍增的特殊人群,如儿童、老人和贫困者。

4. 健康心理学认识到健康教育工作在提升大众健康水平中的重要意义。提倡充分利用各种机会传播健康知识,使得健康理念深入人心。健康心理学专家们应将晦涩、难懂的多学科知识融会贯通,深入浅出的通过言传身教,帮助民众提升保健意识、规避疾病风险、了解健康知识、实践健康策略。最终,通过个人健康水平的提升,带动整个家庭的健康发展,乃至营造社会的和谐稳定。

5. 在精神卫生领域,健康心理学家应与精神病学家、医学心理学家、临床心理学家等各领域专家合作,不仅仅在防治精神疾病,矫正不良行为,改善心理生理功能障碍等方面继续深入研究探讨。而且需要更多运用心理学的知识和方法以解决有关维护和增进人类健康的各种心理问题,把重点放在健康行为的形成和预防各种疾病的发生上,普及心理健康教育,建立合理的心理保健措施,以提高个体的心理应对和调控能力。

6. 健康心理学在改进健康保健系统和卫生政策方面发挥突出作用。健康心理学家要研究卫生机构和卫生专业人员对人们行为的影响,并据此提出改善健康保健系统的建议;探求运用心理学知识改进医疗与护理制度,建立合理的保健措施,节省医疗保健费用和减少社会损失的途径,以及对有关的卫生决策提出建议;采取循证医学的标准系统论证治疗效果,系统论证干预的成本效益,努力寻求减少医疗支出的方法。

总之,健康心理学作为一门新兴学科正在不断发展和逐步完善,它也面临着许多有待解决和探讨的问题。例如,如何按健康心理学的理念将社会资源进行有机整合;如何建立和实现被公众认可的健康心理学专家的正确路径和明确标准;如何设置适当的健康心理学相关机构并建立和健全相应的工作制度;如何看待和发挥文化因素对健康心理的重要意义等。同时,积极心理学作为一个新的研究领域,已经受到越来越多的研究者的关注。以积极心理学的思想和理念指导健康心理学的研究,也将会丰富健康心理学的内涵,凸显其研究目的,拓展健康心理学的研究领域,更新健康心理学的健康理念。

（马　辛）

参考文献

1. 崔光成 . 发展心理学 . 北京:人民卫生出版社,2007.
2. 唐平 . 医学心理学 . 北京:人民卫生出版社,2009.
3. 姜乾金 . 医学心理学 . 北京:人民卫生出版社,2005.
4. 姜乾金 . 医学心理学 . 北京:人民卫生出版社,2004.
5. 雷雳 . 发展心理学 . 北京:中国人民大学出版社,2009.
6. 吴均林 . 心理健康教育学 . 北京:民卫生出版社,2007.
7. 马骁 . 健康教育学 . 北京:人民卫生出版社,2004.
8. J.W.Santrock. 毕生发展 . 第 3 版 . 桑标,等,译 . 上海:上海人民出版社,2009.
9. 张明 . 跟踪成熟的轨迹 - 发展心理学 . 北京:科学出版社,2009.

Notes

10. 李心天.健康心理学的诞生与发展趋势.健康心理学,1993(1):1-3.

11. 欧胜虎.健康心理学的形成、发展及展望.中华文化论坛,2009(7):153-155.

12. 付翠,汪新建.心理障碍的文化建构-健康心理学中的新趋向.心理学探新,2006(1):25.

13. 郑满利.积极心理学视角下的健康心理学研究.中外健康文摘,2008(5):195.

14. 杨红军,钟世煌.健康心理学的研究进展.西南军医,2008(10):5.

15. Stanton AL. Research directions in understanding adjustment to cancer. Program and abstracts of the American Psychological Association 111th Annual Meeting. 2003(8):7-10.

16. Taylor SE.健康心理学.第7版.唐秋萍,等,译.北京:中国人民大学出版社,2012.

Notes

第五章 心理应激

第一节 心理应激概述

一、应激概念的发展与意义

应激(stress)是多学科关注的概念,在医学、心理学、社会学和管理学等领域均有广泛的研究。本教材重点介绍与社会心理因素密切相关的心理应激(psychological stress)。

应激的概念与研究有近百年的历史,在不同的研究阶段,其概念的内涵和研究领域也有所差别。

(一) 坎农的稳态与应急

20世纪20年代,著名生理学家坎农(Cannon WB)提出稳态说和应急概念,是应激研究前期的一段重要历史。

人体的每一部分(细胞、器官、系统)的功能活动都是在一定范围内波动,并通过各种自我调节机制,在变化着的内、外环境中保持着动态平衡,机体在面对环境变化时能保持内环境的稳定,坎农将其称为内稳态或自稳态(homeostasis)。当个体遇到严重内外环境干扰性刺激时,内稳态被打破,个体的交感-肾上腺髓质系统首先被激活,出现心率加快,血压升高,心肌收缩力增强,心输出量和回心血量增加,呼吸频率加快,潮气量增加,脑和骨骼肌血流量增加,而皮肤、黏膜和消化道血流量减少,脂肪动员,肝糖原分解,凝血时间缩短等整体性反应,来维持内稳态。坎农将这种严重干扰性刺激时机体所出现的整体反应,称之为应急(emergency)即"战或逃"(fight or flight)。

(二) 塞里的"一般适应综合征"

1936年,病理生理学家塞里(Selye H)提出了"一般适应综合征"和应激概念。塞里将机体在严重刺激下出现的一系列非特异性反应称为应激(stress),将这种非特异反应称为一般适应综合征(general adaptation syndrome,GAS)。塞里根据应激时的特定生物学标志,如腺体形态变化、应激激素变化及躯体资源的渐趋枯竭等情况,将GAS分为警戒、阻抗和衰竭三个阶段:

1. **警戒期(alarm stage)** 机体识别有害刺激,进入"战或逃"反应,应激激素肾上腺素和皮质醇等随之升高,是唤起体内整体防御能力的动员阶段。

2. **阻抗期(resistance stage)** 有害刺激持续存在,机体进一步提升体内的结构和功能水平,以增强对应激源的抵抗程度,此期躯体仍然试图去适应所受到的挑战,但其所需要的生理资源可能逐渐趋向枯竭。

3. **衰竭期(exhaustion stage)** 应激刺激持续时间太久或过于严重,机体会丧失所获得的抵抗能力,转入衰竭阶段,此时机体免疫系统严重受损,疾病产生或死亡。

(三) 拉扎勒斯的应激、认知评价和应对

拉扎勒斯(Lazarus RS)指出,应激并不伴随特定的刺激或特定的反应,而是发生于个体察觉或估价一种有威胁的情景之时。也就是说,应激刺激或生活事件虽然是应激源,但应激反应是否出现以及如何出现,取决于当事人对事件的认识。此后,Folkman S和Lazarus RS等还进一步

研究应对方式(coping)在应激中的中介作用,从而将心理应激研究逐渐引向应激、认知评价和应对方式等多因素的关系方面。Lazarus RS 和 Folkman S 认为认知评价(cognitive appraisal)在心理应激中起重要作用的观点称为应激的认知交互作用理论。

(四) 应激的生物学意义

心理应激研究在认识心理社会因素在疾病发生发展过程中的作用规律(心理病因学),在维护个体的生物心理社会因素间的动态平衡(心身健康)、降低各种心理社会因素对个体的负面影响(应激管理)等方面,以至在其他医学工作领域,均有理论与实践指导意义,已成为医学心理学的重要内容之一。

另外,早期健康与疾病领域的学者更多关注应激给个体带来的消极影响。随着应激研究的发展,人们注意到应激的积极意义:一定程度(适度)的应激可激发机体的潜能,对应激源成功的应对可获得经验,对个体的发展和适应具有积极的意义。

二、应激的理论模型

自 20 世纪初以来,对应激的认识,由初期分别重视应激反应和应激刺激,到后来重视应激刺激引起反应的"过程"和"中介机制"。在不同的研究阶段,使用不同的应激概念和理论模型,其中,与医学心理学密切相关的应激理论模型如下:

(一) 应激反应模型

应激反应模型(response-based model of stress)强调应激反应,包括生理反应和心理反应。塞里的应激概念以及一般适应综合征(GAS)是应激反应模型的代表,而且重点是内分泌反应或生理反应。

(二) 应激刺激模型

应激刺激模型(stimulus-based model of stress)强调应激刺激即应激源及其性质、种类对人的生理和心理的影响及机制。大量研究表明,能够成为应激源的刺激物具有某些共同的特点,其中最重要的特点是超负荷、冲突和不可控制。

(三) 应激过程模型

应激过程模型(process-based model of stress)关注的是由应激刺激到应激反应的复杂的应激作用过程。

国内学者如梁宝勇、姜乾金等均提出应激是多因素作用的"过程",应激的后果或反应受生活事件、应付(应对)、人格(个性)等多变量的影响。从应激源(生活事件)到应激反应的多因素作用的"过程"如图示(图 5-1、图 5-2)。

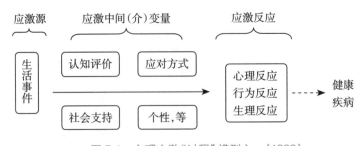

图 5-1　心理应激"过程"模型之一(1998)

根据过程模型,心理应激(psychological stress)可定义为:个体在应激源作用下,通过认知、应对、社会支持和个性特征等中间因素的影响或中介,最终以心理生理反应表现出来的多因素作用过程。

Notes

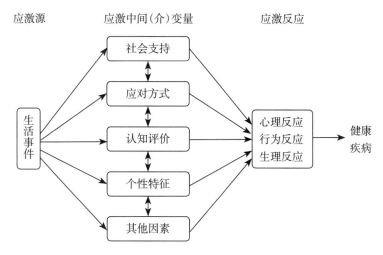

图 5-2　心理应激"过程"模型之二(2001)

该定义强调,应激是个体对环境威胁和挑战的一种适应过程;应激的原因是生活事件,应激的结果是适应的和不适应的心身反应;从生活事件到应激反应的过程受个体的认知等多种内外因素的制约。

应激系统模型的探讨

姜乾金研究团队在总结以往研究的基础上提出,心理应激是各种应激因素相互作用的"系统"(system-based model of stress)(图 5-3)。根据系统模型,心理应激(psychological stress)可定义为:个体是生活事件、认知评价、应对方式、社会支持、个性特征和心身反应等生物、心理、社会因素构成的"系统",系统中因素相互作用、动态平衡,当由于某种原因导致系统失衡,就是心理应激。

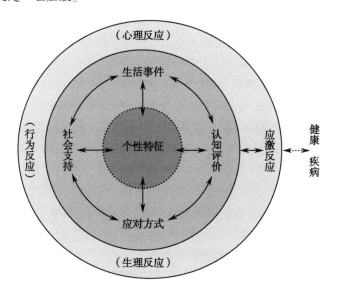

图 5-3　心理应激"系统模型"示意图

应激系统模型的基本特征包括:

1. 应激是多因素的系统　具有生物、心理、社会属性的人,不论是健康或疾病状态,本质上是一个多因素的系统。从心理应激的角度,这些因素包括生活事件、认知评价、应对方式、社会支持、个性特征和应激反应等。

2. 各因素互相影响 各种应激因素之间互相影响、互为因果,其中某一个环节出现变化,可能影响到系统结构,且易形成良性或恶性循环。个体通过自己的感受和判断所报告的问题,或者别人所观察到的,往往只是系统中某一部分因素的因果关系,未必反映系统的全貌。

3. 因素间处于动态平衡 人生不同年龄阶段和不同处境下,各因素之间处于动态平衡之中,并维持健康适应状态,一旦这种平衡被打破,如不能建立新的平衡,则出现不适应,产生心身健康问题。

4. 认知因素起关键作用 认知应激理论就强调认知因素在生活事件到应激反应过程中起中介作用。在临床实际工作中,无论是患者对自身健康问题的判断和症状报告,还是对大多数心理干预技术的接纳、理解和执行,患者的认知功能都起关键作用。

5. 个性因素起核心作用 个性因素包括性格、脾气、习惯、信念等,其中信念上的问题更值得注意,它影响认知(如认知治疗中的"自动思维"),也直接间接影响其他应激因素,在心理应激系统平衡和失衡中起到核心的作用。

(姜乾金 潘 芳)

第二节 生 活 事 件

一、生活事件的概念与分类

(一) 生活事件或应激源的定义

所谓应激源(stressors),就是引起应激的刺激。在目前的动物实验中,常用的应激源或应激刺激包括电击、水浸、捆绑、拥挤、恐吓等。在人类,应激源就是各种生活事件(life events),包括来自心理的、社会的、文化的和生物的各种事件。在许多医学心理学文献中,往往将生活事件和应激源作为同义词来看待。

(二) 按生活事件的现象学分类

生活事件的内涵很广,许多事件还相互交织,因而要做出准确的分类有困难,目前各种生活事件量表对事件的分类也不尽相同。以下是从现象学角度所作的分类。

1. 工作事件 很多现代化的工作环境或工作本身就具有极强的紧张性和刺激性。包括长期从事高温、低温、噪音、矿井下等工作,高科技、现代化需要高度注意力集中和消耗脑力的工作,长期远离人群(远洋、高山、沙漠)、高度消耗体力及威胁生命安全、经常改变工作节律无章可循、长期从事单调重复工作,社会要求和个人愿望超出本人实际能力限度的工作等。

2. 家庭事件 这是日常生活中最多见的应激源。包括夫妻关系不和、两地分居、有外遇被发现、情感破裂、离婚,配偶患病、死亡、分娩,子女管教困难,住房拥挤,有长期需要照顾的老年人、残疾人、瘫痪病人或是家庭成员之间关系紧张等。

3. 人际关系事件 包括与领导、同事、邻里、朋友之间的意见分歧和矛盾冲突等。

4. 经济事件 包括经济上的困难或变故,如负债、失窃、亏损和失业等。

5. 社会和环境事件 包括各种自然灾害、战争和动乱,社会政治经济制度变革、工业化、现代化和都市化所带来各种环境污染,交通拥挤、竞争加剧等。

6. 个人健康事件 指疾病或健康变故给个人造成的心理威胁,如癌症诊断、健康恶化、心身不适、睡眠等。

7. 自我实现和自尊方面事件 包括个人在事业和学业上的失败或挫折,以及涉及案件、被

Notes

审查、被判罚等。

8. 喜庆事件 包括结婚、再婚、受奖、晋升等。

这种现象学分类有一定的随意性,但比较笔者(1987)研究资料和一些国外资料,两者在上述前四类生活事件上相重合,存在一定跨文化一致性,即在世界不同民族和文化背景下,这四类生活事件可能具有普遍的重要性。

（三）按事件对个体的影响分类

按生活事件对当事人的影响性质,可分为正性生活事件和负性生活事件,是以当事人的体验作为判断依据。

1. 正性生活事件（positive events） 是指个人认为对自己具有积极作用的事件。日常生活中有很多事件具有明显积极意义,如结婚、晋升、提级、立功、受奖等。但也有在一般人看来是喜庆的事情,而在某些当事人身上同样出现消极的反应,例如,结婚对于某些当事人却引起心理障碍,成为负性事件。"范进中举"则是典型的历史故事。

2. 负性生活事件（negative events） 指个人认为对自己产生消极作用的不愉快事件。这些事件都具有明显的厌恶性质或带给人痛苦悲伤心境,如亲人死亡、患急重病等。

研究证明,负性生活事件与心身健康相关性明显高于正性生活事件。

（四）按生活事件的主观和客观属性分类

1. 客观事件（objective events） 某些生活事件的发生是不以人们的主观意志为转移的,是无法掌控的,多为突然发生的灾难,如地震、洪水、滑坡、火灾、车祸、空难、海难、空袭、战争等,当然也包括人的生老病死事件。

这类具有客观属性的事件在评定时其重测信度较高。

2. 主观事件（subjective events） 人本身就生活在应激性环境中,同样的居住条件、工资收入、与人关系,晋升提级,工作学习负担等,有的人觉得是生活事件,有的人则不是,说明某些生活事件具有一定的主观属性。

主观事件由于受个体认知因素的影响,在评估时其重测信度较低。

二、生活事件与应激

（一）生活事件与健康和疾病

国外早期的研究结果显示,伴有心理上丧失感的生活事件,例如配偶的死亡,特别是居丧第一年,对健康的危害最大。后期的研究则进一步阐明了生活事件的质和量与健康和疾病的关系。

国内作者早期在生活事件与疾病关系方面有很多调查研究。大样本调查显示有三种刺激因素对疾病发生的影响最大:①在较紧张的学习或工作中伴随不愉快的情绪;②工作中或家族中人际关系不协调;③亲人的意外死亡或者突然的意外事故。临床调查研究显示(姜乾金等,1987),癌症病人发病前有更多家庭不幸事件、工作学习过度和人际关系不协调等生活事件。负性生活事件引起的痛苦体验与疾病关系密切(郑延平等,1990)。

（二）生活事件致病机制研究

显然,生活事件不是直接的致病因素。一些学者研究生活事件对人体免疫功能的影响,提出亲人病故、夫妻离异、事业受挫、遭受歧视等事件,是经大脑的认知评价后引起悲伤、抑郁、孤独等负性心理体验,进而导致一系列生理生化及免疫系统的改变。Bartrop RW(1977)等人首先报道丧偶后细胞免疫功能低下。随后 Schlaif 等分别检测了受试者在丧妻前后淋巴细胞对丝裂原植物血凝素(PHA)、刀豆蛋白 A (ConA)、美洲商陆(PWM)的反应性,发现在丧偶前细胞免疫水平没有显著的改变,丧偶后的 2 个月则明显低下,1 年后才恢复到丧偶前水平。各种研究证明,生活事件是通过各种中间环节包括身体的生理、生化变化过程而影响健康和疾病的。

（三）生活事件与其他应激因素关系的研究

按照应激系统模型，生活事件本身也受应激反应等因素的"反作用"。如有研究提示，神经症患者的主观生活事件，受客观事件、压力反应和社会支持等因素的影响（任伟荣等，2006）。个体的认知风格和应对方式在生活事件和健康疾病中起重要作用，个性特征可以影响个体生活事件的形成，也影响对生活事件的感知。

三、生活事件的量化研究

1967 年，Homes TH 和 Rahe RH 编制了社会再适应评定量表（social readjustment rating scale，SRRS）。量表列出 43 种生活事件，每种事件标以不同的生活变化单位（life change units，LCU），用以表示事件对个体的心理刺激强度。其中配偶死亡事件为 100LCU，表示当事人重新适应所需的努力程度也最大，与健康的关系也最密切。其他事件 LCU 量值按次递减，如结婚为 50，微小违规最低为 11。利用这个量表可以检测一个人在某一段时间内所经历的各种生活事件，并以生活变化单位 LUC 的总量来表示。

Holmes 早期研究发现，LCU 累计超过一定值，第二年患病的可能性提高。Rabkin JG（1976）研究显示，生活变化单位的升高与突然的心源性死亡、心肌梗死、结核、白血病、多发性硬化、糖尿病、运动创伤和交通事故有类似的相关性。SRRS 发表以后，世界各国学者纷纷致力于生活事件的性质、种类、发生频度、持续时间等因素与有关疾病关系的调查。国内张明园（1987）也编制了同类生活事件量表。

但是，此后一些研究也发现，类似 SRRS 这种客观定标的生活事件单位与疾病的相关程度较低，有的还证明没有相关（Byrne R，1980）。这说明评定生活事件所致的应激强度和应激反应的类型还应考虑其他因素，如个体的认知评价、应对方式、个性特征和生理素质等。其中特别是认知因素的影响。因此，有些生活事件调查表要求被试者按事件对自己的影响程度做主观评分，并以事件的正、负性质分别计分和统计，如杨德森（1988）等编制的生活事件量表和姜乾金（2011）编制心理压力调查表中的生活事件问卷。

（姜乾金　潘　芳）

第三节　认 知 评 价

一、认知评价与应激

（一）认知评价的概念

所谓认知评价（cognitive appraisal）是指个体对遇到的生活事件的性质、程度和可能的危害情况的认知估计。Folkman S 和 Lazarus RS（1984）将个体对生活事件的认知评价过程分为初级评价和次级评价。

1. 初级评价（primary appraisal）　是指个体在某一事件发生时立即通过认知活动判断其是否与自己有利害关系。这里的所谓"利害关系"，不是完全指物质需要方面的关系，如对方夺走自己的财物，而更多的是精神需要方面的关系，如看到街路上有人倚强凌弱，自己作为第三者因道德需要受"侵犯"致使该事件变得与己有关。如果初级评级与己无关，则个体进入适应状态；如果初级评价与己有关，则进入次级评价。

2. 次级评价（secondary appraisal）　是指一旦初级评价得到事件与己有利害关系的判断，个体立即会对事件的是否可以改变即对个人的能力做出估计，这就是次级评价。伴随着次级评价，个体会有相应的应对活动：如果次级评价事件是可以改变的，采用的往往是问题关注应对；如果次级评价为不可改变，则往往采用情绪关注应对（图 5-4）。

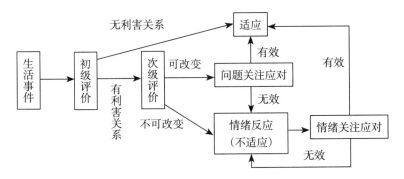

图 5-4 事件、评价、应对与应激过程

3. **认知再评价**（cognitive reappraisal） 是 1993 年提出的补充概念。这是指在前两级评价基础上，个体对现实情境的再度认识，对潜在应激源做出再评价，确定是否是应激。

（二）认知因素在应激中的重要作用

认知评价是 Folkman 和 Lazarus 等提出的应激交互作用理论的核心因素。Lazarus 早期从认知理论的角度，曾认为应激发生于个体察觉或评估一种有威胁的情景之时，甚至认为应激不决定于具体的刺激和反应。随着应对方式研究的进展，Folkman 和 Lazarus 将认知评价与应对方式一起，作为应激的重要中介因素。

从过程模型来看，对生活事件的认知评价会直接间接地影响个体的应对活动和心身反应。系统模型强调认知因素是应激系统中的一个因素，并作为"关键因素"来看待。

（三）应激相关因素对认知评价的影响

生活事件的大小、性质影响认知评价（初级评价和次级评价）的过程。社会支持一定程度上可以改变认知过程，例如某人在路上遇到有人倚强凌弱，他身旁是否有伙伴相随会影响其"是否有能力干预"的次级评价。应对方式本身就涉及许多认知调节的问题，如否认、再评价等，而发泄等应对机制也可以直接或间接影响认知评价。个性特征也间接影响个体对某些事件的认知，从而间接影响应激结果。其中态度、价值观和行为准则，以及能力和性格等个性心理特征因素，都可以不同程度影响个体在应激过程中的初级评价和次级评价。这些因素决定个体对各种内外刺激的认知倾向，从而影响对自身的评估，事业心太强或性格太脆弱的人就容易判断自己的失败。具有完美主义倾向个性特征的人往往存在非理性的认知偏差，使个体对各种内外刺激发生评价上的歪曲。

应激反应同样影响认知评价，例如，等待手术期间过分紧张导致失眠，后者可能使手术当日患者的认知趋向于消极，甚至要求放弃手术。

二、认知因素的量化

认知评价在应激和心理病因学中的重要性与其量化研究程度两者之间并不相称，即认知在应激中的重要性几乎无人不知，但如何将认知因素加以数量化，则存在不少具体困难。虽然 Folkman 本人曾对认知评价活动进行过定量研究，但至今尚缺乏经典的用于对生活事件做出认知评价的测量工具。不过目前一些自我估分的生活事件量表，实际上已部分结合个人认知评价因素。

在临床研究中，为了探讨认知因素在事件引起的应激性病因机制中的作用，可以根据问题性质和客观条件，选择采用问卷或访谈的方法，将被试对有关事件的认知特点做出等级评估（叶圣雅等，1999）。

（姜乾金 潘芳）

第四节　应　对　方　式

一、应对的概念与分类

(一) 应对概念

应对(coping)又称应付。Folkman(1986)将应对定义为:是个体在处理来自内部或外部的、超过自身资源负担的生活事件时所做出的认知和行为努力。

应对概念的内涵、外延、性质、种类以及其在应激过程中的地位还处在发展过程中,尚存在争议。

心理防御机制(defense mechanism)与应对比较相近。但两者理论基础不同,前者是精神分析理论的概念,是潜意识的;后者是应激理论的概念,主要是意识的和行为的。但两者也存在着一定联系,目前各种应对量表中,几乎都包含有许多心理防御性质的条目或因子,如合理化、压抑、迁怒等。

(二) 应对分类

从应对的指向性分,有的应对策略是针对事件或问题的,有的则是针对个体的情绪反应的,Folkman 等人曾将前者称为问题关注应对(problem-focused coping),后者称为情绪关注应对(emotion-focused coping)。

从应对是否有利于缓冲应激的作用分,从而对健康产生有利或者不利的影响来看,有积极应对(positive coping)和消极应对(negative coping)。

从应对策略与个性的关系来看,可能存在一些与个性特质有关的、相对稳定的和习惯化了的应对风格(coping styles)或称为特质应对(trait coping)。例如,日常生活中某些人习惯于幽默,而有些人习惯于回避(如借烟酒消愁)。

应对与应激过程的关系如图 5-5 所示。

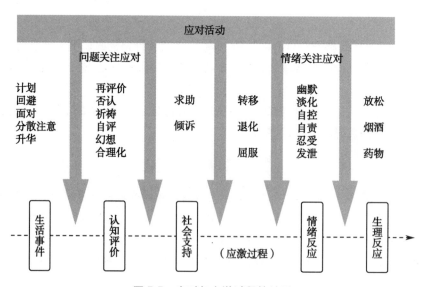

图 5-5　应对与应激过程的关系

二、应对的量化研究

作为多维度概念的应对方式,其测量方法也多种多样。

Folkman 和 Lazarus 1980 年编制,1985 年修订的应对方式量表(ways of coping)将应对分为 8

种：对抗、淡化、自控、求助、自责、逃避、计划和自评，分别被划归为问题关注应对和情绪关注应对两大类。这是经典的过程应对研究问卷。从 Folkman 本人提供的早期背景资料中可以看出，在不同事件和不同对象中，该问卷条目的主成分筛选结果一致性较低。

国内肖计划等人（1995）的应付方式问卷（coping style questionnaire，CSQ）筛选出包括解决问题、自责、求助、幻想、退避和合理化 6 种应付方式。

Folkman 等人的老年应对问卷，包含 5 种应对方式：面对、淡化、探索、幻想、回避，分别被划归为积极应对和消极应对两类（卢抗生等，2000）。

姜乾金等以特质应对思路，采用因素筛选与效标考察相结合的办法，将一组与一定的个性特质有内在联系的应对条目分成消极应对和积极应对两类，形成特质应对问卷（triat coping style questionnaire，TCSQ）。这两类应对方式与 EPQ 的 E 和 N 量分有明显相关，说明应对模式与一定的个性特质有内在联系，其中情绪不稳定和性格内向者更倾向于采用消极应对方式。经研究，消极应对风格与心理应激诸多变量（SCL-90、SDS、SAS、健康状态）有密切相关，显示消极应对有较高的心身症状或不利于健康的保持，具有增加应激反应的作用；而积极应对风格无此现象。

医学应对问卷（medical coping modes questionnaire，MCMQ），包含患者的 3 种疾病应对策略：面对、回避和屈服。这 3 种应对方式代表了人们在遇到疾病威胁时的基本行为方式，具有很好的临床研究应用价值（沈晓红等，2000）。

（姜乾金　潘　芳）

第五节　社　会　支　持

一、社会支持与应激

（一）社会支持的概念

社会支持（social support）是指个体与社会各方面，包括亲属、朋友、同事、伙伴等社会人以及家庭、单位、党团、工会等社团组织，所产生的精神上和物质上的联系程度。

社会支持所包含的内容也相当广泛，可以从多个维度加以认识。例如，客观支持是指一个人与社会所发生的客观的或实际的联系程度，包括得到的物质上直接援助和社会网络关系。这里的社会网络是指稳定的（如家庭、婚姻、朋友、同事等）或不稳定的（非正式团体、暂时性的交际等）社会联系的大小和获得程度。主观支持是指个体体验到在社会中被尊重、被支持、被理解和满意的程度。许多研究证明，个体感知到的支持程度与社会支持的效果是一致的。但客观支持高的未必主观支持也高。

（二）社会支持在应激和病因学中的作用

在应激研究领域，不论常识或者理论上，都认为社会支持具有减轻应激的作用，是应激作用过程中个体"可利用的外部资源"。即社会支持越高，个体抗应激能力越强，应激反应越低，健康保持越好。很多研究显示，社会支持与应激事件引起的心身反应成负相关，说明社会支持对健康确实具有保护性作用，并进一步可以降低心身疾病的发生和促进疾病的康复。最近有研究提示，社会支持对个体应激反应的影响受社会支持的种类和来源的影响，并不总是正性的和积极的。

在生物学机制方面，有证据表明，幼年严重的情绪剥夺（相当于失去社会支持，或者失去依恋关系），可产生某些神经内分泌的变化，如 ACTH 及生长激素不足等。Thomas PD（1985）等研究 256 名健康成人的血胆固醇水平、血尿酸水平及免疫功能。通常应激会使血胆固醇水平升高，血尿酸水平升高，免疫功能降低。他们发现，社会相互关系调查表（interview schedule for social

Notes

interaction ,ISSI)的"密友关系"部分社会支持得分高,则血胆固醇水平及血尿酸水平低,免疫反应水平高。这与年龄、体重、吸烟、酗酒、情绪不良体验等因素无关。说明社会支持对于降低应激的作用有生物学机制。

动物实验也证明社会支持与心身健康之间的肯定联系。有人发现如果有同窝动物或动物母亲存在、有其他较弱小动物存在、或有实验人员的安抚时,可以减少在实验应激情境下小白鼠的胃溃疡、地鼠的高血压、山羊的实验性神经症和兔子的动脉粥样硬化性心脏病的形成。相反,扰乱动物的社会关系,如模拟的"社会隔离"可导致动物行为的明显异常。

但是,在特定的人群中,社会支持与应激和疾病的关系,未必都呈负相关关系。如有研究显示,在小学高年级儿童样本中,社会支持程度越高,心理疾病(流行性癔症)的患病率也越高(姜乾金等,1990)。这可能与过高的社会支持(实质就是家庭物质条件和学校精神条件都优越于其他学生),让这些学生产生较高的娇惯性和暗示性,由于心理疾病"流行性癔症"与暗示因素密切相关,故这些学生反而容易致病。

(三) 社会支持的抗应激作用机制

1. 缓冲作用说 社会支持可能本身对健康并无直接影响,而是通过提高个体对现实刺激的应对能力和顺应性,达到缓冲生活事件对健康损害的作用。

社会支持能够消减日常生活中应激刺激所引起的伤害性生理作用。Nuckolls KB 等(1972)研究孕期妇女的生活事件量分、社会支持水平与妊娠并发症的关系。结果表明社会支持、生活事件与妊娠并发症之间没有独立的联系;但如果将社会支持与生活事件结合起来分析,则生活事件高、社会支持水平亦高的妇女其并发症的发生机会仅为社会支持分低、生活事件分高的妇女的三分之一。他们认为社会支持缓冲了生活事件对健康的损害作用。

Blumenthal JA(1987)也证明,社会支持能改善 A 型行为者的冠心病临床过程,然而却对 B 型行为者无意义。

这些结果与 Cohen S(1985)提出的社会支持具有"干预应激"作用的理论假设一致,即只有在个体有应激情况时,社会支持才能发挥缓冲应激的作用。

2. 独立作用说 社会支持不一定要在心理应激存在下才发挥作用,而是通过社会支持本身的作用,维持个体良好的情绪进而促进健康。

Berkman LF(1979)等人发现,与世隔绝的老年人比与社会有密切联系(指有充分信任的个人关系)的老年人相对死亡率高。这一结果支持密切联系社会能防护各种病理后果的假说。

从常识和逻辑角度,社会支持低下本身可能导致个体产生不良心理体验,如孤独感、无助感,从而使心理健康水平降低。这说明充分利用社会支持和提高个体被支持的主观体验对健康有直接的意义。

(四) 应激相关因素对社会支持的影响

许多生活事件可以直接导致社会支持的问题,例如,临床实践可见,夫妻因为双方家庭背景差异而经常争吵(生活事件),结果导致家庭内支持的评估量表分极低。

认知因素可影响个体社会支持的获得,且特别影响主观支持的质量。例如,由于不能正确认识和理解周围同事们的好心关怀,降低了自身的主观社会支持水平。

某些应对方式本身就涉及社会支持的问题,如求助、倾诉,因此成功的应对也导致成功的社会支持。

个性特征可以影响一个人的客观社会支持程度,也可影响其主观社会支持程度(例如领悟社会支持)。Sarason 等人(1981)发现艾森克个性问卷的外向分与社会支持数量正相关,而神经质分与社会支持数量和社会支持满意程度二者均呈负相关,显示个性可以与社会支持互为影响。现实生活中,具有完美主义个性倾向的人,其"负性自动性思维"也会影响其对社会支持的正确感悟,如总是觉得社会对自己冷漠和不公,从而降低了领悟社会支持水

Notes

平。人与人之间的支持是相互作用的过程,一个人在支持别人的同时,也为获得别人对自己的支持打下了基础,一位个性孤僻、不好交往、万事不求人的人是很难得到和充分利用社会支持的。

应激反应同样影响社会支持,例如慢性疼痛综合征患者,后期的社会支持水平会变得很低。

二、社会支持的量化研究

由于社会支持涉及面广,需要采用多维的分类方式编制量表。

肖水源(1987)社会支持评定量表(social support rating scale,SSRS)将社会支持分为主观支持、客观支持和利用度3类,在国内被普遍使用。

姜乾金等人(2000)在 Blumenthal 引文基础上修订的领悟社会支持量表(perceived social support scale,PSSS),将社会支持分为家庭内支持和家庭外支持两类。

在 Wilcox(1982)的社会支持调查表(social support interview,SSI)中,社会支持分为情绪支持、归属支持和实质支持。

Sarason 等人(1981)的社会支持问卷(social support questionnaire,SSQ)有两个维度:社会支持的数量,即在需要的时候能够依靠别人的程度;对获得的支持的满意程度。

(姜乾金 潘 芳)

第六节 个 性 特 征

一、个性特征与应激

(一) 个性特征在应激中的作用

作为应激系统中的诸多因素之一,个性与生活事件、认知评价、应对方式、社会支持和应激反应等因素之间均存在相关性。因此,应激系统模型将个性看成是应激系统中的核心因素。

个性可以影响个体对生活事件的感知,有时甚至可以决定生活事件的形成。许多资料证明,个性特征与生活事件量表分之间特别是主观事件的频度以及负性事件的判断方面存在相关性。

态度、价值观和行为准则等个性倾向性,以及能力和性格等个性心理特征因素,都可以不同程度地影响个体在应激过程中的初级评价和次级评价。这些因素决定个体对各种内外刺激的认知倾向,从而影响对个人现状的评估。事业心太强或性格太脆弱的人就容易判断自己的失败,个性有缺陷的人往往存在非理性的认知偏差,使个体对各种内外刺激发生评价上的偏差,可以导致较多的心身症状。

个性影响应对方式。不同人格类型的个体在面临应激时可以表现出不同的应对策略。Folkman 曾根据“情绪关注”类应对的跨情境重测相关高于“问题关注”类,认为情绪关注类应对更多的受人格影响。Glass 等(1977)的研究发现:当面对无法控制的应激时,A 型行为模式的人与 B 型行为模式的人相比,其应对行为更多的显示出缺乏灵活性和适应不良。而 Vingerhoets 和 Flohr 的研究却提示:面临应激环境时,A 型行为模式的人较 B 型行为模式的人更多地采用积极正视问题的应付行为,而不是默认。同时还发现 A 型行为模式的人不像 B 型行为模式的人那样易于接受现实,对问题的起因他们更多地强调自身因素而不是环境。

个性特征间接影响客观社会支持的形成,也直接影响主观社会支持和社会支持的利用度水平。人与人之间的支持是相互作用的过程,一个人在支持别人的同时,也为获得别人对自己的支持打下基础,个性孤僻、不好交往、万事不求人的人是很难得到和充分利用社会支持。

个性与应激反应的形成和程度也有关。同样的生活事件,在不同个性的人身上可以出现完全不同的心身反应结果。

(二) 个性在应激病因学研究中的意义

个性是最早被重视的心身相关因素之一。个性与健康的密切联系早有研究,早期精神分析论者甚至试图说明不同的人格与几种经典的心身疾病之间存在内在联系。近几十年有大量的调查研究,证明某些个性因素确与多种疾病的发生发展有关,但其特异性并不高。国内学者通过临床对照调查研究发现 EPQ 低 E 分和高 N 分与癌症的发病有相关(姜乾金,1987)。

个性-情绪(应激)-疾病之间关系的机制研究提示,特定的个性易导致特定的负性情绪反应,进而与精神症状和躯体症状发生联系。这说明情绪可能是个性与疾病之间的桥梁。心理应激研究揭示了个性通过与各因素间的互相作用,最终影响应激心身反应的性质和程度,并与个体的健康和疾病相联系。

关于是否存在某些特定的应激或疾病易感性个性或人格,一般认为确实存在某种所谓的"脆弱性"个性特点,如"求全、完美主义和标准化倾向"的个性与强迫症的发生相关;A 型行为类型(TABP)与冠心病的发病相关,而坚韧人格(hardy personality)则可保护个体免受应激事件的影响等。

二、应激相关因素对个性的影响

人格(个性)具有相对的稳定性,社会心理因素只有在长期的作用下,才会对个性产生影响。如临床工作中发现,长期处于慢性压力状态下的个体,其行为模式和性格特征会渐渐异化。另有研究报道,慢性疼痛综合征患者,随着病程迁延,逐渐出现宿命观、自卑、丧失信心,依赖,以及MMPI 测查的疑病量表分升高等个性方面的变化。

(姜乾金 潘 芳)

第七节 应 激 反 应

一、应激反应的概念

(一) 应激反应与心身反应

在早期,塞里的应激概念主要就是指个体的各种生理"反应"。近十多年,国内教材中,应激反应(stress reaction)已从应激整体概念中游离出来,成为一个单独的概念,单独的一节,这就是指个体因为应激源所致的各种生物、心理、社会、行为方面的变化,常称为应激的心身反应(psychosomatic response)。

通常我们将应激反应分为心理反应、行为反应和生理反应三部分。其中的心理反应又可以进一步分成情绪性反应、认知性反应。

(二) 应激反应与健康

首先,应激并不都是有害的,应激反应更是个体对变化着的内外环境的最直接适应性变化,这种变化是生物界赖以发展的原始动力。对于个体来说,一定的应激反应不但可以看成是及时调整与环境的契合关系,而且这种应激性锻炼有利于个性和体格的健全,从而为将来的环境适应提供素质条件。

其次,各种应激反应涉及个体的心身功能的整体平衡问题。临床医学中的许多问题实际上就是平衡与不平衡的关系,例如,生理与病理、健康与疾病。研究证明,应激反应与一些功能性疾病症状或心身障碍常常有直接的关联。更有许多证据显示,目前严重影响人类健康的疾病当中,多数与心理应激因素的长期作用有关,这些疾病即心身疾病。从应激的心身反应,到心身障碍的心身症状,再到心身疾病,在逻辑上显然存在某种联系。这是病因心理学的重要研究领域,

Notes

也是心理应激理论和实际应用研究中的重要课题。心理应激与疾病之间的关系由此建立起了联系。

应激作为疾病的原因可导致严重的躯体疾病或精神障碍,如应激性溃疡病、应激性精神病等。

二、应激的心理行为反应

应激的心理反应可以涉及心理现象的各个方面,例如应激可使个体出现认识偏差、情绪激动、行动刻板,甚至影响到自信心。但与健康和疾病关系最直接的是应激的情绪反应。以下分别介绍应激的情绪性反应,某些认知性反应和行为性反应。

(一) 应激的情绪反应

个体在应激情况下出现的几种常见情绪反应:

1. **焦虑**　是最常出现的情绪性应激反应,焦虑(anxiety)是个体预期将要发生危险或不良后果的事物时所表现的紧张、恐惧和担心等情绪状态。在心理应激条件下,适度的焦虑可提高人的警觉水平,伴随焦虑产生的交感神经系统的被激活可提高人对环境的适应和应对能力,是一种保护性反应。但如果焦虑过度,就是有害的心理反应。这里指的是状态焦虑(state anxiety),是由应激刺激所引起。还有一种特质焦虑(trait anxiety)是指无明确原因的焦虑,这与焦虑性个性特质有关,即使日常微小的事情也可使个体表现出焦虑。

2. **恐惧**　恐惧(fear)是一种企图摆脱已经明确的有特定危险会受到伤害或生命受威胁的情景时的情绪状态,伴有交感神经兴奋,肾上腺髓质分泌增加,全身动员,但没有信心和能力战胜危险,只有回避或逃跑,过度或持久的恐惧会对人产生严重不利影响。

3. **抑郁**　抑郁(depression)表现为悲哀、寂寞、孤独、丧失感和厌世感等消极情绪状态,伴有失眠、食欲减退、性欲降低等,常由亲人丧亡、失恋、失学、失业,遭受重大挫折和长期病痛等原因引起,这里指的是外源性抑郁。还有一种内源性抑郁,与人的内在生理素质有关。抑郁有时还能导致自杀,需要有防范措施。

4. **愤怒**　愤怒(anger)是与挫折和威胁有关的情绪状态,由于目标受到阻碍,自尊心受到打击,为排除阻碍或恢复自尊,常可激起愤怒,此时交感神经兴奋,肾上腺分泌增加,因而心率加快,心输出量增加,血液重新分配,支气管扩张,肝糖原分解,并多伴有攻击性行为。患者的愤怒情绪往往成为医患关系紧张的一种原因。

(二) 应激的认知反应

轻度应激刺激如面临考试,可以使人适度唤起(arousal),此时个体的认知能力有所增强,以适应或应对外界环境的变化。但强烈的应激刺激,由于唤起水平过高,也可使个体产生负面的认知性应激反应,如意识范围狭小,注意力集中困难,记忆、思维、想象力减退等。例如,一个平时很随和的人,在应激现场可能会变得"蛮不讲理"。

作为应激的严重临床后果,诸如应激性精神障碍特别是创伤后应激障碍(post-traumatic stress disorder, PTSD)等,则往往表现更多的如闪回、闯入等病理性认知症状。

(三) 应激的行为反应

伴随应激的心理反应,机体在外表行为上也会发生改变。

1. **逃避与回避**　都是为了远离应激源的行为。逃避(escape)是指已经接触到应激源后而采取的远离应激源的行动;回避(avoidance)是指率先知道应激源将要出现,在未接触应激源之前就采取行动远离应激源。两者的目的都是为了摆脱情绪应激,排除自我烦恼。

2. **退化与依赖**　退化(regression)是当人受到挫折或遭遇应激时,放弃成年人应对方式而使用幼儿时期的方式应付环境变化或满足自己的欲望。退化行为主要是为了获得别人的同情支持和照顾,以减轻心理上的压力感和痛苦。退化行为必然会伴随产生依赖(dependence),即事事处处依靠别人关心照顾而不是自己去努力完成本应自己去做的事情。

3. 敌对与攻击　其共同的心理基础是愤怒。敌对(hostility)是内心有攻击的欲望但表现出来的是不友好、谩骂、憎恨或羞辱别人。攻击(attack)是在应激刺激下个体以攻击方式做出反应，攻击对象可以是人或物，可以针对别人也可以针对自己。例如，临床上某些患者表现不肯服药或拒绝接受治疗表现自损自伤行为，包括自己拔掉引流管、输液管等。

4. 无助与自怜　无助(helplessness)或失助，是一种无能为力、无所适从、听天由命、被动挨打的行为状态，通常是在经过反复应对不能奏效，对应激情境无法控制时产生，其心理基础包含了一定的抑郁成分。自怜(self-pity)即可怜自己，对自己怜悯惋惜，其心理基础包含对自身的焦虑和愤怒等成分。

5. 物质滥用　某些人在心理冲突或应激情况下会以习惯性的饮酒、吸烟或服用某些药物的行为方式来转换自己对应激的行为反应方式。尽管这些物质滥用对身体没有益处，但这些不良行为反应能产生麻痹自己摆脱自我烦恼和困境之作用。

三、应激的生理反应

应激的生理反应以神经解剖学为基础，最终可涉及全身各个系统、器官、细胞与分子水平。这是病理生理学的重要研究领域，为避免重复，这里仅根据医学心理学系统思维的特点，适当介绍某些研究历史和几种带有系统观点的认识。

(一)应急、"应激"、自主整合

早期坎农的"应急"或"战或逃"反应，塞里的"general adaptation syndrome, GAS"，其主要内容基本上是应激的生理反应。

在应激研究历史上，还需要提及因发现大脑对内脏活动调节作用而获 1949 年诺贝尔奖的 Hess WR(1881—1973)。在 Hess(1925)的研究基础上，Gellhorn E(1967)提出自主 - 整合理论模型(theory of autonomic-somatic integration)，按照这种理论模型，个体以两个互相对抗又互相补充的神经生物系统的动态平衡方式对应激刺激做出反应，以此调节神经系统、内脏和情绪行为，实现个体与环境的整体适应或发展。这两个系统分别是非特应性系统(ergotropic system)和向营养性系统(trophotropic system)。其中非特应性系统中介的是"战或逃"反应，是个体对伤害性环境刺激做出的生理反应(表 5-1)。

表 5-1　非特应性系统和向营养性系统的兴奋效应

	非特应性系统(递质：NE、DA)	向营养性系统(递质：5-HT、Ach)
自主神经效应	交感神经活动加强，包括：心率增加、心输出量增加、汗腺分泌、瞳孔扩大、胃肠运动和分泌减少	副交感神经活动加强，包括：心率降低、血压降低、汗腺分泌停止、瞳孔缩小、胃肠运动和分泌增加
躯体效应	包括：EEG 去同步、肌张力增强、提高分解代谢及其有关激素分泌(肾上腺素、去甲肾上腺素、皮质醇、甲状腺素、生长素、抗利尿激素)	包括：EEG 同步、肌张力降低、促进合成代谢及其有关激素分泌(胰岛素、性激素等)
行为效应	包括：觉醒、警戒、情绪反应好、活动加强	包括：减少活动、瞌睡睡眠

注：修自段淑贞材料(1983)

(二)"维度"——神经、内分泌、免疫

如果将早期研究结合生理学基础知识，经过梳理，应激生理反应可以从神经、内分泌和免疫三个维度(途径)展开讨论。国内前期医学心理学教材中，在表述应激生理反应时，往往采用这

种维度认识。

1. **心理 - 神经中介机制** 主要通过交感神经 - 肾上腺髓质 - 儿茶酚胺轴(在后文的"应激系统"中主要是 LC-NE/ 交感系统)。当机体处在急性应激状态时,交感 - 肾上腺髓质轴被激活,肾上腺素和去甲肾上腺素的大量分泌导致中枢兴奋性增高,导致心理的、躯体的和内脏的功能改变,亦即前述非特应性系统功能增高,向营养性系统功能降低。

2. **心理 - 神经 - 内分泌中介机制** 主要通过下丘脑 - 腺垂体 - 靶腺轴(在后文"应激系统"中主要是 PVN-CRH 系统)。腺垂体是人体内最重要的内分泌腺,而肾上腺皮质是腺垂体的重要靶腺之一。当应激源作用强烈或持久时,冲动传递到下丘脑引起促肾上腺皮质激素释放因子(CRF)分泌,通过脑垂体门脉系统作用于腺垂体,促使腺垂体释放促肾上腺皮质激素(ACTH),进而促进肾上腺皮质激素特别是糖皮质激素氢化可的松的合成与分泌。如果将儿茶酚胺系统和肾上腺皮质激素系统称之为两大应激激素,则应激刺激还可以通过下丘脑 - 垂体系统激活其他如甲状腺和性腺等激素系统。

应激状态下分解代谢类激素如肾上腺皮质激素、髓质激素、甲状腺素、胰高血糖素、生长激素分泌都增加,而合成代谢类激素如胰岛素、睾丸素等分泌减少;在恢复阶段这些变化正好相反。这些生理变化对机体适应环境提供了一定物质基础。

3. **心理 - 神经 - 免疫中介机制** 艾德(Ader R,1987)提出的心理神经免疫学(psychoneuroi-mmunology,PNI),其重点之一是研究心理应激因素与肿瘤等疾病发生的免疫学机制。在应激反应过程中,免疫系统与中枢神经系统进行着双向性调节。一般认为,短暂而不太强烈的应激不影响或略增强免疫功能,长期较强烈的应激会损害下丘脑,造成皮质激素分泌过多,使内环境严重紊乱,从而导致胸腺和淋巴组织退化或萎缩,抗体反应抑制,巨噬细胞活动能力下降,嗜酸性细胞减少和阻滞中性白细胞向炎症部位移动等一系列变化,从而造成免疫功能抑制,降低机体对抗感染、变态反应和自身免疫的能力。

将应激生理反应分成三个维度的好处是便于理解,但实际上却是一个整体。

(三)"应激系统"

20 世纪 80~90 年代,出现一些试图阐明应激反应的神经、内分泌和免疫机制之间的整体作用机制的理论。1992 年 Chrousos GP 和 Gold PW 介绍了应激系统(the stress system)的概念。所谓"应激系统"包括:以下丘脑室旁核 - 促皮质素释放激素(PVN-CRH)系统和蓝斑 - 去甲肾上腺素 / 交感为主的自主神经(LC-NE/ 交感)系统为两个主线,杏仁核在其中起着承上启下的协调作用,以及它们的外周效应器(垂体 - 肾上腺皮质轴和自主神经系统支配的组织)。

该应激系统概念强调应激生理反应也是一个复杂的、多因素互动的系统(图 5-6)。注意,这里应区别于课文中的"应激系统模型"。

(四)"层次" ——神经内分泌、细胞、代谢、器官

应激生理反应的基础研究,一直是近几十年病理生理学、分子生物学、神经与精神病学等医学相关领域的最热门研究领域之一,并且基本围绕神经 - 内分泌反应展开。随着 20 世纪 60 年代以后各种分子生物学研究技术的不断出现(直至目前如基因工程动物模型的使用),应激生理反应研究逐渐深入到分子生物学水平(如激素与受体),并形成浩瀚的文献资料。目前,病理生理学书籍中,大多将应激生理反应按以下几个层次进行叙述。

1. **神经 - 内分泌反应** 包括蓝斑 - 交感 - 肾上腺髓质系统(LC/NC)和下丘脑 - 垂体 - 肾上腺皮质系统(HPA),与前述"应激系统"一致。以及其他激素反应,如胰高血糖素、生长激素、醛固酮、甲状腺素、性激素等。

2. **细胞水平反应** 包括热休克蛋白(HSP)即应激蛋白(SP)和急性期反应蛋白(APP)(主要是 C 反应蛋白)等。

3. **机体代谢变化** 包括蛋白质、糖、脂肪代谢变化。

Notes

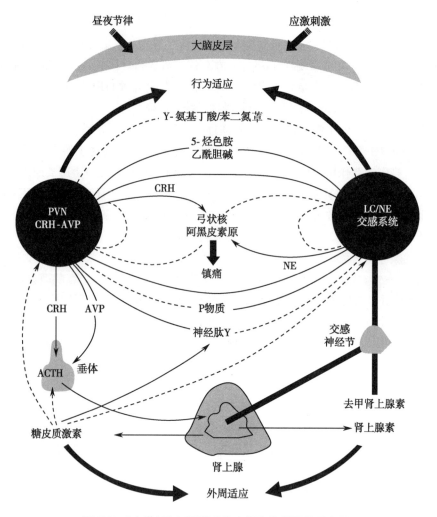

图 5-6　"应激(反应)系统"的中枢和外周简单示意图

4. 对器官功能的影响　包括心血管系统、消化系统、免疫系统,以及血液、泌尿、性功能的变化,涉及应激分子生物学机制。

5. 与疾病的关系　包括溃疡病、心血管病、应激相关障碍等。

(姜乾金　潘　芳)

第八节　应激(压力)的控制与管理

一、理 论 依 据

应激控制,根据前文内容可以轻易得出结论:刺激模型必然强调如何解决生活事件(应激源);反应模型必然强调如何消除应激症状;过程模型则重视从事件到应激反应主线的追踪与控制。只有应激系统模型,由于其强调应激因素间的互相影响和动态平衡,理论上任何一个或几个应激因素的异常,都可导致应激系统的失衡,同样对任何一个或几个应激因素的管理,都可以促进应激系统的再平衡。也就是说,应激系统模型强调对应激因素和应激系统的综合管理。本节将以此为基础展开讨论。

按应激系统模型,应激管理(stress management)被定义为,通过促进应激因素之间的良性互动,将因素间的可能的恶性循环关系转化为良性循环,最终维护整个系统的动态平衡,达到促进

Notes

健康、预防或消除应激有害影响的目的。

讨论应激控制与管理,可分为三部分,一是各种应激因素的临床评估和分别管理,二是个体和群体的综合应激控制与管理,三是如何将这种管理理论与技术应用于各个领域。本节重点介绍第一部分,简要介绍第二部分,第三部分内容即应激管理理论与技术在生活压力、婚姻家庭问题、心理危机等领域的应用,则从略(见拓展阅读)。

二、应激因素的临床评估

(一)评估方法

1. 晤谈、观察与调查 对应激有关因素的基本评估通常采用晤谈、观察和调查的方法。半结构式晤谈可评估生活事件、认知特点、应对方式、社会支持、个性和应激反应等因素。

2. 量表 选用合适量表,如生活事件、应对、社会支持、个性、心身症状量表等,分别评定各种应激因素。

3. 实验 应激评估中涉及的生物学因素,如应激的生理反应、应激心身中介机制的某些生化学指标、神经电生理指标等,可考虑临床实验的测定方法。

(二)分析与判断

通过晤谈、观察、调查和量表测查,或者结合一定的临床检验指标,对应激因素作现象学判断。注意个体的生活事件、认知评价、应对方式、社会支持、个性特征和应激反应各因素是否存在偏离,并做现象学的描述。

对于测验结果,应根据医生自己的知识、理论和经验(主要针对晤谈、观察、调查到的信息),或者与常模作比较(主要针对量表评定或实验结果),分别判定各项应激因素是否在正常水平。其中如果是量表评定结果,一般以高于常模 1 个标准差和 2 个标准差为线,大致考虑该项得分结果是偏高(偏低)或过高(过低)。

同时,还要注意多项应激因素异常往往比单项应激因素异常更有实际意义。例如,在临床上,来访者可以单独显示较高的心身症状(应激反应),也可兼有 MMPI 测查的高 Pd 分和 Pt 分,或者兼有较高的消极应对(NC)量分,甚至还包括生活事件的高分和家庭内(或家庭外)社会支持的低分。这几种不同的组合往往体现来访者应激系统不同的失衡或者紊乱。可据此制定不同的控制和管理方法。如能判断应激因素中的"启动因素"和"重要因素",则更有利于此后的应激干预(姜乾金,2012)。

三、应激因素的控制与管理

各种应激因素的控制与管理,既是应激管理的一种形式(如果问题比较单一),也是综合应激管理(涉及多因素、多层次的系统问题)的基础技术;应激因素的控制与管理,需要选择或结合采用心理教育、心理指导、心理治疗等干预技术(姜乾金,2010—2012)。

(一)针对生活事件(或应激刺激)的管理

通过评估,全面了解来访者的生物、心理、社会和文化生活事件,或者现象学上的家庭、工作、人际和经济生活事件,还要关注各种事件在一个人身上的累积效应。

根据事件的性质、程度和影响情况,分别选择"解决"、"回避"、"缓冲"三种不同管理策略。

解决就是指导来访者解决应激事件,例如,同事间的冲突与误会,重大的考试等。

回避就是指导当事人与应激事件隔离,指导来访者暂时回避应激事件现场,以利其内部转机的出现,例如,劝导当事人先离开剧烈争吵现场,指导工作负担过重者短期旅游,引导某些受难者离开地震灾难现场等。

缓冲或接受,在生物学上属于"屈服",在人类就是"能屈能伸"。对于某些生活事件,或者人类原本就无法抗拒或回避,或者个体自身条件致使无法摆脱,则需要指导来访者接受之,为重新

Notes

奋起带来缓冲期。

这里需要特别指出的是主观生活事件（subjective events）的管理。大量事实证明，生活事件往往与来访者的主观评价密切有关，例如，事业不遂，婚姻不理想，没有升入理想的大学等。对于这些主观事件，往往需要后述更有技巧性的认知指导。由于还涉及许多信念或观念差异方面的问题故还需要心理治疗。例如，一些特别执着的人，往往会不断"制造"生活事件。曾有一位老教授为了"不使国家受损失"，反复上书各级机关直至国家领导人，整个过程他在不断制造更多的生活事件，甚至最后都恨起自己来，要求老伴只要发现自己又开始写信就拿扫把来打他。这类连当事人都知道但又不能解决的生活事件，显然与其个性特征有关，更需要后续的心理治疗干预。

（二）针对认知评价的管理

认知评价在应激系统模型中被看成关键因素，原因之一是其在应激管理中更具可操作性。

从常识来看，认知活动是建立在个人的知识、经验和逻辑思维习惯的基础上。然而，由于事物的多维性和多变性，即使当事人知识程度很高，思维逻辑性很强，难免有时候会出现"聪明一世糊涂一时"的情况。在应激管理过程中的认知管理方面，需要通过采用各种可以影响认知过程的技巧来改变当事人的认知。例如，指导心理移位（知识和技术）；指导角色身份转换（原理和举例）；实施他暗示或指导自我暗示（学会"讲故事"）；安慰、激励技术等。姜乾金总结出"接纳差异，快乐竞争"的八字原则。即说服当事人，世界事物之间，差异是永恒的，标准化是暂时的，"接纳差异"将不至于恶化自己的压力系统，"快乐竞争"将最终给带来与环境新的动态平衡。这很像优秀运动员面对球场上的误判纠纷，力争自己的利益提出抗议是必须的（快乐竞争），一旦判罚已定则需平心静气（接纳差异），去拼搏下面的比赛（快乐竞争），而不能发怒或攻击裁判（不接纳差异）。

临床上的认知管理有时候是很困难的，且不一定是当事人缺乏知识或不讲理。我们知道，许多情况是由于信念或观念上的差异导致"自动性思维"，使当事人对应激事件或应激结果产生认知"偏差（或歪曲）"，导致应激反应。对这些人的一些心理测验如明尼苏达多相人格调查表（MMPI）可以反映其一般性认知特点，如偏执、绝对化和僵化。这时候，就需要通过后述的"再评价"等应对指导，或者通过挖掘"负性自动性思维"等认知治疗手段，加以管理。

（三）针对应对方式的管理

应对几乎涉及应激过程（系统）的所有环节，因此应对管理对于压力管理至关重要。针对不同应激环节的应对策略，如升华、再评价、否认、合理化、祈祷、倾诉、幽默、发泄、放松、药物等，在特定的应激条件下，都可能成为应激管理的切入口。

上述每一种应对方式的管理，都会涉及相关的基础知识与具体方法。以"否认"机制与心肌梗死患者的应对管理为例，分三方面加以说明，以期举一反三。

首先，要掌握"否认"概念及其与临床的关系。所谓否认（denial）是指否定、漠视、淡化应激事件的存在或其严重性的一种心理应对方式，可伴有一系列认识上、情感上和行为上的相应表现。关于否认机制与心肌梗死临床的关系，国外研究很多，可通过查阅文献获得，例如：急诊监护下的心肌梗死患者，首先的应对机制往往是否认（Hackett TP 等，1968；Levine J，1987）编制有否认机制量表（levine denial of illness scale，LDIS）；因素分析显示，否认机制包含对疾病的认知否认、对负面后果的否认、对需要照顾的否认和情感否认等 4 个主成分（Gentry WD 等，1988）；否认机制可以导致心肌梗死患者低估疾病的严重性从而降低应激性情绪反应水平，甚至可能降低病死率（Jacobsen BS 等，1992）；近年更有研究慢性病患者和伤残者的否认机制问题（Livneh H 等，2009）等。

其次，要掌握否认机制的相关临床规律和个体差异。研究证明，否认机制在冠心病临床早期易导致就诊的延误，因为患者虽能感觉到先兆症状，但否定其重要性，甚至将某些心脏症状理

Notes

解成消化系统症状;否认机制在急性心肌梗死期则有利于心、身的适应,如上所述;否认机制在康复期又有不利的影响,因为有否认倾向的患者,对康复期的摄生指导、运动锻炼的合理安排和各种不良行为的改造计划等医嘱往往不屑一顾。另外,否认机制还受个人的特质性否认倾向、环境、社会支持、经历、期望等因素的个别差异的影响,即在不同事件中个人的否认程度差异很大。

其三,在掌握以上基础知识和临床规律基础上,通过晤谈、调查或否认量表,对患者的否认机制程度做出评估。在评估基础上,结合个体差异,分别对早期、梗死期和康复期的心肌梗死患者,采取不同的指导、暗示等手段,帮助患者进行否认机制的应对管理。其中对急性梗死期患者,主要是保护、促进、利用否认机制;对有心肌梗死可能或心肌梗死康复期患者,则主要是告诫、说服、避免否认机制。

应对管理是多侧面、多角度、多手段的。除了上述否认机制,升华(指导更有意义的活动)、再评价(任何事物都可有不同的认识角度),合理化(如自圆其说),祈祷(如特定的弥留患者),幽默(如示以名人的幽默感),发泄(如建议进发泄室、运动),放松(指导呼吸放松技术)等,也都属之。

此外,从特质应对的角度,还可以通过特质应对问卷(TCSQ)评定来访者的消极应对水平,并根据 20 个条目反应的具体情况,开展相应的应对指导和训练。

(四) 针对社会支持的管理

作为应激可利用的外部资源,调动社会支持也是应激管理的重要一环。几乎所有处于应激情况下的人,都需要社会支持。我们也知道,处于危险位置(例如在高山之巅)时,人与人之间会显得非寻常的友善和热情,说明人类在应激时具有天然的寻求社会支持的行为倾向。

社会支持的管理也需要在晤谈、调查或测验评估的基础上进行,可以采用多种手段或途径。例如在灾难现场,应及时联络灾民的亲友到现场以提供家庭支持;调动一些人,人多力量大,更可体现客观的社会支持在难民心理上的效应;对于个别损失极大,处于精神崩溃状态的灾民,也许任何话语都是多余的,而简单地、长时间握着他(她)的手就是一种支持等。

对一些慢性应激当事人,可以指导其积极与人交往以提高社会支持程度;通过对相关对立面的人的“再评价”以增强其主观支持;通过交往技巧指导,如对配偶“多说对方的好处”,以改善家庭支持程度;通过组织集体活动来增强成员之间的主观支持程度。某些团体心理训练或者心理治疗活动,其中也包含着社会支持的效应。

(五) 针对个性特征的管理

个性特征与应激管理存在千丝万缕的联系。个性特征在应激系统模型中属于核心因素,也是个体应激管理的核心内容。个性的管理同样涉及心理指导或心理治疗两个途径。

在心理指导方面,可以向来访者讲解,他(她)的某些个性特征(如信念或观念方面的问题——价值观、爱情观、人生观)在其应激产生和发展中具有核心的作用,告知其因个性原因所致的“求全、完美”倾向的重要性。临床实践显示,确有不少来访者仅仅因为这样的讲解指导产生认识上的“领悟”而有减压效应,虽然往往持续时间不长(个性因素有其稳定性)。另外,指导来访者进行某些积极的习惯性应对行为训练,如指导学生面对“挫折”的训练,也是常用的针对个性方面的应激管理措施。

在心理治疗方面,由于个性因素的相对稳定性,试图触动个性某些层面来实施应激管理,通常需要较长期的心理治疗程序。各种心理治疗策略建立在各自的理论框架基础上,兼有认知理论和行为学习理论优势的认知行为治疗是目前常用的手段。

(六) 针对应激反应的管理

根据应激的心身反应特点,可以选择通过松弛训练、生物反馈、音乐治疗、催眠、药物,以及自然和生物因素如空气、阳光、森林、泥、温泉浴等手段,控制与缓解心身症状。

其中关于药物使用方面,作为医务人员,除了看到某些药物对于降低应激反应本身症状,如降低焦虑的作用外,还应看到药物通过应激系统因素之间的良性循环所产生的间接作用,如促进认知、应对和社会支持向积极方向发展,并对患者实施指导。

四、应激的综合控制与管理

现实中的"应激问题"通常是复杂的、多层次的系统问题,需要综合的控制与管理,是多维度的系统工程。就具体操作来看,应激综合控制与管理的流程包括:评估与诊断、干预方案制订与实施、干预效果的评估。这三个阶段是循环的过程。

(一)个体应激综合控制与管理

个体应激综合控制与管理是临床心理咨询的重要任务,笔者根据应激系统模型设计的临床运作流程如下:

1. 评估   采用晤谈、调查和量表评定直至实验方法,对个体的"问题"分三个层面做出综合评估。

第一层是评估患者的心身问题,即分析患者的应激反应和心身症状情况,作出做出问题的诊断,可能符合医学临床诊断(如恐惧症、高血压、适应障碍),或者以现象学做出"问题"诊断(如学习困难、失眠、行为退缩、一般心理问题或障碍等)。

第二层是评估生活事件、认知评价、应对方式和社会支持程度,分析和确定各因素在"问题"中的地位以及因素之间的互动关系。

第三层是通过分析个性特点特别是信念或观念方面的如求全、完美主义倾向,确定个性因素在整个"问题"系统中的作用(图 5-7)。

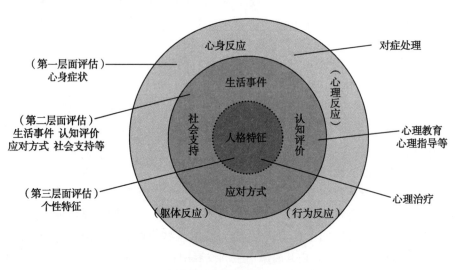

图 5-7   应激的"系统"评估和干预示意图

2. 干预决策与实施   在以上综合评估基础上,依据系统论与整体观做出综合干预决策。可以决定采用心理教育、心理指导、系统心理治疗等心理干预技术,或者结合使用药物等方法。

其中对于第二层面问题,主要采用心理教育和心理指导等方法。例如,通过分析和具体指导,帮助来访者解决、回避或者缓冲生活事件;通过再评价、暗示、安慰、激励、调整思想方法等,帮助来访者改变消极认知评价;通过指导转移、发泄、升华、放松、利用自然环境等,帮助来访者提高应对效能;通过提供客观支持、改变主观支持、加强家庭支持,帮助来访者改善社会支持水平等。

Notes

对于第三层面问题,除了通过对压力系统的分析和讲解,使来访者在平时生活中重视对自己个性(如完美主义性格)的修正,往往需要在有关心理理论指导下实施心理治疗(如认知行为疗法)。

对于第一层面的问题,其往往是各种干预方法的最终目标,除了各种心理指导和心理治疗手段可以直接或间接促进其心身症状的改善,还包括药物的使用等。

(二)团体应激控制与管理策略

在团体应激管理的实际工作中,更有必要将 stress 翻译为"压力"。

根据系统模型,就个体而言,人人处于压力多因素系统之中;就团体而言(如工作单位),则是各种个体的亚系统所构成的更大系统;个体的系统平衡受制于团体系统的平衡,但又影响团体的平衡。

在社会转型期,个人普遍感受到压力,而社会团体的压力也非常突出。由 Walsh D(1982)首次提出,至今在国内也已逐渐成为流行语的员工援助计划(employee assistance programs,EAP),其核心内容之一就涉及团体内员工压力综合管理问题。

笔者以系统模型制订并实施过的团体压力管理大致流程如下:

通过计算机评估,建立包含各种心理压力因素的团体成员个人心理档案;与常模比较,评估各种压力因素的群体分布特点;评估整体压力程度;筛查高压力个体(可能同时存在较多的异常因素);定期追踪。

对发现的高压力个体,实施个别心理咨询和应激管理指导或者心理治疗。

不定期开展压力管理讲座。以通俗和举例的方法,推动员工自觉调控和管理自己的工作和生活压力。提供各种宣传、教育、阅读资料,提高员工个体和团体的抗压力素质。

根据评估结果,以减轻个体压力和提高单位生产效能为一致目标,向单位首长提供各类相关的团体心理管理方面的决策建议。

对于团体压力控制与管理方案,这里讨论的基本流程只是相对的,应根据具体团体性质和特色问题,制订相应的差异化管理方案。

(姜乾金　潘　芳)

拓展阅读　应激的研究与应用

应激的病理学研究是揭示应激对机体的损伤机制,涉及神经 - 内分泌 - 免疫系统。已有的研究显示,应激反应几乎涉及所有的激素、神经肽和神经递质、免疫物质,如促肾上腺皮质激素释放素、促肾上腺皮质激素、糖皮质激素、去甲肾上腺素与肾上腺素、多巴胺、内源性阿片肽、生长抑素、P 物质、神经肽 Y、血管紧张素、性腺激素、甲状腺素、胰岛素和免疫细胞与免疫活性物质等。这些物质通过影响靶器官的功能导致机体损伤,产生病理症状。应激导致的细胞和分子水平的损伤包括细胞凋亡、氧化应激、代谢应激等病理过程,这些病理过程参与心理疾病和心身疾病的发病。

在应用领域,应激是军事医学科学的重点课题之一。其中涉及工作应激、军事应激(战斗应激反应和创伤后应激障碍等)、特殊环境应激(低氧、低温、微重力等)的反应机制、影响因素及防治方法(蒋春雷,2006)。创伤性应激可导致心理障碍,而基于应激理论的危机干预是灾难心理学的重要内容(时勘等,2010)。职业枯竭与工作相关的应激密切相关,在应激理论指导下,对职业枯竭预防预防和干预是人力资源管理的重要领域。

(姜乾金　潘　芳)

■ **参考文献**

1. 姜乾金,张宁.临床心理问题指南.北京:人民卫生出版社,2011.
2. 姜乾金.医学心理学-理论、方法与临床.北京:人民卫生出版社,2012.
3. 姜乾金.医学心理学.第 2 版.北京:人民卫生出版社,2010.
4. 姜乾金.心身医学.北京:人民卫生出版社,2007.

Notes

第六章 异常心理

第一节 正常心理与异常心理概述

一、关于正常心理与异常心理

所谓正常心理,通常是指能够遵循人的心理现象及其活动规律的心理活动,属于普通心理学研究的主要内容。异常心理也有称变态心理,是指偏离正常人心理活动规律的心理现象及心理活动,属于异常心理学(abnormal psychology)研究的主要内容。心理活动的"正常"与"异常"是相对而言的,两者之间没有截然的界限。且其判断依据不仅受判断者个人的知识阅历、生活背景、宗教信仰等众多因素的影响,而且还要考虑具体内容。不能极端地认为凡是偏离了"常态"的就认为是"异常",比如在心理测验中,智商(IQ)低于70或高于130者都属于偏离了常态,然而,只有前者被认为是不正常的,是异常心理学研究的内容,后者则相反,是智力超常的表现,引人瞩目,不在异常之列。本章有选择地介绍医学心理学工作中常常遇到的健康心理学问题,这些问题大多混杂在这两种心理状态之中或介于这两者之间。

二、异常心理的理论观点

心理学成为一门独立的学科仅有130年,还属于年轻的学科,各种思想和观点百家齐放、百家争鸣,心理活动还有许多未解之谜。导致异常心理的原因和机制尚处在研究和探索阶段,各学派分别从生物学、心理学和社会文化因素等不同角度出发,研究、解释异常心理活动的发生、发展、变化的规律,得出了不同的看法和结论,产生了不同的理论解释。

(一)生物学的理论观点

古希腊著名的医学家希波克拉底曾将人的情绪等心理问题解释为因人体内四种体液的不平衡所致。古罗马时期的名医盖仑则把心理障碍解释为是由于大脑缺陷所造成的。随着生物学和其他相关学科的发展,人们对健康与疾病的认识发生了很大的变化。医学家们逐渐形成了对任何一种疾病和问题都力图寻找生理性或病理性改变的思维定式,这也是所谓的生物医学模式的思维方法。从生物学理论的角度出发,认为异常心理的产生、发展都与生物学因素有关。生物学因素包括个体素质缺陷、先天遗传、脑或机体因感染受损、理化因素或药物作用、代谢失调、生理、生化指标异常等。在治疗上强调以物理、化学为主的躯体治疗。随着实验手段的不断发展,相信会有更多的病理、生理机制被发现。但是这种理论忽略了人的心理性和社会性,有一定的片面性。生物学理论虽然可以解释脑器质性精神病、躯体疾病伴发精神障碍、感染和中毒所致精神障碍等异常心理产生的原因,但临床上还有很大一部分异常心理和精神疾病至今尚未找到明确的生物学证据,如确有一些精神分裂症的患者有该病家族史,但尚无发现遗传基因方面有明确及公认的异常。

(二)心理动力学的理论观点

以弗洛伊德为代表的精神分析学说认为,被压抑在潜意识中的负性情绪和心理冲突是导致心理异常的主要动力性原因,其心理动力的内心冲突在童年时期就开始了,儿童的早年经验尤其是父母的教养态度对其将来的心理健康起关键性作用。潜意识中生物性本能欲望和社会化文明道德规范的斗争,自我在协调矛盾斗争时无法达到心理平衡就会导致心理障碍,过多地采用自欺欺人的心理防御手段进行协调矛盾而形成人格异常。治疗上倡导以精神分析方法查找和释放出潜意识中的负性情绪和心理冲突。心理动力学的理论解释虽被很多学者认同,但因其过于主观,难以被证实,且如何寻找、测量和确定潜意识中的心理冲突却非易事。

（三）行为主义的理论观点

行为主义的学习理论认为,社会环境对人的行为影响很大,人类的一切行为都是后天通过条件反射的过程习得的,异常行为也是后天习得的,并不断地得到强化而固定下来。本书第二章中介绍的行为学习理论中巴甫洛夫的经典条件反射、斯金纳的操作性条件反射以及班杜拉的社会学习理论和实验都支持以"学习理论"解释各种异常行为。行为学习理论还认为,这些通过"学习"固定下来的行为,也可以通过"重新学习"的方式加以矫正,使其恢复正常。

（四）人本主义心理学的理论观点

人本主义认为,人天生具有发展和充分发挥自己潜能的"自我实现倾向",即只要环境许可,每个人都能发挥自己的潜能,实现自我价值。如果在生活中受到削弱或阻碍,就可导致心理和行为的错乱。治疗的对策主要是提供良好的社会和人际关系,使个体恢复与自己真实情感的联络。

（五）社会文化的理论观点

社会文化理论强调社会文化环境在心理障碍发生中的重要作用。认为人的心理活动的异常主要源于社会文化环境作用的结果,个体在各种社会文化关系的综合影响下,逐渐形成了各自的心理品质和行为方式,并且以相对恒定的形式固定下来。异常行为也是一个人对社会文化生活的反应。每个人所遭遇的生活事件、人际关系、风俗习惯、道德评价标准等不同,其适应性的反应也不同。如果某些社会文化关系发生变化,其强度和速度使人无法承受,就出现了社会文化关系失调的现象,固有的心理品质和行为方式显得无所适从,由此而引发心理异常。

如果一个人得到较好的社会支持和帮助、遇到的不良生活事件少、人际关系较好就有可能保持健康的心理状态。因此,稳定社会秩序,改善社会的经济福利和文化设施,创造一个健康、公正与和谐的社会,对于减少异常心理的产生和矫正异常心理都是有益的。

上述几种理论解释各自从不同侧面阐述了异常心理的发生机制,各有所长,但都不能完满地解释各种异常心理产生的原因。对异常心理的认识,应博取各家之长,随着研究的不断深入,各家学派逐渐走到殊途同归的道路,趋向于采用整合的观点解释异常的发生机制。

三、异常心理的判断标准

正常心理活动与异常心理活动的区别不是一个简单的问题,就像任何事物都不是绝对的一样,心理活动的正常与异常也是相对的,不存在严格的界线,并且在一定条件下双方可以相互转化,没有一条绝对的不变的界线把它们分开。

判断心理活动正常与否的困难在于心理活动受诸多因素的影响,包括主观状态、心理素质、社会文化背景、人际关系等因素。这些因素错综复杂地交织在一起,在复杂的背景下很难用简单的标准评价,所以制定一个绝对正确的判断标准几乎是不可能的。判断心理活动正常与否须参照性别、年龄、职业、社会环境、受教育程度、惯常的表现、民族、宗教信仰、民俗习惯等因素。目前比较常用并为人们普遍接受的标准有以下几种。

（一）经验标准

经验标准是指判断者凭借自身的知识和经验去评价自己或他人心理活动的特点和规律是否正常,或者以一般人的心理状态为标准判断他人心理活动的正常与否。该方法简捷实用,是日常生活中和临床工作中最常用的方法。但由于是以经验为依据,所以带有极大的主观性和缺乏客观的科学性。又由于评价者的参照标准与经验有差异,常常受判断者本身的经验、知识水

Notes

平、心理状态、态度的倾向性等多因素的影响,可能会出现同一个体而评价结果却完全不同的现象,使评价结果差异性较大。

(二)社会适应标准

这是以社会常模为标准评价人的心理健康状态。社会适应能力是指个体在社会活动中是否能够遵循社会伦理道德规范、社会公德、法律准则和顺应社会网络,与环境保持一致的能力;并且当出现违背上述准则的言行时,是否能做出为公众所理解的解释等。一般判断人的心理活动正常与否的重要标准之一就是能否适应社会,适应者为正常,不适应者为异常。这些标准通常以整个社会群体为参照对象,但由于社会状况、国家、地区、民族的风俗、文化的不同,相应的社会准则也必然不同,所以不同社会环境,其标准也不一致,难以进行跨地区、跨文化的比较。

(三)医学标准

又称症状和病因学标准,以是否存在临床症状和明显的病因为判断心理是否异常的依据。此标准源于医学诊断方法,指运用医学检查、诊断的手段及标准找到引起异常心理症状的生物性原因,从而判断心理活动的正常与否。这种评价方法的前提是某些心理异常可以通过检查找到病理解剖、病理生理、病理生化、遗传基因等方面异常的变化。这些变化是临床症状的直接原因,而这些变化在正常人身上是一定不存在的,比如脑器质疾病、躯体疾病、药物中毒所致精神障碍等。临床上根据这些检查结果作出的诊断是科学的和有说服力的,但是遗憾的是,依据目前科学技术发展的水平其检出率还很低,一般认为,在病理心理学范围内,目前只有 1/10 左右的精神疾病病因比较清楚,大部分异常心理尚无法用该标准作出正确判断,所以此标准的应用有限。

(四)统计学标准

也称为心理测量的标准,这一标准源于心理测量。对人群的心理现象进行标准化心理测量后,用统计学方法处理,得到某些人群心理活动和行为的分布曲线,其结果反映了正常人群心理状态的规律性分布。一般人群心理状态呈常规分布,比如,SAS、SDS、MMPI 等量表经大样本测查后,通过统计分析,在一定范围内是正常的,超过一定范围即为异常。个体心理活动的正常与否以其心理特征偏离群体的平均值程度(即以统计学数据)为依据。但是在有些情况下也有例外,如智力测量中人们的智商水平属于常态分布,绝大多数人的智商(IQ)集中在 70~130 之间,而 IQ<70 或 IQ>130 都属于偏态,但是 IQ>130 意味着非常聪明并不意味着异常,只有 IQ<70 才认为异常(智力低下)。统计学的标准(心理测量的标准)是一种客观的判断方法,数量化的测量结果可以进行比较和数学统计处理,但有些心理活动无法测出或无统一的规律可循,所以统计学标准也有局限性,心理测量的结果还要结合其他的判断标准。

(五)其他标准

判断心理健康的一些标准同样也可以作为衡量心理正常与否的标准,如马斯洛(Maslow)和密特尔曼(Mittelmann)曾经提出关于健康心理的 10 条标准,对判断异常心理有一定参考价值。只是对人的观察评价,不宜要求过高,所谓正常也不是十全十美,多数人未必都能符合心理健康的 10 条标准。倘若轻微不合,仍然可以享受相当完善的社会生活,可以视为正常。如果缺陷的项目过多,则应视为异常。

(吴均林)

第二节 常见异常心理问题

一、临床心理学对心理问题的认识特点

所谓心理问题,有各种不同的解释:一是指心理学中的问题,如心理的实质是什么、心身之间的相互关系、心理与实践、心理学的各种理论与应用等;二是指心理学中或心理学工作者研究

的问题,如心理学研究的主题、心理学所研究的热点、某位心理学工作者正在研究的工作等;三是指人们心理上出现的问题,从诸如情绪消沉、抑郁、焦虑、恐惧、人格和行为偏离、社会适应不良等通常所指的健康心理问题,到各种心理障碍,直至严重的精神疾病。本章讨论的是后一种,且偏重于那些尚未达到严重精神疾病程度的健康心理问题和部分心理障碍。某些心理问题是每个人一生中都可能遇到的问题。一个人在成长的不同阶段及生活工作的不同方面,都有可能会遇到这样或那样的心理问题,也可能会导致消极情绪的产生。

心理问题也不同于生理疾病,生物、心理、社会等诸多因素都可使人在精神方面引发一系列问题,导致心理问题的产生,也可间接地改变人的性格、世界观及情绪等。解决和预防心理问题,需要根据具体情况采取综合性的措施。

心理问题虽很普遍和常见,但需要认真对待。各种心理问题如能采取适当的方法予以解决,个体就能顺利健康的发展;若不能及时正确处理,则会产生持续的不良影响,甚至导致心理障碍。对于一般的心理问题,通过自我调节或他人的帮助,可能可以得到缓解,但对于持续时间比较长、比较严重的心理问题,还需寻求医学心理学或其他相关专业人员的帮助。

二、常见心理障碍

(一)焦虑性障碍

焦虑性障碍(anxiety disorder),是指没有明确客观对象和逻辑根据的过分担忧和恐惧不安的一种情绪状态。其表现以广泛和持续性焦虑或反复发作的惊恐不安为主要特征,预感到似乎要发生某种难以对付的危险,常伴有显著的神经紧张和自主神经活动过度的症状(如头晕、心悸、胸闷、呼吸急促、出汗、口干、肌肉紧张)和心理活动的过度警醒状态。值得注意的是,焦虑性障碍并非由实际存在的威胁引起的,而是一种没有明确危险目标和具体内容的恐惧,其提心吊胆的恐慌状态与实际环境不相称。

1. 病因与发病机制

(1)生物学因素:早在20世纪60年代就发现,单卵双生子焦虑性障碍的一致性患病率为41%,双卵双生子仅为4%。焦虑障碍有明显的遗传倾向,其遗传度约为30%。实验室数据显示焦虑性障碍的发生可能与去甲肾上腺素能、5-羟色胺能活动异常有关。Condren等人(2002)研究后认为广泛性社交焦虑障碍患者中枢5-HT能反应性水平提高与发病机理有关;社交焦虑障碍患者肾上腺皮质对心理应激反应性较高;氨基丁酸(GABA)能系统受体功能有异常(2003)。

1)交感神经功能亢进:焦虑发作的症状,如心悸、胸闷、出汗、头晕等主要为交感神经功能亢进的症状。焦虑性障碍患者尿中儿茶酚胺(CA)排出量增加,正常人静脉注入去甲肾上腺素(NE)可模拟出焦虑性障碍的全部躯体症状,而用阻断交感神经β受体功能的药物具有抗焦虑的作用。

2)脑内5-羟色胺能神经活动障碍:临床观察发现,增强脑内5-羟色胺(5-HT)递质活性的药物(如丁螺环酮)抗焦虑有效。

3)脑内多巴胺能神经系统活化:多巴胺受体2(DA2)是激动脑精神活动的总开关,当DA2活化时各种心理活动活化,出现焦虑、恐惧、妄想、幻觉、兴奋、躁动等。用阻断DA2的抗精神病药物(氯丙嗪、奋乃静、氟哌啶醇、利培酮)可降低严重的焦虑。

(2)心理社会因素:焦虑性障碍大多与应激性生活事件的发生有关,两者之间有显著的相关性。

精神分析学派认为,焦虑性障碍的产生是对本我的恐惧,来源于潜意识的冲突。患者意识到自己的本能冲动有可能导致某种危险,因而伴有失控感或将要发疯感,有濒死感。精神分析学派认为冲突来自于外界(现实焦虑)、本我(本我焦虑)及超我(道德焦虑)三个方面,本身的自我不健全或发育不良为素质性原因。他们特别强调童年期的心理体验被压抑在潜意识中,一旦

Notes

因特殊境遇或压力的激发,便成为意识层面的焦虑。

行为主义认为,焦虑性障碍是一种学习后的习得性反应。当个体感到受到威胁或遇到危险时,便会诱发交感神经功能亢进、HPA轴亢进而产生焦虑反应,此后类似情境刺激时便会产生病理条件反射。焦虑性障碍条件反射的建立与一般状况不同,它是建立在错误认识的基础之上,选择性夸大、关注负性事件并不断自我强化,以达到毫无批判地接受与事实不相称的刺激并产生焦虑反应。

认知心理学认为,对事件的认知评价是发生焦虑性障碍的中介因素。当个体对情境作出危险的过度评价时便会激活体内的边缘系统、交感神经系统、HPA轴等引发焦虑反应产生焦虑性障碍。对情境的过度危险评价来源于个体的童年时代的内隐学习而固着的内隐认知,不合理的信念、错误的思维方法、错误理解、警觉过度、重复检查、回避行为。而应对失败则更加重对情境过度危险的认知评价,加剧焦虑性障碍,形成恶性循环。生活事件、学习紧张、工作压力、人际关系紧张等社会因素均可作为情境性刺激或心理应激诱发焦虑性障碍发生。

2. 临床表现　焦虑性障碍的焦虑是原发的,凡是继发于妄想症、强迫症、疑病症、抑郁症等的焦虑都不应该诊断为焦虑性障碍。焦虑性障碍最主要有广泛性焦虑性障碍和惊恐障碍两种临床表现形式。

(1) 广泛性焦虑性障碍(generalized anxiety disorder,GAD):又称慢性焦虑,是指以经常或持续的对未来可能发生的无法预料的某些危险的紧张不安,或对现实生活中某些问题过分担心或烦恼为特征。患者往往说不出具体担心的对象或内容,而只是一种提心吊胆、惶惶不安的状态。常伴有心悸、心慌、气促、窒息感、肩背痛、头痛等躯体症状,以及伴有运动性不安、睡眠障碍、注意力不集中、记忆力和思维能力下降等。因肌肉紧张而出现紧张性头痛、肌肉紧张痛(如腰背痛等)、双手轻微震颤等。

(2) 惊恐障碍(panic disorder):常常突然发作,突然出现莫名的担心、害怕,有濒临死亡的恐惧。发作时往往没有任何诱因,也不局限于任何特定的情境,常常在正常的生活活动中突然发作。其典型表现是患者突然处于一种无原因的极度恐惧状态,呼吸困难、心悸、喉部梗阻、震颤、头晕、无力、恶心、胸闷、四肢发麻,有"大祸临头"或濒死感,也可能会做出一些不可理解的冲动性行为。患者往往试图离开自己所处的环境以寻求帮助。

惊恐障碍发作的持续时间为数分钟至数十分钟,然后自行缓解。在发作间歇期,患者常担心再次发作而惴惴不安,有期待性焦虑。患者往往害怕自己因为心脏或呼吸系统疾病而致死。惊恐发作作为继发症状,可见于多种不同的精神障碍,如恐惧性症、抑郁性障碍等,应与某些躯体疾病(如癫痫、心脏病发作、内分泌失调等)鉴别。

3. 治疗　以心理干预为主。严重的焦虑性障碍可首先应用抗焦虑药物,待症状缓解后,再采用心理治疗。常用的心理治疗方法有支持疗法、松弛疗法、认知疗法、行为疗法、精神分析疗法等。

(二)抑郁性障碍

抑郁性障碍是一种持久的心境低落状态,多伴有焦虑、躯体不适感和睡眠障碍为主要特征的异常心理。通常具有较强的隐蔽性,如有的患者可以面露笑容,其实却有严重的抑郁。抑郁性障碍是最常见,但也最不易察觉和被识别出来的心理障碍。

抑郁性障碍在精神与躯体方面有多种形式和不同程度的表现,从轻度的忧愁到严重的痛苦乃至自杀。除持久性情绪低落外,还表现为:心境不佳、思维迟缓、行为减少、睡眠障碍、身体不适感、焦虑、紧张、悲伤等;悲观厌世;什么也做不下去,不能工作,连家务也不爱做。典型的抑郁性障碍的核心征象是心境低落,愉快感丧失,兴趣缺乏,从而导致活动效能受损。

1. 病因与发病机制

(1) 生物学因素:在严重抑郁患者的家族中,其父母、兄妹、子女患有心境障碍的危险高达10%~15%,而在一般人口中仅为1%~2%。单胺递质假说认为,5-HT和儿茶酚胺系统与情感性

Notes

障碍有密切关系,5-HT 不足可能构成了易患素质,当去甲肾上腺素的功能减弱时就出现了抑郁。内分泌障碍如甲状腺功能减退、肾上腺皮质功能改变、垂体前叶功能减退,及女性经前期和更年期的抑郁倾向等,均可出现抑郁。

(2) 心理学社会因素:精神分析理论认为抑郁是愤怒转向自我的结果。行为学习理论认为抑郁是由习得性无助引起的。认知心理学家贝克(Beck AT)认为认知是情绪和行为反应的中介,情绪障碍与负性认知相互影响,并导致情绪障碍的持续存在,认知方面的曲解是发生情绪障碍的基础。由于抑郁性障碍常在应激性生活事件后出现,因此有人认为生活事件通过应激的机制增加了发生抑郁的危险,并且与人格特征、认知评价和应对方式相联系。此外,躯体疾病作为一种非特异性应激因素也可以成为诱发抑郁障碍的因素。

2. 临床表现 抑郁性障碍者常常感到心情低落、压抑和无法排遣的郁闷难受,对前途悲观失望,对自己失去信心,对生活缺乏兴趣。兴趣减少甚至丧失,自我评价降低,放大自己的缺点,自卑感明显。不愿与人接触交往,尽量避免热闹场面,常常感到疲乏无力,头脑反应慢,思维困难,认为自己毫无用处,无可救药。特别悲观者厌世现象明显,自杀率比较高。

3. 治疗 心理干预应依抑郁反应的程度而定,切忌不分症状轻重,不做具体分析一概而论。抑郁情况严重,尤其是有自杀意念或企图时,应当积极采取预防自杀措施,立即住院和进行药物治疗。对轻中等程度抑郁的情况,可进行心理治疗,一般是首先采用支持性心理治疗,并提供基本的安全感,最大限度地弥补经受过创伤的自尊心和自信心,耐心地培养信心和激发生活的动机,并且要尽量地帮助自我能力的恢复,以便有充沛的精力去面对困难。

支持性的心理治疗,如社会支持、陪伴、关心、劝导、支持、鼓励等有重要的作用。认知疗法是抑郁性障碍心理干预的有效方法。对有自杀意念者,应先弄清产生绝望的症结,改变他们的负性思维模式,转变自卑心理,矫正认知曲解,增强其自信心。

对严重的抑郁性障碍者,除了开展对自杀行为的心理干预外,应及时采取有效的药物治疗措施,如选用三环或四环类抗抑郁药,目前较安全有效的药物是 5- 羟色胺再摄取抑郁剂(SSRIs)如氟西汀、帕罗西汀、舍曲林、西酞普兰等。

(三) 人格障碍

人格障碍(personality disorders)是指明显偏离正常的异常人格模式。表现为明显的适应不良,在社会生活中经常碰壁,有时会造成危害社会的不良后果。人格障碍一般无智能障碍,无确切的起病时间,一般从童年或青少年持续发展至终生,部分人在老年精力衰退时可能略有缓和。人格障碍的共同特点有:

1. 有特殊的行为模式;

2. 具有特殊行为模式是长期的,持续的;

3. 其特殊行为模式具有普遍性,使得患者社交适应不良或职业功能明显受损;

4. 患者智能正常,不能吸取教训;

5. 其特殊行为模式始于童年、青少年或成年早期,现年 18 岁以上。

如果原来人格正常,由于出现脑病、脑外伤,慢性酒精中毒或重大意外生活事件后出现人格偏差等不称为人格障碍而称为人格改变。临床研究发现某些精神疾病的发病往往与其病态人格素质有关。如分离性或转换性障碍患者病前常有表演型人格,精神分裂症患者往往病前有偏执型人格,或分裂型人格。

1. 病因与发病机制 人格障碍患者的家族中具有类似问题的比例较高。具有人格障碍家族史的子女被寄养后其人格障碍的发病率仍高于正常家庭。有研究显示人格障碍患者脑电图及其双亲的脑电图异常率较高,提示可能与脑的生理功能有关。

人的成长中生活的经历、环境的影响、重大生活事件的刺激都塑造着一个人的行为模式和认知模式。恐惧、害怕、畏缩、无安全感,往往与早年经历的负性生活事件有关。溺爱、过分保护、

Notes

粗暴等不良的教养方式,以及父母的不良嗜好、生活的不检点、关系的冲突以及离异等,处理不好对下一代人格的成长都会造成不良影响。

2. 临床表现

(1) 偏执型人格障碍(paranoid personality disorder):男性多于女性。以猜疑和偏执为主要特点。其表现为:敏感、多疑、嫉妒,经常毫无理由地怀疑别人,伤害自己,对自己不利;对别人的过错不能宽容,长期耿耿于怀;容易将别人的中性或友好行为误解为敌意或轻视;过分自负和自我中心;固执地坚持自己的非客观性的观念,固执地追求个人不够合理的"权利"或利益。

(2) 分裂样人格障碍(schizoid personality disorder):一种以观念、外貌和行为奇特,以及人际关系有明显缺陷,且情感冷淡为主要特点的人格障碍。男性多于女性。以观念、行为和外貌装饰的奇特、情感冷淡及人际关系明显缺陷为特点。表现为极其内向、退缩、常常独处一隅,很少有朋友。缺乏情感表达,为人冷漠甚至不通人情,不修边幅,着装异常,行为怪异与时宜及常态不符,不能表达对他人的关心体贴及愤怒等。

(3) 反社会型人格障碍(antisocial personality disorder):一种以行为不符合社会规范为主要特点的人格障碍。男性多于女性。以行为不符合社会规范,经常违法乱纪,对人冷酷无情为特点。主要表现为 18 岁前有品行障碍的证据。如少年期常常违反校规,说谎、逃学、吸烟、喝酒、偷窃、斗殴、破坏公共财物。成年后不能维持长久的工作或学习;有不符合社会规范的行为;无视社会正常规范、准则和义务,易激惹,并有攻击行为,甚至违法乱纪。缺少道德观念,冷酷无情,不负责任,不尊重事实;对自己或他人的安全漠不关心,缺乏同情心;危害别人时无内疚感。

(4) 冲动型人格障碍(impulsive personality disorder):一种以行为和情绪具有明显冲动性为主要特点的人格障碍。男性多于女性。以情感暴发,伴有明显行为冲动为特征。表现为有不可预测和不考虑后果的行为倾向;行为暴发难以自控;不能控制不适当的发怒;做事缺乏预见性和坚持性;强烈而不稳定的人际关系;可有自伤行为。

(5) 表演型人格障碍(histrionic personality disorder):一种以过分感情用事或夸张言行以吸引他人注意为主要特点的人格障碍。以过分感情用事或夸张言行吸引他人的注意为特征。过分地自我表演,行为夸张,渴望得到别人关注,过多地参加各种社交活动,感情易波动。以自我为中心,十分关心自己是否引人注目;自我放纵和不为他人着想,不断渴望得到赞赏,情感易受伤害,暗示性高,易受他人影响。

(6) 强迫型人格障碍(obsessive-compulsive personality):一种以要求严格和完美为主要特点的人格障碍。表现为优柔寡断、犹豫不决、对细节过分注意,追求完美无缺;刻板和固执,不合理地坚持别人也严格地按照他的方式做事,否则心里很不痛快;犹豫不决;常有不安全感,反复核对检查;拘泥细节;事必躬亲,因循守旧,对自己要求严格。男性多于女性。以过分地谨小慎微、严格要求与完美主义及内心的不安全感为特征。

3. 治疗　　人格障碍一旦形成很难改变。药物治疗对人格障碍无效,但是在人格障碍伴发异常情绪反应时可用药物调整情绪,以减少其不良后果。常用的药物有,苯二氮䓬类药物用于抗焦虑情绪,选择性 5-HT 再摄取抑制剂往往既可抗抑郁又可抗焦虑。心理治疗常被采用,但效果不确定。

三、常见行为问题与不良行为

(一)进食障碍

进食障碍(eating disorders)是指在心理因素、社会因素与特定的文化压力等因素交互作用下导致的进食行为异常,常见的有神经性厌食和神经性贪食等。

1. 神经性厌食

(1) 概念:神经性厌食(anorexia nervosa)是指有意节制饮食,导致体重明显低于正常标准的一种进食障碍。据报道 90% 以上的患病者是青少年女性,男性少见。发达国家发病率较高,我国的发病率不详。随着生活水平的不断提高,物质供应的不断丰富,以及对"瘦为美"标准的追求,发病率有增高的趋势。

(2) 病因:①心理因素:发病前往往有某些生活事件发生;一些患者存在某些人格易感素质,如轻微的强迫性人格、敏感性人格等;患者常常存在体像障碍以及家庭问题等。②生物学因素:研究显示单卵双生子的同病率高于双卵双生子。③社会文化因素:现代社会的审美趋向是苗条瘦身,这种审美意识转化为刻意追求的目标时就容易出现问题。

(3) 临床表现:患者故意限制饮食,极端限制饮食甚至禁食,尤其排斥高能量饮食,患者对自身体像的感知有歪曲,致使体重降到明显低于正常的标准也仍然认为自己瘦得不够。虽已严重消瘦,患者仍强烈地认为自己太胖,害怕体重增加。为避免发胖常主动采用一些方式故意减轻体重。患者常有营养不良、继发性内分泌和代谢紊乱。有的患者可有间歇发作性暴饮暴食。临床诊断为明显的体重减轻,比正常平均体重减轻 15% 以上,或者 Quetelet 体重指数(体重千克数 / 身高米数的平方)为 17.5 或更低,或在青春期前不能达到所期望的躯体增长标准,并有发育延迟或停止。症状至少持续 3 个月。

(4) 治疗:治疗比较困难,患者往往不认为自己的症状是病,不配合治疗。治疗的原则是在维护躯体功能正常的基础上突出心理治疗。

1) 纠正营养不良:首先恢复身体健康。体重太轻,明显营养不良者,应供给高热量饮食;呕吐、拒食者应给予静脉补充营养及纠正电解质紊乱。同时帮助患者恢复正常的饮食习惯,帮助患者自我监督并遵守治疗计划。

2) 心理治疗:通常采用认知治疗、行为治疗、家庭治疗等方法。改变不良认知,尤其是消除过分怕胖的观念,学会运用现实检验的方法加以改变。矫正不良进食行为,常采用系统脱敏疗法、标记奖励疗法等。调整家庭成员的相互关系以解除其不良投射。生物反馈疗法作为一种心理生理的自我调节技术可结合放松训练调整生理活动、保持情绪稳定。

3) 药物治疗:针对某些患者存在抑郁情绪、强迫观念等症状对症治疗。抗抑郁药物应用较多,常用的有 5- 羟色胺再摄取抑制剂及三环类抗抑郁药。其他药物如抗精神病药、锂盐、H1 受体拮抗剂、抗癫痫药等也可对症使用。

2. 神经性贪食

(1) 概念:神经性贪食(bulimia nervosa)是指周期发作的、不可抗拒的摄食欲望,及多食或暴食行为,进食后又因担心发胖而采用各种方法以减轻体重,使得体重变化并不一定明显的一种疾病。此病特点是不可抗拒的强迫自己多食,自己设法呕吐以避免体重增加。发病人群主要是女性,发病率目前还没有流行病学报告,发病年龄多在 18~20 岁。此病可与神经性厌食交替出现,两者可能具有相似的病理心理机制、性别和年龄分布。多数患者是神经性厌食的延续者,发病年龄较神经性厌食晚。

(2) 病因:病因不明,多数研究认为以心理社会因素为主、生物学因素为辅。心理因素包括:现代社会"瘦为美"的审美趋势和目标在神经性贪食中与神经性厌食中一样起作用。患者往往过分关注自己的体形,特别害怕肥胖,以至于形成暴食 - 恐肥 - 关注 - 诱吐 - 暴食的恶性循环链难以破除。应激事件多发也是原因之一。也有人认为中枢神经系统中单胺类神经递质代谢异常及多巴胺能系统和内啡肽等失调可能是其生物学基础。

(3) 临床表现:患者常常出现反复发作地一次进食大量食物,吃得又多又快,故称为暴食,自己明知不对却无法控制。在发作期间,为避免长胖、避免体重增加常反复采用不适当的代偿行为,包括自我诱发呕吐、滥用泻药、间歇进食、使用厌食剂等。暴食与代偿行为一起出现,且长时间持续其结果可能会造成水电解质紊乱,常见的有低血钾、低血钠、代谢性碱中毒、代谢性酸中毒、心律失常、胃肠道损害等。有时其暴食障碍往往是从合理地尝试减肥开始,继之突发暴食。

Notes

患者常伴有情绪问题。

(4) 治疗:治疗以纠正营养状况,控制暴食行为,打破恶性循环链,建立正常进食行为为目标。

心理治疗可采用认知疗法、行为疗法及生物反馈疗法等。认知疗法主要是改变患者过分关注自己的体形及过分怕胖的极端化想法,对进食规则和体像障碍有正确认识;行为疗法常采用系统脱敏、暴露、阳性强化、厌恶疗法等,使其每餐食量按预定计划得以控制。

(二) 酒精依赖和滥用

1. 概念 酒精依赖(alcohol dependence)是指反复饮酒,导致心理或生理反应,并对其有强烈渴求与耐受性增大,对饮酒的渴求行为优先于其他的活动。明知此行为对自己有害,但仍用量失去控制,长期使用;主观虽希望控制,但实际做不到。减量或停饮后出现戒断症状,影响社交、工作、家庭责任,甚至不顾严重后果坚持饮酒。

酒精滥用是一种慢性不良饮酒。由于饮酒造成社会、工作、家庭生活的受损,如酒后驾车已经成为严重的社会问题。酒精滥用者明知有不良社会后果还继续饮酒。醉酒时可表现为情绪冲动,行为不考虑后果。

1894 年瑞典人 Magus 和 Huss 首次提出了"酒精中毒"(alcoholism)这一名称。在美国,酒精中毒是列于心血管疾病、肿瘤之后,居第三位的公共卫生问题。世界卫生组织一项对世界各国 2000—2005 年间的酒精消费研究表明,英国是酗酒率最高的国家之一。英国的年平均饮酒量是每人 15.5 升纯酒精,约相当于 775 品脱啤酒。而在俄罗斯,平均每人每年要喝掉 27 升纯酒精。在摩尔多瓦,这个数字达到惊人的 32 升。

WHO 统计(2010),全球每年死亡的人中,有百分之四死于酗酒,死因包括酗酒导致受伤、酗酒导致癌症或肝硬化等。就男性来说,每年全球有百分之六的人是因为酗酒身亡;女性中也有百分之一的人死于酗酒。而酗酒对年轻人造成的伤害更大:15~29 岁的年轻人当中,每 10 个死亡的人中就有 1 人死于酗酒。

很多国家已经意识到酒精的不当使用带来的公众健康问题,并且采取措施来预防由此引起的健康和社会负担,并且为需要的人群提供治疗。

2. 原因

(1) 生物学因素:酒精依赖的原因在探讨中,临床发现酗酒具有家族性因素,有证据证明,单卵双生酗酒的同病案是双卵双生的 2 倍。孪生子无论是寄养还是随亲生父亲长大的,都有同病的一致性。酗酒的发生还与成瘾者的气质、应激反应性、冲动控制能力等方面的因素有关。如:嗜酒者常见于痛苦的、回避问题的、受压抑的人、社会适应缺乏的人、社会应激量较高的人。

(2) 心理、社会因素:Hesselbroek 对住院酒精依赖者进行调查,发现其中 77% 存在一种或多种心理障碍。许多调查表明,饮酒者往往首先是为了解除内疚感和焦虑。很多人都认为乙醇是良好的镇静剂,大量饮酒可增加自尊。Hesselbroek 等报道在男性酗酒者中 52% 曾诊断为反社会人格。有人还提出"嗜酒前人格"这一概念,其主要特征是:被动、依赖、自我中心、反社会行为、易生闷气、缺乏自尊、对人疏远。因此虽并不存在每个嗜酒者有共同的人格,但往往有某些人格缺陷倾向。

不同国家、不同民族,酒滥用流行情况不同。如爱尔兰人乙醇中毒患病率高;而犹太人患病率低。社会文化对饮酒习惯及频率也有影响,西方人常于回家后,工作之余空腹饮酒,以酒为一般饮料招待客人;而大多数东方人往往以酒作为佳肴的佐餐,通常在节日、社交时偶尔为之。有的人以饮酒过量作为一种力量的显示、风度的象征,不醉不休。

3. 干预 对酒精依赖和滥用进行干预的方法很多,但要取得较好的效果,需求治者积极主动参与。

(1) 节制饮酒法:即逐渐减少饮酒量,是可行的干预方法。但是其效果如何在很大程度上根据求治者的情况和动机,成功与否往往取决于求治者的素质、问题与治疗配合的程度、动机、态

Notes

度等。如,求治动机强烈,治疗成功的可能性就大;求治者受酒精影响较轻,在社会中较有地位,效果会较好;求治者受酒精影响较重,对治疗没信心,优柔寡断,又伴有躯体不适症状难以坚持,效果会不佳。

(2) 药物戒酒:使用戒酒硫(tetraethylthiuram disul.de,TETD),为非精神活性物质,通过阻断酶的作用而阻止乙醇的第一个代谢产物乙醛的分解。其临床过程更像心理治疗中的厌恶治疗,戒酒硫用后可出现头颈部强烈搏动、呼吸困难、恶心、呕吐等不良反应。

(3) 厌恶疗法:常使用催吐剂,用后可引起恶心、呕吐,当恶心与饮酒相联系时,就会使人产生对饮酒的厌恶反应而放弃饮酒,这种方法起效快,但是复发率高。

(三) 烟草依赖

1. 概念　烟草依赖(tobacco dependence)俗称烟瘾,指长期吸烟的人对烟草中所含主要物质尼古丁产生上瘾的症状。吸烟至少数周,吸食量相当于每天 10 支以上的香烟,突然停吸或减少香烟,24 小时内至少会有渴望吸烟、烦躁、抑郁、注意力难以集中、不安、头痛、昏昏欲睡、胃肠功能失调等种种不适的症状。

有资料显示 25 岁的吸烟者如果每天吸 1~2 包烟,寿命比不吸烟者将缩短 8 年。吸烟也是每年死于肺癌患者的直接原因之一。大约 80% 肺癌死亡者可归因于吸烟。

2. 诊断　参照 ICD-10 中关于药物依赖的诊断条件,结合吸烟的行为特点,烟草依赖的临床诊断标准为:在过去 1 年内体验过或表现出下列 6 项中的至少 3 项:

1) 强烈渴求吸烟。

2) 难以控制吸烟行为。

3) 当停止吸烟或减少吸烟量后有时会出现戒断症状。

4) 出现烟草耐受表现,即需要增加吸烟量才能获得过去吸较少烟量即可获得的吸烟感受。

5) 为吸烟而放弃或减少其他活动及喜好。

6) 不顾吸烟的危害而坚持吸烟。如果患者符合诊断标准,就要推荐他进行专业的戒烟治疗,如到戒烟门诊找医生进行诊治。

3. 烟草依赖的行为干预　烟草依赖的临床干预有多种方法,如使用特殊合成的尼古丁:尼古丁贴片替代吸入的尼古丁;口香糖中加入尼古丁咀嚼后,经口腔黏膜吸收入血等。尼古丁被吸收入血,维持血中尼古丁的浓度,而减少吸入量进而戒除烟草依赖。

认知治疗、行为治疗、社会支持等都是常用的方法。行为疗法中以厌恶疗法较为常用,可同时结合认知行为治疗。

预防是最可行、最有效率的方法,提倡并加强对 20 岁以下学生们的教育和引导以控制吸烟行为应是最经济、最有效的措施。

(四) 网络依赖

1. 网络依赖的概念　网络依赖(internet dependence),又称网络依赖综合征(internet addiction disorder)、网络性心理障碍、网瘾等。是指没有一定的理由,无节制地花费大量时间和精力在互联网上持续聊天、浏览,以致损害身体健康,并在生活中出现各种行为异常、心理障碍、交感神经功能部分失调。典型的表现包括:情绪低落、无愉快或兴趣丧失、睡眠障碍、生物钟紊乱、食欲下降和体重减轻、精神运动性迟缓和激动、自我评价降低和能力下降、有自杀意念和行为、社会活动减少、大量吸烟、饮酒等。发病年龄介于 5~45 岁。20~30 岁的单身男性为易患人群。

网络依赖目前还没有被作为一种正式界定的疾病纳入诊断体系当中。可以认为"网络依赖综合征"是对网络的一种过度依赖,表现为对现实生活失去兴趣;网上操作时间超过一般的限度,以此来获得心理满足。当网络依赖失控,对人产生负面影响的时候,就把它当做心理上的一种障碍来看待。中国青少年网络协会对《中国青少年网瘾数据报告(2010)》指出,目前我国城市青少年网民中网瘾青少年约占 14.1%,人数约为 2400 万。网瘾青少年主要是"网络游戏成瘾",

Notes

其次是"网络关系成瘾"。近一半网瘾青少年把"玩网络游戏"作为其上网的主要目的,并且花费的时间最长;还有 13.2% 的网瘾青少年在"聊天或交友"上花费的时间最长。中国互联网络信息中心发布的《2013 年中国青少年上网行为调查报告》显示,截至 2013 年 12 月,中国青少年网民规模达 2.56 亿,而中国未成年网民占青少年总体网民的 54.5%,规模为 1.4 亿。

2. 网络依赖的原因 虽然目前对网络依赖进行了大量的研究,但尚未得出确切的原因。一般认为与个体的人格等心理因素有一定的关系。研究发现,在网络依赖的青少年中,心情不好、家庭不和睦、个性内向敏感、人际交往困难者,易沉迷于网络。网络依赖者多为 T– 型人格。"T 型人格"是一种爱寻求刺激的、爱冒险的人格特征,分为 T+ 型和 T– 型。T+ 型从事的冒险活动是被社会所认可的,而 T– 型所从事的冒险是不被社会所认可的,寻求的刺激可能对其成长产生负面影响。网络依赖者的另一个特征是延迟满足能力比较差。表现为当个体有需要时,要求即刻满足,而不考虑满足这种需求的时间和条件。

3. 网络依赖的诊断 国外心理学家提出八项标准可以自我诊断网络依赖:

(1) 是否觉得上网已占据了你的身心?

(2) 是否觉得只有不断增加上网时间才能感到满足,从而使得上网时间经常比预定时间长?

(3) 是否无法控制自己上网的冲动?

(4) 每当因特网的线路被掐断或由于其他原因不能上网时,是否会感到烦躁不安或情绪低落?

(5) 是否将上网作为解脱痛苦的唯一办法?

(6) 是否对家人或亲友隐瞒迷恋因特网的程度?

(7) 是否因为迷恋因特网而面临失学、失业或失去朋友的危险?

(8) 是否在支付高额上网费用时有所后悔,但第二天却仍然忍不住还要上网?

如果有以上 4 项或 4 项以上表现,并已持续一年以上,就表明已患上了网络依赖。国内有学者建议将网络依赖纳入精神疾病的范畴,并提出网络依赖的诊断标准。但尚未获得认同。

2009 年 11 月 4 日卫生部发布了《未成年人健康上网指导(征求意见稿)》,认为"网络成瘾"定义不确切,而称为不当使用网络对人身体健康和社会功能的损害,是否沉迷网络,需由精神卫生专业机构判断建议。对因上网造成社会功能受损的未成年人,出现 6 种情况应求助精神卫生专业机构:

(1) 对上网有强烈的渴望或冲动,想方设法上网。

(2) 经常想着与上网有关的事,回忆以前的上网经历,期待下次上网。

(3) 多次对家人、亲友、老师、同学或专业人员撒谎,隐瞒上网的程度,包括上网的真实时间和费用。

(4) 自己曾经做过努力,想控制、减少或停止上网,但没有成功。

(5) 若几天不上网,就会出现烦躁不安、焦虑、易怒和厌烦等症状,上网可以减轻或避免这些症状。

(6) 尽管知道上网有可能产生或加重原有的躯体或心理问题,仍然继续上网。

网络依赖能否界定为一种病态,在学术界存在各种不同的观点,而且就网络依赖的诊断也缺乏足够的科学依据,随着互联网的普及和广泛的应用,人们工作、学习和社会越来越离不开互联网,使用网络也越来越频繁。既不能对网络依赖现象和对人的心身健康的影响视而不见,也不能轻易下结论,作出"网络成瘾"的诊断。

(五) 药物依赖

1. 药物依赖的概念 药物依赖(drug dependence)又称药瘾(drug addiction)、药物滥用(drug abuse),WHO 已于 1964 年正名为药物依赖,1974 年定义为强烈渴求并反复应用药物,以取得快感,或避免不快感为特点的一种精神和躯体病理状态。

2. 药物依赖的原因

(1) 客观环境因素：在旧中国，据估计全国有 1500 万左右的鸦片"瘾君子"。新中国成立后，在短短三年内控制了"鸦片成瘾"问题。战争期间常有吸毒的流行，曾有报道，在参加过越南战争的美国退伍军人中有 2.6 万~3.9 万名海洛因成瘾者，占退伍军人总数的 25%~40%。肿瘤患者反复使用吗啡止痛，为镇静、催眠而长期使用巴比妥、安宁、地西泮（安定）等可引起医源性成瘾。风俗习惯性，如南美印第安人吃可卡因的叶子，墨西哥印第安人吃植物 Peyotl（一种仙人掌）的尖头端，均与成瘾有关。

(2) 人格缺陷：药物依赖者往往有人格缺陷。病态人格、孤独性人格、依赖性人格被认为是"成瘾人格"（addictive personality）的特征。

3. 药物依赖的临床表现

(1) 心理（精神）依赖：心理（精神）依赖（psychological dependence）指对药物的渴求。所有成瘾药物均有精神依赖的特点。患者强烈渴求用药，虽然意识到对个人身体、精神和家庭、社会的危害，仍不择手段地设法得到药物。药物戒断以后，精神依赖可持久存在。

(2) 躯体依赖：躯体依赖（physical dependence）是指反复服用药物使中枢神经系统发生了某种生理、生化变化，以致需要药物持续地存在于体内，若停药会出现戒断综合征（withdrawal syndrome）。

(3) 耐药性：耐药性（tolerance）指重复使用某种药物后，其药效逐渐减低，如要取得与用药初期的效力，必须增加剂量。为避免药物产生耐药性，应采用短期用药和及时替换的方法。

4. 药物依赖的干预　物质依赖常常是多因素的结果，与社会环境、心理特点和生物学因素都有密切的关系。近年的研究表明，阿片类和可卡因等被滥用的物质，可增加鼠脑边缘系统细胞外液中多巴胺的浓度。多巴胺使人产生强烈而短暂的刺激高峰，大脑的"奖赏"中枢发出愉悦的信号，使吸食者产生某种愉快和欣快感。研究表明，脑的"奖赏"系统的作用是产生精神依赖及觅药行为的根本动因。

(1) 冷火鸡戒断法：冷火鸡戒断法是给患者硬性停药。一般 7~10 天可完成戒毒，简单快捷，但是患者的痛苦大。只用于吸毒时间短、吸毒剂量小且身体状况较好的患者。

(2) 替代疗法：利用与毒品有相似作用的药物来替代毒品，以减轻戒断症状。然后在一段时间内（14~21 天）逐渐减少药量。常用的药物有美沙酮等。

(3) 阿片受体拮抗剂治疗：即纳曲酮治疗。纳曲酮为纯阿片受体拮抗剂，结构与吗啡极为相似，而作用与吗啡部分或完全相反。在体内与吗啡或其他麻醉性镇痛剂竞争同一受体，并拮抗吗啡大部分药理作用，能明显地降低或全部阻断静脉注射阿片类药物的效能。

(4) 可乐定戒毒法：可乐定具有抑制成瘾药物的戒断症状的作用，目前主要用于脱毒治疗的辅助治疗。

(5) 支持疗法和对症治疗：阿片类物质成瘾者普遍存在着营养不良，各种支持疗法中促进大脑代谢的药物对摆脱戒断症状、改善机体营养代谢有较好作用。

(6) 心理社会干预：主要有认知行为治疗、行为治疗、团体治疗和家庭治疗。认知行为治疗着重改变导致适应不良行为的认知、改变导致吸毒的行为方式、帮助患者应付急性或慢性渴求、促进患者社会技能并强化其不吸毒行为；行为治疗是通过正、负强化和惩罚增加患者的不吸毒行为，减少患者的吸毒行为；团体治疗就是对具有相同或相似问题的患者给予集体治疗；家庭治疗着重于改善家庭成员间的关系，改善家庭环境，为吸毒者创造良好的家庭环境以使其达到戒毒的目的。

（吴均林）

Notes

拓展阅读　管窥异常心理的神经科学研究

人类的心理与行为均与人类的大脑有关,人类的大脑中共有近 1000 亿个神经元,构成巨大而高效的网络体系。但是,目前仍没有关于其精确运转机制准确的答案,这是神经科学要解决的主要问题。对于异常心理也同样。

随着科学技术的不断进步和新研究方法的涌现,神经科学在近 30 年里得到了飞速的发展。例如,fMRI、PET 可以测量有认知任务引起的大脑局部血流的变化;EEG 和脑磁图可以记录脑内神经元活动产生的电信号。2011 年,美国加利福尼亚南部大学工程学研究人员还利用纳米技术构建了一个碳纳米管神经键电路,在试验中,这个电路呈现出大脑基本构成单位神经元的功能。

在异常心理方面也取得了很多成果,如大脑遗传的多样性、精神疾病之间的遗传关联、孤独症基因组学、精神疾病的生物标志物等诸多方面。现简述如下:

1. 关于孤独症　美国加利福尼亚州圣迭戈大学的研究人员 2011 年公布的一项小型研究结果显示,与普通儿童相比,自闭症患儿大脑前额叶皮层的神经元数量过多。实验对 7 名自闭症患儿及 6 名普通男孩的前额叶皮层进行了检查,这些男孩的年龄在 2 至 16 岁之间。结果发现,自闭症患儿前额叶的神经元数量比普通儿童多 67%,其平均脑重量也更重。前额叶皮层是大脑中最重要的区域之一,参与人体的语言、交流、社会行为、情绪以及注意力等高级功能。自闭症患儿的这些高级功能通常有所欠缺。研究人员表示,由于皮层神经元在患儿出生前而不是出生后产生,这表明自闭症的出现可能与患儿胎儿期的神经细胞生长或维持出现错误有关,另一个导致患儿神经元过多的可能因素是其细胞凋亡机制出现紊乱。

近期,对孤独症患者的基因组学研究也获得了新突破,2013 年 7 月 12 日,美国杜克大学医学院、多伦多儿童医院及深圳华大基因研究院等多家机构,通过全基因组测序的方法,成功鉴定出一系列与孤独症相关的遗传突变和风险基因。

研究人员对 32 个孤独症家系进行了全基因组测序研究,并在全基因组范围内对单碱基突变、拷贝数变异以及插入 / 缺失等进行检测,用以鉴定与孤独症相关的基因,由于功能缺失或错义变化而产生危害的新生突变或罕见的遗传性突变。在 32 个家系中,研究人员在 6 个家系(19%)中鉴定出新生突变,在 10 个家系(31%)中鉴定出 X 染色体连锁或常染色体遗传性变异。所鉴定出的纯系突变比例高于以往的研究报告,这表明全基因组测序能够更全面地覆盖到所有位点。研究人员共在 9 个过去已知的与孤独症相关的基因、4 个新发现的孤独症相关的基因以及 8 个候选孤独症风险基因上鉴定出有害的突变,例如,与 FMR1 基因相配位参与脆性 X 染色体综合征的 CAPRIN1 和 AFF2 基因,与社会认知缺陷相关的 VIP 基因,能够造成与孤独症相关的 CHARGE 综合征的 CHD7 基因,以及 SCN2A、KCNQ2、NRXN1 基因等。

该研究为孤独症研究提供了宝贵的遗传学资源,或将成为探索孤独症病理机制以及开发新的治疗手段的极为关键的一步。此外,孤独症全基因组测序的结果还将有助于孤独症的早期诊断。

2. 关于抑郁障碍病因新观点　对于抑郁障碍的病因,科学界一直没有明确的认识,一般认为抑郁障碍是 5- 羟色胺(HT)不足所致。马里兰大学医学院生理学教授斯科特·汤普森(Scott M.Thompson)进行的新研究结果显示,抑郁障碍是由脑细胞彼此沟通能力失调导致的。

研究人员比较正常大鼠和抑郁大鼠的脑细胞活动后发现,抑郁大鼠大脑中的 5-HT 水平没有变化,但兴奋性交互作用出现异常,5-HT 试图增强神经元之间的对话,但信号无法通过。该结果预示着人们对于抑郁障碍病因及治疗认识的重大转变,即抑郁障碍及其他精神疾病单纯依靠改善神经递质的治疗是不够的,寻找新的更有效的抗抑郁药物,应从提高 5-HT 水平向增强兴奋性连接转变。

Notes

3. 关于生物标志物与精神疾病诊断   人体的其他疾病一般可通过血液或其他生物标记识别,但至今为止,大多数精神疾病的评估,只能通过耐心的观察,它要求精神科医生或相关的医疗从业者长期跟踪检查病人的行为和其他外部症状,以确定病人是精神分裂、抑郁或双向情感障碍等。这在医学界一直是存有争议的问题。所以针对精神疾病患者,寻找有效的生物标志物成为了科学界需面临的一项紧迫课题。

2013 年发表在《抑郁与焦虑》杂志的一项研究显示,自杀意念高的重症抑郁障碍(MDD)患者的炎症水平(通过血液检测证明)显著高于自杀意念低的 MDD 患者及无 MDD 的健康对照者。血液中的促炎细胞因子白介素(IL)—6 和肿瘤坏死因子(TNF)-α、抗炎细胞因子 IL-10 以及 C 反应蛋白(CRP)等炎症标志物可用于检测抑郁障碍患者的自杀风险。另一项发表于《脑》的研究首次报告了婴儿脑部异常与孤独症有关,研究者指出,被诊断为孤独症谱系障碍(ASD)的儿童在婴儿期存在过多的脑脊液及增大的大脑,上述异常或许能作为早期识别这种严重发育障碍的潜在性生物标志物。

达扎尼(Dazzan)等在《美国医学会杂志·精神病学》发表的一项研究显示,大脑皮层褶皱的程度与抗精神病类药物的疗效相关,脑回形成较少的精神疾病患者药物治疗效果差。因此,通过神经影像学观察脑部"褶皱",可预测抗精神病类药物是否有效。

以色列贝尔谢巴精神卫生中心的研究人员发现,精神疾病自杀患者血小板数量比非自杀患者明显高,这项开创性的研究为用简单的血液测试来预测一个精神病患者的自杀倾向提供了可能。

当然,还有太多未知,也正是基于此,2013 年 2 月,奥巴马在他的国情咨文中提出计划展开一项耗资数十亿美元、长达十年的人脑研究项目,通过应用最新的神经科学技术绘制出人类大脑活动图(Brain Activity Map),解读脑神经联结的人类情感、意识与思维。许多科学家相信,一套完整的大脑活动图谱,能让人类更清晰地认知大脑是如何运作。美国"脑计划"旨在革新人类在最根本的结构和功能水平上了解大脑的能力,基本思路就是弄清每一条神经回路是怎样工作的。

中国也适时地提出自己的"脑科学计划",是以"脑健康"为主题。中国"脑计划"侧重社会需求,聚焦重大疾病相关前沿领域,以探索人类大脑工作机制、绘制脑活动全图、针对目前无法治愈的大脑疾病开发新疗法。它将在多学科交叉的基础上,以微观、介观和宏观尺度研究动态脑网络工作问题,尤其重视幼年神经发育疾病、中年精神类疾病和老年神经退行性病变(如阿尔兹海默症,又称老年痴呆症)的机制研究和研发早期诊断及早期干预的手段。因为,最好的治疗方式是在发病前"找到并阻止"它,这就需要在数以万亿计的神经元中找到控制病症的"开关"。

(刘　畅)

参考文献

1. 姚树桥,杨彦春金. 医学心理学. 第 6 版. 北京:人民卫生出版社,2013.
2. 姜乾金. 医学心理学(8 年制). 北京:人民卫生出版社,2005.
3. 姜乾金. 心身医学. 北京:人民卫生出版社,2007.
4. 潘芳. 临床心理学. 天津:南开大学出版社,2005.
5. 吴均林. 医学心理学. 北京:高等教育出版社,2009.
6. 吴均林. 心理健康教育学. 北京:人民卫生出版社,2007.

Notes

第七章 患 者 心 理

第一节 患者与患者心理概述

患者心理(patient's mental state)指患者在患病或发生主观不适后,伴随着诊断、治疗和护理过程所发生一系列心理反应及状态。在传统生物医学模式的医学教育中,不涉及这一领域。在生物心理社会医学模式中,患者心理的研究与应用是一个重要的内容。人的心理与躯体活动是一个统一体,准确把握患者的心理,对于建立良好的医患关系、提高诊疗效益,全面地帮助患病的个体都是不可或缺的。

一、患者的概念

(一) 不同的理解

患者(patient)又称病人,词源和语义来自"忍耐"(patience),其本意是指一个忍受着疾病痛苦的人。在不同的医学模式指导下,对患者概念的理解不同。

生物医学模式把有求医行为的或者正处在医疗中的人称为患者。患病通常使人去求医,但并非所有患病者都有求医行为而成为"患者",也并非所有有求医行为的人一定是医学上的患者。在社会人群中,有些人患有某些躯体疾病,如龋齿、骨质增生、过敏性皮炎、痤疮以及各种慢性病,他们可能不认为自己有病,而同健康人一样照常工作,担负相应的社会责任,社会上也没有把他们列入"患者"范围,但事实上他们的状况确实属于疾病范畴。另外,有些人由于社会原因而扮演一种无病求医的诈病者,他们为了取得病假条、伤残证明或者不良目的(如法律纠纷中的赔偿问题)而前往求诊或者住院,被临床医学误诊为"患者"。

随着物质文明和精神文明的高度发展,人类的寿命普遍延长,疾病的内涵也发生了很大的变化。特别是随着生物心理社会医学模式的确立,普通人群中出现了许多患心理疾病的人,这些人中的大多数被传统的医生们确定是没有病的人,但临床心理专家却断定他们患有心理疾病并给予治疗。在患有心理疾病的人群中,还有一些人因医学心理学知识匮乏或经济条件所限等原因没有求医行为,这类人也应该是事实上的患者。

总而言之,对"患者"的概念的全面理解应该是:患有各种躯体疾病精神障碍或心身疾病的人,不论其求医与否,均可以统称为患者。广义的概念则包括有求医行为、被社会认可(病感造成的外显行为)和有特定社会文化背景(如孕妇因保胎而住院)的认同这三个条件。一旦成为患者,便具有了患者的权利;但同时也必须履行患者的义务及相应的行为规范。

(二) 与患者有关的概念

1. **疾病** 疾病(disease)是一个生物学意义上的医学术语。疾病是一种影响人体组织和器官功能的生物学过程,它以结构、机制和理化的病理改变为特征,以症状和体征的形式表现出来。医务人员可以通过体格检查、借助于实验室手段及医学仪器检测等科学方法,经综合分析确定诊断,使疾病成为客观的、有目共睹的事实。可见疾病是指生物学、生理学上的判断。

2. **病感** 病感(illness)又译为"疾患"、"不适"、"病痛",属于心理学范畴。这是一种无法客观验证的、以症状形式表现出来的主观体验。它通常影响人的整个心理活动乃至心身状态,使人感觉不舒服或某种痛苦,自认为得了某种疾病,可以导致情绪波动、心神不宁、影响正常的工作和生活,并成为人们求医的主要原因。病感既可由躯体疾病或出现某些症状引起,也可由社会心理因素所致。虽然病感是促使个体去求医的直接原因,但病感并不等同于患有某种疾病,它主要是一种心理感受。例如,当患者因病而截肢后,仍感到被截去肢体疼痛的"幻肢痛"现象就属于病感。

疾病与病感的差异是明确的。个体对"是否有病"的主观体验与医生临床诊断对疾病的实际判断在性质、程度上都有所不同,可表现为四种情况(图 7-1)。A 和 D 两种情况医生与患者对"是否有病"意见一致。构成问题的是 B 和 C。导致 B 的原因,是患者有病而没有自我觉察,在常规体检或其他情况下被医生诊断出来,这种情况往往会延误就医时机。导致 C 的原因是就诊者对患病的心理敏感,过度关心自己的健康状况,从而产生主观不适感或症状;对此种情况医生要尤为细心关注。当然这两种情况都要排除临床诊断的失误。在 B、C 两种情况中,如果患者与医生沟通不当,就会导致医患之间的分歧。

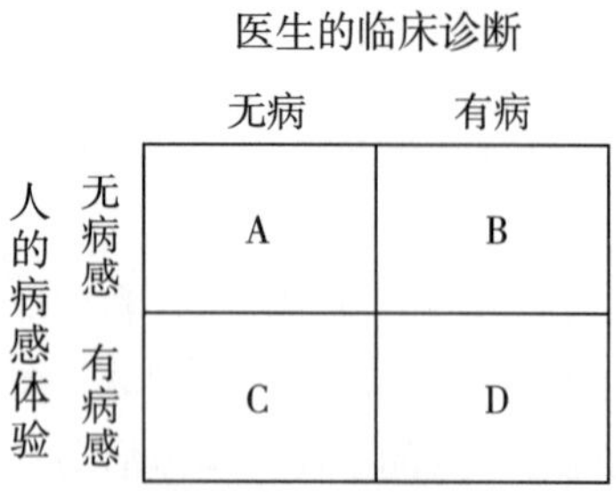

医生的临床诊断

	无病	有病
无病感	A	B
有病感	C	D

人的病感体验

图 7-1 患者的病感与医生对患病的临床诊断之间的关系

3. 患病 患病(sickness)是一种社会学的概念,往往代表着一种社会状态,即一个被社会认可的处于非健康状态中的人。例如,人们所说的某人"患病"了,系指该人在社会上已处于"患者"的角色,可以享受作为患者的各方面待遇,如休息、营养、治疗等。人们可以接受患者在某些方面停止部分或全部社会义务。

二、患者角色

当一个人被宣布患病后,其社会状态和行为也发生了改变,从而进入了患者角色,其原有的社会角色就部分或全部地被患者角色所替代。

(一)患者角色的概念

患者角色(patient's role)又称患者身份,指被医生和社会确认的患病者应具有的心理活动和行为模式。当一个人患病后,便会受到不同的对待,人们期待他有与患者身份相应的心理和行为,即担负起"患者角色"。

(二)患者角色的特征

1951 年美国社会学家帕森斯(T.Parsons)提出了患者的四种角色特征(characteristics of four kinds of role),概括了这一角色特定的社会规范。

1. 免除或部分免除社会职责 免除职责的程度根据患者疾病的严重程度不同而异。例如,急危重症患者可在较大程度上免除职员、父亲、丈夫等角色职责。

2. 不必对疾病负责 病原微生物侵入机体不是患者所愿意的,同时患病后患者不能靠主观意愿治愈,而只能处于一种需要得到帮助的状态。

3. 寻求帮助 寻求医疗、护理帮助和情感支持。

4. 恢复健康的义务 患者自身也需要为健康而努力。例如,配合医疗、护理工作,适宜锻炼以加速康复。

(三)患者角色的适应与类型

角色适应是指个体承担并发展一个新角色的过程。当个体被诊断患有某种疾病时,原来已有的心理和行为模式以及社会对他的期望和义务都随之发生了相应的变化。这个变化是一个失去原来的社会角色进入新社会角色的适应过程。对患者来说,适应这个角色转变可能是不容易的,而且随着病情的发展与转归,患者角色也会产生各种变化。通常患者角色转变有以下几种类型:

1. 角色适应 角色适应（role adaptation）指患者基本上已与患者角色规范的"心理活动和行为模式"相符合。表现为比较冷静、客观地面对现实，关注自身的疾病，遵行医嘱，主动采取必要的措施减轻病痛，中止某些不利于疾病的习惯如饮酒、吸烟等。患者角色适应有利于疾病的康复。

2. 角色阙如 角色阙如（role scarcity）指未能正常进入患者角色。表现为意识不到有病，或否认病情的严重程度，其原因是患者不能接受现实而采用否认心理。有时，个性因素使某些人不愿轻易扮演患者角色；有时疾病会影响就业、升迁、入学或婚姻等，使患者处于某种现实矛盾中而不愿承担患者角色。所以医务人员对这类患者要多介绍一些有关的医学知识，使其正视自身的疾病及其后果，尽快进入角色以获取及时的治疗。

3. 角色冲突 角色冲突（role conflict）是指个体在适应患者角色过程中与其病前的各种社会角色发生心理冲突，使患者焦虑、不安、烦恼，甚至恐惧。社会人必须在多种社会角色间进行正常转换，患病意味着要从正常的社会角色向患者角色转化，但这并不意味正常社会角色的完全消失。当某种社会角色强度超过求医动机时，患者就容易发生心理冲突。社会角色的重要性、紧迫性以及个性特征等因素会影响心理冲突的激烈程度，使患者进入患者角色困难或发生反复。

4. 角色强化 角色强化（role intensification）多发生在由患者角色向正常社会角色转化时。由于适应了患者的角色，形成了衣食有人操心、生活有人照料、按医嘱办事等行为模式。虽然躯体疾病已渐康复，但患者的依赖性增强，对恢复承担正常的社会角色自信不足，对自己的能力有疑虑。这类患者安心于已适应的患者生活模式，不愿重返病前的生活环境。尤其是患病前与患病后的生活状况反差较大者角色强化的情况多见。

5. 角色减退 角色减退（role reduction）是指已进入患者的行为角色，因种种原因可发生角色减退。患者不可能完全摆脱诸多正常社会角色的干扰，由于家庭、工作等因素或由于正常社会角色的责任、义务的驱使，可使患者力图重返某些社会角色从而导致患者角色行为减退。此时，患者不顾病情而从事力所不及的活动，表现出对伤病的考虑不充分或不重视，而影响疾病的治疗。例如，一位患高血压住院治疗的老年患者，得知患癌症的老伴想吃水果，于是就偷偷跑出医院买苹果送到家中，结果因劳累使病情加重。这就是丈夫角色冲击了患者角色，造成患者角色减退的表现。

6. 角色异常 角色异常（role abnormal）是患者角色适应中的一种变态类型。患者无法承受患病或患不治之症的挫折与各种压力，表现出悲观、冷漠、绝望，对周围环境无动于衷，这种异常行为如不能有效地疏导，不仅对病情十分不利，而且可能发生拒绝治疗甚至自杀等负性事件。

对于以上各种患者角色变化，有些对治疗与康复不利，医务人员要熟悉、重视并妥为处理。医护人员在对患者进行治疗护理的同时，要注意创造条件促使患者适应其角色转化；并且随着疾病的好转，要使患者在躯体康复的同时，从心理上同步摆脱这种角色，恢复其正常的社会角色功能。

三、患者的角色行为

（一）求医行为

求医行为（medical help seeking behavior）是指人们在出现不适或心身痛苦后寻求医疗帮助的行为。一个人患病后，正常情况下应有寻求医疗救助的行为，但诸多因素影响这一行为的产生。

1. 求医的原因

（1）躯体原因：主要是来自于个体生物学方面的各种原因导致患者产生求医行为。当个体自我感觉躯体出现反常现象如呕吐、腹泻或疼痛，而个人又无法解除时，根据自己的经验和逻辑判断产生求医动机，于是前往医院寻求医疗帮助。有的是已患有慢性病、老年病的患者，则需经

Notes

常到医疗机构看病,甚至形成规律性的求医行为。此外,还有因不良工作条件、交通事故、自然灾害等意外伤害造成患者机体损伤而到医疗机构求医者。

(2) 心理原因:随着经济的发展和社会的进步,生活节奏加快、应激频繁、社会竞争激烈等因素,使人们心理压力增大甚至造成社会适应不良,以致出现紧张、焦虑、抑郁、恐惧等过度的和持续的心理反应,导致心理疾患、心身疾病、神经症及精神障碍的发病率增长。因而产生寻求医疗帮助的行为。

(3) 社会原因:随着医学模式的转变,人们已经注意到疾病发生过程中社会因素的作用。所以求医的原因也必然反映出社会性因素对求医行为的影响。人们的家庭生活、工作环境、社会秩序、文化氛围、经济收入等社会因素,均会影响人体的心身健康,导致亚健康状态或各种病痛的发生,从而使人们产生求医行为。

2. 求医的类型　求医行为虽然由个人的意识产生,但也受各种因素的影响。据此,可以归纳为三种求医类型(type of medical help jerking behavior):

(1) 主动求医型(initiative):当个体感到身体不适或产生病感时,在自我意识支配下产生求医动机,主动寻求医疗服务,称为主动求医型行为。社会经济与文化的发展也促进了社会群体保健知识和个体自我健康意识的增长,使人们追求生活质量,关注自身健康,主动求医问药者增多。一般来说,这一人群的社会地位、经济收入、文化水平都较高。

(2) 被动求医型(passivity):自我意识尚未发育成熟、意识丧失或缺乏自知能力的患者,由患者家长、家属或他人做出决定而产生的求医行为,都属于被动求医型。婴幼儿、儿童期的个体,老年人多属于这一群体。昏迷、意识不清的患者,则须他人立即做出决定紧急求医。精神疾病等自知力缺乏的患者,常须由其家属、同事、朋友等送往医院就诊。被动求医型行为均是由他人做出决定,并陪同前往医院就医的,这是被动求医型的主要特点。

(3) 强制就医型(constraint):某些对社会人群健康有严重危害的特殊患者,虽本人不愿求医,社会须对其给予强制性医治或隔离,即强制就医型行为。如对某些烈性传染病、某些具有伤害他人行为的精神障碍患者。强制的目的是为保证社会其他人群的利益,同时也是对患者个人负责。

需要注意的是,在我国司法精神病学实践中,强制治疗有特定的含义,属于《刑法》及《刑事诉讼法》管辖,系指由执法机关对产生了刑事伤害后果的精神障碍患者采取的强制住院治疗措施。而对于对自身安全构成损害,以及可能对他人造成危害的精神障碍患者,《精神卫生法》规定,要求"非自愿住院治疗"。这种规定同样可能违背患者意愿、有强制性,但强制性相对较弱,主要通过说服患者,或由监护人或照看者、单位负责送医,不一定由执法机关强制执行。

3. 影响求医行为的因素　人察觉到自己有病时是否有求医行为,取决于许多因素,如对疾病的认识水平,家庭、朋友们的建议,最重要的是对症状或不适的心理体验及耐受程度,以及这些与个人生活经验相比较而得出的结论。另外,疾病种类及社会因素、经济条件等也影响患者是否寻求医疗帮助。

(1) 对疾病或症状的主观感受:不论患者实际所患疾病性质如何,个体产生求医动机的最初原因是对自身变化或痛苦的体验和感受,也就是出现了病感,它是求医行为的起因。是影响患者求医行为的最主要因素。由于认知上的差异,或心理耐受程度不同,患者对他所患的疾病或出现的症状,可能有正确的看法,也可能会产生误解和歪曲,这些都会影响患者的求医行为。

(2) 症状质和量的影响:症状对患者行为的影响,取决于该症状在特定人群或个体患者中出现的频率(偶尔或经常发生),一般人对其是否熟悉和重视,该症状或疾病的预后是否易于判断,它的威胁有多大,由此带来的损失是怎样,会不会干扰自己有价值的活动或日常生活工作等。例如,体力劳动者普遍存在经常发生的腰背痛可能会被认为不算病,因而不出现求医行为,而"咯血"的症状则是不常见、不熟悉、不明预后的,由此感到可怕,从而导致求医行为。靠症状的

Notes

体验决定求医行为并不完全可靠,许多慢性疾病早期毫无症状,待到发现症状时,常是已达到某种程度或难以逆转了。个体的医学常识及对症状的敏感性和耐受性不同,可使一些人"无病呻吟"而另一些人则浑然不觉,或忽视症状的危险性。

(3) 心理社会因素影响:有些患者文化水平低、缺乏医学常识,对症状的严重性缺乏足够认识,常忽视明显有意义的症状。对于医生及医疗手段的恐惧或对个人健康持冷漠态度,甚至讳疾忌医。社会及经济地位低,担心支付不了医疗费用的患者,多为被动求医或短期求医。工作繁忙,家务重,或交通不便,也会影响人们的求医行为。个体求医行为与个性倾向、疾病体验及生存动机等亦相关。内向性格的人多注重自身机体的感受,体验深刻;A 型性格的人对自身症状常易忽视;癔症性格的人则敏感多疑,可以对症状做出过高的评价;生存动机要求强烈的个体,常表现出积极的求医行为。

国家经济实力雄厚,医疗保健制度健全,有相当的财力、人力满足人们的医疗保健需求,保证享受平等的医疗服务,求医行为自然较为主动,甚至由医疗型求诊发展为医疗型求诊与保健型求诊并存。

(4) 个体以往求医经历:对于重复求医的人们来说,患者以往的求医经历常对其求医行为产生继发性影响。尤其是危重病或第一次求医的特殊经历,对患者以后的求医行为影响最大。这里说的求医经历,主要是指患者对所求助医院及医护人员的满意程度、诊疗效果如何,以及一些诊疗措施是否留下深刻伤痛回忆等。一般情况下,在求医经历中有较强挫折感的人,其日后常出现消极的求医行为。

(二) 遵医行为

遵医行为(following physician's advice)是指患者对医务人员开具的检查、治疗、护理处方或其他医嘱及有助于患者康复、预防疾病复发等指导的依从性。医生对患者进行诊疗处置是医务人员的职责。但是医生虽有高超技术,患者不遵医嘱,也不会收到预期效果。所以,研究患者的遵医行为的规律和影响遵医行为的因素,从而提高患者遵医的自觉性,有效执行医嘱,是保证医疗效益的重要内容。

1. 影响遵医行为的因素

(1) 患者方面的因素:由于各种原因不可能使患者全部接受医务人员的医嘱。一般情况下,急症、重症患者能够执行医嘱内容,按医嘱办事。如有器质性病变的患者往往全力执行医嘱,其遵医率较高。而病情较轻、慢性病患者,尤其是门诊患者、中老年患者的遵医率较低。国内的一些报告表明,享受公费医疗、医保待遇的患者中,不遵医嘱服药而浪费的情况居多。从患者的一般资料来看,年龄因素、性别因素、职业状况,以及受教育程度、社会经济地位等多方面因素,都不同程度地影响着患者的遵医行为。来自患者自身对疾病的认识、经验等方面的因素,也是影响遵医行为的原因。

(2) 医务人员方面的因素:医务人员的因素包括治疗方案的复杂程度,医生、护士对患者解释是否完整、清楚等。一般来说,越是复杂的内容患者越容易忘记,项目内容多也使患者难以记住并执行。患者的执行能力与医护人员的要求可能存在差距。作为医务人员,习惯于从职业、专业角度提出要求,而患者则从自己的生活习惯、现实条件出发,有选择性地执行医嘱,对一些难以做到的要求容易放弃。

遵医行为涉及医患双方,患者不遵从医嘱,不能仅从患者方面找原因。医务人员必须根据患者的个别性提出医嘱方案,采取有效措施指导患者遵从医嘱。

2. 提高遵医率的方法 遵医率(ratio of following doctor)是指患者在求医过程中遵从医嘱的比率。提高遵医率对尽快有效地治疗疾病,确保疗效十分重要。

(1) 患者方面的因素:遵医常是患者的主观态度与行为。由于患者的个别性差异,有些患者对医生及诊疗过程较为挑剔。因此改善服务态度,提高医疗质量,创造一个适合患者诊疗的客观环境,使患者对医院和医务人员的服务满意,可提高患者的遵医率。

(2) 医务人员方面的因素:为了提高遵医率,医生首先应建立良好的医患关系,增加患者对医务人员的信任程度。从了解患者的个别性入手,满足其交流的愿望,对不同的患者进行有针对性的交流,调动患者主观能动性,简化治疗方案和程序,争取患者的合作。讲究医疗工作艺术性,耐心解释,反复说明,提高患者对医嘱的理解和记忆水平。尽可能动员患者共同参与治疗。与患者达成协议,规定有关治疗的总目标和子目标,经双方承诺后,让患者自我监测等,有利于提高遵医率。

(杜文东)

第二节　患者的一般心理特征

个体患病后的心理表现具有一定的规律性。当一个人被宣布患病之后,个体从正常的社会角色进入特殊的患者角色,他们对于患病这一事实以及进入诊疗过程的现状具有趋同的心理特点,如心理反应、心理需要甚至心理冲突都有不同于正常人可归纳的规律。因此,医务人员应该掌握患者的心理变化特点,采取科学合理的应对措施,使患者以良好的心理状态接受医疗救助。

一、患病后的心理特点

心身是一个统一的整体,人的心理与生理功能是相互依存、互相影响并共同作用的。心理问题可影响患者的躯体健康,躯体患病也会影响个体的心理与行为。患者常常具有一些自身的心理特征。

(一) 患者认知、意志活动特征

在感知方面,患者可以表现为迟钝,也可有过于敏感的情况。例如,有些患者品尝不出食物的香味,或对既往感兴趣的事物在病中则感受浅表而淡漠;另一些患者可能由于异常关注病情变化,注意力高度集中于自身,从而对某些刺激感受性增高,对身体的生理活动方面的变化极为敏感。

患者的记忆力常可受到疾病应激的影响,有些患者不能准确地回忆病史,不能记住医嘱,甚至刚说过的话,刚放在身边的东西,也难以记起。

患者的逻辑思维能力也可受到影响,患者在病中分析判断力下降便是明证。一些患者在医疗问题上往往表现出犹豫不决。也有的患者不能正确地判断身边的事物。有时人们正常的说笑也会导致患者的错误理解,引起患者厌烦、疑惑或愤怒等。

患者在病中往往存在积极或消极的想象。这种想象促使患者将康复或生死寄托于医术高超的医生及先进的治疗方法,幻想着医疗奇迹的出现,但也可能为治疗后果的不良而忧心。

配合医护人员医治疾病,力求达到复原的目标,这是对患者意志的一个考验。不仅疾病本身,诊断治疗程序也会引起痛苦与不适,要求患者能够忍受。治疗疾病的挑战可激发许多患者的意志努力,但也会引起一些患者意志的不良变化。由于疾病使自理能力下降,加之渴望得到周围人的帮助与关心,患者产生依赖心理,这对于患者接受和顺应患者角色是有益的,也是正常的心理反应。然而如果患者变得过度依赖,则可能是意志变化的一种表现,应当加以干预与指导。

(二) 患者的情绪表现特征

在各种心理变化中,情绪变化是多数患者在患病中不同程度地体验到的最常见的心理变化。由于负性情绪的持续是影响疾病痊愈的重要因素,因此,把握患者情绪表现的特点及干预方法十分重要。

1. 情绪活动特征的变化　情绪活动包括情绪的强度、稳定性、持续时间和主导心境。在许多情况下,患者消极情绪的表现大于正常人。对患者特征性的情绪变化,医生应引起足够的重

Notes

视并及时处理。

2. 患者常见的情绪反应 面对疾病对健康的威胁及疾病所带来的痛苦和其他影响,患者常常会产生一些典型的情绪反应,如焦虑、恐惧、抑郁和愤怒。

(1)焦虑(anxiety):这是一种对自己疾病的预后和个人生命过度担心所产生的消极情绪反应,往往指向尚未出现的危险,其中包括着紧张、忧虑、不安和焦躁。引起患者焦虑的因素很多,例如,患者对疾病的病因、转归、预后不明确;患者希望对疾病做深入检查,但又担心会出现可怕的结果,他们反复询问病情,对诊断半信半疑,忧心忡忡等。

完全消除患者的焦虑是很困难的,也是不必要的,关键是区分焦虑的程度。因为焦虑是患病的正常心理反应,轻度的焦虑状态可使患者关注自身,对治疗疾病及康复有益。但焦虑的强度过高且持续时间较长则对患者的病情不利;医务人员对此应给予格外重视,了解患者焦虑的原因,采取各种针对性的方法或心理疗法给予解决。

(2)恐惧(fear):恐惧反应是认为对自己有威胁或危险的刺激存在所引起的负性情绪。引起恐惧的原因主要有患病的事实,害怕疼痛以及对病后的生活或工作能力的顾虑等。患者恐惧情绪与个体认知评价有关,认为对自己伤害、影响越大的因素,越是恐惧它的到来。不同年龄、性别、经历的患者,对疾病的恐惧是不同的。儿童患者的恐惧多与和亲人分离、陌生环境、疼痛相关;成年患者的恐惧多与损伤性检查、手术疼痛和预后难料、将来的生活能力等联系。恐惧情绪可极大地影响治疗进程与效果。

医务人员要认真确认患者的恐惧表现并分析其原因。观察患者是否有不安、手发颤、出汗、说话声音的变化等;倾听患者的叙述,针对具体情况,给予解释、抚慰,改变患者的认知,达到减轻或消除恐惧情绪的目的。

(3)抑郁(depression):人生病以后,可产生"反应性抑郁",表现为患者闷闷不乐、忧愁、压抑、悲观、失望、自怜甚至绝望;这类患者对周围的事物反应迟钝、冷漠,失去生活的乐趣,严重者有轻生的念头或行为。患者产生抑郁情绪,除个性因素外,主要由缺乏治疗的信心、自己认为治疗不顺利、与期望不符所致。长期严重的抑郁是对患者最严重的危害之一。抑郁可增加医生为患者做出诊断的难度,也会降低患者的免疫功能,延缓痊愈的正常进度,甚或可能引起并发症;还会减少患者所能获得的社会支持,妨碍患者同医务人员的合作。

医务人员要提供积极的治疗信息,给患者更多的解释、开导,尽可能消除或减轻患者的躯体症状,逐渐树立治疗信心与勇气;增加对患者的关注,多与患者交流,转移患者的注意,鼓励患者与病友交往以减轻抑郁。必要时可以心理治疗为主,辅以药物治疗。

(4)愤怒(anger):愤怒情绪多发生于个体感受到挫折时。患者的愤怒既是对患病本身的无奈,也见于治疗受挫或对医疗环境的不满。例如,医疗条件限制而疗效不佳、医务人员的服务态度差、技术水平低,或认为医院管理混乱等。此外,患者的愤怒也可来自医院和医疗之外的事件。

在医疗工作中,医务人员应当正确对待患者的愤怒反应,进行适当的引导与疏泄。即使是患者指向自己的愤怒,也应予以理解,更须冷静处理。因为这是患者患病后的常见情绪表现之一。国外学者报告,愤怒情绪并非皆为负性作用,它可导出患者的积怨,有利于患者的康复。国外学者报道,对于同样的外科手术患者而言,有愤怒情绪表现者比无愤怒情绪表现者伤口愈合的时间要快1/4,可能反映前者有更为强烈的求生与痊愈欲望,从而调动并提高体内的康复因素。当然,过度与持续的愤怒情绪对任何病情都不利,需要有针对性地予以解决。

(三)患者的行为反应

患者常见的行为反应有依赖行为、不遵医行为、退化行为和攻击行为等。

1. 依赖行为 患者在患病时自然会受到医护人员和亲属的照料,成为人们关心、帮助的对象,这易使患者产生依赖行为。有些患者对自己日常行为和生活管理的自信心不足,被动性增加,事事都要依赖别人。

Notes

尽管依赖行为在患病初期是必要和正常的,但患者严重被动依赖行为对疾病则不利。姑息迁就患者过度的依赖行为难以培养患者与疾病作斗争的自信。医务人员应尽量发挥患者在疾病过程中的积极主动性,鼓励其保持力所能及的正常行为。对严重依赖者应给予必要的指导或心理治疗。

2. **不遵医行为**　治愈疾病是医患双方的共同目标,患者积极配合至关重要。调查发现,大约有 30% 以上的患者在疾病治疗过程中有不遵医行为,神经精神疾病患者的百分比更高。究其原因有医源性、药物及医疗技术等因素以及患者本身的个性因素。

3. **退化行为**　一个人重新使用已放弃的早年行为或幼稚的举动来处理当前所碰到的困难,是一种退行性行为的表现。患病后的退化行为是一种常见的现象,其表现有下列特征:

(1) 以自我为中心:把一切事物及与自己有关的人,都看作为他的利益而存在。在治疗进程中,如果患者逐渐能关心邻床的病友,或者让陪伴他的亲朋早点回家休息,或者对周围的其他事物表示关心,这表示患者的自我中心减轻,标志着病情有所恢复。

(2) 兴趣变得有限:仅对当时为他发生的事有兴趣,而对其他事情不太关心,即便是病前感兴趣的事物,现在也不感兴趣了。

(3) 情绪的依赖性增强:情绪依赖性是指在情绪或情感上的过分依赖别人,凡事畏首畏尾不敢表达自己的情绪。患者在情绪上往往依赖于照顾他的人们,尤其是经常按医护人员的直接指示去做,此时患者情绪可能是矛盾的。

(4) 全神贯注于自己的机体功能:患者对与自己身体功能有关的事情非常关心,如:吃了什么? 没吃什么? 什么样的食物适合自己的病症? 什么时间睡眠? 什么活动对机体有利等。

认识患病退化时的特征与评价,有助于医护人员了解患者及其行为。有学者认为行为退化是患者重新分配能量以促进痊愈的过程,这种退化整合本身就是痊愈过程的基本因素。行为退化可保存能量与精力,对患者是有帮助的;但当病情好转时,就应当引导患者提高行为的主动性,逐步恢复正常的社会行为。

4. **攻击行为**　治疗受挫与愤怒可导致攻击行为。攻击的对象可以是使自己受挫的人或事物(如医护人员、家属或医疗设施),称作"外惩型";也可以是自身,如果一位患者认为治疗受挫是因为自己没听医生的话,便可导致自怨、自责、自恨、自伤甚至自杀,称作"内惩型"。有时患者由于某种原因不能或不便对某一对象实施直接的攻击,于是便将攻击矛头转向无关的人或事物,称作"转移性攻击",被攻击者就成为"替罪羊"。

医务人员应当从形成患者攻击行为的挫折心理入手,了解患者产生心理挫折的真实原因,有的放矢地帮助患者化解矛盾,给予心理支持;以冷静、理智的方法对待患者攻击行为,必要时实施心理疏导,改善认知等心理治疗。

二、患者的心理需要

对于患者来说,有物质与医疗服务的需要,但相对更重要的是满足心理需要(mental need)。虽然患者的心理需要具有因人而异的特性,但也有共性规律可循。

(一) 适度活动与心身刺激的需要

患者住院后,其生活限于一个狭小的范围内,个人感兴趣的事情都不同程度地减少;长时间卧床造成躯体的不适。这样患者就会感到孤寂、度日如年。特别是那些事业心较强和担负一定职务的人,更会如此。面对这样的情况,医务人员根据医院及患者的主客观条件,安排适当的活动和有一定新鲜感的刺激是非常必要的。如对不同病情的患者,不主张一概绝对卧床;鼓励同病房患者的交流;适度维持兴趣:读书、看报、听广播等。

(二) 安全感和康复的需要

为了早日康复出院,恢复正常生活和工作,每一个患者都把安全感视为主要需要,这也是患者求医的最终目的。患者在求医过程中,心理活动十分复杂,对诊断、检查、治疗等行为大多心存疑虑,对药物、手术等也十分顾虑、担心、恐惧,患者的这些心理反应,应当引起医务人员的重视。因此,医务人员应避免任何一个可能影响患者安全感的行为,对任何诊疗措施,都要提前与患者沟通,耐心说明解释,以减少疑虑和恐惧。当患者感到医务人员在用最好的、最正确的方法全力地救治他时,便会增加他的安全感和信心。从而有助于患者情绪的稳定,使其主动配合医务人员的医疗行为。

及时获取相关信息也是满足安全感的需求。现代社会中,瞬息万变的信息对个体身心发展有着重要影响。同样,患者了解疾病治疗和康复的信息对其尤为重要。患者对信息的需要,更集中地反映在他们对有关自身疾病的关注。特别是患者入院,完全改变了自己的生活规律和特定的习惯,急需了解新环境中的新信息。他们不仅需要知道医院的各种规章制度、治疗设备及医生水平情况,还急于知道疾病的诊断、治疗、预后等信息;有些患者对院外的其他有关信息也很关心,如家庭、工作单位的某些情况、医疗费用的支付问题等。提供适当的信息不仅可以消除患者的疑虑,还可避免产生消极情绪反应。

(三) 被尊重与归属的需要

一般来说,每个患者都希望自己被认识和得到应有的尊重。从患者心理上考虑,有些患者认为赢得更多尊重,可获取医务人员更多的重视,从而可得到更多的关怀和更好的治疗。患者往往表现出自己的社会身份,与医务人员亲切地交流感情,以期得到良好的或破格的服务。而那些内向又不善于交往的患者,则希望能得到一视同仁的对待。医务人员必须以高尚的医德行为、亲切和蔼的态度、高超的技术来满足患者被尊重的需要。因此,医务人员对待每一个患者必须亲切而有礼貌,不要直呼床号,而要称呼姓名;不要被动冷淡,而要主动热情;不要有亲有疏,而要合理公平。否则,会影响患者的治疗信心,并使其对医务人员产生不信任感。

在医院这个特殊环境中,患者有归属的需要。他们往往主动地适应,努力尽快地成为病房中受欢迎的人。因此,住院患者都会主动地协调与周围病友的关系,特别是努力改善与医务人员的关系,希望引起他们的重视从而受到良好的对待,医务人员应尽可能为此做出相应的努力。

患者是千差万别的,患者的心理需要会以各种方式表现出来,若得不到满足便会导致一些"越轨"行为,或者经常表示不满,违反院规和医嘱。若不从患者心理需要的角度去考虑,医务人员很可能对他们产生反感,这种对抗情绪对患者的心身健康是不利的,所以认识和了解患者的心理需要,根据具体患者的心身特点加以引导和解决,是十分必要的。

(杜文东)

第三节 不同类型患者的心理特点与调适

由于患者患病种类不同,诊治、护理情境有别,再加上所处的环境因素各异,很难表述各种情况下的患者心理变化特点。本节主要介绍急性病患者、慢性病患者、外科手术患者和临终患者的心理与调适。

在临床各科中,心理问题是普遍存在的。医学的服务对象是人或者患者,他们是有思想、有感情、有不同个性的。患者对于患病、住院、服药、手术甚至临终都有各种特定的心理活动;就不同类型患者而言,其心理活动有共同的特点,掌握这些特点并有针对性地进行帮助与干预,对减轻与矫正患者不良心理反应的发生,以促进患者早日康复或平静地离世都是十分必要的。

一、门诊患者的心理特点与对策

(一) 急症患者

这类患者起病急,需要紧急处理;病情严重者,稍有不慎会有生命危险。患者常有以下心理特点:

Notes

1. **焦急心理** 患者心情十分焦急,希望立即得到良好的救治。

2. **惧怕心理** 患者常常因为害怕误诊或处理不当而导致严重后果而产生"提心吊胆"的惧怕心理。严重者可发展为"惶惶不可终日"的恐惧心理。

3. **依赖心理** 由于突然而来的伤病造成的行为退化,情感幼稚,事事依赖他人,显现出类似儿童的幼稚行为。

所以,医护人员对危重的急诊患者,应迅速接纳和迅速处理,听得急诊讯号后,立即出来迎接患者,对危重患者应该采取一方面询问病史,另一方面果断采取治疗措施,如给氧、输液等。对伴有焦虑、惧怕心理的患者,要冷静、耐心,用轻声细语安抚患者。做各种急救措施应该充满自信、规范准确,使患者放心。对有依赖心理的患者,更要热情、耐心地给予安抚和帮助。

(二) 慢性病患者

慢性病指病程长达 3 个月以上,所患疾病无特效疗法须长期维持治疗者,其中大部分患者社会功能尚好,处于带病延年的状态;也有由急危重症患者经抢救成功而转为慢性状态者。人类社会的进步及医疗保健事业的发展,使得人类平均寿命延长,老龄化群体增长较快,从而患慢性疾病的几率及绝对数目日趋增高。据 WHO 调查,各国患慢性疾病的人数在不断增加,已成为就医患者的主要组成。慢性病已成为危害人类健康的主要疾病,由此带来一系列慢性病患者的心理问题。

慢性病患者心理变化较为复杂,其主要表现有:①压抑心境(depressed mood):指压力导致情绪低落而产生的较持久的不良心境。②归因转移(attribution alternating):这是一种防御机制,指当自己不能达到欲望或受挫时,将原因归于他人,怨天尤人。③怀疑(doubt):慢性病的病因多较复杂,疗效不理想,因此会怀疑治疗方案或医生水平,甚至不遵医嘱自行其是。④患者角色强化(role intensification):慢性病患者习惯了别人的关心和照顾,这种过度关照形成的角色强化将妨碍疾病的好转。

慢性病患者的心理调适方法可采用:①促进信息沟通,加强医患交流,增强患者信心。②做好解释与指导,为患者解释心理状态和疾病的关系,及不良心境对健康的影响,使患者主动配合治疗,强化遵医行为。③加强社会支持,要做好患者社会支持系统的协调工作,为患者建立一个治疗、休养和生活的和谐环境。

二、住院患者的心理特点与对策

患者住院后,心理上会产生一系列较为重大的变化。因为住院毕竟是人生中的重大事件与角色转变。医护人员应掌握此类患者共同的心理活动特点,给予患者具体的干预及全面的帮助。住院患者的心理活动普遍性地带有:

1. **情绪不稳定(unstable emotion)** 住院本身是一种不良的刺激,患者可因受挫感较强而情绪波动。可见患者心境欠佳,遇事易怒,对周围刺激反应较为敏感;患者经常处于焦虑、紧张状态。沉重的压力有时会使患者处于抑郁状态。医务人员应该敏锐地观察患者的情绪变化,及时交流、疏导。

2. **主观感觉异常(subjective sensation abnormality)** 患者患病后,主观感觉和体验与正常时可有不同。这是因为患者患病后,会把注意力转向自身与有关联的事物,因此感觉异常敏锐,甚至对自己的呼吸、心跳、胃肠蠕动都能觉察到并与疾病相联系。医护人员对此要了解并进行耐心的解释、安抚。

3. **依赖性增加(increasing of dependence)** 患者一旦住院,就会受到医护人员、家人和同事的关心照顾;这时患者一般变得被动、顺从、依赖,情感变得脆弱。这时患者往往希望有更多关心,从中得到安慰和温暖。医护人员一方面要给予患者全面的帮助和照料,同时也要在患者生活功能许可的情况下,鼓励与指导其自理,使患者明白过分的依赖性不利于疾病康复。

4. **猜疑心加重（serious doubt）** 住院患者对周围的事物与信息特别敏感，他们对医生就疾病的解释半信半疑，甚至曲解他人的意思。如听到医务人员低声讲话，会疑心是议论自己的疾病，觉得自己的病情加重了或者预后不良；担心误诊、吃错药、打错针；身体稍有异常感觉便乱猜疑。医护人员应多与患者交往，了解并消除患者不必要的疑虑。医务人员应该表现出严谨的态度、行为大方、自然以获得患者的信任，可减少患者的疑虑。

5. **孤独感加重（aggravating loneliness）** 刚住院的患者，新环境中都是陌生人，易产生孤独感。患者住院是把恢复健康的希望寄托在医务人员身上，但医生、护士由于工作不可能陪在身边，这样更增加了患者的孤独感。训练有素的医护人员能充分理解患者的这种心理，做到加强与患者的交流，有时这种交流可以没有医疗的目的。同时应在可能的情况下鼓励同室病友间的交流，营造一个温馨的人际氛围，以减轻患者的孤独感。

住院患者的心理特点，因人而异，不同个体、疾病、病程发展的各个阶段各有差异。因此，医护人员应主动熟悉每位患者，根据其具体情况采取不同的干预对策。

三、外科手术患者的心理与调适

手术治疗无论大小对躯体都是一种创伤，接受手术的患者无疑会产生各种各样的心理反应，这些心理活动反过来又影响手术的效果，特别是手术后的康复。因此，应该了解手术患者的心理特点，采取相应的心理干预措施，消除或减轻患者的消极心理，使患者顺利渡过手术难关，取得最佳手术效果。

（一）手术患者的心理

手术患者（operation patient）的心理主要指患者手术前、手术中和手术后的心理活动情况，给医护人员从事心理调适干预工作提供依据。

1. **术前患者的心理** 手术是一种有创性的医疗手段。在手术前，患者由于对手术缺乏了解，对手术成功和效果信心不足，害怕术中疼痛，甚至死亡等，可引起一些明显的心理应激反应。患者会感到焦虑、担忧和恐惧，这让他们忐忑不安，夜不能眠。还有的甚至在术前写好遗嘱，做了后事安排。

手术前的紧张、焦虑是常见的心理反应，医护人员必须妥善应对，因为焦虑的轻重会不同程度地影响手术治疗效果。轻度焦虑者治疗效果好，因为轻度焦虑是患者正常的心理适应性反应，有利于机体生理功能的调节。严重焦虑者可导致神经内分泌失调而使手术预后较差；甚至不宜立即手术。无焦虑者也不正常，这类患者往往对手术及医生存有过度的乐观或依赖，对手术危险及术后并发症等缺乏足够的心理准备，一旦出现问题便易感受为巨大打击。事实证明，术前的沟通与交流比术后再解释对患者情绪的平复要有效得多。

2. **术中患者的心理** 主要是对手术过程的恐惧和对生命的担忧。局部麻醉和椎管内麻醉的患者始终处于清醒状态，虽然他们看不到手术的情况，但注意力高度集中于手术过程的各种信息上，尽力推测自己的病情严重程度以及手术进展顺利与否。医生术中的言行都可能影响患者的心理状况，甚至导致患者的不良心理反应。

3. **术后患者的心理** 手术后的患者，多数会在被告知手术顺利后出现一定的轻松与庆幸感，即对疾病痛苦解除后积极的心理反应期。但随后面临疼痛、部分生理功能丧失或体貌改变、生活不能自理以及当手术治疗效果达不到患者的期望时，便可能进入沮丧、失望、失助、忧虑和悲观的心理反应阶段。进而表现出易激惹、躯体症状多、睡眠障碍、食欲减退等。这些均可以影响手术治疗的预后。

（二）手术患者主要的心理干预措施

心理干预可视具体情况实施于手术的全过程，以维持和增进患者的积极心态，确保手术的顺利实施与良好的治疗效果。

Notes

1. 术前患者的心理干预　术前患者心理反应因人而异,个体差异甚大,因而应根据患者的术前心理反应、应对方式、病情和手术性质等分别采用心理干预措施。

(1) 提供信息(information supply):应耐心地与患者进行交谈,听取他们的意见和要求,了解患者的心理反应、手术动机及应对方式,建立起良好的医患关系。然后,及时向患者和家属提供有关手术的信息并加以详细解释,可以帮助患者了解手术的意义、程序和可能引发的并发症与继发症状等。提供的信息可分为主观感觉信息和客观程序信息两种。前者是指患者自身体验到的信息;后者是指即将到来的手术过程的信息。对于那些无焦虑感或盲目乐观的患者,尤其要指出手术的各种可能性,使其作好必要的心理准备。

(2) 行为控制(behavior control):减轻患者术前焦虑的常用行为控制技术有:①放松练习:能够有效地对抗焦虑,是减轻术前焦虑和术中痛苦感的最常用方法;②示范法:指导患者通过学习掌握克服术前焦虑的方法。请手术后效果良好的患者介绍经验与体会有时比医护人员的解释更有效。

(3) 挖掘社会资源(social resource mobilization):安排家属、朋友和其他人及时探视,他们的安慰和鼓励均能增强患者治疗疾病的信心,从而减轻患者的术前疑虑与恐惧。

(4) 创建良好环境(good environment creating):规范的手术室环境,医护人员表情自信,谈话轻柔,对意识清醒的患者注意沟通交流,这些都可使患者增加安全感。

总之,通过以上手段,减轻恐惧,将患者的焦虑调控在适当水平,这样可以调动机体的潜能。对调控失败的过度焦虑的患者,可适当给予抗焦虑药物。

2. 术中患者的心理干预　患者在清醒状态下接受手术时,医生与护士应慎用及斟酌自己的言语,不使用让患者感到刺激的语词,如“快止血”、“切除困难”等。也不讲与手术无关的话题,以免患者误解。遇到意外时要保持冷静,切忌骤然提高音调,举止失措,以免产生消极暗示,造成患者的恐惧。对清醒状态下的患者可视情况有少量沟通与安慰。对于实施全麻手术的患者,事先说明麻醉的基本步骤和安全性,消除患者对麻醉的恐惧,以取得患者的合作。

3. 术后患者的心理干预　术后患者心理干预应根据患者的具体病情和心理反应,着重考虑以下几个方面:

(1) 反馈手术信息(operation information feedback):在麻醉苏醒后,应立即告之手术的信息,注重给予鼓励和支持,以免其心理负担过重。在病情许可的情况下,把切除的病灶让患者,特别是家属过目,使其清楚病根已除而感到欣慰。但当手术不顺利或病灶未能切除时,应注意保护性医疗措施,一般只告诉家属。

(2) 处理术后疼痛:告知患者术后疼痛是手术的正常伴随表现,打消其疑虑;了解患者疼痛的程度,酌情给予镇痛药减轻疼痛。鼓励患者运用术前学到的放松技术来缓解疼痛;指导患者正确挪动身体避免加重疼痛。还可让患者听音乐等,以转移对疼痛的注意。

(3) 心理疏导:通过心理疏导,帮助患者克服消极情绪。术后患者出现焦虑、抑郁等消极情绪原因很多,除前面已提到的外,有的患者是因为评价手术疗效的错误方法所致,例如多数患者总把自己与做过相同手术的患者比较,或者是与自己术前对手术疗效的期望比较,这样难免术后感觉不良。此时,应将正确的评价疗效方法告诉患者,即根据各人的病情特点、手术情况及术后检查情况来评价,让患者看到希望,增强信心,感到自己正在康复之中。

(4) 作好出院的心理准备:大多数患者伤口拆线后很快就可出院,但其心身各方面功能仍未完全恢复,故应向患者详细介绍出院后自我保健的知识,如活动、工作和饮食等方面的注意点等。帮助患者作好出院的心理准备尤为重要。有的患者手术后带来部分生理功能丧失(如子宫、卵巢切除)或身体残缺(如截肢),引起心理重大创伤,要对其进行积极的心理支持。必要时采用心理治疗的方法使其正视与接受现实,以便为进入今后正常的社会生活做好准备。

四、临终患者的心理与调适

临终患者(dying patient)的认定国内外不很统一,有学者指临近死亡,目前已无治疗意义,预计只能存活 2~6 个月的患者;也有认为指出现生命体征和代谢等方面紊乱的濒死期患者;前者是可以接受心理帮助的主要患者群体。在医疗临床中,总有人因医治无效而面临死亡。死亡是无可回避的自然规律,不管死亡是突然发生,还是久病造成,都会给个体带来不同程度的躯体和心理上的双重痛苦,给家属带来不得不接受的打击。让个体宁静、安详地面对死亡,并尽可能减轻临终前身体和心理上的痛苦,提高临终生存质量,维护临终患者的尊严,给予其周到的关怀,是医务工作者应尽的职责。因此,医护人员应该了解个体在临终前心理变化的特点,帮助他们平和地走完人生最后的旅程。

(一)临终患者的心理

临终患者由于疾病的折磨,对生的眷恋,对死的恐惧以及对亲人的挂念等,使其临终心理活动和行为反应极其复杂多变,并且每个人接受死亡的心理状态又因个人的个性特征、宗教信仰、教育水平及家庭状况等不同而各异。

1964 年,临终关怀心理学的创始人美国精神病学者罗斯(Ross K)出版了《论死亡和濒死》一书,引起学术界的广泛关注和高度评价,此书被誉为 20 世纪医学发展的一个重要里程碑。后来,罗斯又发表了另一本具有重要影响的临终关怀心理学专著《死亡:成长的最后阶段》,提出了濒死和死亡为人的成长提供了最后机遇的理论观点。通过研究,罗斯认为临终患者心理发展大体经历以下五个阶段:

1. **否认与震惊** 多数患者在得知患绝症后,感到震惊和恐惧,甚至出现木僵状态(stuporous state)。对这个突然的"噩耗"极力否认(denial),不敢正视和接纳现实,不接受临近死亡的事实。怀着侥幸心理,四处求医,希望先前的诊断是误诊。听不进对病情的任何解释,同时也无法处理有关问题或做出任何决定。这个阶段较短暂,可能持续数小时或几天,此时的患者尚未准备好去接受自己疾病的严重性。

2. **愤怒情绪** 自身疾病病情趋于严重或不治的消息被证实,起初的否认难以维持,加上明显的病痛,经过各种治疗仍然无效,强烈的求生愿望无法满足,从而导致患者愤怒的心理反应。通常患者把愤怒及怨天尤人的情绪迁怒于医护人员、家属、挚友;对周围一切都厌烦,充满敌意,甚至有攻击行为;不配合或抗拒医护救助,如拔掉针头或导管,以发泄愤懑及内心的痛苦。

3. **接受与遵医行为** 患者接受现实(accepting reality)是一种延缓死亡的企图,是人的生命本能和生存欲望的体现。在"愤怒"之后,虽不能恢复到原来的情绪状态,患者开始适应和接受痛苦的现实。其求生的欲望不减,想方设法与疾病抗争希望延长生命和减轻痛苦。此时患者积极配合,尽力执行医嘱;渴望医学出现奇迹,使疾病获得好转。同时希望得到医护人员和家属更精心的关心照顾,获得暂时的身体舒适。

4. **抑郁反应** 虽然患者积极配合治疗,但疗效仍不能令其满意。身体某些功能的减弱或丧失没有得以控制,病情恶化,躯体日渐衰弱,患者开始意识到死亡将致,生的欲望不再强烈。另外,疾病带来的折磨、频繁痛苦的检查和治疗、经济负担愈来愈重等,使患者感到悲伤、沮丧、绝望,并导致抑郁(depression)。处于抑郁心境的临终患者,有的冷漠,对周围的事情已不关心,少言或无语;有的深深地悲哀,哭泣;有的急于安排后事,留下遗嘱。但此时患者仍害怕孤独,希望得到家人及更多人的同情和安抚。

5. **接纳死亡** 如果临终患者得到了适宜的帮助,重要的事情已经安排妥当,他将进入一个新的心理阶段——"漫长旅行前的最后休息",接纳死亡,等待与亲人最终的分别。患者表现为安宁、平静和理智地面对即将发生的死亡事实。对一切身外之事漠视超脱,平静地等待着生命的终结。

事实上,临终患者的心理发展虽有一定的规律可循,但都因人而异,表现不尽相同,医护人员要区别不同的情况给予处理与帮助。

（二）临终患者的心理调适

在临终关怀(hospice)过程中,临终心理调适占有相当大的比重。这些方法都是以便使患者减轻痛苦,逐步地、平静地接近死亡为目的。

1. 减轻痛苦　要让患者平静面对死亡,首先应该有效地帮助患者摆脱面对死亡时的恐惧、焦虑和抑郁等负性情绪,以促进心理健康发展。有效地控制恐惧、焦虑和抑郁的基础是解除临终患者的各种不适症状,特别是疼痛这一躯体症状。可采用药物镇痛,也可用非药物手段镇痛,如按摩、暗示、催眠等,使患者安然离开人世。

2. 树立信念　悲观、绝望等负性情绪可使病情恶化加速死亡,因此要帮助患者树立坚持走完人生最后阶段的信念。帮助患者形成一个明确、有积极意义、可实现的目标,如生活、治疗目标,从实现目标中获得自信,提高临终前的生活质量。鼓励患者积极遵照医嘱,在自觉地为摆脱困境做出主观努力中感悟生命。

3. 关心和体贴　患者接受即将死亡的现实之后,在弥留之际,他们不愿孤独离去,愿意得到更多人的同情、关心和安抚,渴望亲友能在身边。医护人员与患者的亲友应密切配合,无条件地积极为临终患者提供心理关怀,以真挚的情感去关心与体贴患者,陪伴临终患者度过生命最后时刻,聆听其对人生和生命的倾诉,使其安详地度过人生的最后阶段。

4. 尊重人格　对临终患者,要理解和同情他们求生的欲望,使其感到人格被尊重;要满腔热情,态度自然、诚恳,以温馨的言语经常与他们谈心,注意倾听,语词要清晰,解释恰当。护理时沉着、稳重,操作轻柔,处处体现对患者的关切。

5. 调适关系　临终患者易激惹,或与周围人关系紧张,尤其是这一心理状态被大家谅解和迁就时,助长其要求别人来适应自己的心理。医护人员通过熟练的技术、和蔼的态度、温柔的言语、热情的关怀和尊重患者来取得患者的信任,是搞好心理调适的先决条件。应给予必要的心理指导,使患者摆脱心理困扰。只有良好的心理护理和优质的躯体护理,才能提高患者临终的适应能力,稳定其情绪,使其安宁、平静地面对死亡。

（杜文东）

拓展阅读　患者心理的文化特征

一、文化的概念

（一）文化人类学的定义

文化是人类适应和改造自然的过程中出现的,与自然存在和自然现象相对的人文性存在和现象,是一群人共有的,区别于其他群体的独特行为模式、生活方式。包括:作为群体的人的活动方式,以及为这种活动所创造,并又为这种活动方式所凭借的物质财富和精神产品。

其中,精神产品指的是一个群体的成员所共有的语言、传统、习惯和制度,有激励作用的思想、信仰、价值,对于人、事、物的成套的观点、信念、态度,体现在调控生活的各种方式(如仪式、习俗、礼节、禁忌、法律),以及日常生活及文化产品(如传说、神话、文学、戏剧、艺术、哲学思想、宗教)中。

在千姿百态而且变化多端的要素中,文化的核心是一个社会群体中的价值观,也就是人们据以判断人、事、物好坏美丑的参照系与标准。

（二）文化的特点

1. 文化通过"人文教化"(enculturation)习得,并经由家庭养育和社会环境——包括学校教育——而代代相传。

Notes

2. 文化塑造个体的行为,同时也受其成员的观念和行为的影响而被塑造。

3. 连续性是文化的基本特性,但也随时间发展、变化。

4. 文化在宏观层面存在,却在个体的微观水平起作用,所以,"大同而小异",有时容易因为个别经验被过度泛化、以偏概全而形成"刻板印象"。

5. 文化的影响有时是个体意识得到的,有时却是无意识的。精神分析家荣格甚至认为存在集体无意识。

文化因素是在生物、心理和社会三个层面之间的强有力纽带之一,也是连接心身医学理论和临床实践的必要桥梁。

二、文化影响心理健康的机制

就对于人的影响而言,文化就像人们呼吸的空气一样无处不在。文化以多种形式对身体和心理方面的病理现象产生影响。曾文星提出以下 7 种效应:

(一)病因效应(pathogenic effects)

某种文化因素对一种疾病的发生有着非常显著的病因学作用,比较直接地触发、导致了病理现象的发生。例如,东南亚国家以及华南地区偶有"缩阳症"的群体性发作与流行。其原因是当地的人们有一个传统的医学信念,认为性器官缩回体内会导致死亡,以致在怀疑存在这种可能性时便出现极度恐慌,出现强烈的心身反应,并且扩及其他人。同理,对身体的"阴阳、寒热"过分在意的人,有可能出现"畏寒症",怕冷、怕活动,怕出门。

(二)病理选择效应(pathoselective effects)

在发生应激反应时,文化因素可能会影响个体对心理防御机制、应对方式的选择性使用。例如,在等级观念、面子观念和人际和谐受到高度强调的传统社会中,较多的人遭遇挫折、欺侮时常用的方式是压抑、合理化;不少人通过"躯体化"来回避难堪的社会现实与心理现实,无意中成为患者而"继发获益";在极端情况下,愤懑、绝望的人倾向于自我攻击,以自伤、自杀唤起注意、同情,或以此惩罚、报复别人。

(三)病理塑型效应(pathoplastic effects)

个人所持有的思想、价值观,以及敬畏、信仰或惧怕的对象、严格遵从的规则等文化因素,对所患疾病的内容和表现产生影响。例如,目前世界各国临床常见与肿瘤、艾滋病、冠心病等有关的疑病观念的内容,这些疾病由于现代医学而家喻户晓。但除此之外,担心"肾亏"却是有疑病倾向的中国男性患者最多的主诉之一。又比如,无神论者很少有与亵渎神灵相关的妄想或强迫观念。相反,随着时代变迁,与手机遗失、忘记密码及与考试相关的强迫观念增多,却反映了市场经济及高科技社会的生活理想与现实。

(四)病理修饰效应(pathoelaborating effects)

有些普遍存在于各种文化中的疾病,基本心理机制及表现形式大体相同。但在某种文化背景中,一种疾病会由于受到强调、关注而容易被诱发,内容、表现变得复杂化、"精致化"。例如,对"坐月子"的传统习俗的过分强调,容易对孕产妇产生不良的暗示、刺激,使她们徒增焦虑与恐惧,并且受制于严格的信条、仪式,包括不科学的饮食、卫生方面的戒条。这样,容易将正常的生理 - 心理过程人为地演变成重大而持续的心理应激,本来皆大欢喜的正性事件变成家庭成员控制与反控制的人际冲突,随后可能形成医学上不好解释的躯体症状或神经症性障碍,进入"月子病"患者角色。当事人可能长期对坐月子时期的遭遇耿耿于怀,并发展出一套与传统医学观念相应的解释理论,频繁求医。

(五)病理促进效应(pathofacilitative effects)

有些社会文化因素,会对某些精神障碍、心身障碍的患病率的波动产生影响。例如,在食物丰富的时代,由于传统饮食文化观念的影响,许多人尽情享受美食,以脑满肠肥为"福相",营养摄入过多,成为肥胖症、代谢综合征的受害者;但对另一些青少年而言,流行文化对苗条身材的推崇和对肥胖身材的贬损态度,却导致神经性厌食的患病率日益升高,成为心身医学的重要课题。又比如,市场经济大潮导致我国农村有大量"留守儿童"缺乏父母亲的直接养育,导致儿童心身发展受影响,继而容易产生各种心理问题。同理,气功诱发的病理现象属于与中国养生文化相关的精神障碍;"旅途精神病"也是在中国国情之下,由于农民工人群在春节前后出现大量的季节性流动,容易在拥挤的长途火车中发生。

(六)病理判别效应(pathodiscriminating effects)

文化价值观直接影响人们对心理行为正常与否的判断标准。中国人过去对与心理因素有关的精神障碍、心身性障碍的态度是明显的两极分化,一方面对许多问题视而不见,不能发现问题或不认为是问题;另一方面大家又对此讳莫如深,以致医生在发现患者有心理问题时也不愿直接进行心理学性的解释和干预,不敢向患者及其家属提出向精神专科转诊的建议。近些年来,随着人们心理健康意识的提高,对于心理疾患的态度、判断阈值逐渐改变。例如人们现在对抑郁症、焦虑症有了较多的同情,越来越多的抑郁、焦虑障碍患者能够在患病后得到家属、朋友的提醒,较早做出就诊、求助的决定;自己对艾滋病、药物滥用患者也日渐宽容;越来越多的非精神科医生愿意建议患者接受心理治疗、精神科药物治疗。

(七)病理反应效应(Pathoreactive effects)

许多疾病有较明确的器质性基础,文化因素发挥不了太直接的作用。但是,文化因素却决定了周围人对待患者的态度和行为。与上述判别效应相关,有关疾病的常模、标准和态度,极大地影响患者受到的对待。在功利主义有显著影响的社会,与心理相关的疾病患者容易被视为累赘、负担,会受到歧视,以致他们将求助视为畏途。而在提倡以人为本的社会,患者受到关怀、照料,生活质量得到尽可能的保障,甚至病程、预后也受到良性影响。

应该指出的是,国家的法律、社会管理理念、道德风尚,对形成有利于心理健康的文化环境,对群体和个体层面发展良好的文化心理,都至关重要。2013 年 5 月 1 日实施的《中华人民共和国精神卫生法》便是体现我国促进心理健康、关爱病患新理念的一部重要法律,将对减少对精神卫生的不良文化影响,增强积极、正向的文化产生长远的作用。

三、文化对患者求助行为及医患关系的影响

(一)患者的"健康信念"可能构成求医行为的文化屏障(cultural barrier)

用医学人类学的一个理论来说,患者不论成长于何种文化环境,都会发展出一套自己的"医学体系"。这套医学体系的成分,可以浓缩为"AKBP"4 个字母。它们分别代表着 4 种重要的文化因素:

1. Attitude(态度)　指人们对医疗理论和服务技术而抱有的观点和内在情感取向。
2. Knowledge(知识)　指人们对医学信息的了解程度,以及这些信息的内容。
3. Belief(信念、信仰)　指对医学知识和服务带有情感倾向性的接纳、坚持。
4. Practice(实践)　指在保健、疗病过程中实际采用的策略和方法。

在临床上,"AKBP"影响患者的以下心理和行为:

1. 如何表现、表达、描述病痛
2. 如何应对疾病
3. 体验、经历应激的类型
4. 是否愿意及如何寻求治疗

符合患者 AKBP 的诊疗技术,遇到文化屏障较少,而文化亲和性(cultural affinity)较高。

(二)从文化看求助者与助人者的"互动游戏"

中国人在诊治慢性疾病,或急性病的康复阶段时,觉得西医办法不够多,不够有效,而且医

Notes

务人员似乎不肯耐心地多花些工夫。所以,患者很乐意去找中医看,或者将中医治疗或其他民间疗法(包括巫术),看做是重要的辅助治疗。

以下提出 5 个具体的维度,用于观察、评估特定的(亚)文化群体及个体对于诊疗技术的文化亲和性的高低及文化屏障的强弱:

1. 时间(Time) 在疾病的何种阶段寻求帮助? 如:未病先治(预防)性的咨询、检查,一有症状就找医生,还是要拖至危重才不得不求医?

这个维度也指与依从性相关的治疗持续性。例如,建立治疗关系后与治疗者接触的频度和保持时间。有时,文化因素还影响住院时间的长短,以及康复的快慢。

2. 地点(Place) 指就诊的场所。有问题去公立医疗结构,还是去小诊所、医生家里、宗教场所,抑或其他什么地方,如餐厅、宾馆、患者家里?

3. 人物(Persons,who-whom) 指求助的对象。是找正规的西医、中医,还是未受系统训练的草医、巫医、亲戚朋友,抑或思想政治工作者、管理人员等?

4. 方式(Way,Means,How) 指求助的途径及相关的态度。是希望隐秘,还是公开求助?费用如何支付,包括是否需要送礼、送红包? 是否需要有中介人联系? 另外,还指希望得到化学的、物理的还是心理性的干预等。

5. 原因(Why,Reasons,For What?) 首先指导致求助的问题性质和种类。如急重症、外伤、慢性躯体疾病,还是连同心理问题也在内。也指与疗病者吸引力、质量、信誉名声相关的理由,如在知道某种治疗适用于治疗某种病后,愿意还是不愿意去某医院某医生处接受这种治疗。这一个维度是影响以上几个维度的重要因素,深层的背景就是前述 AKBP 中的"医疗信念"的心理结构。

目前,有心理问题的人觉得他们与医疗机构之间的界面还不甚"友好"。这不单单是指医务人员"服务态度"不友好,而是双方间的互动进入了一种恶性循环而造成的:社会对心理疾患患者的歧视、繁重的工作压力、单一的诊疗模式、简陋的工作条件、不太理想的待遇,容易导致医生产生"职业倦怠",使他们疲于应付,用快捷、简单的工作方式来高效但低质量地处理患者,导致患者对医疗机构爱恨交加,医患关系紧张;长此以往,患者却也无奈地习惯了这种缺乏心灵沟通、人文关怀的医患关系模式,对医生除了开药以外提不出期望、要求,以为医生就是这样看病的。这反过来强化了医生方面对患者文化背景、社会处境、心理痛苦的淡漠,他们也以为这就是合适的工作方式,双方都不再想,也不能够对这些问题进行深入交流。医疗工作生硬、冷漠、不亲切,造成大众敬而远之态度。

四、对合乎文化常模的"好医生"的要求

(一)了解患者的期待

对于"好医生"的标准,除了医术高明、有爱心、有奉献精神等这些普适性指标外,文化上对医生职业形象的期待、对医患关系的要求也占了较大的比重。

在富于尊卑观念、等级制度色彩的中国文化中,现阶段的治疗关系是不太平等的。不少中国患者喜欢进入这种关系,在有心理或躯体问题时希望寻求保护和理解,分清责任并获得公平的补偿与平衡;或者是来倾诉,来倾听权威人士的劝慰、指导,甚或指责、说教,已能使之满足。所以,医生和蔼、友善和同情、权威态度,已在发挥一般性的、支持性的心理治疗作用。面对这样的医生,患者和他的家属觉得受到了尊重,重视。

不过,在临床实践中,应该小心这样的"假性依从";彬彬有礼的不平等关系并不一定总有积极的治疗作用。有的患者仔细听教导,仿佛什么都理解了,接受了。但对听到的东西并不感兴趣,或没有真正理解。老练的医生能够从非语言的信号中觉察到这种"假性依从",但热情却缺乏经验的医生,或者自我感觉好、缺乏反省意识及批判性思维的医生,常不知深浅,依然感觉良好。

Notes

另外,一些教育水平较高的患者、咨客,则不想来听好心的说教。

（二）权威与平等的转换

随着我国迈向民主、法制的进程,以及人民大众教育水平不断提高,传统的不平等医患关系模式正在发生改变。相应地,医生要出于助人的需要,而非势利的考虑,学会"看客点菜"。用俗话来说,就是在接诊初期应该有意调整自己的态度、语言,来适应对方,提高依从性,为随后的有力干预创造条件。

从权威性关系向平等关系转变的幅度在面对不同咨客时是不一致的。有的咨客会对突然呈现的"民主、平等"态度和机会感到无所适从,以为你无能、推诿,没有帮助他这个弱者的愿望。即使是对于来寻求平等和理性磋商的咨客,开始接触时大概也需要传达些带权威的温情。至少在建立初期的治疗关系时是有用的。为了防止出现阻抗或干预肤浅,为了使治疗关系较长地维持,须有过渡性的引导阶段,然后进入较深的扰动程序。

（赵旭东）

参考文献

1. Tseng WS:Handbook of Cultural Psychiatry. San Diego:Academic Press,2001.

2. 赵旭东.文化与心身医学.见:心身医学.上海:同济大学出版社,2013.

3. 杜文东,陈力.医学心理学.南京:江苏人民出版社,2001.

4. 烘伟.医学心理学.北京:北京医科大学中国协和医科大学联合出版社,1999.

5. 耿德勤,等.医学心理学.南京:东南大学出版社,2003.

6. 车文博.西方心理学史.杭州:浙江教育出版社,1998.

7. 郭亨杰,宋月丽.心理学教程.南京:南京师范大学出版社,1997.

8. 杜文东,张纪梅.医用普通心理学.北京:北京科学技术出版社,2003.

9. 胡佩诚.心理治疗学.北京:人民卫生出版社,2007.

10. 姜乾金.医学心理学.第3版.北京:人民卫生出版社,2004.

11. 彭聃龄.普通心理学.修订版.北京:北京师范大学出版社,2001.

12. 李建明,刘瑶.社会心理学.合肥:安徽大学出版社,2003.

13. 陈力.医学心理学.北京:北京大学医学出版社,2003.

14. 刘克嘉,邬勤娥.应激与应激性疾病.北京:人民军医出版社,1991.

15. 徐斌,吴爱勤.护理心理学.北京:中国科学技术出版社,1999.

16. Bolis CL,et al.Stress and Adaptation.Geneva:World Health Organization,1999.

17. Daniel A,et al.Controlling Stress and Tension.New Jersey:Prentice-Hall,Inc,1996.

18. Wiley J,et al.Stress:Conceptual and Biological Aspects.UK:Borwyn Ltd,1995.

19. Michael H,etal. Current Psychiatry. New York:McGraw Hill,2000

20. 岳文浩,潘芳,张红静.医学心理学.北京:科学出版社,2001.

21. 李心天.医学心理学.北京:北京医科大学中国协和医科大学联合出版社,1998.

22. 徐斌,王效道主编.心身医学 - 心理生理学基础和临床.北京:中国医药科技出版社,1990.

23. 张培信,张文风,吕占模.心身疾病与心身治疗.济南:山东科学技术出版社,2002.

24. 王长虹,丛中.临床心理治疗学.北京:人民军医出版社,2001.

25. 王金道,等.临床疾病心理学.北京:北京师范大学出版社,1997.

26. 马存根.临床医学心理学.北京:中国科学技术出版社,1999.

27. 朱志先,梁虹.现代心身疾病治疗学.北京:人民军医出版社,2002.

28. 余展飞,等.现代心理卫生科学理论与实践.北京:世界图书出版社,2000.

29. 杨菊贤,张锡明.实用心身疾病学.乌鲁木齐:新疆科技卫生出版社,1992.

30. 郭试瑜,钱忠明.心理生理学.南京:南京大学出版社,1996.

31. 洪明,蒋丹娜.医学新进展——心身疾病.赤峰:内蒙古科学技术出版社,1997.

32. 乐杰.妇产科学.第5版.北京:人民卫生出版社,2000.

33. 孙明.内科治疗学.北京:人民卫生出版社,2001.

Notes

34. 杨菊贤.A型行为、心理应激与心身疾病.美国中华健康卫生杂志,1998,1(7):181-182

35. 楚更五、秦竹.医学心理学.昆明:云南人民出版社,2004.

36. 崔光成、邱鸿钟.心理治疗学.北京:北京科学技术出版社,安徽大学出版社,2003.

37. 郝伟.精神病学.北京:人民卫生出版社,2001.

38. 王惠.医学心理学.北京:人民军医出版社,2000.

39. 邓明昱,郭念锋主编.咨询心理学.北京:中国科学技术出版社,1997.

40. 岳文浩,赵耕源.现代临床心理学手册.济南:山东科学技术出版社,1997.

41. 王美德,等.护理心理学概论.北京:人民卫生出版社,1984.

42. 刘晓红.护理心理学.上海:第二军医大学出版社,1998.

43. 中国大百科全书—现代医学卷.北京:中国大百科全书出版社,1993.

44. 张理义.临床心理学.北京:人民军医出版社,2003.

45. 杨菊贤,张阳.心理行为因素与心血管疾病的发生发展.中国行为医学科学,2002(11)

第八章　临床疾病的心身问题

在生物 - 心理 - 社会医学模式视角下,临床疾病的发生、发展、诊断、治疗、预后、康复和预防中涉及众多心理问题。心理问题可以以病因形式出现,也可能是疾病发生后果的具体表现,同时,心理问题也可能与疾病伴行。本章围绕躯体疾病的心身问题,介绍除心理障碍以外的心身疾病和身心障碍,讨论它们的概念、理论、诊断和防治原则,针对失眠、疼痛、高血压、糖尿病、肿瘤和溃疡病等疾病作重点描述。

第一节　临床心身问题概述

一、临床的心和身问题

哲学上的精神和物质关系的争论体现在医学领域,就是心与身问题。现代医学认为,心理 - 神经 - 内分泌 - 免疫系统之间,相互联系和相互作用,呈现环形关系。应激情境下,个体会出现血压升高、心率和呼吸加快,同时,躯体疾病也会引起不良的心理反应,癌症患者的恐惧情绪,糖尿病患者因需要终生治疗而出现的抑郁症,甲状腺功能亢进患者表现出的情绪亢奋,慢性疾病患者的抑郁倾向,以及幻肢痛等。

临床心身问题的严重程度和范围取决于如何界定心身问题。在 1950,亚历山大(Alexander F,1891—1964)介绍了七种心身疾病,1983 年,徐俊冕等调查发现心身疾病大约占到门诊与住院患者的三分之一,人群患病率在 10%~60% 之间,主要分布在内科,其中内分泌科为 75.4%,心血管专科 60.3%,肺科 55.6%,普通内科 30.8%;在皮肤科所占比例达到 26.6%。

而现今心身问题覆盖了更广泛的临床疾病。非传染性疾病(non-communicable diseases,NCDs)主要由心血管疾病、癌症、慢性呼吸系统疾病(包括哮喘)和糖尿病构成,我国(2012)确诊慢性 NCDs 患者 2.6 亿,导致的死亡人数占国内总死亡人数的 85%。全球每年有 3600 万人死于NCDs,其中吸烟造成了 600 万人死亡,60 万死于二手烟;约 320 万人死于缺乏运动;约 170 万人死于少食用水果和蔬菜;116 万人死于酒精(WHO,2013)。2003 年上半年在我国发生的传染病非典型肺炎,以及 2014 年肆虐埃博拉出血热,在某种程度上,也可以说是与个人行为和生活方式有关的一种疾病。

(一) 心理行为致病因素

心身疾病的特征之一是心理社会因素致病。心理行为致病因素主要包括生活方式、致病人格、习惯、行为方式或观念。

导致美国人死亡的 9 个主要原因中,除感染因素外,吸烟、饮食方式或缺乏运动、酗酒、有毒物质、暴力或枪击、性行为、超速驾驶和滥用药物都涉及个体行为(McGinnis J,Foege WH,1993)。中国卫生部公布的 1990 至 2013 年间的城市主要疾病死亡率排序中,具有多因素致病的恶性肿瘤、脑血管病和心脏病始终位列前三,死亡率合计占到总死亡人数的 58% 到 67%。

生活方式的改变也是临床心身问题增多的原因之一。2004 年,《中国居民营养与健康现状》披露中国成人肥胖率为 7.1%,血脂异常患病率为 18.6%。18 岁及以上居民高血压患病率为

18.8%,估计患者数 1.6 亿多,糖尿病患病率为 2.6%,估计全国糖尿病现患者数 2000 多万。

现代疾病观强调疾病的多元性和身心交互作用,从生物 - 心理 - 社会医学模式认识疾病的发生、发展,全方位探讨发病机制,关注疾病所致的患者心理社会问题,认为心理社会因素发挥着"扳机"(trigger)效应影响身体健康,造成机体处于易感或易患状态,如图 8-1 所示。

如果以生物因素和心理社会因素影响的程度划分临床疾病的种类,可以分为躯体疾病、心身疾病(或心身障碍)、神经症和精神病(图 8-2)。

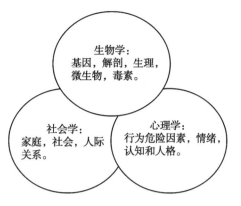

图 8-1 生物心理社会医学模式的疾病观

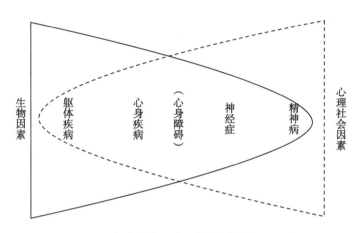

图 8-2 心身疾病示意图(修自姜乾金,1993)

(二)临床疾病导致的心理行为问题

身心障碍指由于临床疾病引起的心理异常反应或心理障碍。身心障碍的表现缺乏特异性,但在临床上普遍存在。心理障碍在身心障碍中的表现形式可分为以下几类:

1. **疾病本身直接造成心理行为异常** 主要是神经、内分泌、免疫系统疾病,这些疾病中,心理障碍构成疾病症状的一部分。甲状腺功能亢进或低下会造成心境障碍;脑血管意外直接导致中枢神经损伤,心脏病造成大脑缺氧,疾病引起的电解质代谢紊乱,可以直接或间接导致心理障碍。脑血管意外中,有 50% 的住院患者和 30% 的门诊患者出现抑郁情绪,其原因与中风后心理应激或中枢损伤有关(Starkstein 等,1988)。

2. **疾病以应激源形式出现造成的心理障碍** 主要是慢性疾病、癌症或烈性传染性疾病。这类疾病本身构成重大应激源,改变患者的行为、情绪,破坏患者的生活质量,成为影响治疗效果或生活质量的变量。糖尿病由于血糖的波动而直接影响患者,使部分患者情绪不稳定、注意力、知觉、记忆力和思维能力下降,以及性欲下降、性兴奋降低、勃起能力下降及性交次数减少等性行为障碍;SARS、埃博拉等烈性传染病可引起患者的情绪紧张。

3. **因药物治疗产生的心理障碍** 长期服用调节血脂药物和 H2 受体拮抗药物引起的性功能障碍,皮质醇造成的记忆障碍和情绪抑郁。

4. **躯体疾病心理障碍伴发** 胃溃疡和糖尿病与抑郁症的关系。

二、树立心身相关观念的意义

临床医生应树立心身交互作用的观念,对提高治疗效果和预防临床疾病的意义如下:

Notes

（一）心身疾病和身心障碍观念体现了身心一元论的观点

它有利于推动医学模式由生物医学模式向生物—心理—社会模式的转变。

（二）有助于提高医疗水平

身心交互作用的观念要求在临床治疗中，主动应用心理治疗或心理咨询，进行行为矫正，消除心理因素的影响，减轻负性情绪，提高应对能力，提高求医率和遵医率，促进患者康复，提高治疗质量。

（三）改善患者的生活质量

在传统临床治疗的基础上，加入心理干预，进行心理支持，会改善患者的主观感受，减轻心理压力，调节情绪，从而提高患者的生活质量。

（四）降低治疗费用

积极情绪有利于患者康复，缩短病程，减少服药量，降低复发的可能性。另外，病前的心理咨询和行为矫正，会减少或消除患者的不良情绪，控制致病因素，减少发病。

（五）有利于临床科学研究

树立身心交互作用的观念，会帮助医生从更全面的观点出发，研究疾病发生、发展、变化和治疗中心理社会因素的作用；评估治疗效果时，关注患者的生活质量，从而全面阐述疾病的发病机制，建立科学的防病治疗体系。

（钱　明）

第二节　心　身　疾　病

一、概　　念

心身疾病（psychosomatic diseases）是指心理社会因素在发病、发展过程中起重要作用的躯体器质性疾病和功能性障碍。心身疾病又称为心理生理疾病（psycho-physiological diseases），上述定义是广义的心身疾病，与心身障碍（psychosomatic disorders）通用。若强调心身疾病应只包括躯体器质性损伤的那些疾病，则为狭义概念。本节采用广义的心身疾病概念。

（一）心身医学和心身疾病

人们对心理与躯体（mind-body）关系的关注，可以追溯到公元前的古希腊，相关描述也见于中国古代医书。1818 年，德国精神病学家亨罗斯（Heinroth JCA 1773—1843）在其有关睡眠障碍的论文中首先提出了心身医学（psychosomatic medicine）一词。20 世纪 30 年代后，美国学者 Alexander F（1891—1964）和 Dunbar HF（1902—1959）赋于心身医学新的含义，目的是研究心理社会因素同生物因素间相互作用对健康与疾病的影响。Alexander 提出了七种心身疾病，包括溃疡病、溃疡性结肠炎、甲状腺功能亢进、局限性肠炎、类风湿性关节炎、原发性高血压及支气管哮喘，称为神圣七病（holy seven）。1935 年，Dunbar 则主持发行了著名的杂志"心身医学"。到了 1943 年，Haliday J 主张将心身疾病列为单独的临床疾病，提出心身疾病的六个临床特征：一是以情绪障碍为发病因素之一；二是通常具有特殊的性格类型；三是发病率具有明显的性别差异；四是同一患者可罹患数种类似性质的疾患；五是常有同一疾病或类似疾病的家族史；六是常有缓解或复发的倾向。

1930 年至 1960 年是心身医学发展的早期，主要受到 Freud 心理动力学理论的影响，研究健康与疾病问题。到了 1960 年后，应激成为心身医学研究的主要理论，标志性事件是塞里（Selye H）在 1950 年出版了一部 1025 页的巨著，书名为《*The Physiology and Pathology of Exposure to Stress*》（应激状态下的生理与病理），全面阐述应激和全身适应综合征。除了生理方面的描述外，他将焦虑、认知等神经心理性因素列为重要的应激源，提出在适应过程中，个体会

Notes

出现认知、记忆、情绪、挫折等方面的变化,导致心身疾病。Selye 的应激学说促进了医学的发展,影响众多学科的发展,被誉为"医学的爱因斯坦"。医学、心理学家受此影响,重点研究健康与疾病中的心理状态与躯体功能间相互作用的生理机制,研究对个体有意义的生活事件,以及这些事件造成的心理生理反应及与生理疾病的关系,心理社会应激、心理生理反应、应对、适应和社会支持等成为主导心身间关系研究的焦点。

近些年来,心理—神经—内分泌—免疫间相互联系和相互作用的研究不断取得进展,另一方面,计算机图像处理与影像技术的发展为研究情绪与疾病通路提供了有效方法,如计算机辅助 X 线断层摄影术、功能磁共振成像、正电子发射 X 线断层摄影术、单光子发射 X 线断层摄影术等。总之,现代心身医学无论是方法或是手段,都是早期研究无法比拟的,而且涉及的课题、内容也更加广泛,并大量应用于临床,或者以咨询和行为医学的形式出现。

(二)心身疾病概念的演变

临床医学中的心身疾病概念一直在变化发展。1952 年美国精神疾病诊断治疗手册(DSM-Ⅰ),将"心身疾病"设为单独的一类疾病。在 DSM-Ⅱ(1968)中它被"心理生理性自主神经与内脏反应"取代,定义为"由情绪因素引起的单一器官系统的躯体症状",按累及器官进行分类,例如,哮喘为"心理生理性呼吸系统反应"。而在 DSM-Ⅲ(1980)及 DSM-Ⅲ-R(1987)中,心身疾病被列入"心理因素影响的躯体状况"中,指具有不良影响的心理或行为因素造成的医学疾患,这些因素会引起或加重疾患,干扰治疗和康复,或促使发病率和死亡率提高,心理因素本身可能构成疾病的危险因素,或者产生放大非心理危险因素的效应。在 DSM-Ⅴ中,"心理因素影响的躯体状况"被置于"躯体症状及相关障碍"大类之下,该类疾病还包括"躯体症状障碍"、"疾病焦虑障碍",后两者曾属于原先的"躯体形式障碍",此外,还包括原属于"癔症"的"转换性障碍",都是过去狭义的"心身障碍";而由于躯体疾病所致的精神障碍,即过去狭义的所谓"身心障碍",被归于"其他精神障碍"类别中。DSM-Ⅴ的诊断分类反映了心身相互作用的关系,是"心身的设计",要求人们同时兼顾心、身两个方面(Levenson,1997)。这种分类方式将帮助精神病学家重视起躯体障碍,同时,也会帮助其他专科的医生重视临床的心理障碍。

像 DSM 一样,WHO 制订的 ICD 也曾有过"心理生理障碍"及"精神因素引起生理功能"的分类。目前 ICD-10 将传统的"心身疾病"分别纳入不同分类,归为"神经症性、应激相关的及躯体形式障碍"(F4),还有一些内容分散在"伴有生理紊乱及躯体因素的行为综合征"(F5)及其他分类中。

我国 1958 的精神疾病分类中没有心身疾病。《中华医学会精神病分类 -1981》将"心身疾病"列为第十三类。1995 年的《中国精神疾病分类第 2 版修订版》(CCMD-2-R)取消了心身疾病分类,但把相关内容放进"与心理因素有关的生理障碍"(分类 5)和"神经症及与心理因素有关的精神障碍"(分类 4)中,另有一些放在"儿童少年期精神障碍"中,这种情况一直延续到 CCMD-3。

德国及日本等国对心身疾病很重视。日本心身医学会(1992)经过修订,把心身疾病定义为"躯体疾病中,其发病及经过是与心理社会因素密切相关的,有器质或功能障碍的病理过程。神经症(如抑郁症)等其他精神障碍伴随的躯体症状除外"。

美国精神病学家 Cobb S 指出:"心身医学将丧失其存在的独立性,它在分科研究中的目的和作用是作为母体吸收到一般医学中,成为医学的共同财产"。总之,心身疾病概念在目前的权威性心理障碍分类体系中已经消失,被其他概念取代。然而,心身疾病的"肉体"虽然消失,但"精髓"已融入整个医学临床实践。

二、心身疾病的发病机制

心身疾病的发病机制比较复杂,相关研究途径主要包括心理动力学、心理生理学和行为学习三大理论。

Notes

（一）心理动力理论

心理动力理论重视潜意识心理冲突在心身疾病发生中的作用，认为个体特异的潜意识特征决定了心理冲突引起特定的心身疾病。心身疾病的发病有三个要素：一是未解决的心理冲突；二是躯体器官的脆弱易感倾向；三是自主神经系统的过度活动性。心理冲突多出现于童年时代，常常被潜抑到潜意识之中，在个体成长的生活过程中，受到许多生活变故或社会因素的刺激，这些冲突会重新出现。如果这些复现的心理冲突找不到恰当的途径疏泄，就会由过度活动的自主神经系统引起相应的功能障碍，造成所支配的脆弱器官损伤（Alexander F）。

目前认为，潜意识心理冲突是通过植物性神经系统功能活动的改变，造成某些脆弱器官的病变而致病的。例如心理冲突在迷走神经功能亢进的基础上可造成哮喘、溃疡病等；在交感神经亢进基础上可造成原发性高血压、甲状腺功能亢进等。因而，只要查明致病的潜意识心理冲突即可弄清发病机制。心理动力理论发病机制的缺陷是夸大了潜意识的作用。

（二）心理生理学理论

心理生理学的研究侧重于说明发病机制，重点说明哪些心理社会因素，通过何种生物学机制作用于何种状态的个体，导致何种疾病的发生。Cannon 用"应急反应"（emergency reaction）描述"搏斗或逃跑"（fight or flight）状态时所出现的一系列内脏生理变化。被誉为"医学爱因斯坦"的加拿大学者 Selye 提出的"应激"学说，带动了内分泌学家及心理学家的参与。不过，Selye 的理论过于强调"非特异"生物学过程的作用，低估了心理因素的作用。心理不适在生理应激反应中发挥重要作用，内分泌系统对心理影响极为敏感，一切有效的应激源都伴有心理成分（认知评价），心理社会刺激也能引起生理的应激反应 Mason（1968，1971）。

心理生理学理论认为，心理神经中介途径、心理神经内分泌途径和心理神经免疫学途径构成心身疾病发病机制。心理社会因素通过免疫系统与躯体健康和疾病的联系，可能涉及三条途径：

1. 下丘脑 - 垂体 - 肾上腺轴　应激造成暂时性皮质醇水平升高，后者损伤细胞免疫作用，但持久应激与短期应激对免疫系统的影响效果不同，有时可使细胞免疫功能增强。

2. 通过自主神经系统的递质　交感神经系统通过释放儿茶酚胺类物质，与淋巴细胞膜上的 β 受体结合，影响淋巴细胞功能。

3. 中枢神经与免疫系统的直接联系（Rogers）　免疫抑制可形成条件反射，改变免疫功能。在免疫后的大鼠下丘脑内侧核电活动增加，推测抗原刺激与下丘脑功能之间存在着传入联系，实验性破坏下丘脑可以阻止变态反应。

心理生理学研究也重视不同种类的心理社会因素，如紧张劳动和抑郁情绪，可能产生不同的心身反应，以及心理社会因素在不同遗传素质个体上的致病性的差异。

（三）学习理论

巴甫洛夫经典条件反射的著名实验是狗的唾液分泌反射，说明条件反射是一种独立的生理反应。心理神经免疫学奠基人之一 Ader R，通过厌恶性味觉实验证明免疫系统可以形成条件反射。Ader 用具有免疫抑制作用的致呕吐剂环磷酰胺为非条件刺激物，用大剂量糖精为条件刺激物制作条件反射动物模型，消退期只给糖精水，不给予环磷酰胺强化，动物死亡率随糖精的摄入量的增加反而上升，说明经过学习，糖精水具有了环磷酰胺的免疫抑制作用，中枢神经系统能够影响免疫系统功能（Ader 和 Cohen，1975）。

行为学习理论认为某些社会环境刺激引发个体习得性心理和生理反应，表现为情绪紧张、呼吸加快、血压升高等，由于个体素质上的问题，或特殊环境因素的强化，或通过泛化作用，使得这些习得性心理和生理反应可被固定下来，而演变成为症状和疾病。例如，先把动物置于一封闭箱内给予反复电刺激，然后进行逃避学习训练，会发现动物不逃避电击，即使示意逃避过程，动物训练成绩依然不好，说明它仍固守无效的应对方法而不做新的尝试，是一种类似临床抑郁

Notes

症的情绪状态,会导致动物实验的死亡,这就是习得性无助(learned helplessness)。

心身障碍有一部分属于条件反射性学习,也可能是儿童模仿长辈的行为。Miller 等关于"植物性反应的操作条件反射性控制"的实验,说明人类的某些具有方向性改变的疾病可以通过学习而获得,例如,血压升高或降低、腺体分泌能力的增强或减弱、肌肉的收缩等。人类心身障碍症状的形成,还包括社会学习理论中的观察学习及模仿,例如,哮喘儿童可因哮喘发作会获得父母的额外照顾而被强化。基于此原理提出的生物反馈疗法和其他行为治疗技术,被广泛地应用于心身疾病的治疗中。

(四)心身疾病发病机制的综合讨论

目前心身疾病研究不再拘泥于某一学派,而是综合心理动力学、心理生理学和行为理论,互相补充。如前文介绍,Mirsky 的研究是将人格特异性理论与心理生理学说结合在一起。Ader 则是采用条件反射方法建立动物模型,研究心理神经与免疫机制之间的关系。心理—神经—内分泌—免疫网络间相互作用机制的大量实验研究证实了神经系统对内分泌和免疫系统的调控作用,新的进展体现在免疫系统的免疫细胞通过产生多种细胞因子和激素样物质,反馈作用于神经内分泌系统,成为解释心身障碍的重要理论,有力地支持了身心交互作用的观念。当然,心身疾病的发病学机制是目前医学心理学领域亟待深入研究的中心课题之一,发病机制涉及心理社会和生理等许多方面,尽管已经取得进展,但很多细节问题尚待进一步澄清和证实。心身疾病的发病机制概括如下:

1. **心理社会刺激物传入大脑** 心理社会刺激物在大脑皮层被接受,并得到加工处理和储存,使现实刺激加工转换成抽象观念。该过程的关键问题是诸如认知评价、人格特征、观念、社会支持、应对类型和资源等中介因素的作用。认知评价的作用之所以受到特别关注,是因为心理社会刺激物不经认知评价而引起应激反应的情况很罕见。

2. **大脑皮质联合区的信息加工** 联合区将传入信息通过与边缘系统的联络,转化为带有情绪色彩的内脏活动,通过与运动前区的联络,构成随意行动传出。

3. **传出信息触发应激系统(stress system)引起生理反应** 包括促皮质素释放激素(CRH)的释放、蓝斑 - 去甲肾上腺素(LC-NE)/自主神经系统变化,进而影响垂体 - 肾上腺皮质轴及自主神经支配的组织,表现为神经 - 内分泌 - 免疫的整体变化。

4. **心身疾病的发生** 薄弱环节由遗传和环境因素决定,机体适应应激需求的能量储存有限,过度使用就会导致耗竭,强烈、持久的心理社会刺激物的作用就会产生心身疾病。

三、心身疾病的诊断与防治原则

心身疾病的诊断和预防原则,都应该兼顾个体的心理、生理和社会三方面。

(一)诊断原则

1. 心身疾病的诊断原则

(1)疾病的发生包括心理社会因素,明确其与躯体症状的时间关系。

(2)躯体症状有明确的器质性病理改变,或存在已知的病理生理学变化。

(3)排除神经症或精神病。

2. 心身疾病的诊断程序

躯体诊断和心理诊断并举,前者诊断方法、原则与诊断学相同,心理诊断涉及:

(1)**病史采集**:对疑有心身疾病的病例,在采集临床病史的同时,应该特别注意收集患者心理社会方面的有关材料,包括个体心理发展情况、个性或行为特点、社会生活事件以及人际关系状况、家庭或社会支持资源、个体的认知评价模式等资料,分析这些心理社会因素与心身疾病发生发展的相互关系。

(2)**体格检查**:与临床各科体检相同,但要注意体检时患者的心理行为反应方式,有时可以观察患者对待体检和治疗的特殊反应方式,恰当判断患者心理素质上的某些特点,例如,是否过分敏感、拘谨等,以及不遵守医嘱或激烈的情绪反应。

(3) 心理行为检查:对于初步疑为心身疾病者,应结合病史材料,采用晤谈、行为观察、心理测量或必要的心理生物学检查方法。所选取心理测验着重于患者的情绪障碍,常用的测验包括SDS 和 SAS。还可以采用适当手段评估心理应激源、应对能力、社会支持等。评估结果有助于对患者进行较系统的医学心理学检查,确定心理社会因素的性质、内容,评价它们在疾病发生、发展、恶化和好转中的作用。

(4) 综合分析:根据以上程序中收集的材料,结合心身疾病基本理论,对是否心身疾病、何种心身疾病、由哪些心理社会因素起主要作用、可能的作用机制等问题做出恰当估计。

心理诊断往往伴随心身疾病治疗的全过程。在治疗过程中,患者旧的心理问题解决了,新的问题又会出现,这就要求医生针对变化了的情况,重新评估和采取新的干预措施。

(二) 心身疾病的治疗原则

对心身疾病实施心理治疗主要围绕消除心理社会刺激因素、矫正不良行为和消除生物学症状。主要原则是心、身同治,包括:

1. 对于急性发病而又躯体症状严重的患者,应以躯体对症治疗为主,辅之以心理治疗。例如对于急性心肌梗死患者,综合的生物性救助措施是解决问题的关键,而那些有严重焦虑和恐惧反应的患者应实施术前心理指导。

2. 对于以心理症状为主、辅以躯体症状的疾病,或虽然以躯体症状为主但已呈慢性经过的心身疾病,则可在实施常规躯体治疗的同时,重点安排好心理治疗。例如,更年期综合征和慢性消化性溃疡患者,除了给予适当的药物治疗外,应重点做好心理和行为指导等各项工作。

(三) 心身疾病的预防

心身疾病是心理因素和生物因素综合作用的结果,因而心身疾病的预防也应同时兼顾心、身两方面;心理社会因素大多需要相当长的时间作用才会引起心身疾病(也有例外),故心身疾病的心理学预防应从早做起。

具体的预防工作包括:对那些具有明显心理素质上弱点的人,例如有易暴怒、抑郁、孤僻及多疑倾向者应及早通过心理指导健全其人格;对于那些有明显行为问题者,如吸烟、酗酒、多食、缺少运动及 A 型行为等,用心理行为技术予以指导矫正;对那些工作和生活环境里存在明显应激源的人,要及时进行适当的调整,减少或消除心理刺激;对出现情绪危机的正常人,应及时进行心理疏导。至于某些具有心身疾病遗传倾向的患者(如高血压家族史)或已经有心身疾病先兆征象(如血压偏高)的患者,则更应注意加强心理预防工作。

(钱　明)

第三节　临床疾病的心身问题

与临床有关的心身问题涵盖的范围很广,这里只介绍典型的心身疾病和身心障碍,以及干预的原则。

一、心血管疾病心身问题

(一) 冠心病

冠心病在许多国家是造成人们死亡的主要原因。由于单纯用遗传、高血压、高血脂等生物因素不能完全解释冠心病,因此学者们把关注目光投向其他方面,并取得了很大进展。吸烟、活动过少、心理社会压力、不良情绪、以及 A 型行为等因素同样是冠心病的重要危险因素。

1. A 型行为　上个世纪初,现代医学之父、加拿大著名医生威廉·奥斯勒(Osler W1849—

1919)说过:典型的冠心病患者是"敏锐、有雄心的人,他的引擎指示器总是处在'全速前进'上"。1950年,美国人弗里德曼(Friedman M 1910—2001)和罗斯曼(Rosenman R)发现冠心病患者的行为特征与正常健康人有很大差异,冠心病患者多具有"雄心勃勃,竞争性强、易于激动、好争执、敏捷但缺乏耐心,语声洪亮和时间紧迫感",概括为时间紧迫感,竞争和敌意(competition and hostility),他们称之为A型行为(Type A Behavior Pattern,TABP)。相对缺乏这些特点的行为被称为B型行为(TBBP),他们经常从容不迫,一般不紧张,双手不颤动,放松地坐着谈话,把生活视为是某种享受而不是战斗。

Friedman和Rosenman为证实A型行为与冠心病之间的关系,联合许多国家的内科医生,实施了一项"Western Cooperative Group Study"(西方协作研究计划)。在计划之初,对3524名年龄在36~59岁的中年男性工作人员体检,发现其中有113人存在冠心病指征,A型行为者在这些人中比例达到71%。将检查出有冠心病指征的人剔除后,对余下的3145人进行了长达8年半(1960—1969)的系统追踪观察,结果发现,在此期间共有257人患上了冠心病,患病率为1.9%,其中A型行为者的患病率为2.7%,B型行为者的患病率为1.1%,A型行为患病率是B型行为的2.37倍。此后,Brand利用统计学方法,控制年龄、血脂、血压、吸烟等因素,重新计算上述数据,最终结果为:A型行为者患冠心病的危险性约为B型的两倍(1.9∶1)。这项前瞻性研究的结果证实:A型行为确实是冠心病的危险致病因素,而不是冠心病造成的结果。

随后进行了许多的流行病学研究,包括横向对比和纵向的前瞻性或回顾性研究,从TABP者的心肌梗死的发生率、复发率、死亡率,TABP者的生理生化反应,通过心理治疗技术矫正和改造TABP等几个方面,证实了冠心病和TABP之间存在肯定的联系。TABP与冠心病有关的结论,在1978年得到了世界心肺和血液研究学会的确认。

然而,自80年代以来,Friedman和Rosenman关于A型行为与冠心病关系的结论受到了挑战,在有些研究中,人们并没有发现A型行为与冠心病之间的关系,因而对上述结论提出异议。可能的解释是由于人们在研究中对A型行为的概念尚没有形成统一的看法。另外,在不同的研究中所使用的测量工具上的差异也可能是造成矛盾结果的原因。

因此,目前的研究转而分析TABP概念下的具体的行为特点与冠心病的关系,并取得了一些进展。研究表明,对环境和其他人保持敌视态度的TABP者发生冠心病的危险性增加,但适应并享受、热爱生活类的TABP者中没有增加。Keltikangas-Jarvinen H在研究中至少从TABP存在两个因素,一个是参与-投入因素(Engagement-involvement),另一个是刻意追求性因素(Hard-driving)。参与-投入行为者对自己的情绪和所知觉到的能力,采取积极态度,并能恰当表达;面临应激时,较多地使用针对问题的应对策略。刻意追求者在处理自己的情绪时常有不适感,而且其情绪也常倾向于通过躯体症状表达出来,提示该因素与冠心病有密切关系。

TABP的矫正对降低患冠心病的危险很重要,主要是采用以认知行为矫正疗法为主的综合矫正模式。主要包括:用分发小册子或集体讲座的方式进行冠心病知识和TABP知识教育,进行松弛训练,并要求TABP者将松弛反应泛化到日常生活中,用认知疗法帮助患者进行认知重建和实施自我控制,还可以结合想象疗法、行为演练、社会支持和运动锻炼等。使用团体定期咨询的方法对1012名患者进行2年期的综合行为矫正对照研究,证明患者的TABP得到了明显改变(Powell等,1984)。

减少敌意(hostility)也是降低患冠心病危险的方法。三项要点是:

(1) 个体必须停止对他人动机的不信任。

(2) 个体必须寻找某些方法减少各种愤怒情绪表达的次数。

(3) 个体必须学会对别人友爱和体贴。

　　2. 社会和生活因素　　一般认为,经历的事件越多,冠心病的发生和复发及死亡率越高。瑞典的一项研究表明,患者在心肌梗死发作前6个月里的LCU大幅度升高,远远超过患者自己前

Notes

两年的水平,可达 3~4 倍以上。Theorell 对一组心肌梗死患者进行了三个月的跟踪研究,每周测一次 LCU 和尿中儿茶酚胺代谢产物,证明二者变化的趋势是一致的,这意味着 LCU 与心肌梗死病情的变化密切相关。澳大利亚国家心脏基金会发表声明,提出慢性应激(特别是工作应激)、急性应激、自然灾害和战争是冠心病的重要心理社会危险因素(Glozier N 等,2013)。

3. 生活方式　吸烟、缺乏运动、过食等因素已被公认同冠心病有密切关系。饮食与冠心病的关系主要集中在脂肪,脂肪是关键的连接点,它决定了血液中胆固醇的水平,后者是冠心病的重要危险因子。挪威在第二次世界大战被德国占领期间,肉和奶制品的消费下降,同时鱼类消费上升,结果冠心病的死亡率骤然下降。另外,由 7 个国家介入的国际性冠心病前瞻性研究观察了 12 529 例男性,证实血液胆固醇水平可能是冠心病病死的重要预测指标,当血液胆固醇在 180mg/dl 水平以上者患冠心病的危险性增加。新加坡人的血液胆固醇达到了 220mg/dl,中国台湾成人血液胆固醇也在 190~200mg/dl 之间,印度城市人口也达到了 190mg/dl。随着我国生活方法的变化,类似东南亚国家的情况已经发生。

4. 抑郁障碍　在冠心病患者中,有 17.2%~30.6% 的人存在抑郁情绪,约 16% 的人可以诊断为抑郁症。我国冠心病患者中,抑郁障碍(含抑郁症)的患病率约为 34.6%~45.8%,严重抑郁障碍的患病率为 3.1%~11.2%(Ren Y 等,2014)。经过 13 到 16 年的追踪调查,发现抑郁倾向是老年人死于冠心病和心肌梗死的危险因素(Brown JM 等,2011)。冠心病和情绪障碍之间的关系是一种双向、共生关系,冠心病与抑郁障碍的发病机制可能存在某些共同之处,涉及应激、生活方式、丘脑 - 垂体 - 肾上腺轴等心理和生理机制(Chauvet-Gélinier J,等,2013)。

(二)原发性高血压

原发性高血压是以慢性血压升高为特征的临床综合征。全世界成人中约有 10% 的人患有此症,工业化国家高于发展中国家,城市高于农村,男性高于女性,脑力劳动者高于体力劳动者,还有随年龄增长而增高的趋势。

引起血压升高的因素很多,如摄盐量等生活方式、体位、姿势、运动、疼痛、噪声、吸烟、所处环境与情绪等。双生子的调查表明,遗传因素不能解释所有的高血压患者;我国农民食盐摄入量比美国人多一倍,较少发生高血压;许多肥胖者并没有患高血压病。因此,人们认为高血压病的发病也与心理社会因素有关。

1. 战争、社会动荡、自然灾害以及社会因素　第二次世界大战期间,列宁格勒(现称圣彼得堡)被纳粹德国军队围困长达三年之久,被围居民中的高血压患病率,从战前的 4% 上升到 64%,即使在战争结束以后,大多数人的血压仍不能恢复正常,还造成了许多人的过早死亡(Valdman 等,1958)。

2. 情绪因素　人们很早就认识到情绪与血压之间的关系。1711 年,当 Hales 将动脉套管手插入马的股动脉时,动物因为害怕而有明显的升压反应,待动物平静时,血压又回落。在人类身上也存在同样的现象,在医院里测量患者的血压往往要比在家里测得的数值高,原因是患者心情紧张造成血压的异常变化,这就是所谓的"白大衣综合征"(white coat syndrome)现象。焦虑与白大衣综合征有关,但焦虑的产生可能源自个体到达诊所或服用降压药而产生的对自己患有高血压的觉察所致(Terracciano A 等,2014)。

3. 工作压力(job stain)　瑞典中年人的工作压力与高血压的关系。他们分析了职位高低、工作责任大小和教育水平,计算了工作要求与员工能力间的不和谐程度。结果表明,随着不和谐分数的增加,员工的平均收缩压水平从 17.3kPa(130mmHg)上升到 19.2kPa(145mmHg),不适感和疾病也随之增多(Theorell 和 Lind,1973)。通过对 894 项研究进行的荟萃分析发现,在考虑了研究方法差异后,无论是病例对照研究,还是队列研究,均表明高血压与工作压力之间存在正相关(Babu GR 等,2013)。

4. 人格特征　Dunbar(1938)提出高血压的人格特征是怕羞、完善、沉默和能自我控制,但当

Notes

与权威发生冲突时,会出现"火山爆发式"的情绪。敌意、A 型行为、神经质、焦虑及抑郁、缺乏应付能力可能与高血压的发病有关,但尚不能证实存在因果关系(Cottier 等,1987)。

二、肿瘤心身问题

在我国城市,癌症已经位列人群死亡谱的前列,超过心脑血管疾病。多数癌症的病因复杂,不良的生活方式,如饮食、缺乏运动、吸烟、酗酒、肥胖、性行为、应激等,可能使人患上癌症。美国医生 Paget J(1870) 在《外科病理学》上写道:"重度焦虑、缺乏信心、失望之下,便是伴随而来的癌症的生长发展。这类病例很常见,对此,我们几乎毫无疑问地讲,精神抑郁是促进癌症发展的一个重要因素。"

1975 年心理肿瘤学(psycho-oncology)出现,促进了心理社会因素与肿瘤相互关系的研究,人们认识到心理社会因素可以通过心理 - 神经 - 内分泌 - 免疫机制影响癌症的发生、发展。20 世纪 80 年代,心理肿瘤学主要关注生活方式改变对肿瘤发生的预防作用,而 90 年代后,心理肿瘤学在生存质量的测量、干预及其效果方面做出了贡献。

(一)C 型行为

英国学者 Greer 等人提出了癌症易感人格,称作 C 型行为,之所以用 C 表示,一是取 Cancer 的字首,另一个解释,是继与冠心病患病有关的 A、B 行为之后,用 C 型行为(type C behavior pattern)表示。目前认为,C 型行为的主要特征是:

1. 童年形成压抑、克制内心痛苦而对外表达的性格。

2. 行为特征是:过分合作、协调、姑息、谦让、自信心不足,过分忍耐、回避冲突、屈从让步、负性情绪控制力强,追求完美、生活单调等。

用 C 型行为测试工具测量发现,具有 C 型行为特征的人,癌症发生率比非 C 型行为者高 3 倍以上。Ternoshok(1985)在黑素瘤,发现 C 型行为患者情感表达的减少,与肿瘤的快速有丝分裂、淋巴细胞浸润、肿块厚度较大以及所有的不良预后指征有关。

(二)情绪

20 世纪 80 年代初,康奈尔大学医学院癌症中心的 Miller 教授在一篇有关癌症心理问题的综述中指出:确信癌症诊断的患者,尽管进行早期治疗,但病情往往迅速恶化致死;反之,怀疑肿瘤诊断者却常常较好;长期存活 15~20 年突然复发的癌症患者,多在复发前 6~18 个月内有过严重的情绪应激。

(三)生活事件

癌症患者发病前生活事件发生率比其他患者高。Miller 对 1400 对夫妻的观察指出,配偶中有一方身患癌症或死于癌症,另一方也易患癌症。通过回顾 1902—1967 年间的大量文献,发现:癌症发病前最常见的明显心理因素,是失去亲人的情感体验。亲人死亡的事件一般发生于癌症发病前 6~8 个月(Leshan,1967)。

在居丧组、即将守寡组和对照组的对比研究中,人们发现两个实验组妇女的免疫系统存在问题,NK 细胞活性都低于对照组,抑郁程度与 NK 细胞活性成反比,抑郁越严重,NK 细胞的活性越低,辅助性 T 细胞与抑制性 T 细胞的比率也发生变化。

(四)社会支持

Levy(1990)研究乳腺癌患者接受社会支持程度与预后关系,发现有五项因素显著影响 NK 细胞活动水平:得到配偶或知己高质量的情感支持;得到医生的支持;肿瘤雌激素受体水平;外科手术切除;积极寻求社会支持以适应疾病。

(五)肿瘤患者心理问题的干预及其效果

自 20 世纪 50 年代以来,西方国家医院中出现了大量心理学家,他们将心理治疗和咨询技术带入医院,用于改善与肿瘤相关的患者心理问题,采用的心理干预方法主要有:辅助性心理治

Notes

疗、认知行为治疗、认知 - 存在治疗、小组治疗、支持性心理治疗、应激管理、问题解决咨询和支持性护理等。这些方法可以单独使用,也可以组合方式出现。在治疗方式上可以采取个别治疗,也可以采用小组治疗。Meyer 等的一项 meta 分析表明,心理社会干预能全面改善生存质量,有助于帮助患者坚持治疗。

心理干预的效果主要体现为:帮助癌症患者缓解疾病压力、做出恰当决策、应对情绪问题、改变消极观念、树立积极心态配合治疗和康复,同时,也能改善治疗中出现的恶心、呕吐、癌性疼痛,帮助患者建立支持性家庭关系,从而提高生存质量。研究证明,不同心理干预方法都能有效地控制了肿瘤患者的焦虑和痛苦,行为干预的效果不低于药物治疗。采用随机设计的研究也显示复合行为干预有明显的积极效果。

三、免疫系统疾病的心身问题

支气管哮喘(bronchia asthma)简称哮喘,是一种全球性、最常见的慢性疾病之一,我国儿童患病率为 0.5%~2%,且呈上升趋势。哮喘的病因复杂,涉及遗传、环境、气道炎症、机体免疫、心理行为等因素,剧烈的情绪表达是触发哮喘的重要因素之一,约 5%~20% 的哮喘发作由情绪因素引起。

母亲吸烟是儿童哮喘的非常危险的因素,子女哮喘的母亲一定要戒除。过早停止母乳喂养对婴儿是危险的,因为母乳是婴儿获得 lgA 等保护性蛋白质的主要途径,如果过早停止母乳喂养,增加牛乳(含有异体蛋白)或婴儿配方食品,会增加儿童哮喘的危险性。母亲过分溺爱也与患儿哮喘发作有关,由于哮喘发作可得到母亲更多关心和爱护(奖励)而得到强化。

儿童易受挫折,产生的情绪障碍引起生理变化,诱发或加重病情。Williams 分析了 487 例不同年龄哮喘患者的发病因素,发现有心理因素参与或诱发哮喘者达 70%。有人曾让 8 名哮喘非发作阶段的学龄儿童观看使之感到厌恶的电影,或做复杂而无味的数学题,结果发现这 8 名患儿都出现呼吸频率减慢、呼吸道阻力增加。

《全球哮喘防治战略》(Global initiative for Asthma,GINA)制订的手册特别说明,剧烈情绪反应,如大哭大笑,会引起或加重哮喘发作,因此在预防治疗哮喘时可进行心理治疗,包括暗示治疗、支持性心理治疗或放松治疗,以及消除小儿不良的心理因素,控制患儿情绪。心理预防要包括预防哮喘病健康教育内容,如对家长说明皮质激素的作用和安全性,情绪控制的意义,以及药物使用方法。

哮喘患病率、发病率和死亡的种族差异与低社会经济地位和都市生活有关。社会压力也是引起哮喘恶化的重要原因。患有慢性抑郁症和焦虑的成人和缺乏足够社会支持的孩子易出现哮喘恶化。心理社会因素通过调节免疫细胞功能通过神经和激素的通路提高哮喘气道炎,激活下丘脑 - 垂体 - 肾上腺(HPA)轴,释放内源性糖皮质激素,改变呼吸气道免疫稳态。

四、消化系统疾病的心身问题

消化道心身疾病主要包括:消化性溃疡、胃食管反流病、功能性胃肠病、肠易激综合征、胆道功能性障碍、慢性胰腺炎、吞气症和神经性厌食症。

(一)消化性溃疡

消化性溃疡(peptic ulcer,PU)发生于胃和十二指肠部位,分为胃溃疡(gastric ulcer)和十二指肠溃疡(duodenal ulcer)。诺贝尔奖得主 Marshall 和 Warren 发现 80% 到 90% 的十二指肠溃疡主要由幽门螺杆菌引起。1995 年阪神 - 淡路大地震后出现溃疡患病人数明显上升,多数携带幽门螺杆菌者不患病,30% 的无幽门螺杆菌携带者和一些接受过抗菌治疗者仍会发生溃疡病等现象表明,生活事件、应激、易感人格、情绪障碍和饮食习惯仍然是消化性溃疡发病的重要心理社会因素(Fink G,2011)。消化性溃疡是社会心理、经济、行为和细菌感染之间交互作用的结果

Notes

（Levenstein S，2000）。

1. 生活事件 战争、日常生活重大变故会增强个体患溃疡病的可能性或致使病情加重。在第二次世界大战中，由于纳粹空袭伦敦，造成人群溃疡穿孔的发生率增加。国内学者也发现政治运动的冲击和亲人丧失等生活变故是导致消化性溃疡病的重要因素。

2. 人格因素 早在 70 年前，就有人认为身材瘦高的人易患溃疡病。邓巴总结的溃疡患者的易感人格是：工作认真负责，有较强的进取心，有强烈的依赖愿望，易怨恨不满，常常压抑愤怒。用艾森克人格问卷调查，发现溃疡患者具有内向及神经质特点。Alp 等发现溃疡患者具有孤独、自负与焦虑、易抑郁等个性者多于健康人，因此认为不良个性染上不良习惯导致对社会的不适应，再加上较多生活事件压力而致溃疡病发生。

3. 应激 应激状态中发生的焦虑和抑郁反应，是消化性溃疡病的重要原因。溃疡患者常伴有抑郁症状，抗抑郁治疗有效。空中交通管制人员由于其工作的特点，他们的十二指肠溃疡的发病率高于其他人群。通过 5 年多的前瞻性研究，有学者发现空中交通管制员的溃疡病发生率比其他人群高 2 至 3 倍。监狱看守及教师责任重大，工作负担过重，存在恐惧、角色模糊等体验，在多变的环境中，工作人员由于恐惧心理造成的应激导致胃肠道障碍。

"无幽门螺杆菌就无溃疡"的致病学说不能解释只有 15% 的幽门螺杆菌携带者发生消化性溃疡。除遗传因素外，吸烟和心理社会因素等非幽门螺杆菌相关因素，在发病机制中也占据着特殊地位。因此，消化性溃疡的发生是多因素相互作用的结果。

Brady 用"作抉择的猴子"实验说明应激与消化性溃疡的关系。让两只猴子各坐在自己的约束椅子上，每 20 秒钟给一次电击。每个猴子都有一个压杆，其中一个若在接近 20 秒钟时压一下，能使两只猴子避免电击。否则，两只猴子便一起受到同样电击。因此，这只猴子总是惦记压杠杆，以免被电击；而另一只猴子对是否压杠杆与电击无关。结果表明，两只猴子被电击的次数和强度虽然一致，但疲于压杆的猴子患上胃溃疡；另一只猴子却安然无恙。在应激所致消化道溃疡鼠的大脑隔区及纹状体内发现 5- 羟色胺增高，血中该物质的代谢产物及儿茶酚胺增加，因此推测应激诱发动物溃疡的原因可能与应激时脑中的内啡肽、CRF-ACTH- 糖皮质激素、儿茶酚胺及消化道激素的分泌增加有关，这些激素会导致胃肠运动功能紊乱。虽然不能将动物实验完全应用于人类，但它提示人类：在严重的生活压力下，面对无可逃避的困难情境时，如能事先对情境的产生有所了解并有所准备时，生活压力所带给人的伤害将会有所减轻。

4. 消化性溃疡产生的身心问题 焦虑和抑郁情绪伴随着消化性溃疡。这些情绪异常可能是造成溃疡病的原因，也可能是由于长期患病，备受折磨后，患者表现出的一种情绪体验。溃疡患者常伴有抑郁症状，应激时的抑郁情绪也很容易致溃疡病的发生。

（二）其他消化系统疾病

1. 胃食管反流病 胃食管反流病（gastroesophageal reflux disease，GERD）是指胃食管反流所致的烧心、反酸症状或食管下段组织病理学改变。主要因抗反流防御机制削弱，反流物引起攻击作用所致，可导致反流性食管炎和（或）食管外组织损害，具有慢性复发性倾向。

胃食管反流病最重要的临床症状是烧心，至少有 75% 以上的患者出现烧心症状。但烧心与食管炎的严重程度并不成正比，一些有严重反流症状者在内镜检查时甚至未见食管有异常。西方国家胃食管反流病的发病率为 10%~30%，其发病可能与生活方式和饮食结构改变有关。过度生活事件刺激和工作压力引起的应激和情绪障碍，能造成自主神经系统紊乱，与过量饮酒、吸烟、高脂饮食、过量进食、睡前进食、进餐后立即睡觉、食用巧克力、饮用咖啡和浓茶等有关。

2. 肠易激综合征 肠易激综合征（irritable bowel syndrome，IBS）是一种以腹痛或腹部不适，伴排便习惯改变为特征的全身性功能性病变。还可以称为应激性肠炎、刺激性肠炎、黏液性结

Notes

肠炎、结肠神经症等。我国北京和广东地区的患病率约为 7.3% 和 5.6%。

早年生活经历、家庭的影响、重大丧失等,可能会影响个体的心理状态和应对技巧。生活中的应激性生活事件和心理痛苦可能影响消化功能、症状感知、患者行为、日常功能和生活质量。胃肠道功能障碍和脑 - 肠轴的失调可能是心理社会因素导致 IBS 的发病机理。而 IBS 引起的内脏痛可以影响中枢疼痛知觉、情绪和行为(Surdea-Blaga T 等,2012)。

肠易激综合征患者具有某些特定的人格特征。使用艾森克人格问卷、明尼苏达多相人格调查表、90 项症状自评量表发现,本病患者多有神经过敏、内向、疑病倾向和癔症性人格特征,以及焦虑、抑郁、强迫、人际关系敏感、敌对和恐怖等心理障碍(唐艳萍等,2000)。

抑郁障碍与肠易激综合征的发病有关。对 115 例肠易激综合征患者采用心理治疗,与常规药物治疗进行对照研究,三分之二的患者疗效好于对照组(Guthriet 等,1991)。另一项抗抑郁治疗研究发现,在 138 例肠易激综合征患者中,有 61% 症状完全缓解,89% 的人有效(Clouse 等,1994)。用肠腔内压力描记法观察肠易激综合征患者,Almy 发现自主神经功能受到严重焦虑、抑郁、愤怒、恐惧和敌对情绪的影响,使结肠运动功能失调,分泌功能紊乱。

饮食因素也与 IBS 症状有关。患者常对某些食物产生不良反应,特别是牛奶及其奶制品、豆类和脂类等。不注意节制饮食,吃过于粗糙、生冷和加工过于精制的饮食,以及缺乏纤维性食物等均可诱发或加重本病。

五、其他常见疾病心身问题

(一) 糖尿病

这是一组以糖尿和高血糖为特征的多因性内分泌 - 代谢障碍,是胰岛素缺乏或靶细胞对胰岛素敏感性降低所引起的障碍。一般认为糖尿病是遗传和环境共同作用的结果。遗传因素的作用,已经得到了双生子研究和家族调查证实。情绪、生活事件、人格、心理应激、生活方式等不良心理社会因素,可以促发和加剧糖尿病。

1. **情绪**　人们很早就已经观察到:心理冲击或情绪因素与糖尿病发病和加剧有关。在情绪应激条件下,无论是糖尿病患者还是非糖尿病患者,都显示出糖尿病的某些病状,如血和尿糖、酮增多;与糖尿病患者不同的是,当移除应激源后,非糖尿病患者很快恢复正常,而糖尿病患者不能恢复正常水平(Hinkle 等,1950)。

抑郁和糖尿病经常同时发生。有 30% 的糖尿病患者存在抑郁症状,12%~18% 为抑郁症。同患抑郁症和糖尿病,增加了患者负担,降低了糖尿病的自我管理水平和治疗依从性,增加了糖尿病患者发生心肌梗死、截肢或丧失视力等并发症的可能性,而糖尿病反过来可诱发或加重抑郁发作。认知行为疗法、抗抑郁药和协同心理护理等心理社会干预措施,在一定程度上改善血糖,提高糖尿病的治疗质量。

2. **生活事件**　如果细心了解糖尿病患者的病史,常常可以发现糖尿病发作前有灾难性生活事件作为先导。回顾性和前瞻性研究发现:在一定时间内累计的生活变化单位与糖尿病的发作和严重程度有关,并得到进一步的证实。

3. **心理应激**　在自然生活环境中用心算模拟应激事件,心算期间患者血糖水平显著增高,而且随着应激强度的增加,血糖升高越明显,可见应激事件能引起糖尿病患者的血糖变化(Goetsch 等,1990)。另外,糖尿病患者不能像正常人那样,在消除应激刺激后能很快将升高的血糖恢复到正常水平。

4. **生活方式、饮食**　当比马印第安人的食谱由大量吃玉米转为维持白面、糖以后,35 岁以上的成年人中有一半以上患有糖尿病。大庆糖尿病 20 年长期跟踪随访研究(DQDPOS)观察了健康生活方式对预防糖尿病的预防作用,577 名糖耐量损害者采取中等强度的健康生活方式,包括合理饮食、控制体重和热量摄取、每天 30~45 分钟的适量体力活动等,6 年后,他们之中糖尿病

Notes

发生率下降 51%,效果延续到结束干预 14 年后。

5. 2 型糖尿病对认知能力的影响　血糖水平异常可损伤中枢神经系统,进而影响老年 2 型糖尿病患者大脑认知功能日常行为和情绪降低。P300 是反映认知功能的生理指标,40 名患者平均 49.7 岁,P300 电位潜伏期听觉诱发脑电波比 20 名对照者长,而且 P300 延迟与血糖水平、病程、糖基化血红蛋白无关(Kurita 等,1995)。

胰岛素及其受体存在于大脑,大脑中的胰岛素生理功能与外周组织中类似,可能介入营养平衡控制、增殖,影响认知和记忆,以及神经营养、神经调节和神经保护。糖尿病与老年性痴呆(AD)关系密切。糖尿病患者中的 AD 两倍于非糖尿病患者,线粒体异常、氧化应激、能量和葡萄糖代谢改变、胆固醇代谢变化、蛋白质 O-GlcNAc 修饰功能失调、淀粉样斑块形成、Aβ 代谢变化和 tau 蛋白过度磷酸化等可能是两病共同发病的机制(Blázquez E 等,2014)。

(二) 失眠

睡眠是具有避免神经细胞因过度消耗而致功能衰竭,使疲劳的神经细胞恢复正常的生理功能。失眠(insomnia)是指睡眠的始发和(或)维持困难,睡眠的质量令人不满意的状况。入睡困难、易醒和早醒最为突出。

失眠属于睡眠障碍的一种症状,它在临床上极为常见,仅次于疼痛。英国一项调查证明,有 1/6~1/4 的成年人为睡眠问题所苦恼。2007 年卫生与公共事业部估计,美国每年有大约 6400 万名失眠者,女性失眠者人数为男性的 1.4 倍。在 2002 年全球失眠调查显示,每年有 43.4%的中国人曾有不同程度的失眠的经历。

失眠的原因见于心理压力大、异常环境、觉醒或睡眠节律失调、饮用兴奋性饮料、躯体疾病、药物和年龄等因素所致。神经衰弱、焦虑症、抑郁症性失眠约占失眠总数的 45%到 85%。由于思虑过度、兴奋不安和焦虑烦恼等精神因素引起的失眠称为心理生理性失眠,约占失眠总数的 30%。咖啡因、茶碱、甲状腺素、可卡因、皮质激素等药物也可以引起失眠。年龄越大,睡眠越差,主要表现为早醒。

失眠的治疗要多方配合,包括:去除病因、睡眠卫生教育、合理用药、认知行为治疗和其他辅助治疗。

认知行为治疗由睡眠卫生指导、睡眠限制疗法、刺激限制治疗、认知治疗和放松训练等构成。睡眠限制疗法用于缩短患者在床上时间以加强睡眠效率。失眠者存在对睡眠的不合理认知,包括:不切实际的睡眠期望、对失眠成因的错误看法、夸大失眠后果、试图控制睡眠和缺乏睡眠感,运用认知治疗,帮助患者改变对睡眠的不合理认知模式。

睡眠卫生指导能提供睡眠卫生知识,纠正患者不良的睡眠习惯。失眠者可以尝试如下措施:

1. 首先努力静下心来。反正睡觉前也解决不了所有问题要,应当用"明天再说"来安慰自己。

2. 每天入睡和起床的时间都争取一样。尽早些躺下,半夜前睡一个小时比得上以后的两个小时。

3. 晚饭不能吃得太饱。避免吃油腻的食物,最好只吃蔬菜、水果,喝果汁。

4. 饭后散步半小时,在屋里溜达也行。

5. 泡个热水澡,水的温度不应超过 37 度,水太热有刺激作用。无法泡澡的人可用热水泡泡脚。

6. 喝杯热牛奶,加勺蜂蜜,慢慢地用管吸。

7. 用一块雪青色的布蒙上双眼,这种颜色对睡眠有好处。

8. 回想你经历过的和谐、安宁的情景,尽量再现每一个细节。

9. 想象美好的大自然风光,潺潺流水、绿树成荫、鲜花遍地。

10. 放松肌肉:先是脚趾、然后脚掌、膝盖、大腿,同时手也是从手指开始,感受到指尖的血脉跳动,整个躯体如释重负。

11. 按摩耳垂中间的睡眠穴。

12. 买一个好闹钟。避免害怕听不到闹钟而睡不实。

（三）疼痛心理

疼痛是一种复杂的心理生理现象，是知觉和情感体验。在临床患者中，疼痛是最常见的主诉。Melzack 和 Wall（1965，1982）提出"闸门控制理论"解释疼痛。早期经验、对外在环境的认识评价、对疼痛部位的注意程度、情绪、暗示、人格因素、文化因素都会影响人对疼痛的感受。

疼痛分为急性疼痛和慢性疼痛，后者是目前关注的重点问题。按国际疼痛分类学研究联合会的定义，慢性疼痛是指疼痛感超过了三个月或在创伤痊愈后疼痛仍持续存在，常伴发持久的苦恼、失眠、易激惹以及丧失工作能力或不能从事其他活动，易伴发抑郁，破坏生活质量。

疼痛是临床疾病的主要表现之一，严重影响患者生活质量。在癌症中期有 60% 的成年肿瘤患者受到慢性疼痛影响，而到了晚期，则 95% 的患者饱受疼痛折磨，而 25% 的患者是在深度疼痛中离开人世。疼痛常与情绪障碍伴行。

除止痛剂、电极表面刺激技术、电极植入脑疼痛中心阻断对疼痛的感知、针灸和外科手术切断神经纤维外，针对心理社会因素对疾病的影响采取心理干预也是减轻患者疼痛的重要措施。心理干预控制疼痛的主要方法是心理教育、支持性心理治疗和认知行为治疗。心理教育干预的目的是增强患者主动参与自己的疼痛控制，与支持性心理治疗、行为治疗或认知行为治疗结合，能降低疼痛。认知行为治疗包括放松训练、冥想、指导意象、催眠、自生训练、转移注意力、认知重建、应对和问题解决技术。上述 3 类心理干预组合使用，能有效减轻患者的疼痛。

认知行为方法用于改变可能使疼痛加重的负性思维和自我陈述。认知重构、模仿、想象和注意力分散技术是认知策略中常见的治疗方法。例如，向患者及其配偶讲授有关疼痛行为的观点及社会强化因素在维持这种行为中所起的作用，教导配偶忽略患者的疼痛行为，奖励其良好的行为，同时让患者及配偶记录下疼痛行为以及对这种行为的反应。有规律的体育锻炼也是有效的行为方法。渐进性肌肉松弛训练可用来减轻焦虑，从而缓和肌紧张性疼痛。

催眠的积极成分包括放松、转移注意力、暗示和认知重建。还有使用安慰剂和自我暗示方法。冥想是放松疗法的一种形式，也能转移注意力。借助于皮温反馈升高手温的生物反馈技术能减轻或控制偏头痛发作。服用抗抑郁药物也能减轻某些患者的疼痛。

（钱　明）

拓展阅读　心身医学研究现状与进展

现代心身医学已经存在 70 年了，它是生命科学探索的一个集合体，以研究心理社会因素同生物因素相互作用对健康与疾病的影响为目的。心身医学反对二元论的观点，存在的时间并不很长，但人们对心理与躯体（mind-body）关系的关注，可以追溯到公元前的古希腊，也可以从中国古代医书中发现相关论述。主要的理论取向是心理动力学（psychoanalytic approach）、心理生理学（psychophysiological approach）和心理生物学（psychobiological approach）。

心身医学发展的早期可以定在 1930—1960 年之间，最初主要受到心理动力学的影响，按 Freud 的理论和方法研究健康与疾病问题。到了 20 世纪 50~60 年代以后，心身医学开始转向研究健康与疾病中的心理状态与躯体功能间作用的生理机制，研究对个体有意义的生活事件，以及这些事件造成的心理生理反应及与生理疾病的关系。心理社会应激、心理生理反应、应对、适应和社会支持成为主导心身医学理论研究中的焦点，尤其是应激的研究。这时的心身医学，无论是方法，或是手段都是早期研究无法比拟的，而且涉及的课题、内容也更加广泛，并大量应用于临床，或者以咨询和行为医学的形式帮助患者。目前，心身医学研究的重点是心理神经免疫和内分泌，涉及心理生理学、心理内分泌学、心理免疫学等医学学科，以及健康心理学、应激、环

Notes

境心理学、心理咨询等心理学分支。

当代心身医学反映了人们对健康疾病研究中心理 - 社会 - 生物因素相互作用的认识,从广义上讲,凡是涉及这三个因素相互作用的研究都与心身医学有关,包括心理生理学、医学心理学、行为医学、健康心理学、环境心理学等等。主要体现在如下方面:

一、心理社会因素对免疫系统和疾病影响研究

心理社会因素对免疫系统和疾病有影响,但有人认为这种影响太小,不足以破坏免疫系统的平衡机制而产生疾病,怀疑是否存在临床意义。应该注意到,虽然行为因素造成的神经内分泌变化没有使免疫系统的调节机制失去平衡,但当个体陷入应激时,同时又要面临生物或环境致病因素、或者多重致病因素、或者免疫活性受抑制时,心理社会因素就会起到"扳机"(trigger)作用,从而产生临床意义。有关研究举例如下:

情绪:临床焦虑症的诊断与免疫变化联系。广泛焦虑症患者与非精神病对照组比较,其淋巴细胞 IL-2 受体表达减少与强迫思维增多相关,并延长上呼吸道感染患者的病程。

应对方式:压抑、否认和逃避等应对方式与免疫变化有关,如依靠压抑应对多与单核细胞计数少、嗜红细胞计数增加相关。在家庭成员骨髓细胞移植的患者中,逃避式应对方式伴随特质焦虑,与 T 细胞下降和 CD4-T 细胞少相关;在移植期间,逃避式应对单独与 B- 细胞数量增加相关。

人际关系:对医学院新生的研究发现:与孤独自评分低的同学比较,孤独自评分高的学生 NK 细胞活性降低,疱疹病毒抗体浓度高。这个结果与对精神病患者的研究相似,自我报告孤独严重者比较轻患者的 NK 细胞功能低。

哮喘动物模型的研究表明,社会应激诱导发作的部分原因,可能是由于糖皮质激素受体(GR)表达和(或)功能受损而引起的皮质类固醇激素不敏感。

二、环境心理学和健康心理学

应激源中除心理社会因素外,环境对人体的影响也日益受到重视,环境心理学(environmental psychology)应运而生。

环境心理学是探讨人类与其物理环境之间关系的一个研究领域。第一本教材是 1970 年由 Proshansky 等人撰写。在理论研究上侧重于唤醒(arousal)、环境负荷(environmental load)、应激和适应(stress and adaptation)、个人调节(privacy-regulation)、生活心理学和行为定势理论(ecological psychology and behavior setting theory)、以及交互作用理论(transactional approach)。对环境的研究涉及居住、工作场所、医院、学校、监狱或特殊环境(航天)。在研究环境对社区的影响时,研究内容包括物理应激源、对环境的态度、保护环境、环境与犯罪等。未来的环境心理学将更加侧重于理论建设、加强实验设计和案例研究。因此,这门学科的历史短暂,尚处于现场调查和知识积累的阶段。

与环境心理学相近的一个学科是健康心理学(health psychology)。成为学科的标志是 1978 年美国心理学学会正式将其列为第 38 个专业委员会。因此,从学科归属上,健康心理学属于心理学,而不是医学,该领域的从业人员也更多的是来自心理学。第一部著作是由 George Stone 等于 1979 年完成,就取名为《健康心理学》(*Health Psychology*)。健康心理学的关注点是"心理学在健康中的应用"。主要研究与健康有关的心理因素,包括应激、药物滥用、疼痛的心理方面、疾病心理等。

三、肿　　瘤

1. **恶性肿瘤与抑郁障碍**　　肿瘤患者中抑郁、焦虑性疾病的发病率很高,以抑郁障碍最为常

见,直接影响肿瘤的发生、发展和预后,降低了患者的生活质量。癌症相关性抑郁是指由恶性肿瘤诊断、治疗及其合并症等导致患者失去个人精神常态的病理性情绪反应。癌症的发病率因种族和肿瘤类型不同而存在差异。国外报道的其发病率为 3.7%~58%,高发肿瘤为胰腺癌、口咽部癌和乳腺癌患者中高发。国内报道癌症相关性抑郁的发病率在 25%~75%,在妇科肿瘤、鼻咽癌和肝癌患者中高发。

抑郁与癌症共病,它与癌症类型、癌症引起的疼痛、癌症治疗、患癌症前人格、生活事件等因素有关。胰腺癌患者中的抑郁可能与癌组织分泌对抗情绪兴奋的胺类癌旁神经递质。癌症本身或治疗引起的疼痛会引起神经 - 内分泌系统的改变,导致抑郁相关生物学物质的变化。另外,抑郁可致机体免疫功能下降,CD3+、CD4+ 细胞、CD4+/CD8+ 比值、免疫球蛋白及 NK 细胞会出现不同程度的降低。存在抑郁症状癌症患者的血浆 IL-6 浓度显著高于无抑郁症状者和健康对照人群。重性抑郁症存在明显的免疫激活和细胞因子增高的现象。

抗抑郁治疗后能改善免疫功能。Naito 等采用自我催眠研究心理治疗对白细胞亚群的影响,也有相同发现。抗抑郁药物治疗一般需要 4~6 周药,能改善患者的病情。

2. 肿瘤的心理干预　对肿瘤患者的心理干预多以单独或组合方式实施。常用的有辅助性心理治疗、认知行为治疗、认知 - 存在治疗、小组治疗、支持性心理治疗、应激管理、问题解决咨询和支持性护理等。尽管心理干预方法名称不同,所用技术不同,但主要源自行为治疗和认知治疗,以及人本 - 存在心理治疗。

行为治疗基于巴甫洛夫的经典条件作用理论、斯金纳的操作性条件作用理论和班杜拉的社会学习理论。学习概念是三大理论的核心,它是行为(正常或异常)形成与改变主要原因。行为治疗的技术有十余种,放松训练、系统脱敏(有步骤消除行为)、操作条件治疗、自我管理、自信训练、模仿和生物反馈技术在肿瘤治疗文献中经常提及。行为治疗适用于明确目标行为的情境,如消除预期性恶心,治疗恐惧。

认知行为治疗由行为治疗和认知治疗发展而来,主要基于艾里斯及贝克理论,认为错误信念造成并加重抑郁症状,通过矫正"非理性"为"理性"信念,由非理性信念引起的不良情绪也随之矫正。认知行为治疗技术围绕挖掘非理性信念,包括自信训练、角色扮演、认知预演、决策咨询以及行为治疗技术。认知行为治疗最适合对抑郁症的治疗。

人本 - 存在心理治疗总的目标是帮助患者成为一个自信的人。治疗者帮助患者现实地认识自己在世界上所处环境和个人的生活意义和目的,对自己的生活与行为负责,认识他的全部创造潜力,激励患者接受新的生活体验。

支持性心理治疗是没有理论体系的一种治疗,其重要原理是"支持",支持当事人度过困境。它接受各种心理治疗方法(也不同于折衷治疗),具有非特殊性。特别适合临床,如应激后相关障碍、危机处理。

四、心理应激与 DNA 损伤

DNA 损害会抑制细胞的自我修复能力,使机体预防疾病发生的能力减弱。Cohen 认为:心理应激损害健康的可能机制是应激所造成的氧化应激引起了 DNA 损害(DNA-damage)。Forlenza 等发现应激期的核苷剪切修复的量大于假期的量,应激期诱发更多 DNA 损害,上述损害又引出更多修复反应。心理应激过程中,某些化学物质可能协同影响 DNA 的合成。对被试的主观应激事件负评价的研究也提示存在 DNA 损害,而负评价产生的情绪改变也可能是造成 DNA 损害的诱因之一。

心理应激对 DNA 损害可能与长时间激活交感肾上腺髓质轴诱发氧化反应有关,Okamoto 等发现只有抗氧化剂能防治 DNA 损害,交感神经成为介导因素。另外,白介素 -1 和 γ- 干扰素等炎症性细胞因子的活动,出现典型性增多,推测应激可能会抑制抗氧化剂的活性,导致大量 DNA

Notes

损害。目前,心理应激与 DNA 损害关系的研究及其应用转向年龄、特殊职业、身心疾病损害的靶基因及其具体作用机制等领域。有关研究细节尚待进一步证实。

五、职业倦怠和 EAP

职业倦怠(job burnout)是指因工作压力所导致的体力和情绪衰竭的一系列症状。Maslach 和 Jackson 认为,职业倦怠包括情感衰竭(emotional exhaustion)、人格解体(depersonalization)和个人成就感(personal accomplishment)降低三个主要维度。情感衰竭是职业倦怠的核心维度,指在情感资源上的损耗,感到强烈的挫折感、缺乏工作热情、疲惫不堪、丧失精力、无法继续投入等。人格解体指对工作对象所产生的消极的、玩世不恭的态度和感觉,以及过分疏离、冷漠攻击的行为。个人成就感降低指消极地看待自己的工作、对自己的工作表现感到不满的倾向,失去对工作的胜任感和成就感。

多个因素影响职业倦怠。倦怠常发生于刚参加者、年龄小于 30 岁、未婚和受教育程度高的人群。理想主义者、完美主义者、A 型性格,以及有强迫倾向的人易发生职业倦怠。具有高期望值、高动机和高责任感等三高特征的人群易出现职业倦怠。超负荷工作、角色冲突和角色模糊和缺乏社会支持的人群也易于发生职业倦怠。

EAP(employee assistance program)即员工帮助计划,是由组织(如企业、政府部门、军队等)为其成员设置的,以帮助员工及其家庭解决因工作原因而导致的各种问题的一项系统的、长期的援助计划。EAP 借助心理咨询的理论与方法,针对组织应激,采用教育与短期咨询相结合的方式,帮助组织和员工尽早发现心理健康问题,帮助那些存在较严重心理行为障碍的员工进行恰当的治疗,或及时转到相关的咨询或者医疗机构。EAP 的实施通常包括三个层次:第一层次主要是指那些旨在减少组织应激源,致力于创建积极的、支持性的工作环境的各种策略;第二层次主要是指通过对员工进行心理健康教育和压力管理能力训练,以提高其对心理健康问题的意识程度,提高企业员工发现、管理心理健康问题的能力;第三个层次是帮助那些因应激而出现躯体或心理问题的员工恢复。

六、中国文化健康心理学

燕国材和张人骏将中国文化健康心理学思想的起源总结为两条路径,一条源于哲学思想家,自孔子及其《论语》起,追溯至《尚书》《易经》《左传》和《国语》。另一条源自医学思想家,自《黄帝内经》起的历代医学思想家及其著作者做过有价值论述。两条途径密切联系、相互渗透,医学思想家的健康观,明显打上了道家和儒家的烙印。

中国古代健康心理学思想的理论基础可归结为"形与神俱,形神兼养"八字。荀子说:"天职既立,天功即成。形具而神生。好、恶、喜、怒、哀、乐藏焉,夫是谓之天情。"

"人法自然,法天顺情",归纳为"顺应自然",意思是人要通过顺应自然规律来养形调神,促进身心健康,达到长寿目的。修德养心、身心共养是指良好的道德和性格是身心健康的标志,孔子提出"仁者寿"和"故大德……必得其寿",荀子也明确提出"形具而神生"。老子认为"静为躁君",以静制躁,结合定期适度运动,维持健康。从"流水不腐,户枢不蠹"的自然现象中总结出"动静结合的养神观",主张顺时调神法和顺生节欲法等。

阴阳学说是中医学整体观念的理论基础。阴阳对立统一的协调平衡,使自然界的人体处于相对稳定的状态,成为人类生存和健康的必要条件。阴阳失去平衡,自然界就要发生自然灾害,人体就要生病。人无论是饮食起居,精神调摄,自我锻炼,药物作用都离不开协调平衡阴阳的宗旨,人的衰老,或为阴虚,或为阳虚,或阴阳俱虚。阴虚则阳亢,阳盛则阴虚,阴盛则阳病,阳盛则阴病。故防治衰老,贵在调和阴阳达到平衡。

七、心身疾病研究的发展前景

当代心身医学在两个方面取得巨大进展,分别得益于实验室研究成果和生物影像学技术的发展。前者发展为心理神经免疫学(psychoneuroimmunology,PNI),也称为神经免疫调节(neuroimmunomodulation)。后者是指计算机图像处理与影像技术的发展。人们开始运用计算机辅助 X 线断层摄影术(computer assisted tomography,CAT scans)、磁共振成像(magnetic resonance imaging,MRI)、正电子发射 X 线断层摄影术(positron emission tomography,PET scans)、单光子发射 X 线断层摄影术(single-photon emission computed tomography,SPECT)以及功能磁共振成像(functional magnetic resonance imaging,fMRI),研究情绪与疾病通路。这也可以认为是生物技术改造心理学研究的范例。

脑网络研究已经成为脑功能与脑疾病研究领域的热点。利用 fMRI 获得轻度麻醉状态下大鼠静息状态及刺激激活的数据,计算相应的网络参数。扩散磁共振成像(diffusion magnetic resonance imaging dMRI)为大脑结构与功能研究提供了全新的检测手段,基于声光偏转器的快速无惯性随机扫描双光子显微成像技术可能会进一步发展成为神经活动观测的新方法。脑成像技术为了解神经元间通过突触构成的神经环路,研究局部、跨区、全脑尺度的神经环路如何实现神经信息处理,探索由若干神经环路构成脑网络,从而揭示脑功能提供了重要机会。

脑与行为发展涉及敏感期和关键期。敏感期是指大脑的结构或者功能对特定的外部刺激非常敏感的阶段,此时,大脑特别容易接受经验的影响以促进大脑结构与功能的发展。关键期是指大脑的结构或者功能需要特定、适宜的经验才能得到持续发展,缺乏特定和适宜的经验,大脑某个方面的结构或者功能发展可能会受永久影响。目前,关于神经可塑性研究是临床心身疾病研究的一个重要方向。神经可塑性是指在压力作用下,神经系统的结构或功能发生动态的变化以适应不断变化的内外环境的特性。神经可塑性能够缓冲应激,有利于适应,它在调节应激与疾病关系中发挥重要作用。神经可塑性体现在神经系统的发育过程中、动物的学习和技能训练过程中、体现在神经系统损伤后的代偿和修复过程中。

抑郁障碍及抑郁症在心身疾病和身心障碍中扮演重要角色。抑郁症的患者存在大脑神经可塑性改变,MRI 发现海马、额叶皮质、杏仁核、腹侧纹状体等脑区萎缩。海马神经可塑性可改变海马神经元萎缩、神经再生受损,对于抑郁症的治疗具有重要意义。抑郁症的神经可塑性机制研究进展,有助于开发更为有效的临床治疗手段。

依恋的精神病理学研究是目前临床疾病身心问题探讨的另一重要领域,依恋与精神病理心理学的研究为人格障碍、行为不良的来访者的心理咨询与治疗提供一定的参考依据。目前,对于依恋的精神病理学的研究主要集中在对依恋与焦虑、抑郁的关系,不安全依恋与精神障碍之间关系的研究。尤其是对儿童环境中的高危因素进行研究与控制,一直是精神病理学中的重要课题。许多研究揭示了不安全依恋致使儿童的情感矛盾,行为混乱,是产生精神障碍的一个重要内因。不管依恋问题发生在个体成长的哪个阶段,都可能成为精神障碍的危险因素。

(钱　明)

参考文献

1. 姜乾金. 心身医学. 北京:人民卫生出版社. 2007.
2. 钱明. 健康心理学. 北京:人民卫生出版社. 2013.
3. 钱明,刘畅,崔光成. 医学心理学. 天津:南开大学出版社. 2010.
4. 钱明. 心理干预对改善妇科恶性肿瘤患者生存质量的作用. 中国实用妇科与产科杂志,2008,(07):509-510.
5. 郑萍,章军建,郭永玉. 心理应激与 DNA 损害. 心理科学进展,2008,16(2):274-281.

Notes

6. 杨海燕、李春波.恶性肿瘤与抑郁研究进展.安徽医药,2008,12(11):105-107.

7. 骆清铭.脑成像与脑网络.生物化学与生物物理进展,2012,39(6):497-498.

8. Haczku A,Panettieri RA.Social stress and asthma:The role of corticosteroid insensitivity. Journal of Allergy and Clinical Immunology. 2010,125(3):550-558.

9. Park M,Katon WJ. Wolf FM. Depression and risk of mortality in individuals with diabetes:a meta-analysis and systematic review. General Hospital Psychiatry. 2013 May-Jun;35(3):217-25.

（钱　明）

第九章 医患关系

医患关系是医疗情境中的人际关系,它是以医务人员为一方,以患者为另一方形成的人际关系。人与人之间的关系是心理学特别关注的问题,也是社会心理学研究的重要内容,人际关系是指人们在交往过程中所结成的心理上的关系。医院是一个特殊的社会公共场所,医患双方为了医疗的目的在医院建立关系并进行互动,这种互动的状态对医患沟通和医疗服务质量具有重要的影响,融洽的医患关系是产生治疗效果的基础。建立良好的医患关系需要运用心理学原理,掌握心理学技巧,有效的医患沟通需要兼顾言语和非言语交流技巧的应用。

第一节 人际关系与医患关系

社会生活中存在着各种各样的人际关系,这些关系是通过人际交往和人际沟通过程建立和维持的,是社会心理现象发生的基础。人际关系不仅对社会和群体心理的发展有影响,对个体心理和个性形成也有重大影响。人际关系的建立受一些社会生活中人际知觉因素的影响,如第一印象效应、近因效应、晕轮效应和刻板印象的影响。人际吸引是人际关系的一种特殊形式,表现出人们之间相互喜爱的程度,人际吸引与空间的接近性、相似性、互补性、相互性、仪表吸引和个人的能力及特长有关。医患关系的建立和医患沟通的进行具有医患交往的特殊性,也具有一般人际关系的普遍特征。良好的医患关系是一般人际关系和谐的迁移和延伸,掌握人际关系的心理学原理和规律对于建立良好的医患关系具有指导作用。

一、人际关系

所谓人际关系是指人们在交往过程中所结成的心理上的关系、心理上的距离。人际关系反映了个人或团体寻求满足其社会交往需要的心理状态,因此,人际关系的建立、变化与发展取决于双方社会交往需要的满足程度。如果双方在相互交往中都获得了各自社会需要的满足,相互之间才能发生并保持接近或者亲近的心理关系,表现出友好的情感。相反,如果其中一方对另一方表示不友好、不真诚或发生不利于另一方的行为,双方的友好关系就终止,可能发生疏远关系甚至产生敌对关系。不论是友好关系、疏远关系,还是敌对关系,都是心理上不同的距离,统称为人际关系。

在日常活动过程中,人们时时刻刻都会直接身处于人与人之间不同类型的心理关系之中,如家庭中的亲属关系、工作单位的同事关系、生活中的朋友关系、市场上的甲方与乙方的关系、学校中师生的关系,都是各种人际关系的呈现形式,人际关系对于人们的生活、学习、工作和各种社会活动都是不可缺少的,人们在人际关系中获得的感觉直接影响着他们的生活质量。

首先,人际关系的状态是团体气氛的决定性因素。在一个团体里,成员之间彼此友好、关系融洽就使团体呈现轻松愉快的气氛;成员之间彼此厌烦、相互疏远,就会导致团体气氛沉闷、紧张。因此,团体成员之间满意或不满意、好感或恶感就成了评价团体气氛的主要标志。第二,人际关系对于团体活动效率有重要影响。人际关系对人所从事的活动的效率影响很大,这种影响是通过调节人们对当前进行的活动的态度而间接影响活动效率的。人际关系紧张、团体气氛不良、团体成员疏离不仅会降低团体活动结果的质量与效率,甚至会导致团体活动的开始都遇到障碍。第三,人际关系状态影响个性的形成和发展。如果一个人生活在良好的、融洽的人际关系里,会有助于他对别人正确的感知和理解、产生正面的内心体验、促进其出现积极的行为,还有助于良好个性特征的形成与发展。每个人的个性特点都是在一定的环境中、在同别人形成一定关系的条件下形成的,一个人具有良好的个性特征可能提示了他成长环境中有良好的人际关系。第四,人际关系对于身体健康有重要的影响。和谐的人际关系能增强人的生命活力、有助于身体健康;相反,紧张、敌对的人际关系则是各种心身障碍和疾病、尤其是心理疾病的重要原因之一。正因为如此,旨在帮助人们学习建立满意的人际关系的团体治疗和交友疗法成为现代医学开展健康教育和健康促进活动的重要方法之一。帮助人民群众学会主动调节人际关系不仅有助于疾病的治疗,而且有助于疾病的预防。

(一)影响人际关系的因素

在人际交往中,特别是两个陌生人相遇,由于受知觉主体主观因素影响,常会引起一些社会知觉上的偏见和误差,而成为影响人际交往质量的重要因素。如果一个人想建立良好的人际关系,就必须注意到这些主观因素,扬长避短,给人留下好的印象。

1. **第一印象效应** 第一印象效应又称首因效应。研究表明,初次见面时对方的风度、仪表、外貌、衣着、言谈举止、性格特征等给对方的第一印象,往往形成日后交往时的评价依据。因此,在人际交往中,应该注意以良好的自我形象出现在对方面前,给对方留下良好的第一印象。同时,又要注意让自己不受第一印象的片面影响,不能先入为主过于主观地对一个不太了解的人下结论。因为在很短时间内根据有限的资料来判断一个人,可能会出现偏差,甚至导致错误。

2. **晕轮效应** 晕轮效应是指个体的某一突出特点就像光环一样,成为被注意的中心,而掩盖了其他特点的社会心理效应。晕轮效应让人们观察对方时只见一点,不见其余,可能使人对另一个人的优点过分美化,产生爱屋及乌和以偏概全的心理效应。

3. **近因效应** 近因效应是指在人际知觉过程中,一个人给人留下的最后印象记忆深刻,并且,这个最后印象对以后再次知觉该对象时产生的评价有着强烈的影响。对一个人最新、最近的认识,往往可以替代或掩盖对他过去的印象和看法,即不究以往,只看现在。第一印象对陌生人的作用大,所以值得重视;而对熟悉的人,近因效应则起主要作用。这一原理对我们的人际交往有指导意义。

4. **刻板印象效应** 刻板印象效应是指我们经常将个体按照籍贯、肤色、职业等分为若干类型,对每一类人有固定看法。这些固定的看法常常成为判断某人具有某种特征的依据。刻板印象是对人、对群体最初步、最简单的认识。它虽有利于对某一类人迅速产生概括性的认识,但也容易形成一种认识上的偏差,阻碍人与人之间正常的、符合实际的认知。这种社会知觉的效应又称定型作用。

(二)人际吸引

人际吸引是人际关系建立与发展的一种重要动力,其中情感占有优势。人际关系涉及的心理因素成分比较复杂,既有认知成分,也有情绪和行为的成分。情绪对人际关系的影响主要表现为对关系人物喜爱、不喜爱或者是厌恶,情绪的极性是人际吸引力大小的主要原因。不同层次的人际关系反映了人和人之间相互吸引的程度,人与人之间吸引力越大,心理上的距离越近;人际吸引力越小,心理上距离越远。

1. **接近性** 接近性是人与人之间相互吸引的常见原因,在交往的早期阶段空间的影响更大。人与人在空间上的距离越小,双方越容易接近,则人际吸引力越大。许多人的知心朋友往往是同胞、同乡、邻居、同学、同桌等,因为空间上的接近使相互接触的机会更多,相互之间更容易熟悉对方。在中小学生排定座位后,同座的学生多半能相互吸引,街坊邻居也是如此。但是,仅仅空间上接近是不够的,还要分析涉及到的情绪情感。研究表明,在陌生人交往的初期,接近性是增进人际交往的重要因素之一,随着时间的推移,这一因素发挥的作用将越来越少,尤其是当双方关系紧张时,空间距离越接近,人际排斥力反而越大。

2. 相似性　在人际交往中,交往的双方如果可以意识到彼此有较多的相似性,则容易相互吸引,产生亲密感。这些相似性可能表现在一些个人特点方面,如年龄、性别、个人社会背景、文化程度、态度等。在其他信息相对缺乏的情况下,同年龄、同性别的人比较容易吸引,如老年人喜欢和老年人在一起,青年人喜欢和青年人在一起。在教育水平、经济收入、籍贯、职业、社会地位、社会价值、资历等方面相似的人们容易相互吸引。社会心理学家柯尔等人研究"最好的朋友"后指出:个人所指出的最好朋友都是同等地位的人,一般说他们在教育水平、经济条件、社会价值等方面都有相似性,即所谓门当户对。在相似性因素中,态度是最主要的因素,研究表明:彼此间的态度和价值观越相似的人,相互之间的吸引力越大。

3. 互补性　互补性是指 A 表现出的行为正好是交往对象 B 特别需要的,而交往对象的表现也符合 A 的需要。当双方的需要以及对对方的期望正好成为互补关系时,就会产生强烈的吸引力。例如,具有强烈支配性格的人不容易与支配性性格的人相处,但他们可能与具有顺从性格的人和睦相处,甚至建立起密切关系。日常生活中常有急脾气的人和慢性子的人合作得很好;爱听的人和爱说的人容易成为朋友;这些组合正说明了相辅相成的互补关系特点。

研究表明,互补性因素增进人际交往的情况往往发生在感情深厚的朋友,特别是异性朋友和夫妻之间,对短期的伴侣来说,促进人际吸引的动力主要是相似的价值观念,而驱动长期伴侣发展关系更密切关系的动力主要是需要的互补性。

4. 相互性　所谓相互性是指喜欢导致喜欢、反感导致反感。中国人所说的"礼尚往来"就是在讲这种相互性。我们喜欢那些也喜欢我们的人,而不喜欢那些不喜欢我们的人。喜欢的相互性是人际交往中很重要的因素,是决定一个人是否喜欢另一个人最强有力的因素。当然,相互性原则不是绝对的,有时我们会喜欢一个不喜欢自己的人,不喜欢一个喜欢自己的人,但在大多数情况下,我们确实喜欢那些喜欢我们的人。

5. 仪表吸引　一个人的容貌、体态、服饰、举止、风度、行为等因素在决定他人的情感上起很大作用。尤其在第一次见面时,由于第一印象的作用,仪表因素占重要地位。但是,人际交往的时间越长,仪表因素的作用越小,吸引力的来源将会从外在的仪表转至人们内在的性格与道德品质。

6. 能力与特长　每个人具有不同的能力和擅长的方面,有能力、有专长的人容易吸引周围的人。如果一个人在某一方面能力很强或者某种特长比较独特,与众不同,这本身就有一种人际吸引力。才艺过人令他人钦佩、欣赏甚至崇拜,会吸引很多人愿意与他接近。

(三)人际沟通

人际沟通简称沟通,即人与人之间传递信息、沟通思想和交流情感的过程。假设甲和乙是进行人际沟通的双方,当甲发出一个信息给乙时,甲就是沟通的主体,乙则是沟通的客体;乙收到甲发来的信息后也会发出一个反馈信息给甲,此时乙就变成了沟通的主体,甲就变成了沟通的客体。由此可见,在人际沟通过程中,沟通的双方互为沟通的主体和客体。

1. 沟通中的信息交流的特点　人们在共同的活动中会产生各种想法、兴趣、情绪、情感,并且有相互交流的愿望。当人们交流各自的想法、兴趣、情绪、情感时,这些想法、兴趣、情绪、情感就是信息,而他们相互交流信息的过程就是人际沟通。实现人际沟通需要以下五个必要条件:

(1) 信息发出者——信息源:没有信息源,就无法启动一次人际沟通,也无法进行人际沟通。

(2) 沟通的内容——信息:信息是人们进行沟通需要传递的内容。如果没有信息,沟通的必要性就不存在了。

(3) 传递的途径——信息渠道:信息渠道是信息的载体或媒介、媒体,即信息通过何种方式、用什么工具从信息源传递给接收者。信息一定要通过一种或几种信息渠道,才能到达接收者。常用的信息渠道有对话、动作、表情、广播、电视、电影、报刊、电话、信件,以及各种基于网络技术

Notes

的新型社交媒体等。

(4) 沟通的对象——接收者:信息为接收者所接收,这是沟通的根本目的。如果没有接收者,沟通也不能实现。

(5) 沟通的效果——信息反馈:是指信息发出者和接收者相互间的反应。信息发送者发送一个信息,接收者回应信息,使其进一步调整沟通内容,因此沟通成为一个连续的相互的过程。沟通中及时反馈是很重要的,反馈可以减少沟通中的误会,让沟通双方知道思想和情感是否按他们各自的方式来分享。

人际沟通中会出现沟通障碍。沟通障碍是沟通中不能理解信息或者不能准确解释信息的现象。沟通障碍产生的原因来自主客观各方面的因素,比如环境中的噪音、沟通双方的情绪、信念和偏见,以及跨文化沟通中对不同符号的解释等,都可能导致沟通的障碍。沟通发生的环境影响到沟通的效果。比如,在一个支持性小组中,圆形的座位排列方式能让小组成员之间交流更顺利;在心理咨询室中,环境的布置也能直接影响来访者的心情。

2. **言语沟通** 人际沟通必须借助于一定的符号系统才能实现,所以,符号系统是人际沟通的工具。人际沟通最重要的符号系统是语言,语言的使用过程称之为言语。言语沟通就是通过言语活动进行信息传递的过程。语言是社会约定俗成的符号系统,而言语是人们运用语言符号进行沟通的过程。语言是人类最重要的沟通工具,也是信息传递的最有力的手段。语言对我们的影响是巨大的,通过言语交流,我们实现了不同的目的。言语的社会功能主要包括:认知功能、行为功能、情感功能、人际功能和调节功能。

(1) 认知功能:认知功能是言语最基本的社会功能,是指我们通过言语来传递某种知识、信念或观点。现实生活中,我们需要通过清晰的表达来传达具体的信息,比如,我们要表达清楚如何操作一台机器,就必须清晰地说明这台机器的操作程序。

(2) 行为功能:是指我们通过言语去影响信息接收者的行为、态度,或改变他的状态等,以完成某项工作。比如老师对学生说:"去把作业拿来!"这样就通过言语交流影响了学生的行为。

(3) 情感功能:指我们用言语来表达情绪体验、联络情感。我们需要有力、生动的语言来表达自己的感情、感染听众、激励他人,比如我们熟知的马丁·路德·金的那篇著名的演讲《我有一个梦想》。

(4) 人际功能:即言语的交际被用来建立、保持和维护人际关系的功能。例如,见面时的打招呼和问候等。

(5) 调节功能:我们用言语来调节身心状态。我们都有过类似的经历,通过向信任的人诉说自己的苦恼来缓解心理压力。言语的表达有宣泄情绪、促进心理健康的作用。在心理咨询中,来访者的言语宣泄本身就有着治疗的功效。

3. **非言语沟通** 非语言沟通是指在人际知觉和沟通过程中,凭借动作、表情、姿势、实物、环境等进行的信息传递。非语言符号系统在沟通中具有重要的功能,它能补充、调整、代替或强调语言信息。绝大多数的非语言信息具有特定的文化形态,在传达时是习惯性的和无意识的,它可能与语言信息相矛盾,以非常微妙的方式传递感情和态度。非语言符号系统一般有以下几种形式:

(1) 视 - 动符号系统:在人际交往中,视 - 动符号系统会给我们很多提示,视 - 动符号系统包括面部表情、手势、体态变化等。面部表情中的皱眉、微笑,体态方面的静止无声的站立、依靠、坐态等都在沟通中起作用。

通过观察一个人的身体语言,我们可以分析他的内心状态,调整自己与他的交往和互动方向。比如,当一个人双手抱在胸前与人交谈时,可能意味着他戒心较强;微笑一般代表友好和赞同,但对美国人而言,微笑更多是意味着友好,并不代表他同意你的意见;手叩击桌子代表不耐烦;扬眉往往意味着怀疑;双手紧紧握住对方的臂肘代表很有诚意,而攀肩搂腰的一方,则暗示

Notes

着其支配的地位。

（2）人际距离：人际距离可以表现出人与人之间关系的密切程度。霍尔（Edward Hall）将人际空间距离分为四种：亲密距离、个人距离、社会距离和公众距离。

1）亲密距离：0~18英寸（0~46厘米），属于亲爱的人、最好的朋友，在此区域中，可以有身体接触，如拥抱、爱抚、接吻等并排斥第三者加入。

2）个人距离：18英寸~4英尺（46厘米~1.2米），同学、同事、朋友、邻居等在此区域内交往，在此区域内说话一般避免高声。

3）社会距离：4~12英尺（1.2~3.6米），在此区域人们相识但不熟悉，人们交往自然，进退也比较容易，既可发展友谊，又可彼此寒暄，一般性应付。

4）公共距离：12英尺（3.6米）以上，与陌生人的距离。在此区域人们难以单独交往，主要是公共活动，如作报告、等飞机等。

人们每天随着交往环境的变化，使用不同的人际空间距离。在学校课堂，你和学生之间的距离最大，是公众距离；在和客户谈判时是社会距离；你和朋友聊天的距离是个人距离；回到家，你和爱人、孩子之间的距离是亲密距离。当人们违反了这些规则，就会引起对方不舒服的感觉。

（3）目光接触：目光接触即人际互动中视线相交叉，相互之间的目光接触，可以加强表达效果。在谈话中，注视对方的目光，意味着你对谈话的专注和对他的兴趣；如果通话中对方故意避开和你的眼神接触，也许意味着事实上还另有隐情。心理学的研究表明，人们在观察对方时，关注最集中的地方就是眼睛和嘴。常言道："眼睛是心灵的窗口"。一个人的语言可以修饰，但眼神信息却是很难掩盖的，我们甚至可常常透过一个人的眼神来归纳对方的品质，是温暖的、真诚的，还是凶残的、狡猾的。眼神信息在许多文化中是有影响力的，意味着地位和权力。在我国古代，臣子朝拜时是不能对视皇帝的眼睛的；直到现在，在大多数非洲国家和世界的其他地方，如果对方地位比你高，你就不该看他的眼睛。

（4）辅助语言信息：辅助语言主要包括音调、音质、声强、言语中的停顿、语速快慢等因素，这些因素都能强化信息的语意含义，可以表达语言本身所不能表达的意思。不同的讲者就同一个主题演讲，表达效果会有很多不同，辅助语言是一个很重要的影响因素。一位非言语沟通研究者估计，沟通中39%的含义受声音的表达方式的影响，研究显示，在交往中语速对于第一印象有重要影响。讲话急促表达的是激动兴奋，可能具有表现力和说服力，但讲得太快会使对方产生焦虑。另外，辅助语言研究者迪保罗（Depaulo BM）的研究发现，鉴别他人说谎的最可靠的因素是声调。尽管老练的说谎者可以控制自己的语言和表情，但其说谎时提高声调却是不自觉的。同时，一句话的含义常常不是决定于字面意思，而是决定于它的弦外之音。语言表达方式的变化，尤其是语调的变化，可以使相同的词语表达不同的含义。例如"谢谢"一词，可以动情地说出，表示真诚的谢意；也可以冷冷地吐出，表达轻蔑的含义。

二、医 患 关 系

医患关系是各类医疗活动中普遍存在的人际关系，直接影响医务人员诊断、治疗、康复等各个临床环节，也影响到患者教育、健康检查等预防措施的落实，进而影响到医疗及保健措施的效果。另外，从行业和社会发展来看，医患关系与医德医风建设有密切联系，对医生和医疗机构的形象有很大影响。如果任由医患沟通障碍或者医患冲突频发，社会公众对医生和医疗机构的信任度必然大幅下降。

（一）医患关系的概念

医患关系就是医疗活动中的人际关系，是人际关系在医疗情境中的一种具体表现形式。一般来说，医疗领域中的人际关系应该包括医务人员间的关系、医务人员与患者的关系两大部分，对于医疗过程而言，我们更加关注医患关系。

Notes

在理解医患关系时,需要明确:医患关系是一种心理学关系;医患关系的建立需要考虑医生和患者双方的心理满足程度;医患关系受人际吸引、交流技巧等多种因素的影响。

医患关系是一种心理学意义上的人际关系。患者在就医时,如果通过与医生交流能够满足自己的医疗服务需求,则产生一种积极愉快的情绪体验。积极愉快的情绪体验使自己本次交流的动机、行为和结果建立起一种有意义的联系;当患者再次产生类似的需要时,就会重复与医生交流这一行为,双方的心理距离趋于拉近,容易建立起一种积极的医患关系并容易持续下去。反之,若患者在就医过程中,自己的心理需求得不到满足,则会产生消极的、痛苦的体验。当患者再有类似的需要时,就会趋于避免就医行为,不再与医生发生联系,双方的距离拉大,难以建立良好的医患关系。通常患者喜欢某医生,愿意向他倾诉、寻求医疗帮助,也是由于该医生有可能满足患者的心理需求。患者需求得到满足的程度越大,喜欢的程度越强,越有可能建立良好的医患关系。

医患关系的主体和客体是医务人员和病患人员,双方缺一不可。而通常人们往往更多地从患者的需要出发,考虑患者的需要是否得到了满足,较少论及医生一方的需要。实际上,医生在医患交流的过程中,也存在心理需要的满足的问题。医患关系的状态取决于医患双方的心理满足程度,医生也是重要的方面。例如,医生需要通过医患交流为患者提供医疗服务,直接或间接地得到精神和物质上的鼓励。长期忽视医生需求的满足,医生的热情和动力的持续性可能会受到影响,进而影响患者需求的满足,医患关系也会受到负面影响。当然,医生应首先树立正确的服务观念,想患者之所想,急患者之所急,以患者需求的满足为自己最大的满足,为患者及其家庭提供全方位的医疗服务。同时,医务人员也要增强法律意识和自我保护意识,维护自身的合法权益。

(二)医患关系的重要性

医患关系的重要性早已经为人们所重视,并成为医生治疗手段的一部分。随着医学技术上的革命性的创新,大批先进而又精密的仪器设备应用于临床医疗实践,临床医学专业分科越来越细,导致过分注意局部而忽视整体,过分注重疾病而忽视患者本身的现象发生。医务人员常忽视患者的陈述而依靠各种数据进行诊断,对患者本身不感兴趣,造成许多不良后果,应引起注意。

医患关系的重要性可见于以下几个方面:

1. 医患关系影响患者的就医行为 影响就医行为的因素很多,例如,患者的社会家庭背景、医疗服务制度、机构设置等,医患关系也是重要因素之一。从有关患者就医行为的研究中不难看到,患者因对医生的服务态度、技术水平等方面不满意而出现各种不利于医疗的行为。如就医的连续性差,就医时频繁更换医院或医生,或者本来应该就医,但害怕面对医生的生硬态度和非人性化的服务,根本就不去就医。在一项关于性病患者就医行为的定性研究中发现,很多性病患者首选到私人诊所就医,原因之一就是与一般的医院相比,私人诊所与患者的医患关系令患者感到比较轻松。

2. 医患关系影响遵医行为 医患关系是影响遵医行为最重要的因素之一。遵医行为也称"依从性",受患者和医务人员两方面因素的影响,其中包括患者的文化层次、知识水平、职业特点、社会地位、家庭支持程度等;医务人员的年龄、仪表、态度、医生的诊疗模式以及影响医生权威性的其他因素。除此之外,人际互动因素是十分关键的。很多患者不遵从医嘱,主要原因是医患关系不良。有学者认为,治疗效果与医生的知识、技术水平和患者的遵医行为有关,而遵医行为与医患关系密切相关(图9-1)。

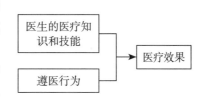

图9-1 医疗效果与医生技能和患者遵医行为的关系示意图

3. 良好的医患关系是最好的治疗手段 良好的心理气

Notes

氛和情绪反应本身就有治疗效果。对于患者来说,融洽的医患关系不仅可以消除由于疾病所造成的心理应激,而且可以从良好的情绪反应所致的躯体效应中获益。对于医生来说,从这种充满轻松愉快的医疗活动中亦可得到更多的心理上的满足,有利于更好地发挥医术,提高治疗效果。所以,良好的医患关系本身就是最好的治疗手段,它可以促进患者的疾病康复。同时,良好的医患关系对医生的心身健康也有积极的促进作用。

基于良好的医患关系而产生的治疗效应,可以称为"安慰剂效应"(placebo effect);而由于医患关系不良,医患沟通中可以产生有害的心理影响,则被称为"惊吓剂效应"(nocebo effect)。

(三) 医患关系的基本模式

研究医患关系问题时,经常会从分析医患关系模式入手。医患双方在交往过程中的地位、所起的作用受动态发展变化的影响,并且随着患者、医生各自的观念和修养等方面的差异而变化。目前,医学心理学中关于医患关系的分型多采用萨斯(T. Sxas)和霍华德(M. Hohade)划分的医患关系的模式。根据萨斯和霍华德的观点,医患关系可分为三种基本模式。

1. 主动 - 被动模式　　主动 - 被动模式是指在医患交往中医生处于完全主动的地位,患者处于完全被动的地位。这种模式常见于昏迷、休克或失去知觉的患者。这种模式是单向作用的模式而不是相互作用的模式,虽然医生也确实在为患者尽力,而患者则是消极被动的。患者没有主观能动性,仅仅是医务人员活动的接受者。因此,医患之间在心理学层面没有真正的相互作用。

2. 指导 - 合作模式　　指导 - 合作模式是指医生与患者同处于主动地位,但医生仍具有权威性,医生提出决定性的意见,患者则遵循其医嘱去执行治疗方案。这一模式对神志清醒、具有正常感知、情感、意志和行为能力的患者常常采用,医患双方相互配合,相互尊重。在指导 - 合作模式中,医生和患者尽管是合作关系,但双方仍然不是处于同等的地位、不是起相同的作用。医生的指导是权威性的,患者的合作则是在服从下的配合。患者虽有清醒的意识,但因其疾病较严重,其康复几乎完全依赖于是否遵循医生所给的指令,此时,医务人员指导着患者的行动,并期待着患者按指示去做。目前,临床的医患关系多属于这种模式。

3. 共同参与模式　　共同参与模式是以平等关系为基础的医患关系模式,双方有近乎同等的权利。在这个模式中,医生和患者同处主动的位置,彼此相互依存,作为伙伴在一起工作。这种模式多见于慢性病患者,如糖尿病、溃疡病、神经症和慢性心血管病的患者。由于"久病成医",患者对自身的情况非常了解,医生一般只是起辅助性的指导工作,治疗方案则由患者自己实施。患者的主观能动性调动得越充分,在治疗过程中所起的作用越大。这种模式由于双方共同的愿望,互相配合,不仅强调了医生的积极作用,而且充分发挥了患者的主观能动性,对于提高治疗效果是非常有利的。一般情况下,医生和患者在智力、知识经验、教育程度等方面越接近,则越适合这种模式;相反,它不适于儿童、智力落后、教育程度很差的人。

医患关系的三种基本模式归纳如表 9-1。

表 9-1　医患关系的三种基本模式

模式	医护人员的作用	患者的作用	临床应用	模式的原型
主动 - 被动	对患者做某事	接受(不能反对或无作用)	麻醉、严重外伤昏迷、谵妄等	父母 - 婴儿
指导 - 合作	告诉患者做什么	合作者(服从)	急性感染过程	父母 - 儿童
共同参与	帮助患者自助	合作关系的参加者(利用专家的帮助)	多数慢性疾患	成人 - 成人

在实际的医疗活动中,医务人员同患者间的医患关系类型并不是固定不变的,随患者病情的变化,可以由一种模式转化为另一种模式。例如,对一个因昏迷而入院治疗的患者,最初应按

"主动 - 被动"模式处理,随着病情的好转和意识的恢复,可逐渐转为"指导 - 合作"模式,最后,患者进入康复期,适宜的模式就转变成"共同参与"型。

(杨凤池)

第二节　医患沟通的心理学技能

在医患关系中,医务人员只要愿意和患者沟通,双方的沟通就有了基础。医生具有权威性,是较主动的一方,患者大都乐于同医务人员沟通。但在实际工作中,医务人员缺乏医患沟通的心理学技能,往往只是简单地传递专业信息,不注意倾听。有的医务人员对患者诉说病情啰嗦、答非所问感到极不耐烦,往往匆忙打断患者的主诉,甚至斥责患者。这种简单武断的态度好像会使医务人员节省时间,实际上对进一步的诊疗活动和治疗效果都有十分不利的影响。医患关系良好氛围的破坏使医务人员劳而无功,患者怨声载道,还可能导致医患冲突。概括而言,医患沟通的心理学技能体现在三方面:言语沟通、非言语沟通和沟通技巧在临床中的应用。

一、言　语　沟　通

言语沟通又称口头信息交流,即用言语活动来传递信息。在医疗过程中言语交往用来了解病情、患者的个人、家庭和社会背景资料,传递医生的医嘱等信息。患者在就医时,希望医生进行正确的诊断、制定科学合理的治疗方案,同时,还需要了解自己的病情、预后、饮食起居等需要注意的事项。医务人员依靠与患者及家属的言语交往,满足他们的身心两方面不同层次的医疗需要。因此,医务人员要注意自己的语言修养,用浅显易懂的、支持性的语言与患者及家属进行言语交往。

（一）言语沟通的技巧

1. 投入情感引导谈话　医务人员的态度对医患双方的交谈状态影响很大。我国自古以来就称医道为仁术,认为医生唯一的目的就是救死扶伤,必须具有深切的同情心,不计较个人得失,不畏艰苦,一心一意为患者解除痛苦的崇高品质。临床调查表明,医务人员是否具有同情心,是患者是否愿意与其谈话的关键,如果医务人员的情感没有"投入",不去换位思考,就很难理解患者的情绪和苦衷。如果患者得不到医务人员的同情和理解,就很难主动提供自己对病情的理解和自我心理状态的描述等,结果医务人员失去了宝贵的临床基础资料,患者也失去了感情宣泄的机会。所以医务人员要善于表达自己对患者的关心与理解,取得患者的信任感,才能引导患者谈话,便于对症对因治疗。此外,医生耐心倾听患者的主诉,对谈话内容表示注意和感兴趣,也是使谈话成为顺利展开的前提。在引导那些沉默寡言的患者说话时,一方面要着意找出患者感兴趣的事件,另一方面,在谈话开始时,对任何话题都要表示出相当大的兴趣,以鼓励患者谈话。但也要注意,如果医生和患者闲聊、和患者开玩笑或者对患者表现出异乎寻常的热情,也会使患者感到无所适从,甚至产生误会,导致相反的效果。

2. 采用开放式谈话　开放式谈话就是患者不能用是或否的答案来结束问题。如患者说:"医生,我头痛。"医生回答说:"吃止痛片吧!"这样,就头痛问题的谈话就无法进行了。如医生说:"哦,头痛,怎么痛法?"医生可从患者的回答中继续发现线索。封闭式的谈话往往使医患间的沟通受到阻碍,如一位第二天就要做手术的患者告诉护士,"我感到害怕。"护士说:"你不用害怕。"谈话就这样终止了。其实护士也想安慰患者,减轻患者的焦虑,但由于缺乏言语沟通技巧,采取了封闭式交谈,使患者的心理状态未进一步展露,心理负担并未得到减轻,影响了医患间的沟通的效果。医务人员应该尽量使用避免封闭式的交谈,而采用开放式的谈话方式。

3. 使用过渡性语言　在会谈过程中,如果医生使用"哦"、"对","嗯"、"啊",还有"是这样啊"、"我明白了"、"我理解"、"我听到了"等过渡性语言,表示医生正在认真倾听而且赞成或者理解患者所表达的内容。同样,医生在向患者谈话时,可采用目光接触、简单发问等方式探测对方是否在听,以决定是否谈下去和如何谈下去。简单的言语反应让患者觉得医生一直在关注着自己,注意倾听自己说的话。这样,才能使双方关系始终融洽,不致陷入冷场或僵局。

4. 善于处理谈话中的沉默   由于各种原因,在医患交谈中有时会出现沉默现象,致使交谈暂时中断。对患者在谈话过程中出现沉默进行分析,大致有以下三种情况:

(1) 有意识的沉默:患者在阐述自己病情的过程中,常常暂时地自行中断而出现沉默,其目的是在寻求医生对其表达的反馈。这时,医生应给予一般性的肯定、插话和引导,以鼓励患者更清晰地表达自己的病情。

(2) 有难言之隐:有的患者由于病因或患病部位特殊、或要接受某些检查、或主诉的性质和内容让患者感到尴尬产生羞愧心理,从而不愿意轻易对医生讲述病情。为了对患者负责,医务人员应采取各种方式排除患者的顾虑,启发患者道出隐私,同时要注意周围环境因素的影响,限制在场人员,保证患者的安全感。

(3) 心情激动或新的观念出现:患者受到谈话中某些语词或内容的刺激,心情激动,导致思维突然中断,或者突然从自己的谈话中想到了另外一些事,而导致谈话中断。此时,医务人员可以重复刚刚提到的内容,引导患者按照原来的思路说下去,不要依据自己的猜测替患者说下去,这样会妨碍患者说出想说的内容。

千方百计避免沉默的观点是错误的,除非是因医生紧张而造成的沉默。当患者无言以对或拿不定主意时,允许出现沉默。此时,医生要克制提出新问题的欲望,以免打破沉默,要让沉默保持一段时间,用从容和关心的表情看着患者。

(二) 交谈中应注意的问题

1. 避免使用伤害性言语   伤害性言语的消极作用众所周知,这类语言给人以强烈负性刺激,可以扰乱躯体的生理平衡,甚至会加重病情,导致医源性疾病的发生。伤害性言语在临床上主要有三种表现:

(1) 直接伤害性言语:这是指对患者使用指责、威胁、讥讽和患者最害怕听到的语言。例如,一位老年冠心病患者在治疗过程中动作缓慢,被护士当众训斥一顿,几分钟后加重了心力衰竭症状;一位未婚先孕者,心理上原来就有较大的压力,在人工流产手术中,受到医生的讥讽,导致严重的心理创伤,回家后出现了极端行为。

(2) 消极暗示性言语:多数患者缺乏医学知识,即使了解一些医疗常识,也是知其然而不知其所以然。医护人员有意无意的消极暗示性语言会加重患者原有的焦虑、恐惧心理,造成严重的消极情绪和心理障碍。如一位患者因子宫肌瘤伴严重贫血,行全子宫切除手术。患者术前已是顾虑重重,多次提心吊胆询问护士手术后遗症等问题,护士冷冰冰地说:"这谁也说不准,子宫切除后总是有区别的吧"。结果这个患者拒绝了手术,延误了疾病治疗。

(3) 窃窃私语:在医院诊治过程,每个患者都渴望及时了解自己的病情,他们时常留意医务人员的言谈举止,并同自己的病情"对号入座"。因此,医护人员之间如在患者面前窃窃私语,往往使其听到只言片语而胡乱猜测,或者根本没有听清楚造成错觉,这些都将给患者带来痛苦和造成严重后果。

2. 善于使用正性语言   "良言一句三冬暖"。美好的语言,不仅使人听了心情愉快,感到亲切温暖,而且还有助于疾病的症状缓解。这就要求医务人员注意语言修养,讲究语言艺术,重视语言在交谈中的意义。在临床交谈中,要注意以下几点:

(1) 安慰性言语:医务人员对患者的安慰,特别是对刚入院的患者其效果是十分显著的。此外,还要根据不同的患者与病情,使用有针对性的安慰性言语,可使患者倍感亲切。

(2) 鼓励性言语:医务人员对患者的鼓励,实际上是对患者的心理支持,它对调动患者的积极性功能,与疾病作斗争是非常重要的。尤其是对慢性患者和长期卧床不起、信心不足的患者,要多采用恰如其分的鼓励。

Notes

(3) 解释性言语:在诊治过程中,医生一方面要尽可能让患者对自己的病情有所了解,对患者提出的问题和所采取的治疗手段要及时给予解释。同时,对患者应该做而一时不愿做的事,要经过耐心劝说后使其顺从。

言语沟通往往比较易于清楚地表达、传递信息,但有时不能或不便由言语来表达的信息往往需要非言语交往来传递。而且谈话的语调、声音的音色、手势的适宜与否、目光的交流等,都会影响言语交流的效果。这就涉及非言语沟通的问题。

二、非言语沟通

非言语沟通是日常生活中传递信息的常用手段,也是医患交往的重要途径。非言语交往一般又称体态语言,即用身体的形态来发送需要传递的信息。由于人的思想、情绪、情感等内心活动可通过面部表情、眼神、声调、服饰、动作、姿势等表现出来,才使"察言观色"成为人们获得信息的重要途径。

非言语沟通分为静态非言语交往和动态非言语交往。前者包括由容貌、体位、姿势、声调、衣着、仪表等表达方式;后者包括面部表情、目光接触、眼神、手势、语气、语速、双方距离、面部和身体的朝向等。

(一)面部表情

面部表情是人的情绪和情感的生理性表露,一般是不随意的,但又可以受自我意识的调节和控制,它大多是人的真实感情的流露。在某种情况下,人们即使可以做出掩盖真情实感的表情,那也是暂时的、有限的。所以,医务人员对患者的表情是以道德情感作为基础的,当然也与个人习惯和表达能力有关。至于患者的表情,只要注意观察,很容易总结出规律。因此,医务人员应善于表达与患者沟通的面部表情,更要细心体察患者的表情。有的医务人员话语不多,但微微一笑,往往比说多少话都起作用,"微笑是最美好的语言"这句话有一定道理。

除此之外,还可以通过挥手、耸肩、点头、摇头等外表姿态进行沟通,这些方式相当于无声的语言,也是很重要的沟通途径。例如,看到医务人员在手术开始前诚恳友善的点头,患者的温暖和安全感就会油然而生。

(二)利用目光接触

目光接触是非言语沟通的主要信息通道,既可以表达和传递情感,也可以通过目光显示某些个性特征,并影响他人的行为。人们对于自己喜欢的人,会投注更多的目光;对自己不喜欢的人,目光接触的时间很少;但长时间的注视、冷眼凝视,则是敌意、仇恨的表示。另外,在交谈过程中听话的一方目光飘忽不定,表明他心不在焉,对谈话内容不感兴趣;对说话者的注视,则是对所说的话感兴趣,说话人有吸引力的表示。所以,目光接触传递着大量的信息。医务人员在与患者进行交谈时,要用短促的目光接触检验信息是否被患者所接受,从对方的回避视线、瞬间的目光接触等来判断对方的心理状态并决定医患交往的方向。

(三)通过身体接触沟通

心理学家研究发现,身体接触的动作有时会产生良好的效果。一般情况下,中国人不习惯于与周围人有过多的身体接触。但在疾病状态下,患者出现退行依赖性行为。在医院环境中,医务人员主动和善意的身体接触则是患者乐于接受的,并且也有益于治疗。如医务人员紧握重症或重危患者的手,会给他们带来极大的心理安慰和支持;轻拍或轻按患者的肩头表示对患者的信任和自己对治疗的信心;身体检查后为患者整理一下衣服;双手紧握出院患者的手以示祝贺等。这些有益的身体接触,都会使患者感到医生的善意和关怀,增强战胜疾病的信心和勇气。

(四)注意人际距离

人际交往的距离取决于彼此之间的亲密程度,它在交往接触开始时就起着重要作用。如前

Notes

所述,社会心理学者将人际距离分为四种。医生在和患者接触过程中,可采用朋友的距离,但对孤独自怜的患者、儿童和老年患者,可以适当的缩短距离,促进情感间的沟通。

(五) 辅助语言信息及副言语的应用

副言语(paralanguage)就是我们说话时使用的语调、所强调的词、语音的高低轻重、语速的快慢以及抑扬顿挫等。副言语为言语交往过程赋予生动而又深刻的含义。同一句话,加上不同的副言语,就可能有不同的含义。如中文"您多好",加重您这个词,表示只有您是那么好,不是别人。加重"多"这个词,可能有挖苦的含义,不是说您真好。临床上,不同的情绪会伴随着语音、语速的变化,如悲哀时,语调低沉、言语缓慢,语句间断且语音高低差别小;愤怒时,声音高尖且颤抖,超语词的应用,起到了帮助表达语意的作用,加强了医患交往中信息沟通的效果。

三、沟通技巧在临床中的应用

医生与患者从建立关系那一刻就开始了心理学方面的互动,人际吸引、人际知觉、人际相互作用的机制也同时启动。从基础心理学的角度分析,医患双方的心理互动包括认知、情感和意志互动,属于内在心理的深刻交往和互动的范畴。因此,我们要在临床实践中应用沟通技巧,建立和维持良好的医患关系。

(一) 医患间的认知互动

医疗服务是以专业知识和技术为主的高科技服务,医患双方的认知互动贯穿诊疗过程的始终。患者是具有主体意识的人,不是医疗技术操作的被动接受者,他要求了解诊疗操作的意义、方法和效果,享有知情同意的权利。

1. **患者的认知需求**　由于受到病痛的困扰和折磨,患者迫切需要了解自己所患疾病的种类、性质、诊断结论、治疗方案及预后走向,要求医务人员能够给他们提供最为详细的说明。满足患者的认知需求,解答患者的种种疑问,消除他们不必要的思想顾虑和不良的心态,是医务人员必须履行的职责。由于医生在医患关系中处于指导者的地位,他们既要进行诊疗,又要和患者进行认知互动;由于他们掌握医疗知识和技术,是患者求医这一特定领域的专家,他们的话对患者具有权威性,会产生重大的影响,这也是患者要与医生进行认知交流的原因所在。因此,医生在满足患者的认知需求时,就要坚持诚挚亲切、慎重科学和详细周密的原则。诚挚亲切是出于对患者的关爱,使者深切地感到医生对他的关怀;所谓慎重科学是要把疾病的信息准确地传达给患者,不产生顾虑和误解,医生应当让患者听得懂、记得住,还得让他们想得开、理得清。医患间的认知交流不但对患者具有引导作用,而且还有心理治疗作用。

2. **诊疗过程中的医患认知交流**　诊疗过程是医生对患者在躯体上或心理上施行操作的过程。在开始这种操作之前,无论是诊断检查方法的选择和实施,还是治疗方案的选择和实施,都要向患者进行说明,并给以进行指导。在具体操作过程中,还要不断指导患者应当采取的配合动作,以期顺利地完成诊治技术操作过程。在操作完成后,则需要向患者告知检查或治疗的情况,以及需要采取的进一步措施。可见,诊疗操作过程同时也是医患间在认知上反复进行信息传递和沟通的过程。顺利完成这一过程必须有患者的主动参与,有患者的知情同意,有患者的主动配合,有患者的积极建议,才能保证质量完成诊疗工作。

3. **医患认知互动中的解释与引导**　如何向患者解释疾病现象、治疗对策及如何促进康复,是医患认知互动的一个核心问题。由于医患交往是医生与患者之间的一种个体性的交往,医患间的认知交流也必须坚持个性化的原则。个性化原则包括年龄、性别、社会角色等方面的状况,更重要的是个性特征。诊断治疗实质上就是把一般的具有共性的理论知识与患者的个性特征相结合的过程。因此,医生在向患者进行解释,指导患者的行为时,也必须结合患者的个性特征进行认知交流。医患之间个体化的认知交流过程,是双方人际交往不断发展和深化的过程。个体化的治疗和个性化交往的深化,使医生的主导作用和患者的参与作用日益契合。医生必须坚

Notes

持正确的认知引导方向,即一切从患者的健康和患者的切身利益出发,将这一目标作为与患者进行认知互动的核心。

(二) 医患间的情感互动

情感是和人类行为联系最密切的心理因素,也是最直接地对影响身心健康的心理因素。在医务人员与患者及其家属之间的互动中,调整患者方面人物的情感,促使他们具有良好和稳定的情绪情感,是促进患者康复的极为重要的方面。

1. 患者的情感特征 由于受疾病的折磨,患者日常生活和工作秩序被扰乱,社会交往和活动范围受到很大的限制。患者对未来身体健康及工作期望十分担心,加上疾病给躯体带来的痛苦和心理上的焦急和忧虑,患者心理上处于消极、失望、不安和痛苦的状态。尽管由于年龄高低、疾病轻重和疾病种类及患者的性格特征、社会角色、社会经历的不同,应对的方式有着很大的差异,但还是存在着一些共同的心理特征。

焦虑和抑郁是患者最常见的一种心理特征。患者在疾病的威胁面前,感到难以应付又无可奈何,对医疗效果的期望与担心并存,对预后可能带来不良后果的担心,使患者处于紧张、恐惧、忧虑、焦急的状态。患者常将可能以及不可能的负面后果加以夸大,使自身处于无法摆脱的苦恼之中。在疾病的冲击下,患者容易呈现抑郁状态,表现为悲观失望、情绪低落、注意力不集中等。患者还往往会自怨自艾、自责内疚而难以自拔。由于疾病的刺激,患者变得敏感多疑,怀疑家人对自己厌弃,怀疑朋友或社交圈子内的人对自己抛弃,怀疑医务人员有意隐瞒自己的病情来安慰或欺瞒自己。生活上变得依赖脆弱,行为有时幼稚化。有些重病患者则幻想诊断不正确,希望否定掉自身疾病;有的患者千方百计地拒绝疾病的诊断,或希望治疗上有奇迹出现。医生有责任使患者从这种不良情绪中解脱出来,有责任在与患者在心理互动过程中使之减轻焦虑和抑郁情绪,保持心理稳定状态。

2. 消除患者焦虑与抑郁情绪 医务人员要从患者的具体病情出发,根据患者焦虑和抑郁的原因,找出他们所担心的问题和思考的焦点,进行有针对性的疏导。从认知、情感和意志几个方面综合入手,改变患者的负性情绪状态。医务人员要以诚挚关爱的态度去帮助患者减轻情绪的困扰,以真诚而又热情的心去温暖患者,使患者感到亲切、诚恳、关怀和温暖,这是改善患者心境最为有效的方法。而要做到这一点,情感交往或情感互动又是关键的一环。

医务人员的正面接纳会使患者感到巨大的心理支持和社会支持,易于摆脱孤立无援、消极被动的心理状态。医务人员的真挚和带有激励性的情感,是激发患者良性情绪发展的重要条件,医务人员的人文关怀和全心全意为患者着想的态度,也是消除患者疑虑、猜疑和过度敏感的一剂良药。医生和患者之间热情的心理互动,让患者尽情倾诉,该宣泄的宣泄,该提问的提问,心无挂碍,身受关怀,患者心情的每一步改善都得到肯定和激励,使患者感到人与人之间一种亲切的情感交流。应该指出,在所有科学技术中医学技术是最富于人道精神的技术,是渗透着人的情感和在医患情感互动中施行的技术,医学的这一特征在医患情感互动中应该得到充分的体现。

(三) 医患间的意志互动

意志是人的自我意识中最富有主动实践性的心理因素,是最能体现人的主观能动力量的心理因素。医生有责任调动患者的抗病意志,这既是医疗过程的组成部分,也是帮助患者摆脱消极心态启动身心康复进程的重要心理支持工作。

1. 医患意志互动的主要特征 意志是一种理性的力量,是驾驭认知和情感的内在心理因素。医生在医患关系中属于救助者的角色,坚强的意志是医生重要的心理素质。医务人员处于引导和指导患者的地位。但是单有医生的意志努力不行,必须有患者的意志努力配合,才能获得良好的效果。医患意志互动有以下几个方面的特征:

(1) 主导性:医生的意志主导着患者的意志,很难设想,一个意志不坚定、工作不负责的医生能够使患者安心地接受治疗,他只能使患者的安全感受到威胁,影响患者的抗病意志。而一个充满活力、敢于面对困难、善于克服困难的医生,对患者抗病意志会起很大的鼓舞作用。

(2) 激励性:医生对患者意志的鼓励,不能靠说教,只能够引导。患者抗病意志的提高是一个过程,要注意通过诊断治疗活动逐渐对患者进行思想转化,要及时肯定患者的进步。抗病意志是一步一步发展起来的,良好的诊疗再加上良好的心理互动是激励患者抗病意志的最好方法。

(3) 自觉性:医生要引导患者逐步摆脱情绪化行为,在诊疗过程中增强患者自觉的理性思维,使患者理性地对待疾病,这是使患者摆脱因疾病产生的心理困扰和消极情绪的重要环节。在与患者感情密切的基础上开展的意志互动,激发了理性的认知互动,患者的抗病自觉性必然会得到提高。

2. 激励患者的意志力　医务人员为了激励患者的抗病意志,必须研究激励患者意志的机制。医生必须研究患者的意志构成,患者头脑中存在着抗病意志,才能谈得到激励。事实上,每个患者都想早日康复,都在和疾病作斗争,患者的求医行为就表现了这一点。患者存在着内在的抗病动力,就可以激发和增强这种动力。另一方面,疾病的困扰、疾病造成的抑郁和悲观消极情绪,又妨碍着患者抗病意志的发挥。因此,医生处理患者的抑郁和悲观消极情绪,增强患者理性活动因素,增强患者的自制力,又成为激励患者意志的根本方法。医生采取的激励手段、方法和技术,则构成了激励患者意志的外部根据。所以,激励患者意志有其特有的内在规律。而且由于患者的个性特点和个人社会特征不同,由于患者所患疾病不同,采用的治疗手段和技术不同,所采用的激励方法和技术也应当有所差异。必须对具有个性的医患关系的每一病例,采用独特的符合实际的方法。

在医疗实践中,技术操作实践与医德医风实践是密不可分的,必须把人文关怀与科学精神结合起来。医务人员只有坚持技术操作实践与医德医风实践相统一的原则,才能产生良好的医疗效果,才能真正体现人文关怀。

(杨凤池)

拓展阅读　医务人员职业倦怠的形成与预防

职业倦怠(job burnout)的概念出现于 20 世纪 70 年代,是由美国临床心理学家弗鲁顿伯格(Freudenberger)和美国社会学家麦斯拉克(Maslach)在研究中发现并提出的。他们用职业倦怠这个词汇来描述"那些供职于助人行业的人们因工作时间过长、工作量过大、工作强度过高所经历的一种疲惫不堪的状态"。职业倦怠的概念是指个体因不能有效地应对工作上连续不断的各种压力而产生的一种长期性反应,主要包括情感耗竭、去人性化倾向和个人成就感消失三个维度。情感耗竭是系列症状的主要方面,它代表职业倦怠感的个人应激维度,是指情感上过度的付出感和资源的耗尽感;去人性化倾向代表职业倦怠的人际情境维度,是指在工作中对他人消极、冷漠、愤世嫉俗的态度或情绪;个人成就感消失则代表职业倦怠感的自我评价维度,反映了个人对自己的能力及工作表现的评价和态度。职业倦怠的主要表现医务人员从事的职业具有技术含量高、工作强度大、持续工作时间长的特点,持续的工作应激状态产生消极的情绪体验,容易造成心身疲惫状态,继而对于医疗质量、医患关系、同事关系、自身职业发展和生活都会产生消极影响。一份公立医院医务人员离职意愿调查显示,占调查总人数的 49.0% 的人持有离职意愿,工作年限在 10 年及以下者离职意愿最强烈。

一、职业倦怠的表现

(一)职业倦怠的生理表现

职业倦怠者会感受到躯体化症状,如腰酸背痛、多梦、失眠、不易入睡的状态,常见头晕、头

Notes

痛、耳鸣、麻木、胃肠道反应等,有的出现慢性疲劳综合征,或出现肌肉关节疼痛和多种神经精神症状。另一个较为普遍的问题就是睡眠障碍,包括失眠、入睡困难、浅睡、易醒、早醒和继睡困难。进一步发展,会使体内免疫力降低,出现容易感冒,以及循环、消化、神经和呼吸系统的心身疾病。

(二)职业倦怠的心理表现

职业倦怠状态使人心理健康水平降低。认知功能方面的表现:注意力不集中、难以保持和转移;思维迟缓;个人成就感、自我效能感、自我评价降低;缺乏自信,怀疑自己,时常感觉到无法胜任工作,对自己工作的意义和价值评价下降,经常体验到无能感和挫败感。情感方面的表现:情感耗竭,主要表现为工作热情消失,情绪烦躁,容易发脾气、迁怒于他人,或者是对人冷漠无情、麻木、没有爱心,表现出一种悲观、沮丧、抑郁、无助、无望、消沉的特点。

(三)职业倦怠的行为表现

职业倦怠者常有意志力减弱,出现日常行为和工作方面消极懒散的表现,如工作拖拉、迟到早退、无故旷工、出工不出力,常常导致目标任务到最后期限仍无法完成,工作效率低,经常出错。另外,职业倦怠者经常会迁怒于他人,容易产生攻击他人或自残行为,也有部分职业倦怠者会采用抽烟、酗酒、暴饮暴食、疯狂购物等消极的方式来应对工作的压力。

二、职业倦怠的成因

职业倦怠的产生有多方面的原因:

(一)医疗职业的性质容易产生职业倦怠

医务人员需要经常与各种类型的患者及其家属打交道,各种医患冲突和攻击给医护人员造成心身伤害;经常面对重症急诊、生命抢救、生离死别,个人知识更新、继续教育等诸多需要应对的重要任务,日常工作量大且烦琐,工作生活缺乏规律,经常处于一种不良的工作环境;临床患者病情复杂多变,不确定因素多,要求医务人员认真观察,详细记录,迅速做出反应。这种技术要求高的工作性质和高强度的职业压力,易使医务人员产生职业倦怠。已有研究表明,医务人员的工作压力与职业倦怠存在相关性;医生职业倦怠的产生与医疗事故、工作负荷呈正相关。

(二)超负荷工作量容易导致职业倦怠

工作量大可能是导致医务人员产生严重情感衰竭的主要原因。由于就医习惯,人们比较信任大医院的医疗技术和服务质量,往往到大医院就诊。目前三甲医院患者人满为患,门诊排队、病区加床现象较为普遍,而很多医院医生、护士人手短缺。有的医生又要出门诊又要查房管床,一天连续做几台复杂手术,工作量特别大。护士的情况也很类似,我国护士与管理床位比例大大低于世界平均水平,导致护士床旁观察患者及进行沟通、交流的时间极为不足。超负荷的工作使医护人员精力、体力过度消耗,很容易对患者表现出冷漠态度,产生职业倦怠。

(三)组织管理学因素导致职业倦怠

现行医院管理制度与策略对医院员工的角色期待、权利、义务、职责定义不太明确,员工在工作中容易产生多重角色和角色冲突和混淆。医院的职能是多方面的,兼具临床医疗、医学教育、科学研究多种工作任务。作为医院员工的医护人员要同时承担临床医生护士、临床医学教师、医学科研人员等多项不同角色,完成每个角色承担的任务都要花费时间和投入很大的精力,容易导致角色混乱和角色冲突,产生职业倦怠。另外,组织支持缺失也容易导致职业倦怠。设置合理的奖惩措施,使个体的工作绩效得到及时、公平的反馈,提高对医务人员社会支持是防止职业倦怠的有效策略。

(四)个体因素导致职业倦怠

研究发现一些基本趋势:在年龄方面,年轻人较容易产生职业倦怠;在性别方面,女性医生比男性医生更容易产生职业倦怠;在婚姻家庭状况方面,单身者比已婚者易产生职业倦怠,而离异者又比单身者易产生职业倦怠。

Notes

三、医务人员职业倦怠的对策

预防医务人员职业倦怠是一个系统性的工程,需要动员全社会的力量,预防医务人员职业倦怠的对策涉及面广泛。

(一)从体制机制上预防职业倦怠

首先,探索基本卫生服务有效运行机制。医疗行政管理部门应探索有效运行机制,合理配置卫生资源,完善医疗保障体系;切实提高医务人员的固定收入,调动医务人员工作积极性;切实体现医疗卫生服务公益性,缓和医患关系,才能从根本上逐渐缓解医务人员职业倦怠。社会大众要理性、客观地对待医疗卫生这个行业,积极优化舆论环境,构建积极和谐的医患关系。

其次,完善医院组织管理制度。医院应制定公正的管理制度和奖惩政策,通过合理的工资增长、职称晋升、职位提升让他们感受到组织对他们的重视。应该充分发挥医院文化的激励作用,激发医务人员内在的工作兴趣和理想抱负,防止职业倦怠产生。医院要针对职工需要,开展内容丰富、形式多样的活动,释放医务人员的工作压力,调动他们的积极性。针对医护人员工作负荷比较重的问题,医院应本着"以人为本"的思想,保证医护人员配备,合理安排工作,组织压力管理培训,帮助他们丰富其内外资源。通过有效措施降低医务人员工作负荷,可有效提高医疗质量,防止职业倦怠的发生。

(二)克服职业倦怠的巴林特小组

巴林特是布达佩斯学派著名的精神分析学家。20世纪50年代,巴林特和妻子伊妮德为有兴趣的全科医生成立了讨论小组,以研究他们在工作中遇到的问题以及处理这些问题时可能采取的方法。1957年,他出版了著名的《医生、病人与疾病》一书,总结了来自临床观察的经验。后来,这些讨论小组被命名为巴林特小组,并于1969年成立了巴林特协会,从而兴起了巴林特运动。

1. 医患互动中巴林特客体理论的主要观点　巴林特认为,医生就是治疗患者的一种最重要的药物,这种药物的剂量和频度对治疗的过程起着决定性的作用。每个医生都会不由自主地根据其个体的实践方式产生一种独特的分析氛围,并且使患者转而接受他的标准和信念。当然,这个转变的过程也是一种对患者的教育和训练过程。要教育患者能够对自己的疾病采取合适的态度,能够成熟起来对自己的疾病负责,同时又要对医生有一定比例的幼稚性依赖。由于患者对待疾病的态度很重要,所以医生还要教育患者成为好的合作伙伴。在一个互相满意的医患关系中,双方都要觉得彼此做出了有利于治疗的应有的努力,否则,医生会因为他不能治疗或缓解疾病而觉得辜负了患者;而患者则会由于对医生的失望,而导致焦虑和恐惧。在不断的治疗交往过程中,医生能从患者那里了解其包括成长背景在内的相关个人信息,以及患者关于健康和疾病的一般经验等。同样,患者也会了解他能从医生那里得到什么样的帮助。

2. 巴林特小组在医生职业倦怠中的应用　巴林特小组是由一组医师与经过培训的组长一起定期会谈,讨论在临床工作中遇到的有关心理社会因素的案例,重点是针对医患关系方面的问题。巴林特小组的主要任务是帮助医师处理医患互动中的负性情绪体验,对内心体验的讨论和分享,可使小组成员识别、理解自身的以及患者的复杂情绪反应,并且提高处理这些情绪反应的能力。通过巴林特小组的活动,能够帮助小组成员更好地处理医患关系,更深刻全面了解职业要求,最终更好地服务患者。在小组讨论中,小组成员可以得到情感宣泄并获得支持。经过巴林特小组讨论,医师找到了理解医患沟通失败的新视角,可以识别、理解和处理复杂的情绪反应,从而更好地处理医患矛盾。

(杨凤池)

Notes

参考文献

1. Hybels S,WeaverⅡ RL. 有效沟通. 北京:华夏出版社,2005.

2. Andreeva. 社会心理学. 天津:南开大学出版社,1984.

3. Mckay M,Davies M,Fanning P. 人际沟通技巧. 上海:上海社会科学院出版社,2005.

4. 杨凤池. 医学心理学. 北京:人民卫生出版社,2014.

5. 朱小刚,邓弋雁,张前德. 我国医护人员职业倦怠研究近况. 南京医科大学学报,2010,40(3):203-206.

6. 李兆良,高燕,冯晓黎,等. 论医护人员职业倦怠的原因与对策. 医学与社会,2005,18(6):26-27.

7. 任霞,孙红,杨凤池. 北京市三甲医院医生职业倦怠调查与分析. 中国医院管理,2007,27(6):15-17.

8. 刘爱芳,姜能志. 医生职业倦怠研究述评. 中国卫生事业管理,2007,23(9):620-621.

9. 范竹青,张捷. 国内医护人员职业倦怠研究概况. 中国医药导报,2010,7(4):5-7.

第十章 心 理 测 验

心理测验始于欧洲,20世纪初传入中国,它的形成虽然仅有百余年的历史,但发展迅速。通过心理测验可以对人们的各种心理活动与行为进行客观的或量化的评估,目前逐渐成为临床医学诊断和心理健康评估的有效手段。本章主要介绍心理测验的基本概念、性质、条件、基本要素和实施过程以及当今国内外临床诊断中常用的部分心理测验方法。

第一节　心理测验概述

一、心理测验的概念

人类心理过程和个性差异可用一些方法来作客观描述,这些方法主要有观察、晤谈(或称访谈,interview)和心理测验(psychological test)等。应用多种方法所获得的信息,对个体某一心理现象作全面、系统和深入客观描述,这一过程称为心理评估(psychological assessment)。心理评估在心理学、医学、教育、人力资源、军事司法等部门有多种用途,其中为临床医学目的所用时,便称为临床心理评估(clinical psychological assessment)。在我国,临床心理评估主要在心理或医学诊断,心理障碍的防治措施的制定,疗效判断等方面广泛应用,也是医学和心理学研究的常用方法。本章将重点介绍心理测验方法。

（一）心理测验的定义

心理测量学中,心理测验通常与心理量表(psychological scale)同义,是指在标准的情境下,对个人行为样本进行客观分析和描述的一类方法。

这一定义有以下4点重要含义:

1. **行为样本(behavior sample)**　一般情况下,人的心理活动都是通过行为表现出来的,心理测验就是通过测量这些人的行为表现来间接地反映心理活动的规律和特征。但是,任何一种心理测验都不可能也无必要测查反映某项心理功能的全部行为,而只是测查其部分有代表性行为,即取部分代表全体。在编制某种心理测验时,必须考虑测查行为样本的代表性,也就是测题(item),也称条目(项目)的代表性;而要获得有代表性的行为样本,关键在于控制影响该行为的诸多因素。再采用许多复杂的测量学方法来筛选行为样本,这一过程为测验内容标准化过程。心理测验是否编制成功,很大程度上取决于测验内容(行为样本)的代表性。由于只是一个行为样本,即使一个成功编制的心理测验,也难免不在一定范围内出现误差,这种误差大小可通过测验的信度来估计(见下面有关信度内容)。

2. **标准情境**　从测验情景来看,要求所有被试均用同样的刺激方法来引起他们的反应,也就是测验的实施条件、程序、记分方法和判断结果标准均要统一;从被试的心理状况来看,要求被试处于最能表现所要测查的心理活动的最佳时期。

3. **结果描述**　心理测验的结果描述方法很多,通常分为数量化和划分范畴两类。例如,以智力商数(intellingence quotient,IQ)为单位对智力水平进行数量化描述,用记忆商数和损伤指数分别对记忆能力和脑损伤的程度进行数量化描述等。有些心理现象不便数量化,就划分范畴,如正常、可疑或异常等范畴。一般而言,可数量化的结果就可以划分范畴,如智力水平高低也可以 IQ 值划分为正常、超常和缺损等。心理测验的各种特殊量数或范畴名称均有一定的涵义,成为解释测验结果专用的心理测量学术语。

4. **心理测验工具**　一般心理测验都有相应的一套工具或器材,如同天秤或复杂的测量装置一样。这套工具包括测验材料和使用手册。测验材料就是测验的内容,通过被试对其作出的反应来测查他们的心理现象;使用手册则对如何实施测试、如何量化和描述测验结果给予了详细说明,并对该测验的目的、性质和信度、效度等测量学资料作必要介绍。

(二)常用心理测验的分类

据统计,已经出版的心理测验多达 5000 余种,其中许多因年代久远,目前已很少有人继续使用。心理测验可按测验材料性质分为文字测验和非文字测验。前者要求被试具有一定的言语能力,大多数心理测验都属此类;后者采用图画或图案作为测验材料,用手势或操作来答题,适用于言语功能障碍或对测验的语言材料不熟悉的被试。心理测验又可按施测方式分为团体测验和个别测验,前者是一个主试对一群被试进行施测,这种方式可用于大样本的研究;后者是一个主试对一个被试施测,大多数测验采用此种方式,其优点是在施测中可以对被试的行为进行系统的观察和描述,有的个别测验也可作为团体测验使用。心理测验还可按测验材料的意义是否肯定和回答有无限制分为常规测验和投射测验,常规测验材料完整,意义肯定,回答有一定范围,有一致的评分标准和供解释的常模,其优点是操作技术容易掌握,结果容易分析,缺点是测验的目的明显,在回答涉及社会评价的问题时,可能因掩饰而使回答失真;投射测验则材料意义含糊,回答无限制,无严格的评分标准,其优点是测验的目的隐蔽,回答难以掩饰,结果较真实,缺点主要是测验结果分析困难,主试要有丰富的使用该测验的经验。近年来,计算机辅助心理测验(computer-assisted tests)发展迅速,实现了将传统的纸笔测验转变成在计算机上施测,并自动分析测验结果,这是心理测验的发展趋势。

在临床工作中,目前常用的心理测验不过百余种,通常按其目的和功能可分为能力测验、人格测验、神经心理测验、临床评定量表和职业咨询测验等。

1. **能力测验**　这是心理测验中一大类别,包括智力测验、心理发展量表、适应行为量表及特殊能力测验等。

2. **人格测验**　此类测验数量众多,有的用于测查一般人群人格特征,如卡特尔 16 项人格问卷、艾森克个性问卷等;有的用于测验个体的病理性人格特点,如 MMPI 等。

3. **神经心理测验**　用于评估正常人和脑损伤患者脑功能状态的心理测验。用于脑损伤的定位诊断,在脑功能的诊断及脑损伤的康复与疗效评估方面发挥着重要作用。

4. **评定量表**　评定量表(rating scale)是对自己主观感受和他人行为的客观观察进行数量化描述的方法。此类测验种类和数目繁多,最早始于精神科临床,以后推广到其他广泛的临床和研究领域。

5. **职业咨询测验**　常用的测验有职业兴趣问卷、性向测验和特殊能力测验等,人格和智力测验也常与这些测验联用,使评估结果更为全面。

二、心理测验的性质

(一)间接性

心理测验有别于医学检验,今天人们还无法对个体的心理活动进行直接测量。但是可以根据人的举止言语与外显行为是在心理调控下进行活动的原理,分析个体对测验项目的反应,间接地推论出被试者的心理活动规律及心理现象的特征。

(二)相对性

人们对心理测验结果的数据分析,无论是从纵向还是从横向看都不存在绝对的标准。人的心理是在个体先天遗传素质基础上,在社会生活环境作用下通过社会实践活动的过程形成发展起来的。从横向看,不同民族、不同文化背景和社会信息影响作用下形成不同差异的个体心理;从纵向看,发展心理学表明,人们的思维从直觉行动思维、形象思维、抽象思维到逻辑思维的个体心理发展,其行为表现都具有不同的心理评价方式,正如心理测验结果分析必须按照相应的测验模式进行比较分析一样,都必须与所在群体的大多数人的行为样本进行比较。

(三) 客观性

客观性是对一切测验的最基本要求,它贯穿于整个心理测验的全过程,归纳起来包含以下四个方面:

1. 测验工具的选择 每个心理测验工具都有其特定的测验对象和测验内容。因此,选好选对测验工具是进行心理测验的首要条件,正如我们无法用尺子准确测量一个人的体重一样。值得注意的是,一个标准的心理测验工具必须具备良好的信度和效度。在临床实践的应用中必须选择国内外认可的心理测验工具。

2. 主试的资格 患病找医生是人们日常生活的常识。同样,心理测验中对主试有严格的行业准则。作为主试必须具备三个条件:第一,应当具备心理学、统计学和医学等相关学科的基本理论。第二,应当熟练掌握相应的心理测验工具的基本知识原理和基本技能,主试必须经过系统、规范的心理测验专业学习和技能训练。实践表明在部分测验中能否达到预期目的在很大程度上取决于主试的水平。第三,应当具备职业道德要求,心理测验涉及个体的生理、心理活动内容的隐私问题,例如,测验题目涉及人们的内心冲突、人际关系和情感等方面内容。对被试测验结果的保密是心理测验的基本要求。

3. 测验过程的监控 实践表明测验环境,诸如光线、温度、噪声乃至测验环境的布置等方面都将对被试产生一定的影响作用。其次,测验结果数据评价的准确性也非常重要。根据国外一项研究结果表明,154 名心理工作者对一道主观项目进行评价,评分从 64 分到 92 分,评分者评分结果直接影响了心理测验的效度。

4. 被试 由于被试自身的实际情况,影响测验数据的误差归纳起来有六个方面的因素:

(1) 应试动机:被试参加测验的动机不同,其测验过程的态度、反应速度和持久性反应都存在一定差异,从而影响测验成绩。一般来说,临床鉴别诊断测验误差相对较小,人才选拔和成就、智力测验误差相对较大。

(2) 测试焦虑:心理学研究表明,被试测试焦虑太高太低都影响到测验结果的数据,而适度的焦虑会提高被试的注意力,增强反应速度,从而提高能力测验的成绩,其焦虑对测验成绩的作用表示为倒 U 形曲线。

(3) 测验技巧:这是指有的被试由于受过多次测验所形成的对测验经验,在以后的测验过程中能够对相似题目做出正确的答案,并能够较为合理地分配测验时间,因此被试的应试技巧直接影响到其测验成绩。

(4) 被试定势反应:即被试对测验反应的风格以及传统所形成的认知反应。实践证明,回答问题的习惯、风格特点、兴趣爱好等个体差异所形成的定势反应在一定程度上影响测验的结果。

(5) 练习效应:在诸如认知测验方面,前后不同的重复测量时,存在着练习效应对测验成绩的影响。要控制练习效应误差,应注意掌握重复测量之间的时间间隔,同时提高标准化测验的编制水平。

(6) 被试的身体状况:大家知道,不同的个体生理功能和健康状态,例如,感冒发热等都影响到测量过程正常水平的发挥和被试的正常心理反应,进而影响测验结果造成误差。

总之,任何与测验目的无关的变化因素都将可能产生误差,在测验过程中应当注意控制这些误差因素,保证测验数据更加真实有效。

Notes

三、心理测验的形成与发展

心理测验的形成与发展既有社会发展的背景,也是心理学科自身发展的必然趋势。从社会发展背景看,西方国家大机器生产的发展急需培训大批熟练的技术工人和社会分工日益精细化对人员选拔、职业指导的需要以及社会中存在的特殊教育要求等都促进了心理测验的形成。从心理学科自身的发展过程看,早期对人们心理现象基本规律的研究到个体差异的研究,对心理学科早期描述性的研究到个性心理特征进行定量分析的研究都推动了心理测验的形成和发展。从科学发展观看,心理测验是心理学科在一定历史阶段的必然产物。

在心理测验学科早期阶段作出突出贡献的有以下三个代表人物:

1. 高尔顿　倡导科学心理测验的代表人物是英国的生物学家和心理学家高尔顿(Galton F),他在研究遗传问题的过程中提出了测量个体差异的方法,是应用自由联想法、问卷法及等级评定量表的先驱,同时他将统计学引入心理测验的研究领域,构建了心理测验学科的基本框架。

2. 卡特尔　美国心理学家卡特尔(Cattell JM)为心理测验学科的发展作出了巨大贡献。卡特尔早年师从于德国心理学家冯特从事个体心理差异的反应时研究,他回到美国后在宾夕法尼亚大学从事心理学教学与科研工作。在此基础上,卡特尔于1890年发表《心理测验与测量》文章,首先提出"心理测验"的概念,并指出"心理学若不立足于实验与测量上,就决不能够有自然科学之准确性",主张测验过程应有统一规定,测验结果要与常模进行比较,这些观点极大地丰富和完善了心理测验的内容体系,揭示了心理测量学的内涵。

3. 比奈　法国心理学家比奈(Binet A)对智力测验的开创作出了突出贡献。法国教育部于1904年针对社会存在的特殊教育问题和公立学校中弱智儿童的教育方法组织了一个由教育学、医学与心理学科组成的专家委员会,专门研究公立学校中低能儿童的管理方法。作为该委员会成员的比奈极力主张用测验法鉴别智力落后儿童。1905年经过他与助手西蒙(Simon T)的努力在《心理学年报》上发表了《诊断异常儿童智力的新方法》,这就是当今著名的1905年版比奈智力量表,被公认为世界上第一个正式的心理测验。在此基础上经过修订先后发表了1908年版比奈—西蒙智力量表和1911年比奈—西蒙智力量表,首次提出了智力年龄概念。著名美国学者波林(Boring EG)指出,心理测验的发展,19世纪80年代是高尔顿的10年,90年代是卡特尔的10年,20世纪初的10年则是比奈智力量表的10年。

到了第二次世界大战时,美国心理学家韦克斯勒(Wechsler)进一步提出了离差智商的概念。离差智商不是以智力年龄为标准来计算,而是以其所在团体平均水平为标准来衡量他的智商高低。后来许多心理测验的标准分都是根据这一原理设计的。韦克斯勒还编制了适用于不同年龄阶段使用的一系列成套智力测验、记忆测验,在国际上广泛使用。

除了智力测验以外,在测量心理的其他方面如记忆、注意、思维以及人格等方面,近半个世纪以来也有很大发展。如20年代出现墨迹测验,30年代后出现了主题统觉测验等。此外,临床中还出现了许多评定量表等。到目前为止,国际上大约有上千种心理测验在应用。

心理测验始于20世纪初,到了40年代发展到一个高峰期,50年代进入了稳步发展阶段,60年代后随着认知心理学的兴起,实验法、观察法与测验法相结合,产生了研究个体心理机制的信息加工测验,为进一步研究心理活动机制提供了新的方法,促进了心理测验的新发展趋势。

四、心理测验在临床实践中的应用

心理测验始于欧洲,20世纪初传入中国,它首先在教育与医学领域受到人们的重视。人格测验的先驱克雷丕林(Kraepelin E)最早将自由联想法施测于临床精神病患者。美国明尼苏达大学哈特卫(Hathaway SR)和麦金利(Mckinley JC)两人于1943年编制的人格测验(明尼苏达多相人格调查表,MMPI)的主要目的就是根据精神病学的经验效标对个体进行诊断。目前,在临

Notes

床心理科和精神科对心理问题或精神障碍的筛查、诊断、疗效判断及预后估计等工作中都要大量使用各类临床心理测验。

当今在心身医学领域,心理测验的应用价值愈来愈受到人们的关注。身心疾病的发生、发展、诊断、治疗、康复和预防中的心理社会因素都需要予以明确的量化指标,都需要使用相应的测验或评定方法。例如,心理测验中 A 型行为问卷与艾森克人格问卷对冠心病的鉴别诊断;在研究心理应激和生活事件中各因素与心血管疾病、脑血管疾病和肿瘤及其疾病发病因素的关系时,可借助相关心理测验工具。在神经症和精神病的临床诊断中应用 MMPI 等心理测验以发现和治疗心理异常的患者。在儿科保健与咨询门诊工作中,常常应用智力测验和神经心理测量评价儿童身心发展中认知功能水平及特征等。进入 21 世纪,心理测验在心身医学上的应用具有广泛的发展前途。

(姚树桥)

第二节　心理测验的标准化

一、标准化心理测验的基本条件

标准化是心理测验的基础,否则就无法对测验结果的数据作出科学的评价。一个好的标准化心理测验必须满足常模、信度和效度三个基本条件。

(一) 常模

常模(norm)亦是标准,它是指某一心理测验在一定群体中测量结果的标准量数,不同的群体其常模标准有所区别。例如,艾森克人格测验有美国常模,也有我国龚耀先教授制订的中国常模。心理测验中某一个体测验结果的数据称为原始分数,它本身没有多大意义,通常要根据常模转换为标准分才能进行测验结果的分析。因此,测验结果是否可靠,在很大程度上取决于常模样本的代表性。

1. **样本(sample)**　样本是从目标人群中具有代表性的取样。

(1) 对群体的构成必须有明确界定,必须准确地确定所要测验群体的范围、性质和特征。

(2) 样本的大小要适当。一般来说总体数目小,只有几十个人,则需要全部取样;全国性常模样本抽样以 2000~3000 人比较适宜。

(3) 标准化样本具有时效性。这是指不同时期,其样本具有一定差异。例如,20 世纪 50 年代审美观、择偶观与当今的评价标准发生了较大变化。又如人们常说的 20 世纪 60 年代出生的人群与 90 年代出生的人群对客观事物的评价标准是否一致等。因此,常模应当定期修订,在使用常模进行评价时,应当选择合适的较为新近的常模标准。

2. **常模类型**

(1) 标准分(standard score):标准分是将原始分数与平均数的距离以标准差(standard deviation)为单位表示出来的量数。因为它的基本单位是标准差,所以叫做标准分。常见的标准分数有 Z 分数、T 分数、离差智商等。

Z 分数(Z score)是最典型的通过线性转换的标准分,根据转换公式可通过下列公式将原始分数转换为标准分数:

$$Z = \frac{X - \bar{X}}{s}$$

其中 X 为某个人的原始分数,$\bar{X}$ 为样本平均数,s 为样本标准差。由于在 Z 分数中经常出现小数点和负数,同时单位太大,计算和使用不是很方便。如人格测验、智力测验等结果数据采用负分数则不合常理。因此通常需要将 Z 分数转换为另一形式的量表分数。其公式如下:

Notes

$$Z'=A+Bz$$

这里 Z' 为转换后的标准分数,A、B 是根据需要指定的常数,加上一个常数是为了去掉负值,乘以一个常数是为了使单位变小从而去掉小数点。加或乘一个常数并不改变原来分数间的关系。常态标准分数可以被转换成任何方便的形式。T 分数是以 50 为平均数(即加上一个常数 50),以 10 为标准差(乘以一个常数 10)来表示的。其公式如下:

$$T=50+10Z'$$

目前,已有预先计算 T 分数的辅助表,只要知道某一原始分数在分布累计次数的比例,就可以通过该表直接查到相应的 T 分数。

(2) 百分位(percentile rank,PR):亦称百分点,它是计算处于某一百分比例的个体对应的测验分数是多少。其优点是通俗易懂,不需要统计学的概念便可理解。一般将测验成绩不好的排列在下,好的成绩排列在上。在实际应用中,我们一般既可以由原始分数计算百分等级,也可以由百分等级确定原始分数。各种标准分及百分位可相互转换,如图 10-1 所示。

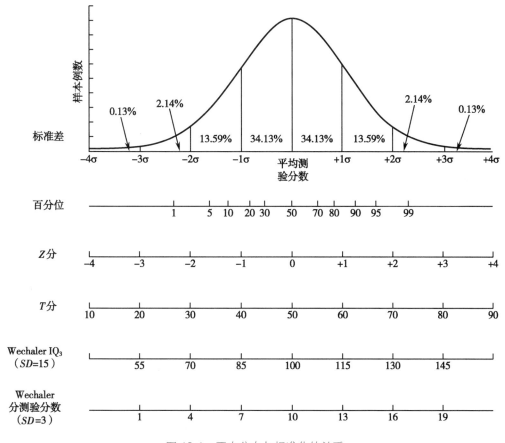

图 10-1　正态分布与标准化的关系

除了以上常用的几种常模形式,还有各种性质的常模。从可比性看,常模越特异越有效,能够更好地反映个体的真实情况,从适应性看,以一般群体常模的使用更为广泛和方便。

(二) 信度

信度(reliability)是指测验分数的可靠性,通过对测验分数测量误差的计算来估计。在测量学上,测验信度就是估计误差(error variance)在测验分数总方差中所占的比例。测验误差在编制测验和实施测验中均可产生,包括内容抽样误差,即编制测验时筛选有代表性行为样本的抽样误差;时间抽样误差,即同一名被试在不同时间接受同一种测验测查时所产生的误差;评分者误差,即同一份测验结果由不同的人评分,由于各人掌握的评分标准差异所产生的误差。估计不同的误差可采用不同的计算方法,主要有如下几种:

Notes

1. **分半信度**（split-half reliability）　将一套测验的各项目按难度排序,再按项目的奇、偶数序号分成两半,对其所测结果进行相关分析,用于评价内容抽样误差。

2. **α 系数**（α coefficient）　用于评价测验内容抽样误差和项目内容的异质性。

3. **正副本相关系数**　有的测验同时编制了平行的正副本,将同一组被试的两套结果进行相关分析,也是评价测验内容误差的一种量数。

4. **重测信度**（test-retest reliability）　对同一组被试在两次不同时间作同一套测验所得结果进行相关分析,评价时间抽样误差。

5. **评分者之间一致性检验**　用于评价不同评分者之间所产生的评分误差。

此外,还有因素信度、测量标准误等,因计算方法复杂,在此不一一详述。

信度检验结果用信度系数（reliability coefficient）表示,其数值在 −1~+1 之间。绝对值越接近 1.0,表明误差越小,测验结果越可靠;绝对值越接近 0,表明误差越大,测验结果越不可靠。通常,能力测验的信度要求 0.80 以上,人格测验的信度要求 0.70 以上。

（三）效度

效度（validity）是指一个测验是否将所要测量的内容指标准确地反映出来的程度。它反映了测验的准确性。一个测验若无效度,则无论它具有其他任何优点,都将无法达到其真正的测量目的。因此,在选择标准化心理测验工具时,必须首先鉴别其效度,没有效度的测验工具是不能使用的。

测验的效度受到随机误差和系统误差的影响,信度高的测验并不一定是有效的,而有效的测验必定是可信的。因此,信度是效度的必要条件。

效度的种类很多,分类的方法不尽相同,目前常见的有三种类型:

1. **内容效度**（content validity）　它指测验题目对有关内容或行为取样的准确程度,从而确定测验是否是所有要测量的行为领域的代表性取样。当测验题目是行为范围的好样本,则测量有效。由于这一种测验的效度主要是衡量测验内容,所以称为内容效度。

内容效度的评估方法主要有专家判断法、统计分析法和经验推测法。它们从不同角度对测验项目内容的有效性作出评价。

2. **构想效度**（construct validity）　构想效度的概念是于 1954 年提出的,也称为结构效度。它是指测验反映了测验编制前理论上的构想或特质的准确程度,主要涉及心理学的理论概念问题。

构想效度的目的是一个测验测量什么样的心理构想? 对这一构想的测验效果应当达到什么样的程度? 因此,在实施过程中,必须从某一构想的理论观点出发,提出关于某一心理特质的假设,然后编制测验项目并进行施测,最后通过对其结果数据的分析评价,验证与理论假设两者间的吻合程度。

3. **效标效度**（criterion validity）　它反映了测验预测个体在某一环境中行为表现的有效性程度。在这里,效标是指被预测行为必须是检验效度的标准。效标效度一般是在实践中进行检验,故又称为实证效度。

在检测效标效度时,关键点是选择一个好的效标。在评价效标中要注意以下四个条件:

(1) 好的效标能够最有效地反映测验的目的。

(2) 好的效标具有较高的信度,稳定可靠。

(3) 好的效标可以客观地加以测量,即可以量化。

(4) 好的效标测量的方法简单易学,省时、省力,符合经济有效的原则。

二、心理测验的实施过程

心理测验的实施过程必须遵循一定的规则和条件,才能保证测验取得有效的结果。

Notes

（一）测验前的预备工作

1. 选择合适的测验工具　心理测验种类很多,每一个测验工具都有特定的测验对象和相应的测试内容范围规定,针对被试的测验项目内容选择合适的测验工具,才能取得有效的结果。同时在测验前对测验工具进行检查和核对,保证测验工具的准备无误。如果是团体测验,应对测验题目纸、答题纸、测试仪器等事先检查好,以免忙中出错。

2. 熟悉测验的程序　首先,对测验指导语在事先予以熟悉,它规范了测试过程的操作程序,避免在测验中随意临场发挥或出现念错、重复等问题,不得在指导语中给予任意的解释和发挥,因为这对被试提供可能的暗示性,进而影响测验结果的有效性。其次,熟悉测验的程序。例如,在智力测验中包含语言和操作两大部分。言语部分的各个分测验程序要求,操作部分对测验所涉及的材料摆放、时间限制都有严格要求,以及测验中主试与助手的分工等事先应做到心中有数,以保证测验的有序进行。

（二）心理测验的环境要求

研究表明,环境和场所在心理测验将对被试产生一定的影响。测验环境中的光线、温度、颜色、噪声和通风等物理条件都应当事先考虑并统一安排。测验场所可为心理测验室、医院治疗室。团体测验可在专用团体测评室、教室或会议室进行。

值得注意的是,心理测验过程中不得受到外界干扰。无论是个体或是团体测验,应当在测验室外挂上牌子,表明测验正在进行中,旁人不许进入。测验场所的布置应当遵循简洁明了的原则,不能太花哨,避免分散被试的注意力和产生消极的情绪状态。

（三）心理测验实施的注意问题

为了达到心理测验的预期目的,在实施过程中应当注意以下几个问题:

1. 心理测验的选择应遵循既不滥用,也不乱用的原则,根据实际情况选择合适的心理测验工具。

2. 心理测验实施过程,主试要观察被试外显行为、情感态度和身体特征三个方面的表现,并做好记录,观察收集到的资料,作为测验结果数据分析的参考资料。

3. 心理测验过程应当在良好的主被试关系的基础上进行,保证测验结果的准确性。

4. 心理测验报告书写的格式应当规范化。

（姚树桥）

第三节　智力测验

智力测验是评估个人一般智力功能的方法,它是根据有关智力概念和智力理论按照标准化过程编制而成的。智力测验在临床上用途很多,不仅在研究智力水平,而且在研究其他病理情况时都是不可缺少的工具。常用的智力测验有韦克斯勒智力量表、斯坦福 - 比奈测验和瑞文测验等。

一、智力、智商和智力水平的分级

1. 智力　目前,有关智力的定义很多,尚无一个被所有心理学家所全部接受的定义。就智力的功能来说,只有通过智力活动,才能使人们达到积极的创造性的环境适应,包括自然环境和社会环境的适应。人们在适应环境时需要学习知识和掌握技能,需要运用所学的知识和技能来解决所面临的实际问题。因而就功能而言,智力是人们在获得知识和掌握技能(学习),以及运用知识和技能来解决实际问题时所必备的心理条件或特征。

智力活动就其机制来说是神经系统、特别是大脑的高级神经活动的某种特性,其活动过程包括了全部认知过程,是一种最复杂、综合的认知过程。智力活动就其结构来说包括了多种因

Notes

素(心理特征),人们在通俗用语中常用聪明(耳聪目明,即感觉敏锐)、过目不忘(记忆力)、举一反三(逻辑推理)、别出心裁(创造力)等来描述智力。心理学家们提出了智力结构的多因素学说,用于指导智力测验的编制,这些理论详见本书第二章。

由于目前尚无统一的智力定义,作者往往根据自己对智力定义的理解来编制智力测验。因此,在使用某一智力测验时必须熟悉编制者所采用的智力定义。本节重点介绍的韦氏智力量表的作者 Wechsler 的智力定义是:"智力是个人行动有目的,思维合理,应付环境有效聚集的或全面的才能"。第一个正式智力测验比奈量表的编制者 A.Binet 和 Simon 对智力的定义描述是"在我们看来,在智力中存在某种基本才能,它的改变或欠缺,对于实际生活至关重要。这种才能包括判断力、辨别力、主动性和适应能力。善于判断、善于理解、善于推理,这些都是智力的基本活动"。

2. 智商　智商(intelligence quotient,IQ)是智力的量化单位,即通过智力测验将智力水平数量化,用数字的形式表达出来,以便于人们的理解与比较。计算智商的公式有比率智商和离差智商二种。比率智商由 Terman 提出,其公式如下:

$$IQ=(MA/CA) \times 100$$

公式中,MA(Mental age)为心理年龄(又称智力年龄),是某一儿童在智力测验的成绩所达到的水平,MA 是以一群同龄儿童(称样本)在该测验的平均成绩为标准而得到的。CA(Chorological age)为实际年龄,即该儿童在测验时的实际岁数。例如,某儿童智力测验时的 CA 为 10 岁,他的智力测验成绩达到了 12 岁儿童的平均水平(MA 为 12),由比率智商公式计算出该儿童的 IQ 为 120。另一 10 岁儿童在智力测验的成绩为 8 岁儿童的平均水平(MA 为 8),则 IQ 为 80。

比率智商公式是建立在儿童的智力水平随着年龄增长而增长的线性关系的基础上。但实际上智力发展到一定年龄便停止发展,呈平台状态,老年人的智力水平有所下降。因此,Wechsler 提出了离差智商公式,Wechsler 认为人类智商在任何年龄均呈正态分布,可以用标准分的方法计算智商,其公式为:

$$IQ=100+15(X-\overline{X})/s$$

公式中,$\overline{X}$ 为该年龄阶段样本在智力测验的平均成绩,X 为某受试者在智力测验的成绩,S 为样本成绩的标准差。在该公式中 X-$\overline{X}$/S 是标准分(Z)公式,如果 X-$\overline{X}$=0,为了不使 IQ 为 0,故升值为 100;同时使每个 Z 分都升值 15 倍。离差智商计算方法克服了比率智商计算方法受年龄限制的缺点,成为目前通用的 IQ 计算方法。

3. 智力水平的分级　智力量表编制后,经过科学的采样(样本必需代表性好,其测验成绩呈正态分布),可以将智力水平根据 IQ 值进行分级,通常是将智商平均值(100)和其上、下一个标准差(15)的范围定位为"平常智力",其余依据高于或低于平常智力水平依次分级,其分级方法参见表 10-1。

表 10-1　智力水平的分级

智力水平	IQ 值	标准差范围
天才	145~160	+3~4SD
极超常	130~144	+2~3SD
超常	115~129	+1~2SD
平常	85~114	±1SD
边界	70~84	−1~2SD
轻度智力低下	55~69	−2~3SD
中度智力低下	40~54	−3~4SD
重度智力低下	25~39	−4~5SD
极重度智力低下	<25	−5SD 以下

Notes

二、韦克斯勒成人智力测验

韦克斯勒智力量表以 1939 年发表的韦克斯勒 - 贝勒维智力量表为基础,经多次修订而成。它包括言语和操作量表两个部分。韦氏智力量表有三种:即 1949 年编成了韦氏儿童智力量表(Wechsler intelligence scale for children,WISC),该量表于 1974 年、1991 年及 2003 年进行了相继修订;1955 年编成的韦氏成人智力量表(Wechsler adult intelligence scale,WAIS)于 1981 年、1997年及 2008 年进行了相继修订;1967 年编成了学前及初学儿童智力量表(Wechsler preschool and primary scale of intelligence,WPPSI),并于 1989 年和 2003 年相继进行了修订。目前,我国修订的韦氏智力测验并具有全国常模的有 1981 年龚耀先等修订的韦氏成人智力量表,分城市版和农村版,适用于 16 岁以上成人;1986 年林传鼎等修订的韦氏儿童智力量表(WISC-CR),适用于 6~16 岁 11 个月被试者;龚耀先等于 1986 年修订的韦氏幼儿智力量表(C-WYCSI),适用于 3 岁 10 个月 16 天 ~6 岁 10 个月 15 天的小儿,分城市和农村两种。此外,1993 年龚耀先等又修订了适用于 6~16 岁的中国韦氏儿童智力量表(C-WISC,分城市和农村两种)。这里以我国修订的韦氏成人智力量表(WAIS-RC)为例予以说明。

WAIS-RC 全量表可分为言语部分和操作部分,言语部分包含 6 个分测验,操作部分包含 5个分测验。各分测验及其功能如下:

(一)知识

了解被试的知识广度,共有 29 题。

(二)领悟力测验

这是测查被试的实际知识和理解、判断能力,共 14 题。

(三)算术(心算)

以了解被试的计算与推理能力,计算速度和正确性,共 14 题,均有规定时限。

(四)相似性

了解被试的抽象概括能力,共 13 题。

(五)数字广度

了解被试的注意力与机械记忆能力,分顺背和倒背两种测试方式,方法是主试按每秒一个数字的速度读出一组数字,令被试顺背和倒背。

(六)词汇

了解被试的词义解释、学习和理解能力,共有 40 个词汇,让被试说出每个词的意义。

(七)数字符号(译码)

了解被试的一般学习能力、知觉辨别和书写速度。每个数字有一相应的符号。让被试在 90秒钟内在 90 个数字下面填上代表该数字的符号,每正确填写一个符号记一分,倒转符号记半分,最高 80 分。

(八)填图

了解被试的知觉组织和推理能力,共有图片 21 张,每张图片均缺乏一个重要部分,需要被试指出。

(九)木块图案

了解被试的抽象推理能力和结构分析能力,有 9 块正方形积木,每块两面白色,两面红色,另两面按对角线分成红白两色。另有 10 种图案,让被试用木块将图案摆出来。

(十)图片排列

了解被试对社会情境的理解能力,共有 8 套图片,每套有 3~6 张。如果将每套的顺序正确排列,可以说明一个故事。每套图片按规定打乱后交给被试,让被试将图片重新排列,排列正确可得分。

(十一) 图形拼凑

了解被试概念思维和处理部分与整体关系的能力,共有四套图像组合板,每个图像被分割成若干部分,打乱后按规定交给被试,让被试重新拼凑以恢复原形。

本量表属个别测验,按手册规定将各分测验的项目逐一进行测查。有些分测验部分按年龄不同有一个起点,不必都从最初项目开始。各分测验还规定连续若干项目都失败时便终止该部分测验。分数的评定均按手册规定的评分标准计算,一个分测验中的各项目得分相加,称该分测验的原始分。原始分按手册上的相应用表换算成量表分。语言和操作测验的各分测验量表分相加,称为语言和操作量表分。所有分测验量表分相加,称全量表分。根据相应用表,最后换算成言语智商(VIQ)、操作智商(PIQ)和总智商(FIQ)。

由于韦氏智力量表可以提供所有年龄段的总智商(FIQ)、言语智商(VIQ)和操作智商(PIQ),在对同一被试的不同年龄进行施测时,韦氏智力量表具有特别的价值。例如,它可以估计教育年限对个体智力功能的影响。因此,它被公认为是较好的智力测验。

三、瑞文测验

瑞文测验亦称瑞文渐进测验(Raven's Progressive Matrices),是由英国心理学家瑞文(Raven JC)于 1938 年编制的一种非文字智力测验。该测验分为标准型、彩色型和高级渐进方阵三套测验。标准型是瑞文测验的基本型,适用于 6 岁以上被试者;彩色型适用于 5.5~11.5 岁的儿童及智力落后的成人;高级渐进方阵的难度更大,是对标准型测验得分高于 55 分的被试者进行更为精细的区分评价。1986 年我国张厚粲及全国协作组完成了对瑞文标准型测验的修订。1989 年李丹、王栋等人完成了标准型和彩色型合并本联合型瑞文测验(Combined Raven's Test,CRT)中国修订版的成人、城市和农村儿童三个常模的制定工作。

联合型瑞文测验对于一般正常三年级以上儿童与 65 岁成人均可团体测验,幼儿、智力低下者和不能自行书写的老年人则可个别测验。实测时一律采用二级评分,即答对给 1 分,答错给 0 分,每一个题目由一幅缺少一小部分的图案和 6~8 个小图案的答题选项组成,被试者根据题目中隐藏的一系列抽象符号与图案的构成规律,选择出合适的答题项目(图 10-2)。

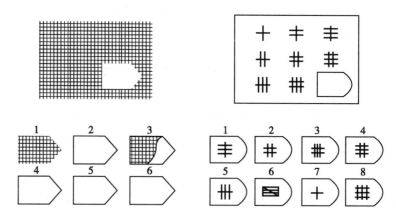

图 10-2　瑞文测验图例

四、中国比奈测验

1905 年由法国比奈(Binet A)和西蒙(Simon T)编制而成,称为比奈 - 西蒙量表(Binet-Simon intelligence scale,B-S),是世界上第一个智力测验。并分别于 1908 年和 1911 年进行了修订,其中 1908 年修订版首次使用了"智力年龄"这一概念。随后,比奈 - 西蒙量表引起世界心理学家的关注,各种文字的翻译本和修订本相继出现,其中以美国斯坦福大学 Terman 1916 年的修订本

Notes

最负盛名。我国陆志伟于1924年发表了中国B-S版本,1982年吴天敏对陆志伟的中国B-S版本进行修订,称为中国比奈测验。

中国比奈测验适用于2~18岁被试,共有51项测试题目(表10-2),按照从易到难的顺序排列。测试时根据被试年龄按照测验指导书规定从相应题目开始。例如,2~5岁儿童从第一题开始作答,6~7岁儿童从第七题开始作答,被试连续5道题目作答错误停止测试,每通过一题记1分,测验结果采用离差智商的计算方法进行智力评价。

表 10-2 中国比奈测验项目举例

题号	内容	题号	内容	题号	内容
1	比圆形	16	指出缺点	31	时间计算
3	比长短线	18	找寻数目	33	盒子计算
5	辨别图形	20	对比	35	方形分析(二)
7	问手指数	22	正确答案	37	说出共同点
9	简单迷津	24	描画图案	39	倒背数目

(姚树桥)

第四节 人 格 测 验

每一种人格理论都假定个体差异的存在,并假定这些差异是可以测量的。人格测验的方法分为问卷法和投射法两种类型。问卷法也称为自陈量表。临床上常用的人格自陈量表有明尼苏达多相人格调查表、艾森克人格问卷、卡特尔16项人格因素问卷。常用的投射测验有洛夏墨迹测验和主题统觉测验。

一、明尼苏达多相人格调查表

明尼苏达多相人格调查表(Minnesota multiphasic personality inventory,MMPI)诞生于1943年,由美国明尼苏达大学哈特卫(Hathaway SR)和麦金利(Mckinley JC)根据经验效标法编制而成。最初主要目的是根据精神病学的经验效标来对个体进行诊断,后来发展成为人格测验。MMPI适用于16岁以上至少有6年以上教育年限者,既可个别施测,也可团体施测。中国科学院心理研究所宋维真研究员于1989年完成了MMPI修订工作,并制订了全国常模。几十年来,MMPI成为国际上广泛使用的人格测验工具,它适用于多种不同的情况,不仅可以提供临床医学上的诊断,同时也可以用于正常人的个性评定。

MMPI共有566道题目和399道题目两个版本,题目内容包括身体各方面的情况、精神状态、家庭、婚姻、宗教、政治、法律、社会等方面的态度和看法。被试根据自己的实际情况对每个题目作出"是"与"否"的回答,若确实不能判定则不作答。然后,根据被试的答案纸计算分数并进行分析,每一被试均可从各分量表的得分获得一个人格剖面图。在临床工作中,MMPI常用4个效度量表和10个临床量表。

(一)效度量表

1. Q 表示受试者不作是否回答或是否均作回答的总数,在566题目的版本中原始分超过30分、在399题目的版本中原始分超过22分被视为无效测验。

2. L 共15个题目,原始分超过10分则测验无效。高L分提示受试者对症状报告不真实,因而使测验的效度不可靠。

3. F 共64个题目,多为一些比较古怪或荒唐的题目,其中有些题目还包括在精神分裂症量表内。正常人亦有高得分者,如漫不经心地随便回答和试图装病者,都可导致得分增高。真正的精神疾病患者得分亦高。

4. K　校正分数,也称修正量表,是对测验态度的一种衡量。共 30 个题目。高分者表明对测验具有较强的自我防御态度。

（二）临床量表（即多相个性量表）

1. Hs　（疑病症,hypochondriasis）:反映对身体功能的不正常关心。

2. D　（抑郁,depression）:情绪低落,自杀思想,有轻度焦虑或激动。

3. Hy　（癔症,hysteria）:具有许多功能性的身体症状。

4. Pd　（精神病态性偏倚,psychopathic deviation）:脱离一般社会道德规范,漠视社会习俗,常有复仇攻击观念。

5. Mf　（男子气或女子气,masculinity-femininity）:即女子男性化和男子女性化的倾向。

6. Pa　（妄想,paranoia）:具有这个量表高分的人提示该被试常表现多疑,过度敏感,甚至有妄想存在。平时的思维方式常为易责怪别人而很少内疚,有时可表现强词夺理和侵犯他人。

7. Pt　（精神衰弱,psychasthenia）:本量表是为识别精神衰弱、强迫状态、恐惧症或高度焦虑者而设计的。Pt 量表高分者提示有强迫观念,非常焦虑,高度紧张等表现。

8. Sc　（精神分裂症,schizophrenia）:具有精神分裂症患者的一些临床特点。

9. Ma　（躁狂,mania）:该量表分高的人常为联想过多过快,活动过多,观念飘忽,夸大而情绪高昂,情感多变。

10. Si　（社会内向,social introversion）:高分者内向胆小,对他人无兴趣,不善于社交活动,过分自我控制等。

各量表结果采用 T 分形式,可在 MMPI 剖析图上标出。按照中国常模标准,量表 T 分高于 60 则提示可能具有病理性异常表现或某种心理偏离现象。但在具体分析时应结合各个量表 T 分高低进行综合分析评价。例如精神疾病患者往往是 D、Pd、Pa 和 Sc 分高,在 MMPI 剖析图上呈现"右高左低"的模式;而神经症患者往往是 Hs、D、Hy 和 Pt 分高。在 MMPI 剖析图上则呈现"左高右低"的模式。

MMPI 对人格测验的研究和应用产生了十分重要的影响。至今它被翻译成各种文字版本达到 100 多种,广泛应用于医学心理学和人类学领域,是世界上最常引用的人格量表。20 世纪 80 年代中期开始,美国心理学家对 MMPI 进行首次修订,重新加以标准化。1989 年美国明尼苏达大学出版社正式发表了 MMPI-2（（修订版）。1991 年中国科学院心理研究所与香港中文大学合作进行 MMPI-2 中文版的修订工作,修订后的 MMPI-2 有 567 道题目和 370 道题目两个版本。如果仅为精神病的临床诊断使用,一般采用 370 道题目的版本。修订后的 MMP-2 弥补了 MMPI 使用过程中的不足之处,使其对测验结果的分析和解释更加明确。

二、艾森克人格问卷

艾森克人格问卷（Eysenck personality questionnaire,EPQ）是由英国伦敦大学艾森克（Eysenck HG）夫妇根据人格结构三个维度的理论共同编制。目前含四个分量表的 EPQ 是 1975 年编制而成的,在国际上被广为采用,它有成人问卷和青少年问卷两种。成人问卷适用于 16 岁以上的成人。1983 年我国龚耀先教授主持修订制定了儿童和成人两套全国常模,成人问卷（适用于 16 岁以上）和儿童问卷（适用于 7~15 岁儿童）均为 88 个项目。与此同时,北京大学的陈仲庚也建立了 EPQ 的成人北京常模,其修订的 EPQ 有 85 个项目。

EPQ 由三个人格维度和一个效度量表组成。

E 量表:外向 - 内向。分数高表示人格外向,可能是好交际,渴望刺激和冒险,情感易于冲动。分数低表示人格内向,如好静,富于内省,不喜欢刺激,喜欢有秩序的生活方式,情绪比较稳定。

N 量表:神经质（又称情绪稳定性）。反映的是情绪性行为,与疾病名称无关。高分表示焦虑、

Notes

忧心忡忡、郁郁不乐,有强烈情绪反应,甚至出现不够理智的行为。

P量表:精神质。并非指精神病,这一人格特质在所有人身上都存在,只是程度不同。但如某人表现出明显程度,则易发展成行为异常。高分则可能是孤独,不关心他人,难以适应外部环境,不近人情,与别人不友好,喜欢寻衅搅扰,喜欢干离奇古怪的事情,并且不顾自己行为的危险。

L量表:测定被试的掩饰、假托或自身隐蔽,或者测定其朴实、幼稚水平。在国外,高分表明掩饰、隐瞒,但在我国L分高的意义仍未明了。

EPQ结果采用标准T分表示,根据各维度T分高低判断人格倾向和特征。还将N维度和E维度组合,进一步分出外向稳定(多血质)、外向不稳定(胆汁质)、内向稳定(黏液质)、内向不稳定(抑郁质)四种人格特征以及介乎于两者之间的中间型。

EPQ项目少,实施方便,既可个别施测,也可团体施测,在我国是临床应用最为广泛的人格测验。但由于其条目较少,反映的信息量也相对较少,故反映的人格特征类型有限。

三、卡特尔16项人格因素问卷

卡特尔16项人格因素问卷(16 personality factor questionnaire,16PF)是卡特尔(Cattell RB)根据人格特质学说,采用因素分析法编制而成。卡特尔认为16个根源特质是构成人格的内在基础因素,只要测量出16项基础因素在个体身上的表现程度,即可知道他的人格特征。

16PF有A、B、C、D、E式五种版本。A、B为全版本,各有187项;C、D为缩减版本,各105项。前四种版本适用于16岁以上并有小学以上文化程度者;E式为128项,专为阅读水平低的人而设计。16PF主要用于确定和测量正常人的基本人格特征,并进一步评估某些次级人格因素。1970年我国刘永和、梅吉瑞将A、B版本合并,发表了中文修订本(表10-3)及全国常模。

A、B、C、D式均有三种答案可供选择:A、是的;B、介于A与C之间;C、不是的。E式为两个答案选择一个。条目举例:我感到在处理多数事情上我是一个熟练的人。

16PF结果采用标准分(Z分)。通常认为<4分为低分(1~3分),>7分为高分(8~10分)。高、低分结果均有相应的人格特征说明。表10-3列出16个因素的名称、特质简介和得高低分所表示的人格特征。

表10-3 16PF因素、名称、特征简介

因素	名称	低分特征	高分特征
A	乐群性	缄默,孤独,冷淡	外向,热情,乐群
S	聪慧性	思想迟钝,学识浅,抽象思考力弱	聪明,富有才识,善于抽象思维
C	稳定性	情绪激动,易烦恼	情绪稳定而成熟,能面对现实
E	特强性	谦逊,顺从,通融,恭顺	好强,固执,独立,积极
F	兴奋性	严肃,审慎,冷静,寡言	轻松兴奋,随遇而安
G	有恒性	苟且敷衍,缺乏奉公守法的精神	有恒负责,做事尽职
H	敢为性	畏怯退缩,缺乏自信心	冒险敢为,少有顾虑
I	敏感性	理智的,着重现实,自食其力	敏感,感情用事
L	怀疑性	信赖随和,易与人相处	怀疑,刚愎,固执己见
M	幻想性	现实,合乎成规,力求妥善合理	幻想的,狂放任性
N	世故性	坦白,直率,天真	精明强干,世故
O	忧虑性	安详,沉着,通常有自信心	忧虑抑郁,烦恼自忧
Q1	实验性	保守的,尊重传统观念与行为标准	自由的,批评激进,不拘泥于成规
Q2	独立性	依赖,随群附和	自立自强,当机立断
Q3	自律性	矛盾冲突,不顾大体	知己知彼,自律谨严
Q4	紧张性	心平气和,闲散宁静	紧张困扰,激动挣扎

四、洛夏墨迹测验

洛夏墨迹测验是投射测验中最常用的一种测验工具。所谓投射测验(projective test)是指观察个体对一些模糊的或者无结构材料所做出的反应,通过被试的想象而将其心理活动从内心深处暴露或投射出来的一种测验,从而使检查者得以了解被试的人格特征和心理冲突。在人格评估工具中,投射测验最常被心理学从业者尤其是精神分析学家使用。

洛夏墨迹测验(Rorschach inkblot test)是由瑞士精神病学家洛夏(Rorschach H)在1921年创立,目的是为了临床诊断,对精神分裂症与其他精神病做出鉴别,也用于研究感知觉和想象能力。1940年,洛夏墨迹测验才被作为人格测验在临床上得到了广泛应用。1990年龚耀先完成了该测验的修订工作,现已有我国正常人的常模。洛夏墨迹测验的材料为10张墨迹图,有5张全为黑色的,2张是黑色和红色的,其余3张是彩色的,都是将墨迹放在纸上再加折叠所成的对称的浓淡不匀的墨迹图(图10-3)。测试时将10张图片按顺序一张一张地交到被试手中,要他说出从图中看到了什么。不限制时间,也不限制回答数目,一直到没有回答时再换另一张。每张均如此进行。看完10张图后,再从头对每一回答都询问一遍。问他看到的是指图的整体或图的哪一部分,问他为什么说这些部位像他所说的内容。将所指部位和回答的原因均记录下来。然后进行结果分析和评分。美国Exner于1974年建立了洛夏测验结果综合分析系统,目前常用于正常和病理人格的理论和临床研究。

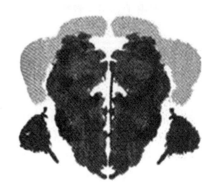

图10-3　洛夏测验墨迹图

虽然洛夏墨迹测验结果主要反映了个人人格特征,但也可得出对临床诊断和治疗有意义的精神病理指标,主要有抑郁指数、精神分裂症指数、自杀指数、应付缺陷指数及强迫方式指数等,这些病理指数都是经验性的,但在临床上对患者人格特征分析有一定借鉴作用。

洛夏墨迹测验在临床上是一个很有价值的测验,但其记分和解释方法复杂,经验性成分多,主试需要长期的训练和经验才能逐渐正确掌握。

五、主题统觉测验

主题统觉测验(thematic apperception test,TAT)是由亨利·默里(Murray H)在1938年创立的。主试向被试呈现模糊情景的图片,要求被试根据这张图片讲述一个故事,包括情景中的人在干什么,想什么,故事是怎么开始的,而每个故事又是怎么结尾的(图10-4)。主试评价故事的结构和内容,评价被试描述的个体行为,试图发现被试关心的问题、动机和人格特点。例如,主试可以根据被试是否关心人们有没有按照他们的意愿快乐地生活和故事是否以严肃、有条理的方式来讲述评价一个人的公正性。主题统觉测验还经常用来揭示个体在支配需要上的个体差异,诸如权力、领导和成就动机。经过几十年的研究,证明主题统觉测验是测量个体成就需要的有效工具。

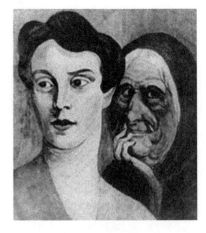

图10-4　主题统觉测验中的一张卡片

(姚树桥)

Notes

第五节 症状评定量表

症状评定量表是指对各种心理症状进行量化评估的一类心理测验工具。该类型的评定量表种类繁多,既有针对心理健康方面的综合性症状评定量表,也有仅针对焦虑、抑郁等单一心理症状的评定量表。本章节将围绕临床诊疗工作实际,重点介绍在临床中常用的心理症状综合评定量表及个体情绪症状评定量表等测验。

一、症状自评量表

症状自评量表(self-reporting inventory)又名90项症状清单(Symptom Checklist 90,SCL-90),是一种心理健康综合评定量表,在临床中应用广泛。该量表由90个反映心理健康状况的项目组成(表10-4),被试根据自己最近一周有无各种心理症状及其严重程度,在每个项目后按"没有、很轻、中等、偏重、严重"5个等级进行评分,分值分别对应1~5(或0~4)取值。结果除全部90个项目分值相加得到总分外,还包括9个症状因子分以及1个附加项得分,分别为:

表 10-4 症状自评量表(SCL-90)项目举例

1	头痛	6	对旁人责备求全
2	神经过敏,心中不踏实	7	感到别人能控制您的思想
3	头脑中有不必要的想法或字句盘旋	8	责怪别人制造麻烦
4	头昏或昏倒	9	忘性大
5	对异性的兴趣减退	10	……

(一)躯体化

共12个项目,主要反映主观的身体不适感,包括循环、呼吸、消化各系统的不适主诉,以及头痛、背痛、肌肉酸痛等躯体表现和焦虑的其他躯体表现等。

(二)强迫症状

共10个项目,主要包括那些明知没有必要但又无法摆脱、实际上毫无意义的思想、冲动和行为等表现,对一些比较一般的感知障碍的行为表现也在这一因子中得到了反映。

(三)人际关系敏感

共9个项目,主要指某些个体的不自在感与自卑感,往往在与其他人相比较时表现更为突出。高分人群往往表现出自卑、懊丧或者人际关系处理上的一些困难。

(四)抑郁

共13个项目,反映忧郁苦闷的情感和心境,包括对生活的兴趣减退,缺乏活动愿望,丧失活动力等。此外,也包括失望、悲叹以及与忧郁相关联的其他感知及躯体方面的问题。

(五)焦虑

共10个项目,一般包括无法安静、神经过敏、紧张以及震颤等躯体征象,这些表现通常在临床上与焦虑症状明显相关。10个项目中,游离不定的焦虑及惊恐发作是主要内容,此外,还有一个项目是反映"解体"的症状。

(六)敌对

共6个项目,针对被试可能存在的敌对表现,重点从思想、情感及行为三个方面来考察。其项目的具体内容涵盖了从厌烦、争论、摔物到争斗和难以抑制的冲动暴发等各个方面的表现。

(七)恐怖

共7个项目,项目内容与传统的恐怖状态或广场恐惧症所反映的内容基本一致,从出门旅行、空旷场地、与人接触、公共场合及交通工具等方面来考察引起恐怖的因素。

Notes

（八）偏执

共 6 个项目,由于偏执本身是一个十分复杂的概念,因此,本因子只涉及了它的一些基本内容,主要考察了思维方面的一些情况,如投射性思维、猜疑、敌对、关系妄想、被动体验和夸大等。

（九）精神病性

共 10 个项目,包括幻听、思维扩散、情感控制、思维插入等一些精神分裂样症状有关的项目。

（十）附加项

共 7 个项目,重点反映睡眠及饮食情况。

SCL-90 项目内容及使用方法请参阅汪向东等(1999)编写的《心理卫生评定量表手册》(中国心理卫生杂志社,31-35)。

二、抑郁自评量表

临床上常用的是 Zung 抑郁自评量表(Zung self-rating depression scale,SDS),该量表由美国杜克大学医学院的 W.K.Zung 于 1965 年编制(表 10-5)。

该量表包含 20 个反映抑郁主观感受的项目,其中正向评分项目与反向评分项目各 10 个,按"很少有"、"有时有"、"大部分时间有"和"绝大部分时间有"4 个级别对每个项目进行 1~4 级评分,其中项目 2、5、6、11、12、14、16、17、18、20 为反向评分项目,按 4~1 计分,其余项目按 1~4 计分,将各项目得分累加即得到抑郁量表原始分。抑郁严重指数 = 总原始分 /80,指数范围为 0.25~1.0,指数越高,说明抑郁程度越重。也可以用原始分乘以 1.25 后取整数部分作为标准分,一般认为标准分超过 53 分可考虑筛查阳性,表明可能有抑郁症状的存在,须进一步检查。

SDS 适用于有抑郁症状的成人,也可用于流行病学调查,但对有严重阻滞症状的患者有评定困难,临床上应注意结合实际,灵活运用。

表 10-5　Zung 抑郁自评量表（SDS）

1　我觉得闷闷不乐,情绪低沉	★11　我的头脑跟平常一样清楚
★2　我觉得一天中早晨最好	★12　我觉得经常做的事情并没有困难
3　一阵阵哭出来或觉得想哭	13　我觉得不安而平静不下来
4　我晚上睡眠不好	★14　我对未来抱有希望
★5　我吃得跟平常一样多	15　我比平常容易生气激动
★6　我与异性密切接触时和以往一样感到愉快	★16　我觉得作出决定是容易的
7　我发觉我的体重在下降	★17　我觉得自己是个有用的人,有人需要我
8　我有便秘的苦恼	★18　我的生活过得很有意思
9　心跳比平时快	19　我认为如果我死了,别人会生活得更好
10　我无缘无故地感到疲乏	★20　平常感兴趣的事我仍然感兴趣

★为反向计分题。

三、焦虑自评量表

焦虑自评量表(self-rating anxiety scale,SAS)是 W. K. Zung 于 1971 年编制的。

该量表共有 20 个评定项目(表 10-6),每个项目按"很少有"、"有时有"、"大部分时间有"、"绝大部分时间有"4 个级别的症状表现进行 1~4 级评分,其中项目 5、9、13、17、19 为反向评分项目,按 4~1 计分,余下项目则按 1~4 正向计分。各项目评分累加即为焦虑原始分。用原始分乘以 1.25 后取整数部分,就得到标准分,一般认为标准分超过 50 分可考虑筛查阳性,即可能有焦虑存在,须进一步检查。分数越高,反映焦虑程度越重。

SAS 普遍适用于具有焦虑症状的成人,是心理门诊中了解患者焦虑情绪的一种有效的自评工具。

表 10-6 焦虑自评量表(SAS)

1	我感到比平常容易紧张和着急	11	我因为一阵阵头晕而苦恼
2	我无缘无故地感到害怕	12	我有晕倒发作或觉得要晕倒似的
3	我容易心里烦乱或觉得惊恐	★13	我呼气、吸气都感到很容易
4	我觉得我可能将要发疯	14	我的手脚麻木和刺痛
★5	我觉得一切都很好,也不会发生什么不幸	15	我因胃痛和消化不良而苦恼
6	我手脚发抖打战	16	我常常要小便
7	我因头痛、头颈痛和背痛而烦恼	★17	我的手脚常常是干燥温暖的
8	我感到容易衰弱和疲乏	18	我脸红发热
★9	我觉得心平气和,并且容易安静坐着	★19	我容易入睡,并且一夜睡得很好
10	我觉得心跳得很快	20	我做噩梦

★为反向计分题。

四、医学应对问卷

医学应对问卷(medical coping modes questionnaire,MCMQ)由 Feifel H 等人于 1991 年编制,经我国学者沈晓红、姜乾金等引进的一种专门用于考察患者应对方式的测评问卷,原版有 19 个题目,中文版经过修订共有 20 个题目。

Feifel 根据不同患者存在不同的应对策略,不同的应对策略影响疾病的不同进程的原理编制该问卷,认为应对方式是应激源与应激心身反应之间的一个重要中介调节因素,把"面对"、"回避"和"屈服"做为人们面临危险事件时的三种基本反应方式进行考量。国内在临床癌症、慢性肝炎、心脑血管疾病、糖尿病、手术和妇科患者的应用表明该问卷具有一定的分析意义和使用价值。

该问卷(表 10-7)由患者按照指导语自行填写。各项目按 1~4 级评分,其中 8 个项目为反向计分项目(下表中以"★"号标记)。"面对"策略由第 1、2、5、10、12、15、16、19 条项目分累计;"回避"策略由第 3、7、8、9、11、14、17 条项目分累计;"屈服"策略由第 4、6、13、18、20 条项目分累计。

表 10-7 医学应对问卷(MCMQ)项目举例

题目	选项			
★1 你在多大程度上希望自己参与作出各种治疗决定?	(1)非常希望	(2)中等希望	(3)有点希望	(4)不希望
2 你是否经常想与亲戚朋友谈论你的疾病?	(1)不想	(2)有时想	(3)经常想	(4)总是想
3 在讨论你的疾病的时候,你是否经常发现自己却在考虑别的事情?	(1)从不这样	(2)有时这样	(3)经常这样	(4)总是这样
★4 你是否经常觉得自己要完全恢复健康是没有指望的?	(1)总是这样	(2)经常这样	(3)有时这样	(4)从不这样
5 几个月来,你从医生、护士等懂行的人那里得到多少有关疾病的知识?	(1)极少	(2)一些	(3)较多	(4)很多
……				

注:★者为反向评分题

五、生活事件量表

生活事件量表(life event scale,LES)是测量社会生活事件对人们心理刺激强度影响的定量性量表。1967年美国Holmes对生活事件的定量研究最具有代表性。目前我国有多种版本,其中1986年杨德森、张亚林编制的生活事件量表在国内临床和心理健康评估上广泛应用。

该量表适用于16岁以上成人,主要应用于神经症、各种躯体疾病以及重性精神病的病因学研究,在指导心理危机干预、了解自身精神负荷、维护心身健康和提高生活质量等方面有重要作用。

生活事件量表(表10-8)包含"家庭生活方面"、"工作学习方面"和"社交其他方面"三个部分内容,涵盖了我国比较常见的48个生活事件,并按事件对个体的影响程度,分"没有影响"、"轻度"、"中度"、"重度"、"极重度"5个级别采取0~4的5级评分法;一过性事件要记录发生次数,长期性事件不到半年记1次,超过半年记为2次;影响持续时间分为三个月、半年内、一年内和一年以上4个等级分别记1、2、3、4分。某事件的刺激量=该事件影响程度×该事件的影响持续时间×该事件的发生次数。

表10-8　生活事件量表(LES)

家庭中的有关问题			
1	恋爱或订婚	2	恋爱失败、破裂
3	结婚	4	自己(爱人)怀孕
5	自己(爱人)流产	6	家庭增添新成员
7	与爱人、父母不和	8	夫妻感情不和
9	夫妻分居(因不和)	10	夫妻两地分居(工作需要)
11	性生活不满意或独身	12	配偶一方有外遇
13	夫妻重归于好	14	超指标生育
15	本人(爱人)做绝育手术	16	配偶死亡
17	离婚	18	子女升学(就业)失败
19	子女管教困难	20	子女长期离家
21	父母不和	22	家庭经济困难
23	欠债500元以上	24	经济情况显著改善
25	家庭成员重病、重伤	26	家庭成员死亡
27	本人重病或重伤	28	住房紧张
工作学习中的问题			
29	待业、无业	30	开始就业
31	高考失败	32	扣发奖金或罚款
33	突出的个人成就	34	晋升、提级
35	对现职工作不满意	36	工作学习中压力大(如成绩不好)
37	与上级关系紧张	38	与同事、邻居不和
39	第一次远走他乡异国	40	生活规律有重大变动(饮食睡眠规律改变)
41	本人退休、离休或未安排具体工作		
社交及其他问题			
42	好友重病或重伤	43	好友死亡
44	被人误会、错怪、诬告、议论	45	介入民事法律纠纷
46	被拘留、受审	47	失窃、财产损失
48	意外惊吓、发生事故、自然灾害		

Notes

LES 测验得分越高表明个体承受的精神压力越大,95% 的正常人一年内的 LES 总分不超过 20 分,99% 的正常人不超过 32 分。

（刘 盈）

拓展阅读 心理评估的应用

一、心理评估的概念与方法

心理评估（Psychological assessment）是指综合运用各种心理学手段,如观察法、晤谈法、实验法等,对某一心理现象进行全面、系统的客观描述的过程。这种心理现象可以是个体的也可以是群体的。对群体心理卫生状况的了解,是卫生行政管理部门制定提高人群健康计划和防治疾病措施的重要依据;而全面了解个体心身状况则是向个体提供有效心理帮助或治疗的前提,心理评估在这些方面发挥着重要的作用。心理测量作为心理评估的手段之一,为心理评估提供参考,但心理评估作为一种更为广泛和深入的评价过程,仅靠心理测量并不能完成这样的任务,而是需要各种心理手段的综合运用。临床上,鉴于个体的心身现象的复杂性,为了评估一个人的心理状况,往往根据问题性质和主客观条件的不同,采用不同的心理评估方法,比较常见的心理评估方法包括观察法、实验法和晤谈法。

(一) 观察法

观察是获得信息的最常用的手段,是指在心理评估的过程中,通过对研究对象的观察分析,探讨其心理行为规律的一种方法。对患者心理特征及其行为指标的观察是临床诊疗过程中常用的方法之一。例如,早期对儿童心理形成的特点与发展规律的研究,就是应用定期观察收集的资料进行分析获取的。

观察可以在随机的自然情况下进行,也可以在设定好的实验环境下进行,观察者要具备一定的专业素质,能够对观察到的情况做出符合客观实际的评价。观察的内容包罗万象,既有外貌、穿着等一般情况的观察,也包括人际沟通风格、应对方式等深层次的观察。观察法的心理评估优点是目的明确,深入细致,可以对被观察者的认知过程、表情动作、个性心理特征进行详细记录。观察法得到的资料比较真实可靠。不足之处在于时间上的不确定性,观察者难以准确掌握所需要了解的心理活动和特点在预定时间出现,具有一定被动性。观察评估的信度和效度,取决于观察者本身的学识和经验,以及对问题性质的把握,同时也受被观察者的表现是否自然真实等因素的影响。

(二) 实验法

它是指严格、有目的地创设一定情景与条件来引起某种心理现象从而进行研究的一种方法,一般分为实验室实验法和自然实验法。实验室实验法是在实验室借助各种仪器设备进行。自然实验法则具备了观察法和实验室实验法的优点。实验法的优点是可以人为控制许多因素,保证实验的系统性和准确性,如果实验的设计和过程科学,能保证较高的评估结果的信度和效度。但实验法对于复杂的个性心理特征的测量具有一定的局限性。

(三) 晤谈法

晤谈是有目的的会话,它是通过双方之间面对面的语言交流获取心理信息的方法。晤谈中,双方通过词语沟通和非词语沟通达到信息交流的目的。非词语沟通如姿势、手势、表情、语音、语调等往往会传达出比词语沟通更为重要的信息,为心理评估提供线索。晤谈法的实施过程中,首先要明确晤谈的目的。其次要建立良好的双方之间交往关系。最后,要根据实际情况采取恰当的心理晤谈技能。晤谈法的优点是双方直接面对面可以当场及时了解信息,双向信息反馈效果较好。不足之处在于患者的一些难以当面启齿的问题不能准确和及时获取。晤谈评估的信度和效度与观察评估一样,决定于主客观两方面因素。从评估者的角度来看,评估者的专业素养,尤其是与人沟通、建立良好关系的能力,是心理评估取得成功的关键。

二、心理评估的应用

我国古代的思想家孟子曾经提到:"权,然后知轻重;度,然后知长短。物皆然,心为甚。"然而,心灵的权重并不容易测量,伴随着心理学历史的发展,心理评估工作者研制了各种系统的评估方法,使心理评估的应用范围从临床心理评估领域扩展到了医学、教育、人力资源、军事及司法等多个领域,心理问题的界定、诊断与疗效评价,心理健康评价,就业及升学指导,人员定岗,职业资格选拔,能力鉴定以及危机干预等工作都越来越离不开心理评估。总的说来,当代心理评估的发展具有如下趋势:

(一)工作范围扩大化

随着生物-心理-社会医学模式的发展,心理评估已经从临床对个体心理问题的诊断和治疗走向临床实践之外的社会生活领域。社区、乡村、工厂、部队以及中小学等教育部门都开始设立心理咨询机构,人际关系、人格特点、智力情况等方面的心理评估需求日益扩大,人们希望通过心理评估来指导升学、就业甚至是夫妻关系、家庭关系等重要人际关系的处理。临床心理评估的范围也不再局限于精神科或心理科,外科、内科、肿瘤科等各临床科室也开始注重对医生进行心理评估方面的培训,以期对患者的治疗起到良好地辅助作用。

(二)工作对象复杂化

心理评估的对象不再单单是以往诊室里的患者与来访者,而是扩大到了不同群体,有婴幼儿的心理发展评估,也有老人的心理健康维护评估,有创伤人群的心理损伤评估,也有罪犯的特殊心理评估,有普通人群的心理行为倾向评估,也有特殊职业人群的心理特征分析评估。总之,随着社会对心理学的日益接受,人人都有可能成为心理评估的对象,有时是作为个体接受评估,有时是作为群体中的一部分接受评估,心理评估的对象日趋多元。

(三)工作要求专业化

随着心理评估的应用日益广泛,对心理评估的专业性要求也越来越高。一方面,心理评估的工具和方法要经得起科学检验,有充分的理论依据和实践证明,才能够被广泛应用。另一方面,要严格使用指征,杜绝滥用。对心理评估工作者的要求也日益具体化、专业化,要求进行心理评估的工作者首先在专业上,要具备心理学及心理评估相关专业知识,受过严格的专业训练;其次,要有一定的工作经验,能够指导操作人员进行心理评估的技术操作;最后,心理评估工作者必须遵守心理评估工作的职业道德和基本伦理,保护好被试者的隐私,遵守行业规则。此外,要进行一些复杂的测验(如智力测验、洛夏测验、神经心理成套测验等),施测者应当已经在专业资格基础上取得了该项技术的单项证书方可进行该测验。总之,心理评估是一个复杂的心理工作过程,评估者应当以高度负责的态度,秉持专业精神,审慎进行,反复求证。

关于未来心理评估的发展趋势,有研究者认为,尽管目前心理测验在各领域应用十分广泛,尚无其他生物学客观方法能够取代心理测验方法。但是,应该承认目前心理测验方法存在一定的主观性和测量误差。随着认知神经科学、语言学以及信息论、系统论和控制论等新兴学科与边缘学科在心理学科的不断引入,未来心理测验将整合神经科学、人工智能和生物遗传的最新技术,探索心理现象的客观生物学测量方法,这是该领域前沿研究的热点课题,如能在该领域研究取得突破,将极大提高测验的客观性和准确性,这将是心理测量学等多学科研究者长期追求的目标。

(刘　盈)

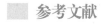

参考文献

1. 龚耀先.医学心理学.2 版.北京:人民卫生出版社,1995.

2. 姜乾金 . 医学心理 .3 版 , 北京 : 人民卫生出版社 ,2002.

3. 龚耀先 . 心理评估 . 北京 : 高等教育出版社 ,2003.

4. 姚树桥 . 医学心理学与精神病学 .2 版 . 北京 : 人民卫生出版社 ,2007.

5. 姚树桥 . 医学心理学 .6 版 . 北京 : 人民卫生出版社 ,2013.

6. 姚树桥 . 心理评估 .2 版 . 北京 : 人民卫生出版社 ,2013.

7. Groth-Marnat G. Handbook of Psychological Assessment.2nd ed. New York : A Wiley-Interscince Publication , John Wiley & Sons , 1990.

8. Anastasi A , Urbina S. 7th ed. Psychological Testing. Upper Saddle River , New Jersey : Prentice Hall , 1997.

9. Anastasi, A., Urbina, S. 心理测验 . 缪小春 , 竺培梁 , 译 . 杭州 : 浙江教育出版社 ,2001.

第十一章　医学心理咨询

自 20 世纪 90 年代以来,心理咨询在国内逐步得到应用和推广,并且在 21 世纪初中国心理学会和中国心理卫生协会开始着手心理咨询师的认证与培训。在国外,心理咨询大多由临床心理学家承担,主要是帮助人们解决各种社会与心理应激问题,提高其适应能力,如帮助他人作决定(是否人工流产或离婚)、帮助他人去适应(大学新生或患了不治之症的患者)、帮助患者改变不健康的行为方式(如戒烟、戒酒)等;也可作为精神障碍的辅助治疗。必须指出,在国外,心理咨询不等同于心理治疗,是心理学或社会学背景的专业治疗人员所应用的一般指导方法,属于临床心理学领域,医学背景或精神科医师则更多地是应用专业心理治疗技术而非咨询,在国内,因为尚没有形成专业心理治疗大气候和缺乏心理治疗的系统培训,因此目前常将这两者等同与并存。

第一节　心理咨询概述

一、定　义

(一) 咨询(counseling)

咨询系指商谈、征求意见、寻求别人帮助。Riesman 定义为:"咨询乃是通过人际关系而达到的一种帮助过程、教育过程和增长过程。"即通过咨询给来访者以帮助、教育,使他们获得益处。因为咨询是一个过程,因此,咨询需要多次,每次常需持续一段时间。

(二) 心理咨询(psychological counseling)

心理咨询是心理学的一个分支,国外称之为"咨询心理学(counseling psychology)",且应用非常广泛,发展相当迅速。参加心理咨询的心理学家,一般要有哲学博士或教育学士学位,受过咨询心理学的专门训练。心理咨询的主要工作对象是正常人,所着重处理的是人们的正常需要和问题,咨询专家通过与来访者交谈与讨论帮助他们,找出已经存在于来访者的内在积极因素,并促进其发展。对于需要改善环境者,也是在分析现有条件基础上提供改进意见,并非人格重建。根据《美国哲学百科全书》中的定义,心理咨询是:

1. 主要着重于正常人。
2. 对人的一生提供有效的帮助。
3. 强调个人的力量与价值。
4. 强调认知因素,尤其是理性选择和决定中的作用。
5. 研究个人在制订目标、计划及扮演社会角色方面的个性差异。
6. 充分考虑情景、环境因素,强调人对环境资源的利用,以及必要时改变环境。

当然,心理咨询又可根据其不同群体,分为学校心理咨询、家庭心理咨询、厂矿心理咨询等。另外,根据其主要咨询内容又可分为人际心理咨询、法律心理咨询、教育心理咨询和医学心理咨询等。

广义上来讲,心理咨询是一个帮助、指导和教育的过程,应用有关的心理、社会、文化、医学、历史等多方面的知识给予求询者以帮助和支持。而提供指导的人员可以是心理学家,也可以是教育工作者、医务人员、社会工作者等,在国外,还可以是自愿、义务工作者。当然,咨询工作者虽然可以分属各行各业,但都必须经过一定的专业咨询理论和技术的培训,因为心理咨询仍有其特有的技巧和规律。为什么这样说呢? 众所周知,心理咨询的形式主要是通过言语的交谈,而言语的沟通是构成咨询者与求询者之间的桥梁。倘若未能掌握较好的言语与交谈咨询技术,很可能会"话不投机半句多",但如果是有经验的咨询者,则可能会使求询者感到"与君一席谈,胜读十年书"。因此,心理咨询是一项很重要、很高尚、很神圣的工作。正是因为重要,因此更需要咨询工作者有诚实、助人之心,应用广博的人文、社会学知识和深入浅出的心理卫生知识给予求询者有效、实用的指导和教育,同时结合使用心理治疗或咨询的特殊干预技术,帮助求询者克服某些特殊的心理问题或障碍。

（三）医学心理咨询(psychological counseling in medicine)

医学心理学是心理咨询中的一个重要分支,但它和普通心理咨询不同,有其自身的重点和任务。它的主要对象是患者或寻求医学帮助和指导的人们。它着重处理的是医学领域内的心理学问题,也运用心理治疗或医学治疗(如药物),帮助患者恢复身心健康。因此,医学心理咨询和整个医学的目标一致,是医学实践中的重要组成部分之一,是贯彻生物 - 心理 - 社会医学模式的临床实践。参加医学心理咨询的人员应该具备相当的医学知识和技能(国内目前要求在医疗机构执业须首先具备医师资格),又具备一定的心理学、社会学的知识。这样的人员才能胜任医学心理咨询,真正达到帮助患者恢复身心健康的目的。

所以,医学心理咨询是通过医学会谈和讨论(必要时进行心理测验),查明患者心理障碍的性质和可能的原因,给予劝告、建议、教育、支持和各种形式帮助的过程,包括运用简短的心理治疗和医药治疗(即综合干预)。

医学心理咨询根据医学各科又可再分为许多细目。如内科、外科、儿科、肿瘤等心理咨询,其中精神病学是以研究病理心理为主要内容的学科,同医学心理学有密切的关系。精神疾病咨询是医学心理咨询的一个重要部分,但不应把医学心理咨询和精神疾病咨询等同。医学心理咨询面向内、外各科,虽然它借用了精神病学的若干病理心理术语,有时也需要应用某些精神药物(原则上为精神科医师承担),但其对象毕竟有很多差别。

二、意　义

医学心理咨询适应于生物 - 心理 - 社会医学模式的要求。由于医学事业的发展,人民群众不仅要求身体健康,也要求心理健康和健全的社会适应。因此,医学心理咨询工作的开展也是一个地区医学事业发展水平高低的标志。医学心理咨询的意义有:

（一）许多人的患病感觉或不舒服的症状由心理社会因素引起,理解和消除这些病感或症状,单靠生物医学方法不行,必须通过医学心理咨询澄清病感的性质,采取适当的心理社会调整措施。俗话所说"心病还需心药医",就是一个恰当的说明。

（二）患各种躯体疾病的人,往往有各种心理反应。例如,癌症患者因预后不佳常情绪抑郁;冠心病患者怕突发心肌梗死死亡而常有焦虑反应。这类心理反应如不消除,不但增加了临床复杂性,不利于诊断和治疗,而且还可能促使病情恶化或导致意外危险。

（三）医学心理咨询对心理生理疾病也有积极作用。这类疾病虽然是躯体疾病,但其发病常有心理社会应激和生理心理易感素质。如冠心病患者中,很多人原先具有 A 型行为模式,在心理社会应激作用下,有过多的儿茶酚胺分泌,形成了对冠心病的易感倾向。但这种 A 型行为模式可以检测,也可以通过医学心理咨询,进行指导方针导向性训练和转变,以利于预防和治疗。

（四）医学心理咨询加强了普通医学、心理学、社会学、精神病学之间的学科联系,有利于各

Notes

学科在医疗、科研工作中互相渗透、互相补充,既促进医学研究的发展,也有利于行为科学本身的发展。

三、历史与现状

由于诸多的历史原因,心理咨询与心理治疗在我国的开展和临床应用只是近 30 多年来的事,虽然早在新中国成立前,精神分析等心理治疗的一些著作已由我国老一辈的学者译成中文,但实际应用几乎没有。新中国成立后,在大跃进年代,曾有一些学者提出"快速学习疗法"治疗神经衰弱,但受前苏联的纯生物精神病学模式和当时的政治、历史背景影响,并未得到推广和认可。因此,在 1980 年以前出版的国内精神病学教科书中几乎很少介绍西方心理咨询与心理治疗的方法,更多地是侧重药物治疗和其他物理疗法。自 1980 年以来,尤其是在 1990 年代,随着对外学术交流的发展,国内逐步有学者比较系统地介绍了西方的许多心理咨询和心理治疗方法,并用于临床实践。同时也有许多心理治疗与心理咨询的短训班在各地举办,培养了一大批心理卫生工作者,其中比较有影响的学习班为中 - 德心理治疗讲习班,中 - 美认知心理治疗讲习班等。在上海、北京、广州、南京、长沙和昆明等地逐步形成国内心理治疗与心理咨询的临床培训基地,中国心理卫生协会亦先后成立了心理咨询与心理治疗、危机干预两个专业委员会,出版了一些有关这方面的专著。医学心理学和精神病学教科书及相关专著中亦增添了有关这方面的许多内容。

目前,在国内许多地区已开展了多种领域和方式的心理咨询,如人才的选拔;职业咨询;大、中、小学校的学生心理咨询;恋爱、婚姻与家庭咨询;综合医院与专科医院患者的医学心理咨询等。在 20 世纪 90 年代,卫生部在三级医院达标评审中曾将是否有医学心理咨询服务作为重要指标之一,卫生部曾在"2002—2010 精神卫生发展规划"中明确提出到 2010 年 50% 的县级或以上综合医院须有心理咨询或精神卫生服务人员,从一个侧面反映了心理咨询在现代医疗保健中的地位,但遗憾的是至今仍未达到当初所提出的目标。

(季建林)

第二节   心理咨询的工作模式

一、咨 询 方 式

一般分为门诊咨询、医院内咨询、信件咨询、专栏咨询、电话咨询和访问咨询等。

（一）门诊咨询

综合性医院医学心理门诊咨询应定期开诊,每周一次或几次。为了有充分时间会谈,使咨询更有成效,每次门诊人数应有一定限额。如来访者过多,可实现预约登记、限额挂号办法。由于心理问题的特殊性,咨询的医务人员应负责对来访者所谈问题保密,但咨询记录必须完整、真实。

（二）院内咨询或会诊

内、外科或其他科住院患者出现心理问题,如拒绝治疗、伴发抑郁或焦虑,乃至发生脑器质性综合征时,可以请院内医学心理咨询。也可在综合性医院内建立由医学心理咨询医师、精神科医师、心理学工作者和其他医师组成的"联络咨询组",一起研究处理患者的心理问题。

（三）信件咨询与专栏咨询

在报纸、期刊上开设专栏,对要求咨询的来信选择有典型意义、适合刊登的心理问题加以答复,这对于普及心理卫生知识有积极作用。有些来信也可给予个别答复。

Notes

（四）电话咨询

国外为了处理自杀危机或其他心理危机，设有热线电话，医生对来访者给予劝告或建议，约定时间门诊复查，以协助来访者度过危机。我国患者情况与他们不同，这类情况常被送到精神科急诊处理。不过，国内近年许多地方开设了热线电话咨询服务，取得了较好的社会反响，如上海心理健康热线从 1990 年至 2000 年共接询处理 6.3 万余人次。

（五）访问咨询以及网上咨询

指咨询医师到学校、工厂作现场观察与调查，找出问题，提供不同职业群体心理卫生的建议。网上咨询是近年来兴起的一项新事物，目前国内有许多这样的网站，如 www.sm-line.com，www.psycard.com 等。

二、咨 询 范 围

综合性医院医学心理咨询的对象主要是患者及其亲属，包括那些正在恢复或已经恢复的患者，以及有心理问题要求医学帮助指导的人们。综合性医院医学心理咨询主要处理以下各类患者或来访者：

（一）焦虑障碍，包括各种恐惧症和强迫症。

（二）抑郁障碍。

（三）睡眠障碍，主要是失眠、多睡、睡眠窒息、梦游、遗尿等。

（四）慢性疼痛，但无器质性基础。

（五）不明原因的躯体症状。

（六）应激障碍和创伤后应激障碍。

（七）神经性呕吐、厌食与贪食。

（八）性心理障碍，如性欲减退、阳痿、早泄以及性变态。

（九）儿童、青少年的学习障碍、品行障碍与适应障碍等，如注意缺陷障碍（ADD），又称多动症。

（十）躯体疾病伴发的心理反应。

综合性医院医学心理咨询范围，通常不包括有幻觉、妄想和严重行为紊乱的精神病患者，因为综合性医院不具备处理这类患者的条件。这类患者需要精神科的专门处理。但在医学心理咨询时，可能发现尚处于早期或幻觉妄想尚不明显的精神病患者，则应建议他由家属陪同去精神专科医院就诊。

三、心理咨询人员的要求

我国医学心理学发展较迟，目前尚缺乏专业的医学心理咨询工作者，根据医学心理咨询的任务和要求，可由临床医师、精神科医师、临床心理学家担任，或以临床医师为主体，配备心理学工作者和有经验的护士组成咨询小组。

鉴于来访者情况多种多样，涉及范围较广，所提问题复杂繁多，病情与环境因素夹杂在一起，症状与思想问题互相混淆，所以具体咨询实非易事。临床医师也须经过适当的医学心理学训练，才能担任这项工作。以下是中国心理卫生协会所发布的有关心理治疗与心理咨询工作者注册资格的规定：

（一）具有中国心理卫生协会或中国心理学会（以下简称两会）会员资格，并向两会提交申请（非两会成员如符合下列条件，亦可参照本规定向两会提交申请）。

（二）具有心理学或医学高等学历（学士、硕士、博士学位）或通过两会有关附加考试。

（三）严格遵守两会所制定的有关心理治疗与心理咨询工作者道德准则。

（四）心理健康，并且符合下列（五）~（八）项条件者。

（五）必须具有至少两年，每周不少于 4 小时的心理治疗与咨询临床实践经验。

（六）必须获得两会认可的培训机构或培训项目的心理治疗与咨询培训证书(其中培训课程或培训项目的时间不得少于 3 个月)。

（七）至少完整地作过 5~8 例患者治疗或咨询,并能提交 2 例经 8 次以上系统治疗或咨询的完整案例。

（八）通过两会的心理治疗与心理咨询专业知识的考试(包括心理治疗与咨询的基本概念、心理障碍、心理诊断、心理测量、治疗过程、治疗关系、治疗会谈,以及心理分析、行为治疗等学派的理论和技术,并包括案例分析和制定治疗方案等内容)。对于不具备心理或医学方面高等学历的人士,将加试有关心理学方面的基础知识。

对于心理咨询员修养和特征的基本要求,著名心理咨询学家伊根(Egan)曾归纳为如下 15 个特质。

（一）积极面对自我的成长,这包括了身体、智能、社会、情绪、和精神的层面,因为他知道自己要起到身为咨询员的模范作用。

（二）注意身体健康,以便有旺盛的精力来生活和工作。

（三）他有适度的智能,同时不断主动地阅读、学习来提高自己,使自己能更有效地帮助人。

（四）他有良好的常识和社会生活能力,同时有能力对广泛的需要能作应对。

（五）他关注来访者整个人,注意聆听对方的说话,也能从来访者的角度来了解对方。

（六）他尊重来访者,不会批评他,并相信来访者有潜在的动力和资源能够帮助他自己尽力有效地生活。

（七）他很真挚诚恳,如有需要,他能和来访者作个人分享。

（八）他的表达是具体间接的。

（九）他协助来访者将自己的经验、感受和行为作整合。

（十）只要对来访者有利,他会出于关心地作奉献。

（十一）他知道仅有自我认识是不够的,所以会协助来访者作行为方面的改变。

（十二）他是个注重实效的人,他明白整个心理咨询过程是为了应对来访者建设性地改变行为。

（十三）他拥有自己心理咨询的模式和风格,能够灵活地运用及变更。

（十四）他乐意与人相处,也不害怕进入别人的生活深层,和他们共同去面对生活中的困扰。不过,他并不是靠帮助人来满足或解决自己的需要,而是很珍惜和尊重自己有帮助人的权利。

（十五）他不会逃避自己生活中的问题,相反会去探讨,认识自己,作一个不断发展的人。他了解受人帮助是怎么一回事,明白在这个过程中若不能为别人提供帮助,就会有害于别人因此他十分谨慎地进行工作。

成功的心理咨询员的素质也可归纳为善待他人的品格,善待自己的品格以及助人为乐这三个最基本的方面。

咨询员对待他人应该具备的优良品格:

（一）有能力,对处理来访者的问题既有信心又有能力。

（二）可信赖,能使别人予以充分的相信,给人一种诚实和安全感。

（三）与人为善,能以来访者的利益为重,全心全意地为来访者服务。

（四）求实进取,有积极的人生态度,有求实的作风和进取的精神。

咨询员对待自己应该具备的优良品格:

（一）能与别人认同,能意识到自己是社会的一员,有能力和别人相处好。

（二）有能力,能处理好自己的问题,也能帮助别人解决问题。

（三）有价值,能正确认识自我价值,做到自尊自爱,人格完善。

Notes

（四）有自信，能对自己充满信心，相信自己能充分发挥潜能去帮助别人。

咨询员助人为乐精神的体现：

（一）帮助来访者开放自己，迈向新的发展道路。

（二）在关注他人的同时也关注自己，但目标是为了帮助别人从心理困惑中解脱出来。

（三）注重事物的高度和深度，把握事物的整体和发展规律。

（四）乐意同他人分享，能接纳别人和自己，除了优点外也包括短处。

（五）全心全意地投入到帮助别人的过程中，与来访者的关系相处得十分融洽。

（六）鼓励和促进来访者在咨询过程中进行探索，着眼于来访者的转变过程而并非是最终的结果。

近年来，国外对从事心理咨询的临床心理学工作者提出了较全面和具体的要求，归纳而言，需具备下述 5 方面的关键品质（key quality）：

（一）对相关理论和研究理解的能力

即需要较好地掌握和理解有关心理学理论及其证据，从认知、情绪、动机、人格、社会和生物学发展，以及环境等方面综合了解来访者的功能状态和评估其问题，并最终解决其问题。

（二）与来访者或同事建立积极的工作或治疗关系的能力

咨询师与来访者的关系好坏直接影响到咨询的疗效与质量，因此需要咨询师具备认真倾听、良好的沟通和设身处地理解对方的能力，以及尊重对方的不同信仰和习俗。简而言之，让来访者讲出他们的故事。

（三）伦理意识贯穿始终的能力

因为咨询是一个帮助的过程，因此需要咨询师在整个的咨询实践中遵循尊重、自主、不伤害和公平／公正的原则，做到现实与理想的统一、普遍性与先进性的统一、一般性与特殊性的统一、稳定与变化的统一，以及实践与理论的统一。

（四）与同行共事的能力

虽然咨询可以是个体的行为，但更多地是集体的事业与工作，因此同行间的相互信任、团结与协作至关重要，并且要定位和明确各自的职责和分工，形成工作的合力。

（五）思考的实践者

即咨询师需要能够经常反思其专业的工作及其如何改进，包括实践中的思考、对所作所为的反思、对他人的反思，以及自我的反思等。

（季建林）

第三节　心理咨询过程与技术

一、基本过程

尽管不同的心理治疗方法源自不同的理论流派，其治疗理念、形式、技术和目标等各有不同，但多数心理干预均包含以下的基本过程：问题判别与关系建立、功能分析与目标设定、方法选择与实施、效果评估与调整、治疗结束与疗效维持。

（一）问题判别与关系建立

心理干预以人为中心，治疗对象是具有一定精神、躯体或行为问题的人。在医学心理学的框架下，面对一名患者，心理治疗师的首要任务是对患者的问题进行判断和鉴别。问题判别的意义在于明确患者问题的性质，根据心理治疗的适应证和禁忌证判断患者是否需要进行心理治疗，鉴别其是否是属于需要其他治疗方法或首先需要其他治疗方法进行治疗的问题，如精神药物治疗、原发躯体疾病治疗等。问题判别一般需要 1~2 次会谈的时间。

Notes

一般来说,心理干预的患者的问题性质主要包括以下几个方面:

1. 存在精神疾病;

2. 存在躯体疾病,伴随心理行为问题;

3. 存在躯体疾病,心理社会因素在疾病的发生发展中具有重要作用;

4. 存在心理行为问题,尚未构成精神疾病;

5. 存在其他各种需要解决的问题。

良好的治疗关系是心理治疗起效的基础,在心理治疗的初期,问题判别的同时,随着心理治疗师与患者的初步交流,治疗关系便已经开始建立,并逐渐形成某种较为稳定的个体化的关系模式贯穿整个心理治疗的始终。此阶段,良好的人际沟通能力对建立关系有一定的帮助。

(二)功能分析与目标设定

1. **功能分析** 在进行问题判别之后,心理治疗师应对纳入心理治疗的患者进行生理、心理和社会功能的全面分析。不同心理治疗方法侧重点各有不同,但一般都会涉及精神或躯体症状、行为问题或方式、人格特点、认知方式、应对方式、人际关系、社会能力等,同时也会对患者的生活事件、成长经历、家庭关系、社会文化环境及资源等情况进行多方位了解,对患者的状况作出多维评定与诊断。功能分析大约在2~4次会谈内完成。

功能分析的方法主要包括交流、观察、自我记录和心理测验。

(1)交流是指心理治疗师通过患者和家属的叙述,或就需要了解的内容进行询问,通过对方的回答对其功能进行分析和判断的方法。交流是所有心理治疗流派的治疗师均最常用的功能分析方法,简单有效。

(2)观察是指心理治疗师对患者的外表穿着、在心理咨询室内外的行为表现、与咨询师和其他人的互动情况进行观察,对其功能进行分析和判断的方法。一名经验丰富的心理治疗师,可通过观察获得相当大的信息量。

(3)自我记录是指患者在心理治疗师的指导下,对自己日常生活中的事件、症状、认知、情绪、行为等进行观察、监督和记录,并在心理治疗中进行讨论的功能分析方法。此方法已成为认知和行为治疗中较为常用的心理治疗技术,并设有一定的图表格式和分析模式。

(4)心理测验是较为客观、全面的功能分析方法。心理治疗中功能分析常用测验包括各种症状评定量表、生活事件和压力评估量表、人格测验、各种心理功能测验和智力测验等。

2. **干预目标与层次** 在较全面地了解患者的生理、心理、社会功能之后,接下来的工作就是确立干预的目标。患者不适的精神或身体症状、行为问题或人际困惑,以及功能分析中发现的生理、心理、社会功能问题,均可成为干预的靶目标。同一名患者可设立不同方面和深度的心理治疗干预目标,依赖于治疗师和患者在患者的要求与治疗师的建议之间协商讨论的结果。由于生理-心理-社会功能的整体性,以及人与环境的互相性,心理治疗在一个靶目标上引起的改变可能产生系统性的变化,带动整体功能的积极改善,即心理治疗的"滚雪球效应"。

患者不同的功能状况和不同的干预目标决定了心理干预的层次。临床工作中的心理干预一般包括心理教育、心理指导和系统心理治疗三个层次。

(1)心理教育:对于单纯以知识缺乏或错误认识为主导致的问题,可以仅仅采用心理教育或宣传的方式展开干预工作。例如,一位妻子因性生理知识的缺乏,认为性无能丈夫在睡眠时却能勃起,诱发夫妻关系紧张等多种第二层次的问题,虽伴有个性的多疑(第三层问题)和长期情绪抑郁和失眠等症状(第一层问题),但重点给予正确的性知识教育,便能启动其他层面问题的缓解。

(2)心理指导:对于以各种生活事件、人际矛盾和应对困难为主的心理问题,虽与其人格有关但不是主要因素者,尽管也存在各种心身症状,但可通过专业心理指导技术实施干预,如压力

Notes

管理训练、应对技巧介绍和提高社会支持等。例如,在社会竞争中失败,加上应对方式的失当、流落他乡的环境,是近年来城市外来人群中常见的心身症状的主要原因,多方面的心理指导往往有效。

(3) 系统心理治疗:对于人格层面因素起重要作用的心理问题患者,应采用系统的心理治疗方法进行干预。例如,社交紧张是青年常见的心理问题,虽然其各种症状和社会支持问题等压力因素也是客观存在的,但其条件反射性紧张和不由自主的担心是关键的原因,而这来自于人格的层面(心理防御机制、认知方式等),各种心理治疗理论对此各有独特的解释,也各有其系统的干预治疗方法。

心理治疗的过程就是逐渐改变人格深层问题的过程。心理治疗与心理教育和心理指导的区别就在于心理治疗需要突破个体的意识控制层面,从人格层面逐渐发生深层次的改变,而心理教育和心理指导仅为理论和知识在意识层面的指导和告知。当然以上三个层次的干预思路只是相对的,在制定干预策略时不应截然分开,许多情况下可同时考虑或根据需要相互转化。

(三) 方法选择与实施

干预目标设定后,便可围绕此目标拟定干预策略,选择心理治疗的方法。心理行为问题及其影响因素个体差异很大,心理治疗方法的选择需要考虑个体化的方案。心理治疗方法的选择受以下几方面因素的影响:

1. 治疗目标和治疗层次;

2. 患者的问题及个人情况,如问题的来源、性质、重要影响因素等,及患者的性别、年龄、求治动机、文化水平、经历阅历、人格特征等;

3. 心理治疗师的技术流派和对患者问题的理论解释。

方法选定后便可根据相应方法的理念、步骤和技术进行心理干预的实施。不过,治疗干预并非从此刻才开始,实际上自患者踏进心理治疗室与治疗师进行交流开始,前两个步骤在进行的同时,心理干预已经在发挥着治疗的作用。

(四) 效果评估与调整

在心理干预的过程中,治疗师应注重效果的评估。评估的方法与功能分析方法相似,可通过交流、观察、自我记录和心理测验。效果评估不仅可以判断治疗的进展情况,而且可根据评估结果及时调整治疗方法和技术。如果确信某一治疗技术无效,有时可改用另外一种,例如偏头痛患者采用渐进性松弛训练无效时,可改用肌电生物反馈。

在治疗干预的后期,患者的心理行为问题得到矫正,新的心理行为模式开始形成。此时需要进行一次较全面的评估,并与基础测验结果做比较,进行总体分析与判断,确定整体疗效。

(五) 治疗结束与疗效维持

对于系统的心理治疗,治疗关系的结束和治疗的中止是必不可少且具有重要意义的一个程序。

这个程序的良好处理有利于患者脱离对治疗师的依赖,将治疗室中得到的改善和成长渐融入未来的生活中去。

有些心理行为问题容易复发,维持疗效是治疗程序的一个重要环节。为了保持治疗的效果和防止问题的复发,治疗关系结束后,还需要患者继续某些治疗任务,或者保持一定适应性的心理行为习惯。维持治疗的计划需要治疗师在结束治疗关系时,与患者共同制订,并嘱其按计划实施。

需要指出的是,以上五个步骤是心理干预工作的一般性程序,不同的步骤之间没有绝对的界限,常常相互融会贯通。不同流派,甚至同一流派的不同治疗师,在心理干预的实施过程中,也存在决策和技术上的较大差异。心理治疗过程的这种复杂性给治疗实施的标准化带来了一定的困难,同时也为心理治疗增添了更多的艺术成分,对心理治疗师提出了更高的要求。

二、主要技术

心理咨询的技术很多,其作用是帮助心理晤谈达到帮助求助者自我成长的目的。主要的技术有:

(一)建立有效的治疗关系

心理治疗的特殊性就在于,关系比治疗更重要。即治疗师与求助者之间,彼此建立起来的尊重、信任、理解的治疗关系远远比具体的治疗方法、治疗技术更有治疗效果。其实每个人都有自我成长、自我实现的发展倾向,只要条件具备,就会自己进步发展。治疗师所提供的就是所需要的环境和条件。

1. 共情　共情(empathy)是从求助者的角度而不是治疗师的角度去理解求助者。例如,一个来访者说:"我已经尝试去理解妈妈,但是没有用,她毫不理会我。"对于试图与妈妈改善关系又不成功这件事,治疗师的共情反应应该是:"你感到很沮丧,是吗?"相反,如果没有共情能力的治疗师可能会说:"你应该继续努力尝试。"这是站在治疗师的角度思考而不是站在来访者的角度。

共情是通过证实反应、设置界限反应和安全的保持环境提供的。证实性反应是治疗师使用言语表达出来访者的体验的过程。例如来访者爱上了治疗师,想与治疗师建立恋爱关系,但当她知道治疗师不爱她时,变得气愤和不知所措。治疗师的证实性共情应该是:我知道,你说你爱我,你对我有很深的感情,也希望我对你也有一样的感情,但是我没有,你感到很失望和难受。

设置界限反应是指在充分理解求助者的需要和愿望的基础上,却不在治疗中即刻满足这些愿望。例如有早年长期被忽视、被拒绝背景的来访者常常渴望即刻满足,否则就会感到愤怒、苦恼。治疗师这时可以为其设置界限:"我知道,这是你在表示你过去的经历给你带来的苦恼及处理苦恼的方法,然而如果你愿意让自己变得更成熟些就要让自己逐渐接纳并承受延时满足。"

共情性保持性环境是指,治疗师就像一个大容器,能够容纳并理解来访者所有的情感体验,并提供支持性、安全性的氛围和空间。来访者在此氛围中,安全地接受痛苦的情感,感受真实,并保持情感的交流。

2. 真诚　真诚(genuineness)是指坦率、诚实,没有虚假,彼此之间无防卫地倾心交流。真诚能拉近来访者与治疗师的心理距离,使来访者接纳治疗师、认同治疗师,有助于建立信任的治疗关系。真诚的表达方式有:相称的非言语行为、恰当的角色状态、言行举止情感的一致性以及表达的自然性。

表达真诚的相称的非言语行为是指接纳、理解、支持的非言语行为。常见的有,首次来访时,治疗师的恭候、微笑的目光、手势示意欢迎、请坐、一杯温水、倾听时身体微微的前倾等。

恰当的角色状态是指治疗师的角色是非权威、非教育、非控制的角色,带给来访者的是一种舒适、自然、平和、助人自助的陪伴者的角色。

言行、情感的一致性是指在任何时候治疗师都会以真诚的方式,一致性、完整性表达自己的体验。例如,有控制倾向的来访者,不停地要求治疗师为他做特别安排,治疗师感受到不舒服,也会表达出自己的不舒服。通常会这样表达:"你这样强行让我特殊照顾你我感到非常不舒服,但是我知道这是你在向我表达你过去的经历和你为此感到紧张的样子。"

表达的自然性是指,治疗师在交流过程中,随着倾听进程,自然而然地、自发地、没有任何做作地表达自己。

3. 积极关注　积极关注(positive regard)是指把求助者看成是一个有价值和尊严的人,给予

Notes

赞扬和尊重。积极关注可以传递治疗师愿意同求助者一起工作的愿望,并表达了治疗师对求助者本人有兴趣和充分的接纳。积极关注包括几个部分:承诺、理解、不评判和关怀。

承诺是指治疗师对求助者的承诺。承诺的目的是让求助者觉得治疗师愿意跟他在一起工作,有兴趣了解他的困惑并有能力帮助他解决它。这包括为求助者安排专用时间、对求助者的情况保密、按时会面和使用相应的治疗方法帮助求助者。治疗师对求助者的问题十分关注时,求助者就会感觉受到尊重。治疗师可以通过治疗的过程来表达自己在努力理解求助者,了解他的苦恼、他的价值观。不评判的态度是指治疗师要避免谴责求助者,这也可以是无条件地接受求助者。当然并不是指治疗师要完全支持或同意求助者的想法和做法。例如,求助者说:"我背叛妻子也是不得已的,其实我也爱她,但我也在其他女人那里得到了满足。"此时,有的治疗师会说:"这样做不好,你爱你的妻子,就不应该跟别的女人好。"但是这样的话表达了批评的态度,并没有给予求助者充分的尊重。治疗师可以这样说:"你在对妻子的感情和对其他女人的需要之间左右为难。"这就体现出了关注和尊重的态度。

4. 移情和反移情　患者有时在治疗中会重复地再现早年获得的、与其有重要关系的人(特别是他的父母)的行为方式,将这种对某人的体验、态度或行为方式自觉地转移到其他人身上的心理现象称为移情(transference)。这种移情是患者没有意识到的。在精神分析中,移情是治疗的重要环节,一些问题只有在移情中才能表现出来。移情使患者重新经历,并在与治疗者的关系中(移情关系)重新处理早期未能解决的冲突,使问题有可能得到积极有利的解决。移情在不同治疗背景的治疗师身上都可能发生。通常在治疗师无意中做了或说了什么,求助者内心未得到解决的情绪被一下子触动时发生。求助者对治疗师的期望其实就是他们对生活中某些重要人物的期望。

在治疗中,对移情的处理很重要。治疗师处理移情可以有五种方式:

(1) 关注当前与求助者的关系;

(2) 解释移情的含义;

(3) 用提问的方式促进求助者领悟;

(4) 对于移情进行讲授、建议;

(5) 自我暴露。

治疗师不应表现出气愤、不感兴趣及过分同情等,这些不利的情感反应有损于疗效。

反移情包括咨询师对求助者的情感和态度,是咨询师对移情或求助者本身做出的真实的反应。反移情可能是有益的,也可能是有害的。一般来说,有害的反移情多来自治疗师本身的伤痛。为了使治疗师更好的控制自己的反移情,治疗师们必须逐渐意识到这些反移情反应是什么,它们什么时候出现,以及对治疗师有何意义。这也就需要治疗师接受督导和更多地进行自我觉察,治疗师自身的成长对于更好地处理移情和反移情都有重要的作用。

(二) 关注非言语行为

我们以为在人际交流中,我们的语言是最发达、最重要的,实际上信息的传达约有 65% 或更多是靠我们的非言语行为传达的。当一个人言语信息与非言语信息相互矛盾时,人们往往更相信非言语信息的真实性。例如,嘴上说"看到你我很高兴",面目表情却是皱着眉发狠的语调。这种矛盾的信息,往往会使人更相信非言语信息。来访者的非言语信息往往比言语信息更重要,更接近真实的感觉。因此,关注来访者的非语言行为也是心理治疗师应当具备的一种重要技能。一般来说,非语言行为主要包括目光注视、面部表情、身体语言、语音语调、空间距离、衣着步态等。身体的语言包括眼部、脸部、头部的动作,以及手势、触摸、身体表现和动作等,如:点头——确认和赞同,摇头——焦虑和愤怒;双臂抱在胸前的肢体动作表示防御等。眼睛的语言表达的信息内容很丰富。例如,惊讶——眉毛上扬;害怕——眉毛上扬拧在一起;愤怒——眉毛下垂;悲伤——眉毛内脚拧在一起。这些面部和身体的动作都在调节和维持着人际互动。治疗师对非言语行为的理解与运用虽然是治疗理论与技巧之外的东西,但是对咨询的成败却举足轻重。非言语行为也是表达共情、积极关注、尊重等的有效方式。通过非言语行为传达的共情态度可以比言语更多,影响力更大。治疗师对来访者的非言语行为的观察以及自身的非言语行为的运用对于心理治疗都有重要的意义。

（三）参与技术

在个体心理咨询方案的实施过程中我们经常会用到参与性技术,这一技术包括以下几个方面的内容。

1. 倾听　心理治疗中的倾听是非常重要的,通过专注、细致地倾听,使来访者得到鼓励并进行自我探索。倾听来访者、引导来访者讲述自己的故事是一个好的心理治疗师的基本能力。倾听来访者曾经遭受过的精神创伤、困难以及"羞耻",了解故事隐含的重要意义,感受非言语表达的内容、言语与姿势间的矛盾以及故事怎样开始、怎样继续、怎样走向、怎样表达愤怒及痛苦、怎样不完整叙述、如何对故事做解释等。倾听的关键之处在于专注即全神贯注,同时,倾听中需要给予患者鼓励性的回应,就是用一些简单的词句或动作来鼓励患者继续话题。其中最常用也是最简便的动作就是点头。点头配合专注认真的目光注视,就是对患者的较好回应。也有一些常用的词句"是的"、"说下去"、"我明白了"、"嗯"等。通常将这些言语和点头动作相结合反馈给求助者,使其意识到被倾听、被理解,也能够帮助求助者感受到更多的支持。

2. 澄清反应　澄清是请求来访者对于其谈话内容中某些含混、模棱两可的信息给予详细叙述。治疗师通常这样表述:"你的意思是……？""你是说……？"澄清的目的是让来访者更加清晰、准确地表达信息,并使治疗师清楚来访者表达的准确含义。

3. 释义　释义（paraphrase）也叫内容反映技术。是指对来访者所叙述的信息中的主要事实内容重新编排,并反馈给来访者,达到强化重点、鼓励深入探讨,并让来访者知道治疗师已经理解了她所表达的信息内容。内容反映技术在初次会谈中对了解来访者所谈的问题的各方面都很有用。治疗师可以借此检验自己对来访者说的事实的理解程度,澄清、确认一些关键信息与线索,以开展进一步的治疗会谈。

4. 情感反映　来访者叙述的信息中除了想法的认知部分用释义来反映外,信息中的情感内容的重新编排称为情感反映（reflection of feeling）。例如,来访者说:"我现在难受死了,朋友有他们自己的事,亲人又离得很远,没人理解我。"治疗师的释义性反馈是:"你是说,由于朋友忙,亲人又不在身边,你内心的痛苦无法与他们倾诉,取得他们的理解,是吗？"治疗师的情感反映的反馈应该是:"你感到现在的状况令你非常沮丧,是吗？"

情感反映的目的是启发、鼓励来访者表达自己的情感,使来访者感到被理解,以便区分不同的情绪反应,更深入地探讨真实的感受。

5. 总结　这是经常使用的技术,无论在晤谈的开头、中间还是结尾。在倾听时,感受来访者的故事,寻找故事的主题,对来访者谈话主题的反映就是总结。总结通常用于归纳、浓缩信息,探讨来访的目的、调整咨询节奏提供聚焦内容,以及阶段总结进展等。经常使用的情况有三种:第一种情况是,话题卡住,陷入迷茫,不知道谈些什么内容的时候。治疗师可在小小的归纳后转移话题。第二种情况是,来访者反复重复一类事情,处于循环话题之中,不能自拔。总结的目的是脱离原有话题,选择新的话题,以扩展探讨范围。第三种情况是,晤谈的开头和结尾,目的是打开局面或归纳要点。

采用总结的技术,会使来访者感受到治疗师在认真倾听。它的每一句话、每一个要害之处都被治疗师注意到。这样会使来访者更加信任治疗师、更加受到鼓励、更加自觉地参与治疗。

6. 鼓励和重复技术　鼓励是指对来访者所说的话给予简短的重复或运用某些简单的词语来鼓励对方进一步讲下去,或强调对方所讲的某部分内容。也可以通过对某一方面选择性的关注使会谈朝某方面进一步深入。这是使治疗师得以进入来访者的精神世界的最简单的技巧之一。因为鼓励是一种积极的方式,它能使来访者了解到治疗师在认真地听他讲话,并希望他继续讲下去。

以重复技术作为鼓励对方的一种反应,是很有效的方式。通过这样的鼓励,可以引导来访者的谈话向某一方向的纵深部位进行。

7. 具体化 具体化(concreteness)是指在治疗中找出事物的特殊性,包括事物的具体细节,使重要的、具体的事实和情感得以澄清。具体化技术可以应用在求助者叙述中出现问题模糊、过分概括或概念不清等混乱、模糊、矛盾、不合理的情况时。治疗师要通过具体化技术搞清对方所要表达的真正意图和他的问题。例如治疗师会问:"你能举个例子吗?""你能具体谈谈当时的情形吗?"等。

具体化技术需要治疗师一方面澄清具体事实,另一方面要澄清来访者所说的词汇的具体含义。例如治疗师问:"你说自己得了强迫症,你理解的强迫症是什么意思?"因为有时来访者并不能对一些词汇有真正的理解与认识。具体化技术有时决定了治疗的质量,也影响着治疗的有效进行。

(四)影响技术

在心理治疗过程中需要对求助者实施干预,这时常用到影响性技术。与参与性技术不同的是,参与性技术多用于了解求助者的问题,多在摄入性会谈中采用;而影响性技术则是在咨询实施过程中对求助者进行治疗干预时采用。这种影响是治疗师通过自己的专业理论知识和方法技术、人生经验及对来访者的理解等帮助来访者受益的过程。治疗师超越来访者的信息框架所作的陈述反应,是在倾听反应和实施干预计划之间的过渡连接环节。影响技术的主要内容有提问、解释、提供信息、即时化反应、自我暴露、面质等。

1. 提问 提问要围绕来访者关注的问题,而不是咨询师的好奇。一次只问一个问题,如果同时提问多个问题,来访者就会糊涂,不能都回答,或回答了最不重要的问题。提问的方式有以下几种:

(1)开放式提问(open-ended questioning):通常是用于咨询晤谈开始的时候、鼓励求助者说出更多信息的时候、详述具体事例等情况。提问常用"什么"、"怎样"、"为什么"、"谁"、"何时"、"何地"。例如,"每当面临考试的时候,你的感觉如何?"、"为什么一见到领导你就紧张?"虽然开放式询问给来访者的回答以较大的自由度,这可能会得到不同来访者千百种不同的答复,但是开放式询问的目标都是趋向于来访者问题的特殊性。通过开放式提问,治疗师可以获得对与来访者问题有关的具体事实的掌握以及对来访者的情绪反应和他对此事的看法等。

(2)封闭式提问:是指治疗师已经对求助者的状况有一个假设,提问的目的是证实这种假设的正确与否。例如,您和领导的关系好吗? 提这一问题时,治疗师心里肯定已经有一个假设——"他和领导的关系可能不好",而回答只能有"是"和"否"两种。这种提问通常用于收集或解释具体的信息。治疗师对封闭式询问的采用要适当,在了解情况时常使用开放式询问,过多的封闭式询问会使求助者被动、减少其自我表述和自我探索的积极性。

(3)半开放式提问:例如,除了学习方面,您的孩子还有其他方面的问题吗? 这是为了弄清孩子更多方面的事情,学习方面已经不必谈了。

2. 解释 有人把解释(interpretation)称为高级共情。治疗师根据自己的感受、理解,识别出来访者表述信息中隐含的意义,包括认知、情感、行为、目标、愿望等。倾听是听对方明说的信息,解释是直接讲出内容背后隐约感觉到的东西。把它讲出来,使来访者能够接触到自己更深层次的、隐藏的真正的内涵,获得一个新的视角,看得更深、更领悟,以解决困惑。解释的依据有两种,一种是来自各种不同的心理治疗的理论,另一种是根据治疗师个人的经验、时间和观察得出的。例如对于一个存在人际交往问题的女生的解释,可能精神分析、认知疗法、行为疗法等的解释都各自不同,但这些解释都可以使来访者借助于治疗师提供的帮助从另一个角度了解和认识自己

Notes

及周围事物,看到一个全新的世界,也帮助她形成认知、行为和情绪的改变。

3. 提供信息　提供信息也叫指导。在治疗过程中,来访者常常会向治疗师了解一些他们不了解的与解决问题有关的必要的信息。例如,在有孩子处于青春期的家庭中两代人之间出现激烈冲突,家长不理解,孩子为什么变得不听话了? 青春期孩子的逆反是怎么回事? 这阶段的孩子,哪些状态是正常的? 哪些状态是不正常的? 这种将客观的信息或事实予以提供或澄清就是提供信息。提供信息的目的是修正不可靠的、有误的信息或想法,使来访者在作出决定前对自己的选择更清晰明了。指导技术也与各学派的理论息息相关,不同的理论学派可能运用不同的指导方法。指导技术的运用可以有其效果,但要注意在一定的治疗关系的基础上进行,并更多地关注来访者个体的差异性。

4. 即时化反应　即时化反应是指治疗师在治疗期间对此时此刻发生的情况的真诚的、直接的反应,并用语言表达出来。坦诚、直接表达即时感受有利于增进有效的沟通,利于开展讨论,及呈现来访者的人际关系模式。例如,来访者一提到学习成绩就沉默不语,没了精神。治疗师会说(即时化反应):"每当我提起学习成绩,就像现在这样,你就似乎要回避,感到很沮丧。我觉得你正在担心你的学习成绩。我猜测这是你目前面临的主要问题。是这样吗? "

5. 自我暴露　自我暴露(self-disclosure)即自我开放,是指为启发患者达到治疗的目的,治疗师有意识地表露自己的信息,现身说法的过程。例如,来访者说道:"我在性的方面有很大问题,但不知怎样说起"。治疗师(自我暴露):"我感觉,性是很隐私的事情,与陌生人谈论性的问题是很件困难的事情,你现在也是这样一种感觉吗? "

自我暴露的目的是对来访者有益,而不是为治疗师自身的需要。要掌握自我暴露的时机是否恰当,暴露的内容对来访者是否有效,来访者利用的程度有多大。治疗师的自我开放有两种形式:

(1) 治疗师把自己对求助者的体验感受(正信息和负信息)告诉求助者。当然,在治疗师向来访者传递负性信息时应注意可能产生的副作用。

(2) 治疗师暴露与求助者所谈内容相关的情绪体验和个人经验,从而表明理解求助者并促进求助者更多地自我开放。

以上两种形式的自我开放都有利于治疗关系的建立与巩固。

6. 面质　面质(confrontation)是指治疗师把来访者的想法、情感、行动中存在的矛盾的、差异的信息描述出来,以增进来访者的自我意识达到促进改变的目的。每个来访者都有个人的局限性,都有没有看到或不愿看到的部分,如果挑战这部分,意味着发生改变的可能性。面质时常用的句式是:"一方面,你……另一方面, ……"

例如,来访者说(一位高中生):"我知道学习对我来说很重要,问题是网络游戏对我也很有吸引力,我不能自拔。"治疗师(面质):"一方面你说学习对你很重要,另一方面你又沉迷于网络游戏,这似乎妨碍了你达到自己的目标。"

需要注意的是面质具有一定的威胁性,所以在实际咨询中需要根据具体情境尤其是医患关系建立的程度,而选择适当的用词、语气、态度。良好的治疗关系是有效面质的基础。面质的采用对来访者具有潜在的影响力。在与来访者面质的过程中,来访者可以更好地认识自己和周围的现实世界,从而可以学习新的思维方式和行为方式,并进一步改变自己。

在运用面质技术时要有事实根据,避免治疗师运用面质进行个人发泄,同时需要考虑到求助者的感情,不能进行无情的攻击。有些时候可以考虑应用尝试性的面质。例如:"我不知是否误会了你的意思? ""你似乎……""不知我这样说对不对? "

7. 影响性概述　治疗师将自己所叙述的主题、意见等组织整理后,以简明的形式表达出来就称为影响性概述。也可以让求助者来进行,治疗师在此基础上做概述或修正。这可以与参与性概述一起进行。这样有利于会谈双方对本次会谈的情况有更清楚和更全面的了解,并帮助来

Notes

访者抓住要点,加深印象,达到更好的治疗效果。

8. 情感表达　治疗师将自己的情绪、情感活动状况告诉求助者称为情感表达。与情感反映的区别在于,情感反映是治疗师反映求助者所叙述的情感内容。而情感表达是治疗师表述自己的情感内容。情感表达能体现对求助者设身处地的反应,同时也可达到一定的示范作用,促进求助者的自我表达。

9. 内容表达　内容表达是指治疗师向来访者传递信息、提建议、给保证、反馈等,广而言之,解释、指导、自我开放和影响性概述都属于内容表达。与内容反映的区别是,内容表达是在表述治疗师自己需要表述的内容部分,而不是对来访者所述内容的反映。

在内容表达过程中治疗师要注意缓和与尊重,例如可以运用:"我希望你……"、"如果……会更好"等语句,而尽量不要用肯定的语气,如"你必须……"、"你一定要……"、"你只有……才能……"这会影响到咨询的效果。

(刘　盈)

拓展阅读　医疗过程中的心理干预作用

医学实践离不开医患之间的言语沟通,即沟通交流不是仅限于了解病史,为了诊断和鉴别诊断,以及告知治疗方案,而是包含了如何建立医患的相互信任与理解、提供必要的心理支持和鼓励、树立或激发患者的治疗信心和愿望、减轻或解决其精神和身体的痛苦与疾病,恢复其病前的功能。因此,心理的治疗与咨询作用不容忽视。不过,在医疗实践中,必须时刻牢记"生物 -心理 - 社会"整体医学观,即针对具体的患者需综合医学和心理学的知识和经验来评估和考虑综合治疗方案,不可仅偏重某一方,如图 11-1 所示。

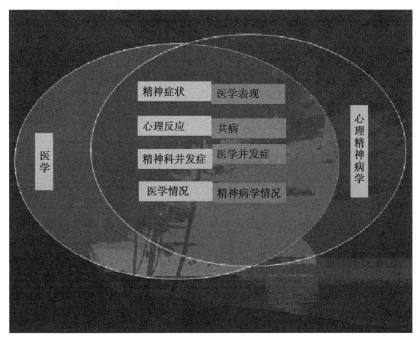

图 11-1　整合医学 - 心理学 / 精神病学模式处理患者

一、建立积极、平等的医患关系

虽然患者是求助者,医师是帮助者,但必须强调医患之间是平等的工作"伙伴"关系,提倡相互沟通、合作,共同参与决定有关诊疗方案;即积极、良好的医患关系有助于患者主动参与到诊

疗过程中。因此,临床医师需要在医患沟通中注意:

1. 情感的质量,注意尊重和理解患者,态度要温和、不紧张,通过非言语表达形式来传递积极关注;

2. 沟通交流的形式,多倾听、多询问,而非说教和告知;其中特别强调,在倾听过程中要尽量理解患者的感受与想法,而非临床医师自认为的看法或草率地根据患者的回答所得出的结论;

3. 患者的参与,尽量回答患者关心的问题,允许相互讨论;

4. 合作,取得相互理解、共同讨论与制订明确可达到的治疗目标;

5. 时间,与患者接触交流时间不要太短和匆忙,否则不如不接触。

二、理解患者的疾患模式

绝大多数临床医师能够正确理解和倾听患者的叙述,但很少会以定式的方式来解释患者自身对其疾患的假设。因此,需要学会使用健康信念模式(health belief model)来理解和解释患者的感受与看法,包括对治疗的态度。疾患模式的特点包括 3 个核心内容:

1. 认知,即个体对健康威胁的认识或赋予的意义,它可以受内部(症状或体征)或外部(传媒信息)等因素的影响;

2. 行动计划,即个体应对威胁所采取的应对策略;

3. 个体对应对策略结果的评价。

患者往往因为有身体的不适与疾患(illness)而求医,而医师则是据此而检查、诊断和治疗疾病(disease,病理学及其他可识别的综合征)。患者希望医师对其症状能够给予解释和治疗,而医师则需要通过先下诊断然后治疗这样的途径来达到目的。这里就存在医患之间理解与沟通的误差,需要弥补与消除。

三、整合患者与临床医师的目标

临床治疗方案的制订必须兼顾医患两方面,考虑患者及其家属的可接受性、可理解性和可实践性。虽然患者与家属将医生视为“白衣天使”,但临床医师必须清醒地认识到自己也是普通人,有“可为”和“不可为”之处,并非无所不能。即如实告知疾病的诊疗考虑、预后转归、治疗方案的优劣比较等,与患者和家属共同讨论与决定,即医师多数情况下是建议,而决定与否则由患者与家属来确定,即尊重患者的权利;当然,少数情况下医师也可以决定,但必须征得患者或家属的同意,即保证患者及其家属的知情权。临床医师需要针对具体的病情,与患者及其家属共同讨论与沟通,明确、细化、具体的治疗目标,而非简单、笼统地告知治愈。例如,首先是减轻(或缓解)症状或痛苦(即治疗原发病灶),其次是改善对学习、工作、生活的兴趣与乐趣,再恢复日常生活功能和工作等。同时也需要患者及其家属认识到,外界因素和其自身等因素会影响治疗目标的取得,如“道听途说”的医疗信息、病耻感、担心药物副反应等,特别是服药的依从性(medication adherence)。

由于目前临床上绝大多数患者是患有慢性疾病,需要长期治疗与随访,因此,临床医师如何最大限度地减少患者的不依从、提高其治疗或服药的依从性至关重要。其具体的策略包括:

1. 强调药物治疗是治疗方案中的一部分,患者服药的依从与否是治疗的目的之一。“医生可以用药物来控制目前病情和治疗你的疾病,但需要你按医嘱服药,否则医生也无能为力。不过,如果你服药后有什么副反应或其他什么担心,可及时联系医生”。

2. 让患者及其家属理解和明确,目前所制订的治疗方案是针对患者本人的、个体化的,是可接受的、可理解的,以及实践可行的。

3. 尽可能小剂量和少用药,即服药尽量简单化。

4. 定期与患者讨论有关治疗依从性的重要性与益处,以及可能存在的障碍,转变一些对治

Notes

疗的偏见或误解,树立起对治疗的信心。

5. 切实可行的行为帮助,如具体的书面服药指导(小贴示)、短信提醒、家属督促等,尽量将服药融入到患者的日常生活方式之中(如饭前或饭后服药、刷牙后服药等)。

四、处理抑郁与焦虑情绪

抑郁与焦虑情绪在许多临床各科患者中并不少见,但如果持续时间较长、严重程度达到中等或以上的话,则需要考虑为病理性的,需要临床处理。因为有资料显示,约66%的抑郁症患者共病(comorbidity)躯体疾病,同样,也有相当高比例的内外科疾病患者共病抑郁,如抑郁症共病糖尿病的风险较普通人群增加22%;同样,糖尿病共病抑郁症的风险也较普通人群增加20%左右。抑郁和焦虑障碍的低识别率、高误诊率和低治疗率仍然是一个严峻、长期存在的问题,如果不及时治疗,抑郁和焦虑障碍对患者、家庭、诊治医师,以及社会均会造成严重、长期的不良后果,甚至威胁生命。

值得欣慰的是,许多国内外的抑郁和焦虑障碍治疗指南已将心理治疗等方法作为首选治疗推荐,即有效的心理干预技术应用可缓解或减轻抑郁和焦虑症状,提高患者的生活质量、减少并发症和死亡风险。

五、工作压力的减轻与自我调节

助人者必先自助,心理咨询与治疗的技术应用不仅是帮助患者,同样对于自我也是适用的。近年来国内以开展这方面的应用,如"巴林特"小组活动等。简单而言,可从下述几方面着手:

1. 培养兴趣爱好,劳逸结合:工作之余,应该尽量放松自己,分散注意力。可以根据各自的特点与喜好,以及可行性来培养,如从简单的户外散步、锻炼到陶冶情操的琴棋书画,乃至交友、聊天、旅游等。

2. 同行的交流与学习:孔子曰"三人行,必有我师"。同行之间的相互交流与支持,不仅情感上能获得同情、理解和共鸣,而且也是压力释放与疏泄的途径之一;再者,从同行那里学到能为你所用的有效策略与方法。

3. 从工作中学会感恩与寻找快乐:临床工作是繁忙、紧张和压力巨大的,是付出和奉献;但换句话说,也是自我实现的体现,是自我医学水平的提高和技能的展现。因为有了患者,才有了医生这个职业;因为有了患者,才有了医生实践的机会;因为有了患者,才有了名医。作为医生,应该时刻牢记在医学入门之初的医学生誓言:"健康所系,性命相托"。

4. 学会将"压力"转化为"动力":社会生活中,压力、挫折在所难免,关键在于如何看待与应对。虽然目前国内的医疗外部与内环境存在诸多问题与困扰,医生身临其中有时感到压力巨大,甚至心身疲惫,但要学会"转负为正"、辩证地看待。因为自然界的规律众所周知:有阳光就有阴影,没有阳光就没有阴影;或许近年来媒体与大众更多地关注了医疗的阴影部分,忽略了其本身的阳光方面。或许还有人记得并不遥远的过去(2003年)——"非典"时期,医生得到社会的认可、尊重与羡慕,虽然责任重、风险大、工作忙、超负荷,但并不感压力,更多地是无怨无悔、无私奉献。换句话说,如果将每一个患者的诊治作为医生医疗经验的积累与学习过程,他们是医生的"临床实践老师",在看似繁忙、重复劳动的常规临床工作中学会归纳与总结,不仅仅是"救死扶伤",而且也是"自我实现"的体现和事业发展的"必由之路",则抱怨、压力之感叹将减少。

(季建林)

 参考文献

1. 季建林. 医学心理学. 第4版. 上海:复旦大学出版社,2005.

2. 徐俊冕.医学心理咨询方法.上海:上海医科大学出版社,1995.

3. 季建林.综合医院中的心理咨询.临床精神医学杂志,2001,11:191-192.

4. Beinart H,Kennedy P,Llewlyn S . Clinical psychology in practice. West Sussex:Blackwell Publishing,2009.

5. Hall J,Llewelyn S. What is clinical psychology?. 4[th]ed. Oxford:Oxford University Press,2006.

6. Fritzsche K,McDaniel SH,Wirsching M.Psychosomatic medicine:an international primer for the ptrimary care setting.New York:Springer,2014.

Notes

第十二章 心 理 治 疗

第一节 概　述

一、概　念

心理治疗(psychotherapy)是以助人、治病为目的,由心理治疗师(psychotherapist)基于有关心理正常与异常的理论,有计划地通过言语和非言语方式的人际互动(interaction)过程影响患者,达到改变行为、减轻痛苦、健全人格、适应社会、治疗疾病、促进康复的目的。心理治疗师是指接受过医学或心理学系统学习,通过培训、考试取得国家特定资质,从事心理治疗的专业人员。心理治疗师可以是医疗机构的医生,也可以是临床心理学工作者。

然而,更广义的心理治疗,是指医务人员在医疗行为中发挥"心理学的治疗效应",在不同程度上自觉地应用心理学原理和技术,随时随地表现出良好的基本素质、专业精神与态度,对患者产生积极的影响。这就要求医务人员在与患者之间的交流、互动过程中,展现出对人的尊重,对于患者心理痛苦的敏锐觉察力,以及对于心理问题的及时预防和干预能力。本章主要介绍专门的心理治疗内容。

心理治疗与心理咨询(psychological counseling)在一定程度上互相重叠、相通,助人的目的、机制、理论源流甚至技术都大同小异,都是专业性的心理疏导、心理干预技术。《中华人民共和国精神卫生法》鼓励开展心理健康促进和精神障碍预防工作,心理咨询和心理治疗都是重要的工作方式。该法根据开展工作的场所、人员学术技术背景和资质,以及服务对象的不同,区分了二者。其中,"心理治疗"概念,是指在医疗机构中实施的专门心理治疗,而"心理咨询"则是指在医疗机构以外的各种机构、组织、社区中对普通人——而非患者——开展的心理健康促进活动。

二、现代心理治疗的基本要素

随着"生物 - 心理 - 社会"医学模式日渐深入人心,强调以人为本的医疗服务,临床各科医师和患者的精神卫生意识明显增强,对心理治疗和心身医学服务知识和技术的需求也大量增加。

当前应该依法推广、普及的科学心理治疗具备如下基本要素:①由具有社会认可身份、受过专业训练的人员,如医师、临床心理学工作者实施;②在专门的医疗机构、场所实施;③以助人、促进健康为目的,不损害患者身心健康和社会的利益;④遵守技术规范和伦理原则,并符合法律的要求;⑤掌握适应证和禁忌证,不滥用、误用;⑥对治疗过程及其后果能够控制、查验,能及时发现和处理副作用,能进行合理解释,不使用超自然理论;⑦采用的方法有坚实的理论基础和循证研究依据。

三、心理治疗的学科特性、历史根源

心理治疗与社会人文学科联系紧密。Corsini 称之为"基于科学的艺术",意指它既不是一般

意义的科学技术,又不是一般意义的艺术,而是有一定规律性的创造性助人活动;除了因其与人的生活密切相关而有很强的日常性、世俗性以外,其实施还要符合科学(尤其是医学、心理学、语言科学)、社会文化(主要是伦理、法律)的规范。

心理治疗是最古老的疗病法,其诞生早于药物和手术,起源于巫术(witchcraft)和各种民间疗病健身术(healing)。此类方法都是基于心理影响和人际操纵(psychological influence and interpersonal manipulation)的一般机制,自觉或不自觉地利用人际之间、心理过程之间及心身之间的互动规律,达到祛病养生的目的。在现代社会,虽然科技高度发达,有些传统的、民间的疗法却仍然有影响和市场,各种没有科学基础的"奇迹疗法"此起彼伏。但是,许多疗病术缺乏严格的科学观察和实验依据,理论的系统性和严密性不足,有的具有神秘主义、超自然的色彩,或营利、非法传教结社的功利目的明确,可以导致严重的副作用和社会问题,成为有害疗病术。

19世纪上半叶,欧洲曾在数十年间流行"麦斯默通磁术"。后来对其进行的科学观察和解释,成为近现代心理治疗与巫术之间的分水岭,成为古老疗病术升华为心理治疗的重要里程碑。当时,成千上万患者因为相信麦斯默让他们握在手上的金属棒接通了身上的磁场而感到许多症状迅速缓解,因而对此疗法的奇迹深信不疑。法国、英国医生通过观摩、体验这种疗法,并对患者实施相似的操作技术,却证明"动物磁性"这种概念只是充当了诱导催眠现象的心理媒介的角色,起到暗示(suggestion)的作用;那种疗法的奇迹般疗效实际上是集体性催眠(hypnosis)现象。换句话说,"磁性"是否真的存在并不重要,而对这个概念所抱有的信念,以及在此基础上形成的对于施术者的崇拜、依恋,还有对于"奇迹"的期待和周围人们的互相影响,造成了心身方面的积极感受,即"信则灵,不信则不灵"。这说明,施术者在内容层面"说什么",没有其与被施术者之间的互动关系来得重要。

1896年,从维也纳到巴黎学习催眠治疗的奥地利医生西格蒙德·弗洛伊德正式开创了精神分析及精神动力学的理论和技术,标志着近现代心理治疗的开始。进入20世纪后,陆续出现了其他几种主要的流派及数百种小的分支。

四、心理学治疗在临床工作中的有用性、有效性及作用机制

(一) 学科地位与应用领域

经过漫长的发展历程,心理治疗已经作为现代医疗卫生领域的重要技术得到了广泛的应用。近30多年来,我国的专业人员经由对国外心理治疗的初步引进、吸收和转化,进入了推广的阶段,同时也结合社会文化背景,积极发展本土心理治疗。在2013年5月生效的《中华人民共和国精神卫生法》中,首次明确了心理治疗的法律地位:"从事精神障碍诊断、治疗的专科医疗机构还应当配备从事心理治疗的人员","心理治疗活动应当在医疗机构内开展。……心理治疗的技术规范由国务院卫生行政部门制定"。

一些欧洲的教科书,如英国的《牛津精神病学教科书》及德国的《医学心理学与医学社会学教科书》,使用"心理学治疗"(psychological treatments)或"心理学干预"(psychological interventions)来表示任何一种应用心理学原理的工作技术,而不仅仅限于只有少数人经过大量培训后才能掌握、使用的专门心理治疗。按照这样的定义,下面按照医生应用心理学原理和技术的有意程度、复杂程度,列出几种属于心理学治疗或干预的医患互动方式:

1. **医学咨询**　医生接诊每个患者的过程,是接受询问、给予解答的过程,需要沟通的技巧。面对无法沟通的严重疾病患者,要对相关人员进行解答;即便是对于较轻的躯体不适或异常,医生也切不可以为简单而轻率敷衍了事,而要耐心听取陈述,进行分析、解释,提出进一步诊疗,或预防保健、康复方面的建议。

2. **医生谈话**　对于诊断明确的疾病或是需要继续诊查的不明情况,在进行重要的检查、治疗前,医生要经常与患者及其家属进行沟通,有针对性地小结迄今为止的相关发现、存在的问

Notes

题,疾病诊断、性质及程度、预后,介绍、讨论下一步诊疗措施,探询并澄清对方的不解、疑惑、犹豫、阻抗等认知性屏障,减轻其恐惧、焦虑、忧郁等负性情绪,争取合作。

从内容上看,上述两种日常医务活动涉及的问题并不一定是心理问题,而是临床各科的躯体疾患,医患双方都不认为是有意识地在做心理学的干预。但传达有关知识、建议、医嘱时,医生话语的语用学效果,即患者方对信息真正理解、采纳的程度,却受到心理学因素的影响。有经验的医生,能使用适应于患者认知水平、情感状态、价值观、意志力和期待的语言,简明扼要地传达专业信息,并让患者有恰当的心理准备、依从性,增强应对疾病的能力。

3. 患者健康教育与培训 在许多慢性疾病的长期治疗和康复计划中,患者行为、心理上的改变或适应与躯体治疗同等重要,所以,有意识地融合了医学、心理学和教育学原理的患者健康教育非常关键。例如,高血压病、糖尿病等都有比较成熟的健康教育培训课程包。

4. 心理咨询 属于低复杂度的心理学治疗,求助者一定程度上意识到心理方面的困扰,多数出于自愿而来寻求服务。可由所有卫生专业人员来进行。通过提供信息、支持,激发自助的信心,以解决较轻的情绪问题,帮助人们适应紧张的环境或做出困难的决定。

5. 专门心理治疗 指中等复杂或复杂的心理学治疗,也是本章随后介绍的主要内容。

(二)关于有效性及作用机制的证据

对于心理治疗用来做什么,以及有没有用的问题,Lambert MJ 和 Bergin AE 在 20 世纪末通过对 2000 多篇论文(其中有关神经症的有 700 多篇)的分析,得出以下主要结论:

1. 不同类型的神经症患者都可以得到心理治疗的有益帮助。治疗能够缓解症状;不仅加快自然的治愈过程,还常常提供新的应对策略和对付未来问题的方法;如果经过正规训练,心理学家、精神科医师、社会工作者所做的各种治疗或治疗性咨询均能使患者受益。

2. 一般而言,短程治疗已经能够解决许多障碍,但仍有一些问题需要复杂而昂贵的长程治疗。

3. 正规治疗的疗效一般是持久的。治疗师较注意在改善症状的基础上,巩固治疗收益,并且培养适应现在和未来生活的能力。

4. 专业心理治疗的疗效优于一般的支持性人际关系和安慰剂。

5. 各种心理治疗形式、流派的总体疗效之间没有大的差异。不过,行为治疗对某些较难治的问题(如惊恐发作、恐怖、强迫)似乎更好些。

6. 与流派相关的某些特异性治疗效应是存在的。但更明显的趋势是,越来越多的治疗师摒弃了门户之见,重视跨流派的共同机制,谨慎考虑技术与患者素质、人格、现实处境及诊断学差异等因素之间的匹配问题。有人注意到,患者类型对治疗模式的选择有影响。有些治疗师对某些类型的临床问题有偏好,也较容易取得好的效果。

7. 一些超越流派的非技术性因素,如人际性、社会性和情感性因素,在促进治疗变化方面有巨大作用。治疗师的个人性影响有时超过操作技术。信任、温暖、悦纳和智慧的个人魅力在治疗中发挥了关键的作用。

8. 治疗师以及患者的情况千差万别,心理治疗并不是使人人都受益。除了患者方面的因素,治疗师方面消极的个性特征、应用技术不当、错误合用治疗方法,可能产生副作用,甚至对患者造成伤害。

进入 21 世纪以来的类似研究大致延续着以前的结论。Grawe 通过综述研究文献,提出各种心理治疗共有的作用机制是:

(1)激活资源;

(2)将问题现实化;

(3)积极帮助解决问题;

(4)澄清冲突、混乱的认知。

有研究显示,心理治疗疗效中的60%是基本机制所致,特殊机制及患者本人的因素分别占20%。医生如果主动追求积极的、建设性的互动,那么其言行举止实际上在不经意间就已经开始发挥基本的治愈机制。

除了临床研究,心理治疗的价值及其机制近来还得到神经科学基础研究结果的支持。例如,精神分析理论中关于早年依恋模式、创伤对成年生活深远影响的假说,在关于神经可塑性、情绪记忆、神经环路的实验研究中找到新证据,可能形成一种能够综合解释精神病理的神经科学-心理动力学-家庭动力学新理论,并有助于制定较为现实的,以代偿为主的,而非矫治性的心理治疗目标,发展新的干预技术;功能磁共振神经影像学研究发现,对抑郁、焦虑、强迫及躯体形式障碍、摄食障碍的有效治疗,伴随着神经元网络模式的变化,提示未来的心理治疗可能使用定量的,甚至是可视的指标来指导规划和实施。

五、克服心理治疗的文化屏障,提高心理治疗的文化亲和性

虽然患者应该可以从心理治疗获益,但实际上仅有一部分真正接受心理治疗,因为在他们的需求与得到的服务之间存在以下几类因素,影响患者接受治疗的可能性。

宏观的障碍有三个:

(1) 医患双方对心理治疗的用途和效果认识不够;

(2) 社会、文化、经济因素对心理治疗应用造成的屏障;

(3) 从事心理治疗的医生和临床心理学工作者极其缺乏。

与临床情境有关的因素:

(1) 患者的基本情况:如症状、诊断、人格特点、生活处境。

(2) 治疗背景条件:如治疗环境、时间设置、治疗模式、是否服药等。

(3) 治疗关系:治疗师与患者之间的适配程度、互动质量。

(4) 具体技术对于患者问题或期望目标的针对性。

综上所述,心理治疗有广泛的适应证,但目前服务提供不足。它既可作为治疗较轻的心理疾患的主要诊疗手段,也可以联合药物治疗,用于重性精神障碍的恢复期、康复期;对于精神卫生以外的全科或专科领域,心理治疗也可发生积极的影响。应该借助国家法律、法规鼓励心理治疗工作的有利时机,让心理治疗得到快速发展和广泛应用。

(赵旭东)

第二节　精神分析疗法

一、概　　述

精神分析疗法(psychoanalytic psychotherapy)是19世纪末由奥地利神经精神科医生弗洛伊德创立的心理治疗方法。精神分析疗法是现代心理治疗的开端,对西方心理治疗的发展起着非常重要的作用。

精神分析疗法是建立在弗洛伊德等人的精神分析理论基础之上的心理治疗方法。它的基本治疗理论包括弗洛伊德的人格结构理论、意识和潜意识理论、性心理发展理论、自我防御机制理论等,在后期还包括客体关系理论、个体心理学理论和人际关系心理学等(具体参见第二章第一节)。在传统的精神分析疗法基础上,后期还发展出了新精神分析学派、分析心理学派、自我心理学派等,本文重点介绍精神分析治疗。

传统的精神分析疗法认为来访者的心理障碍是由于压抑在潜意识中的某些幼年时期所受的创伤所致。治疗的目标就是通过自由联想、对梦的解析等内省方法,帮助来访者将压抑在潜

意识中的各种心理冲突,主要是幼年时期的精神创伤,释放到意识层面,使来访者产生顿悟,从而发生行为和情感上的改变,实现人格重建,达到治疗目的。

二、技术与方法

(一)传统的精神分析包括以下的主要技术

1. 自由联想(free association) 自由联想是精神分析疗法的主要治疗技术之一。弗洛伊德主张在治疗中,让来访者斜躺在沙发上,治疗师坐在其头部后方,避免来访者看到治疗师的面部变化。来访者被要求说出任何在脑海里浮现的内容,不管这些内容是多么的荒谬、不切实际、愚蠢、痛苦或琐碎。当来访者有时会因为担心难堪、或顾及治疗师对此的感受不愿说出浮现在脑海里的内容时,治疗师会意识到这是一种阻抗,而阻抗往往会成为分析治疗的焦点。

在精神分析治疗中,自由联想技术被认为是通往来访者无意识、冲突、幻想和动机的一种途径。这种技术常常导致来访者对过去经历的回忆。在联想过程中,治疗师的任务是识别被压抑的潜意识内容。治疗师也通过联想的顺序来理解来访者是怎样把各个事件联系起来。自由联想过程的中断和阻碍往往是指向焦虑事件的线索。治疗师通过对来访者的解释,帮助来访者把潜意识里的心理冲突逐渐带入到意识领域,从而发展来访者自我的洞察力,达到治疗的目的。

2. 释梦(dream interpretation) 弗洛伊德认为梦可以分为焦虑梦、惩罚梦和愿望梦,但梦的本质都是愿望的达成。在精神分析理论中,"梦是通往无意识的捷径"。因为在睡眠时,个体的防御水平降低,曾经被压抑的愿望、需要和恐惧都浮现出来在梦中得以表达。通过治疗师对梦的解释,可以帮助来访者揭示潜意识的冲突、洞悉自我,从而达到治疗的目标。

梦的结构可以分为显梦和隐梦两个部分。显梦是指梦中可感知的部分,是梦的实际内容。隐梦是指梦背后的潜意识的冲突和愿望,是显梦所象征的意义。隐梦包括潜在的、符号化的和无意识的动机、愿望和恐惧,因为它们往往是令人痛苦的而又有威胁性的想法,而被压抑在潜意识中,通过伪装变得温和,不易被察觉而得以在梦境表达。隐梦的内容需通过凝缩、转移、象征和特殊表现力等机制转化为显梦的内容,这一过程被称为梦意加工。通过对梦意的加工,使我们在意识层面无法接受的愿望和情感得以表达,以释放内心的紧张和焦虑,达到内心的平衡,因此其具有保护作用。

在对梦的分析中,来访者能意识到的内容仅仅是显梦的部分,因此治疗师的任务就是通过显梦的内容来揭示其背后的潜意识冲突和愿望。治疗师让来访者对梦的内容进行自由联想,通过对梦的解释来揭示潜在的内容。

3. 阻抗(resistance) 在分析性治疗中,阻抗是指来访者不愿意将以往被压抑的潜意识内容在意识的层面上表达出来。弗洛伊德称:"那些总是妨碍治疗进步的就是阻抗。"阻抗可以是一种观念、态度、感觉或动作,它们使来访者保持现状,拒绝改变。弗洛伊德认为阻抗是人们用于防御,因为意识到他们被压抑的冲动与感情时而产生的难以忍受的焦虑和痛苦的一种潜意识的心理动力。它是潜意识中本能地阻止被压抑的心理冲突重新进入意识的过程。

来访者可表现为在自由联想或报告梦的内容时,不愿意提及某些想法、感觉或体验,不愿深入某些话题,或是来访者不遵守治疗的设置,频繁无故地迟到,或者认为分析治疗没有意义,要求终止治疗等。

精神分析师认为,阻抗的出现,往往因为是触及到有意义的心理症结所在。因此,精神分析师的重要任务之一就是在整个治疗过程中不断地识别并帮助来访者克服各种形式的阻抗,使来访者将压抑在潜意识中的冲突和情感释放出来,从而达到治疗的目的。

4. 移情(transference) 移情是精神分析治疗的重要内容,一些问题只在移情中呈现出来。在治疗中,来访者可能将治疗师看成是与早年心理冲突有关的某一人物,将自己对某人的体验、态度、幻想等有关的情感不自觉地转移到治疗师身上,从而有机会重新"经历"往日的情

Notes

感,这就是移情。移情可使来访者重新经历、并在与治疗师的互动关系中重新处理早年未能解决的冲突。

移情可分为正移情和负移情。正移情(positive transference)是来访者爱怜情感的转移,即把治疗师当成喜欢、热爱和思念的对象,对治疗师带有善意、友好、顺从、信任或与性爱相关的情感;负移情(negative transference)是来访者将过去生活中使其体验到攻击、愤怒、痛苦、羞辱等的对象投射给治疗师,对治疗师带有敌意和攻击的情感。移情有时会给治疗带来困难,甚至会中断治疗或更换治疗师。

面对来访者的移情,治疗师对移情的处理也很重要。此外,由于治疗师也会将自己生活中的体验投射到来访者身上(即反移情 countertransference),并影响治疗进程。因此,治疗师首先要识别移情及反移情的存在,并做出恰当的反应,以克制、真城、友善的态度对待来访者讲述的内容,而不应表现出气愤、不感兴趣或过分同情。治疗师通过对来访者移情的分析和解释,可以使来访者了解过去经验对他们当前心理功能的深刻影响,帮助来访者疏通那些使他们行为固着、情感无法成长的内在冲突。

5. 解释(interpretation)　解释是指精神分析师在治疗过程中,对出现在自由联想、梦、阻抗和治疗关系中的行为进行解释或引导,帮助来访者将潜意识冲突的内容上升到意识层面加以理解。解释应在治疗师对来访者的人格以及对影响目前问题的各种因素充分了解的基础上得以实施。解释也是一个逐步深入的过程,治疗师需根据每次谈话的内容,在来访者自由联想及梦境内容的表达基础上,用来访者能够理解的语言让他认识到心理症结之所在。通过解释帮助来访者逐步重新认识自己,认识自己与其他人的关系,使被压抑在潜意识的内容不断通过自由联想和梦的解析显露出来,以此达到治疗疾病的目的。解释应选在合适的治疗时机,并使用来访者能够理解的语言才能起到治疗的作用。

(二) 精神分析治疗的一般过程

1. 精神分析治疗的设置　在对来访者进行评估,认为来访者的问题适宜采用精神分析疗法处理后,首先需向来访者讲明治疗的条件、来访者需遵守的基本原则、治疗的时间和费用等问题。这些相对标准化的治疗设置有助于精神分析师更好地处理分析过程中的治疗关系和移情等问题,更敏锐地发现来访者潜意识中的心理症结。传统的精神分析要求来访者每周进行 5~6 次治疗,每次 50~60 分钟,整个疗程要视个人的具体情况,一般至少需要 300~500 次,治疗时间短则一年,长则 2 年至 4 年。精神分析治疗师也要求接受过严格的精神分析训练。来访者从一开始就要对自己、对治疗有耐心,不可期待有较快的进步。治疗师会告知来访者,那些偏离正常的行为态度不是短时间内形成的,因此不会很快去除。弗洛伊德甚至建议,在治疗期间不要做重大的人生选择,如决定结婚、离职等,来访者应全力以赴地等待康复。

这种高频率、长时间的传统精神分析由于治疗时间长,费用昂贵,少有人能够坚持完成。现代的精神分析性治疗则改变了治疗的目标,延长了治疗间隔并缩短了疗程,治疗师采取更为积极的态度,以适应当代社会的需要。

2. 治疗开始　当讲明治疗的设置,来访者表示理解和接受后,即可开始治疗。在传统的精神分析中,来访者半躺在舒适的沙发椅上,治疗师坐在头顶后方,这样既避免让来访者看见其面部而出现情绪反应,又能够随时倾听和观察来访者。来访者身体完全放松,让内心体验和想法随意地涌出,进行自由地联想。治疗师认真倾听来访者的自由联想谈话,偶然提些问题或作必要的解释。当来访者无话可谈时,治疗师可适当进行引导,使之继续下去。在开始阶段,治疗师还要仔细收集来访者的信息,完成对来访者的诊断和动力学评估,建立初步的治疗联盟,并在与来访者协商后做好治疗设置。

3. 治疗的深入　以阻抗和移情的出现为特点,精神分析师耐心地倾听来访者的自由联想,注意力高度集中,跟随来访者的联想走进来访者的潜意识世界,和来访者一起在其潜意识世界

Notes

中观察,跟随来访者的体验和感受,努力发现阻抗之所在及有意义的个人资料,观察和体验来自来访者的移情反应,对来访者的移情反应采取接纳和节制的态度。精神分析师在治疗中需不断反思自己潜意识的反应,发现和监测并处理自己的反移情,并努力维护治疗性关系,充分的良好的精神分析训练对这点十分重要,从大量的来自自由联想和梦的分析的内容形成精神分析的诊断。

4. **治疗的结束**　在精神分析诊断基础上,通过分析来访者的阻抗、移情及梦的内容,形成干预的思路,修通和处理来访者的阻抗和移情,处理移情、解释的技巧及把握解释的时机在此阶段具有重要的作用。最后,来访者能以更加现实的态度,接受自己的过去和现在,更客观地、理性地认识自己,恢复内在的安全感,使症状得以消除,并将治疗中的建设性因素带到未来的生活中,获得人格的成长。

（三）短程动力学分析治疗

传统的精神分析耗时长,费用昂贵。为适应现代社会的需要,利用精神分析的基本原理和技术,发展短程的精神分析取向的心理治疗是精神分析治疗的趋势。短程动力学分析治疗就是其中一种。短程动力学分析治疗也从来访者早年的生活经历中去寻找精神障碍的病因,并寻找导致思维、情感、行为异常的潜意识因素。但与致力于解决人格问题的精神分析治疗的不同,精神分析性短程焦点治疗局限于解决来访者的一些特定问题,即焦点问题。

短程动力学分析治疗总的治疗时间是 6~9 个月,每周一次,每次治疗约 1 小时。治疗中治疗师采取相对主动的方式,来访者也可采取坐位。治疗的焦点应是目前来访者最烦恼的问题,常在治疗的前几次就被确定下来。治疗师在有限的治疗时间和治疗次数中,试图用通俗的语言使来访者能够理解和接受精神动力学的解释,帮助来访者弄清症状产生和发展的原因,也对治疗中出现的移情和阻抗进行解释。短程动力学分析治疗不太强调对早年经历的追溯,而比较关注现实问题对疾病的影响。

三、适 应 证

传统的精神分析要求来访者的自我功能相对完整,有较好的思维能力和语言表达能力,能充分表达内心体验,有耐心接受长时间的治疗。精神分析疗法的适应证包括各种神经症、某些人格障碍、心境障碍以及心身疾病的某些症状。禁忌证是精神分裂症、重性抑郁、双相情感障碍、偏执性人格障碍,表演性和分裂性人格障碍虽不是禁忌证,但用此法治疗也很困难。癔症发作期间伴有自我意识障碍也不适合精神分析治疗。短程的动力性治疗可能对解决情绪和人际关系问题更为有效,如不能与别人建立亲密关系,自卑,害羞,回避,与权威、上司的关系存在问题等。

（张　岚）

第三节　来访者中心疗法

一、概　　述

来访者中心疗法(client-centered therapy)是在 20 世纪 40 年代美国心理学家罗杰斯(Carl Rogers)首创的一种心理治疗方法,这一治疗方法的理论基础是人本主义心理学理论。人本主义理论认为:每个人自身都蕴藏着丰富的资源或潜能用以了解自我,并建设性地改变自我。当环境能提供个体成长的养分——真诚、尊重和共情时,个体的内部资源和潜能就能充分发挥出来,达到自我实现。

与传统的精神分析疗法和行为治疗不同,在来访者中心治疗中罗杰斯相信来访者有自我治愈的能力,认为决定治疗效果的首要因素是治疗师的态度、个性以及治疗关系的质量,而治疗师的理论和技能只是次要因素,这无疑是对注重理论和技术的传统心理治疗的巨大挑战。

来访者中心治疗的目标不同于传统的心理治疗,它的目标是个体达到深层次的独立和整合,它重视个体本身而不是个体目前的问题。罗杰斯认为治疗的目的不仅仅在于解决问题,而是在于提供一种可以支持来访者的成长过程,以便使他们能更好地解决目前甚至是将来面临的问题。治疗的根本目的是提供一种可以帮助个体成为一个全面的人的氛围。在来访者达到这个目标之前,他们首先要揭下在社会化过程中所形成的面具。来访者要意识到假象让他们失去了与他们自己的联系。在一种安全治疗气氛下,来访者能够意识到其他可能性的存在。罗杰斯描述不断自我实现的人是共享经历、相信自己、评价内心和希望继续成长的人,鼓励这些特征的发展是来访者中心疗法的基本目标。

罗杰斯认为在治疗中应重视创造一种接纳和非指导性的气氛,治疗师的态度及其对来访者的内部资源的信任创造了成长的治疗气氛。他不主张治疗师给来访者贴上各种诊断标签,急于制订各种治疗方案,应把改变的责任交给来访者本人。治疗师则把自己作为来访者改变的工具。治疗师的功能就是提供真诚、接纳与共情的治疗氛围,减少来访者的防御,来访者的自我就能变得更加开放和协调一致。

如果咨询师能创造一种有利于自我觉察的气氛,来访者就有机会觉察他们的各方面体验,包括情感、信念、行为以及世界观。来访者中心疗法的治疗方法是在治疗关系中来访者将学会对自己负责,并且能够通过这种关系感到自己是一个自由人,以获得对自我的更深理解。伴随咨询取得一定进展,来访者能够觉察更深层的信念和感情。他们能够表达他们的恐惧、焦虑、罪恶、害羞、憎恨、愤怒以及其他一些他们否定以致不能接受和无法与其自我人格保持协调的情感。通过治疗,人们由歪曲观点转向接受、整合有矛盾和易混淆的情感,他们不断发现自我中隐藏起来的一些方面,当来访者感到自己被理解和被接受的时候,就降低了防御的需要,从而敞开心胸,变得更加能理解和接受他人,发展成为能自己决定的自由人,并且不断相信自己能管理好自己的生活。

罗杰斯认为治疗关系是个体发生改变的充分必要条件。治疗师和来访者是平等的“角色”。治疗师在治疗过程中不能将他们的知识作为秘密或者故作神秘,因为来访者的改变过程在很大程度上取决于这种平等关系。治疗师以接受的方式耐心倾听来访者的经历,这样来访者逐渐知道怎样接受自己。当来访者感到治疗师对他们的关心和接纳时,就会开始看到自己的价值;当来访者感到治疗师的真诚时,就会撕下他们的伪装并真诚地对待自己的治疗师。治疗的过程是来访者和治疗师共享的一段旅程,在这段旅程中治疗师和来访者展现他们的人性,分享自己的成长经历。

二、主要方法和技术

(一) 治疗的基本技术

罗杰斯认为个体是完全可以信赖的,每个人都有自己的潜力理解并解决自己的问题,而无需治疗师进行直接干预;如果他们处在一种特别的治疗关系中,即以来访者为中心,治疗师采取倾听、接纳和理解的态度,来访者就能够通过自我引导而成长,从而达到治疗的目的。在治疗中治疗师所采用的基本技术如下:

治疗的条件和氛围

(1) 真诚(genuineness)或一致性(congruence):真诚是指治疗师以“真正的我”出现,他在治疗中的表现如同他在现实生活中的表现一样坦率,不把自己隐藏在专业角色之内,不以专家的身份高高在上,而是和来访者平等、坦诚相处。治疗师表里如一、真诚而自然的以真正的自我出

Notes

现在来访者的面前,并让来访者感受到这种氛围。治疗师自由地表达自我,告诉来访者自己的感受,坦诚和公开地面对来访者的各种反应。在治疗中,治疗师可以有适当的自我袒露,如对来访者说:"我刚才没有专心听你讲,因为我自己遇到了些麻烦"。

治疗师真诚的表现,会给来访者提供一个自然安全的氛围,也为来访者打开自己的心扉,坦诚地谈论自己的问题并为来访者树立榜样,帮助来访者在治疗的关系中撕下他们的伪装,袒露自我,真诚地对待自己和治疗师。

(2) 无条件的积极关注(unconditional positive regards):是指治疗师不加评判地接纳和尊重来访者,这是来访者中心疗法治疗师应具有的一种基本态度。罗杰斯说"尊重是无条件的,这份尊重并不取决于来访者的行为,因为当我们接纳一个人时,是整体的接纳,不但包括他的长处,也包括短处。"不管来访者的思想、情感、行为、价值观等方面与治疗师有多么不同,治疗师都需要把他当作一个"人"来关注和尊重,不加批判地接纳来访者,避免对他们做任何评判,相信他们有改变和成长的能力。治疗师通过倾听、共情等技术来表达对来访者的关注、理解和尊重。不代替来访者作决定,也不替来访者承担责任,相信他们有解决问题的能力。

(3) 共情(empathy):共情是治疗师需要具备的非常重要的能力。它是指治疗师站在来访者的角度,准确而敏感地理解来访者的感受和体验,以及它们在治疗中的意义,并反馈给对方。其目的是使来访者感到被接纳和理解,鼓励来访者与治疗师沟通,深入了解自己,并认识和解决自身不协调之处。

华特森通过60年的研究证明,共情是治疗中来访者取得进步的最强有力的决定因素,她认为"治疗师必须能够对来访者做出相应的反应,理解他们的情感和认知,当共情的表达在人际、认知、情感的三个层面进行时,它就是治疗师进行治疗的最强有力的工具"。

(二) 治疗的过程

罗杰斯认为,在心理治疗过程中,来访者将从刻板僵化走向变化,从僵化的自我走向流动,从停滞在连续尺度的一端走向更加适应和灵活的另一端。治疗的变化需要经历七个阶段:

第一个阶段,来访者对个人经验持僵化和疏远的态度,不愿主动寻求治疗和帮助。如果他们因某种原因跑来寻求帮助,他们也是刻板僵化,拒绝改变。他们不认为自己有什么问题,把自己遇到的问题看做是外在的原因引起的,因而缺少改变自己的动机和愿望。

第二个阶段,刻板和僵化状态有所松动。来访者可以谈论自我以外的一些话题,但仍不能承担问题的责任。此时来访者对个人的感受以及对这些感受与自我的关系的认识是模糊的,但此时已能触及个人的感受,内在僵化的自我开始有所松动。

第三个阶段,当来访者在治疗关系中体验到接纳和安全时,来访者就开始自由地表达客观的自我,但仍像在客观地描述别人一样。如"我在学习中已经很努力了,但是我的父母还是对我不满意"。各种感情和情绪总是用过去时态或将来时态来谈论。他们能意识到自己的感受,但很少承认自己当前的感受,对自己的感受也不能接纳。

第四个阶段,在良好的治疗氛围中,来访者开始自由地表达个人情感,但对表达当前情感还有些顾虑。当来访者发现自己能被治疗师接纳时,自我防御开始放松,能更自由地表达情感。此时,来访者虽然对当前能够体会到的情绪有一些模糊的认识,但是绝大部分的经验是歪曲的。来访者开始对某些外界的价值标准提出疑问,并开始承认自我与经验之间都存在着不协调。

第五阶段,来访者能够表达当时的个人情感,接受自己的感觉,开始出现明显地改变和成长。来访者开始谈论自己当前的感情,但还不能正确地符号化。他们开始接受自己的真实情感,并且能够认识到自我内部的不协调和矛盾。他们与内部自我的交流越来越畅通,也越来越清楚自己的责任,逐渐成长为真实的自我。

第六个阶段,来访者身上发生了重大的变化和成长。这个阶段的来访者坚定地向着自我实现的方面发展。原来被否定和歪曲的经验现在更加自由地进入意识中,更加深入和充分地体验到当前的感情。来访者的自我和情感更加协调一致,也能更加真诚和诚恳地面对问题。伴随着这个阶段出现的另一种现象是生理功能的明显改善。

第七个阶段,来访者几乎可以不再需要治疗师的帮助。来访者的内部沟通越来越多,自我体验越来越真实。他们能够比较准确地做出对现实的反应和正确的决策。

来访者中心治疗的最终结果是使来访者变成一个开放的、内在自我协调一致的人;一个对自我有更清晰的认识,也更加现实的人;对自己的潜能有较正确的观点,内在自我与外界协调一致的人。

三、适 应 证

来访者中心疗法适用于对正常人群心理问题的咨询,如人际关系问题、个人成长发展问题、社会适应不良等。来访者中心疗法也用于个别、团体和家庭心理治疗中。研究表明来访者中心疗法对很多问题都有效,包括焦虑、抑郁、酗酒、受心理因素影响的生理问题及人格问题。来访者中心疗法还可用于对危机事件的干预,因为当人们处在危机状态时,如丧失亲人、意外怀孕,首先需要给他们一个完全表达自我的机会,而来访者中心疗法中提倡的倾听、共情、接纳和关注等技术,能帮助处在危机状态的来访者,在混乱中保持清晰的头脑,做出更好的决定。

(张　岚)

第四节　行 为 治 疗

一、概　述

行为治疗(behavior therapy)是继精神分析治疗之后,在 20 世纪 50 年代创立的心理治疗方法。与探究潜意识冲突的精神分析治疗不同,行为治疗是基于实验心理学的成果,帮助患者消除不良行为和(或)建立适应行为,从而达到治疗目的的一种心理治疗方式。

行为治疗的基础理论主要来源于行为主义的学习原理,包括经典的条件反射原理、操作性条件反射和模仿学习(具体原理参见第二章第二节)。行为主义学家认为,人的适应性行为是通过学习得来的,人的不适应性行为和习惯也是通过学习得来的;这些行为和习惯之所以会保留下来还在于"奖励",或"去惩罚"的正、负强化,要消除不适应的行为和习惯也可以通过强化和学习将它消除。

行为治疗的着眼点在于可观察到的行为或可具体描述的心理状态,根据心理学中有关学习过程的原理和实验证据,制订行为治疗的方案,消除不适应的行为或建立适应的行为。行为治疗理论和治疗方面的代表人物有早期的巴甫洛夫、华生和斯金纳,强调条件反射与操作性条件反射,聚焦操作过程,沃尔普强调经典条件反射作用,后期的艾森克强调行为问题是个性特征、环境和行为之间的相互作用。

二、主要技术与方法

(一)放松训练

放松训练(relaxation training)是最简单的行为治疗技术,最初的训练方法是由雅各布森(Jacobson)发明的渐进性放松。它是训练患者依次放松单个肌群,并调整呼吸,以达到放松全身的目的。治疗师让患者采取最放松的姿势坐靠在沙发上,双手放在沙发扶手或膝盖上,开始练习。首先闭上眼睛,慢慢地调整呼吸,然后让患者握紧拳头,再松开;咬紧牙关,再松开。反复几次,目的是让他体会什么是紧张,什么是放松。当患者了解紧张和放松的感觉后,才开始放松训练。放松训练从前臂开始,依次放松面部、颈部、肩部、背部、胸部、腹部、臀部和下肢。治疗时要

Notes

求周围环境安静,灯光柔和,每次训练 20~30 分钟。患者需要反复练习,最终在日常生活环境也可以随意放松,用以缓解紧张焦虑的情绪。

（二）暴露技术

暴露技术(exposure)是指让患者暴露于使其产生紧张害怕情绪的情景当中,减少回避行为,常用于恐惧症的治疗。暴露技术可分为两种,一种是现场暴露(exposure in practice),是指患者暴露于诱发焦虑的实际情境中,另一种是想象暴露(exposure in imagination),是指患者暴露于想象中的恐惧情景当中。

1. 系统脱敏疗法(systematic desensitization)　20 世纪 40 年代,南非的沃尔普用猫进行了一系列实验。他发现,一个不良反应通常由某种不良的刺激引发,如果用这一刺激又诱发出一个正常的反应,那么原来的不良反应就会被抑制,称之为"交互抑制"。在此基础上,他结合了肌肉放松技术和想象暴露的方法,建立了一个基本的治疗模式,被称之系统脱敏技术。系统脱敏技术的基本思想是:一个可引起焦虑的刺激,由于暴露在处于全身松弛状态下的患者面前,逐渐会失去诱发患者焦虑的作用。

系统脱敏治疗的治疗程序如下:首先列出引起焦虑的情境,并按照引起焦虑的大小由弱到强排序,选出大约 10 个情境,设计出焦虑等级表。同时,患者学会放松训练。在上述两个任务完成后,患者逐步按上述等级次序从轻到重进行脱敏训练。让患者想象或接触等级表上的每一个情景并尽量自我放松,完成对接触每一个情景所致焦虑的去条件化。当患者经过反复训练,对某一情景不再出现焦虑,或者焦虑程度大大降低时,可进入高一等级情景,直至顺利通过所有情景。对每一情景的训练一般需要反复进行多次,直至患者面对该情景不再焦虑为止。系统脱敏治疗主要用于治疗恐惧症、创伤后应激障碍等。

2. 冲击疗法或满灌疗法　与系统脱敏治疗不同,治疗师让患者一开始就进入焦虑等级表中最高的情境中,并一直停留在该情境当中,直至焦虑消失为止的行为治疗方法叫冲击疗法或满灌疗法。患者面对暴露场景的刺激,通常会表现出极度恐惧和焦虑,但即使没有放松的过程,只要持久地让患者暴露于情境之中,焦虑的反应就会逐渐减轻并消失。这种暴露方法一旦成功,患者的焦虑就会迅速减轻。满灌治疗可以很有成效地治疗单纯恐惧,如飞行恐惧、对特定动物的恐惧,也可以用来治疗一些与焦虑有关的障碍,如创伤后应激障碍、广场恐惧等。

持久、高强度的暴露可有效地缓解患者的焦虑,但由于随之产生的明显的焦虑可能使患者很不舒服,因此一些患者不愿意接受这种治疗方式。在治疗之前,治疗师应认真向患者介绍治疗的原理和过程,并如实告诉患者在治疗当中可能出现的情绪体验,并做必要的体检,严重心脑血管病患者、癫痫患者、心理素质过于脆弱的患者和妊娠期的妇女都不宜接受该治疗。

3. 每日暴露练习　大多数暴露治疗的速度与强度都介于脱敏疗法和满灌疗法之间。每日暴露治疗就是患者每天进入其害怕的情境(独自、在朋友或亲戚的陪伴下均可),每次治疗大约45 分钟。随着练习次数的增加,患者的焦虑症状也会逐渐消失。如果患者的焦虑症状没有消失,可能是由于治疗开始的项目等级过高,转而应该从较低等级重新开始。

（三）厌恶疗法

厌恶疗法(aversion therapy)是最早的行为技术之一,最初用于治疗酒精依赖。它是一种通过轻微的惩罚来消除适应不良行为的治疗方式。当不良行为即将出现或正在出现时,立即给予一定的痛苦刺激,如轻微的电击、针刺、催吐剂或不愉快的想象,使其产生厌恶或不适的主观体验。经过反复实施,适应不良的行为与厌恶的体验就会建立条件联系,以后每当欲实施不良行为时,厌恶的体验就会出现,为避免厌恶体验的出现,患者就会终止或放弃原有的适应不良行为。

厌恶疗法主要适用于酒精依赖、药物成瘾、恋物癖和窥阴癖等性心理障碍、强迫症、冲动控制障碍等。但对厌恶疗法存在争议,目前已不常用。主要原因一是技术方面的问题,惩罚的使用具有一定危险性,如对酒精依赖的患者使用电针刺激,可能诱发心脏病的发作;另一原因是伦

Notes

理问题,把惩罚作为一种治疗手段,即使患者事先知情同意,也可能与医学伦理学规范相冲突。

(四) 自信心及社交技能训练(assertiveness and social skills training)

社交行为可被看做通过学习获得的技能,通过模仿、指导训练、角色扮演以及录像反馈等方法可以提高患者的社交技能、增强自信心。这些方法主要用于社交不良的群体,以及作为慢性精神障碍患者康复训练的一部分。

自信心训练的基本假设是人们有权利表达自己,它的目标是通过增进个体的行为技能,使他们能够在特定的情况下作出决定,教会个体表达自己,同时也不使他人感到不悦。在治疗中,治疗师教给患者他所需要的行为技能并做出榜样。患者在治疗室中练习,然后在每天的生活中巩固强化。这种训练通常可以在小组内进行。治疗师可以把具有类似问题的患者组成一个小组,在小组中示范,然后让小组的每个成员在角色扮演中练习,并给予反馈,最后让每个成员在模拟情境中继续练习直至掌握为止。

(五) 自我管理技术

自我管理技术(self-control techniques)用于增强个体直接控制自己行为的能力,使个体更有效地管理自己的生活。它不是通过改变认知或情绪来达到此目的,而是基于操作性条件反射和社会性学习理论。它不仅可以用于治疗患者,如贪食症的问题,也可以用于日常生活中。自我管理技术的基本思想是教给个体处理问题情境时所需要的应对技能,并将之应用到日常生活中,从而改变个体的问题行为。

自我管理技术主要包括:自我监督、自我奖赏、自我契约、刺激控制和自我榜样。如对于贪食症的患者,从自我监督开始,要求记录他们在什么时间吃了什么东西,以及进食与应激事件、情绪状态之间的联系,这种记录本身就对自我控制有着强有力的刺激作用。随后的奖赏与行为相对应,如设计一个奖赏分数系统,通过对贪食行为的控制来积累分数,赢得物质的奖励,从而不断地强化被监控的行为,促使行为的最终改变和固化。自我管理技术已经被用到很多人群中,并用于很多实际问题的解决,如焦虑、抑郁、疼痛、药物滥用、自我健康管理等。

三、适　应　证

行为疗法适用于各种存在行为异常的个体,但对人格障碍、抑郁症的患者疗效有限。它的适应证一般包括以下几个方面:

1. **焦虑情绪及各种焦虑障碍**　恐惧症、强迫症、创伤后应激障碍、广泛性焦虑障碍等。
2. **进食障碍**　神经性厌食症、神经性贪食症、神经性呕吐及其他进食障碍。
3. **物质及网络依赖**　烟酒及药物依赖、赌博、网络成瘾等。
4. **性功能障碍**　阳痿、早泄、性高潮缺乏、阴道痉挛、性交疼痛。
5. **性心理障碍**　恋物癖、异装癖、露阴癖、性施虐与性受虐癖、窥阴癖和摩擦癖等。
6. **冲动控制障碍**　纵火癖、偷窃癖、拔毛癖、购物癖等。
7. **儿童行为障碍**　多动症、品行障碍、遗尿(粪)症、异食癖、口吃、抽动 - 秽语综合征等。
8. **心身疾病**　高血压、胃溃疡、哮喘等。

行为疗法的关注点是可观察到的外在行为或可具体描述的心理状态。如果患者的心理或行为问题能被客观观察和描述,就比较适合于接受行为治疗。例如,患者的问题是害怕坐电梯、反复洗手、害怕见陌生人等比较明显的单一症状,就可以尝试使用行为疗法。但如果患者觉得对人生没兴趣,或不知将来去向如何等,最好接受认知治疗或其他治疗。

近年行为治疗发展的方向之一是与其他心理治疗技术相结合,如与认知治疗结合发展成为认知行为治疗(cognitive behavioral therapy,CBT),可用于治疗多种心理问题和精神障碍,与心理分析治疗相结合形成的辩证行为治疗,可用于治疗边缘性人格障碍。

(张　宁)

Notes

第五节 认 知 治 疗

一、概 述

认知治疗(cognitive therapy)是 20 世纪 50 年代继精神分析和行为治疗之后发展起来的一种治疗体系。20 世纪 50 年代末美国精神病学家艾里斯(Albert Ellis)提出了合理情绪疗法。其基本观点是一切错误的思考方式或不合理信念是心理障碍、情绪和行为问题的症结。Ellis 总结出 ABC 人格理论,也是理性情绪疗法的精华所在。A 代表诱发事件(activating events),B 代表信念(beliefs)是指人对 A 的信念、认知、评价或看法,C 代表结果即症状(consequences)。之后又进一步发展,增加了 D 和 E 两部分,将治疗中有关因素归纳成 ABCDE,D(disputing)指对非理论信念的干预和抵制;E(effective)指导有效的理性信念或适当的情感行为替代非理性信念、异常的情感和行为。

20 世纪 70 年代贝克(Beck AT)创立了 Beck 认知疗法,成为目前主流的认知疗法。贝克认知疗法根据认知过程影响情感和行为的理论假设提出其基本治疗理念。当个体的认知过程出现偏差,就会出现不良的情绪和不适应的行为。因此,如果要改变个体不良的情绪和行为,就必须修正功能失调的认知。认知疗法是通过改变个体的认知过程和由这一过程中产生的观念,来纠正个体适应不良的情绪和行为。因此,认知治疗的关注点不仅仅是适应不良的情绪和行为,更重要的是产生不良情绪和行为背后的认知。治疗的目标就是找出错误的认知,加以纠正,从而改善适应不良的情绪和行为。

贝克认知疗法理论中有几个重要概念包括:

1. 核心信念(core beliefs) 从童年开始,人们已经对自我、他人及世界形成了一定信念。最中心的或称为核心信念根深蒂固地被接受的,即使这种信念通常不能清晰表达,但自己却认为是绝对真实和正确的。

2. 中间信念(intermediate beliefs) 核心信念影响着信念中间阶段的发展,中间信念包括态度、规则和假设。

3. 自动思维(automatic thoughts) 是介于外部刺激事件与个体对事件的情绪反应之间的想法。由于它们总是自动出现在头脑当中,使得人们的许多判断、推理像是一些模糊的、跳跃的自动化反应。

4. 图示(schema) 指过去经验中有组织的知识构型,人们用它来解释新的经验。它是用儿时开始建立起来的一种比较稳定的心理特征,是决定对自我和对外部世界如何知觉和编码的内部心理模型。

贝克认知治疗中常见的认知歪曲形式有以下几种:

(1) 任意推断(arbitrary inferences):即在证据缺乏或不充分时便草率地作出结论,包括"灾难化"的思维和在大部分情境中都想到最糟糕的情况和结果。

(2) 选择性概括(selective abstraction):仅根据事件的个别细节而忽略其他信息或整体背景的重要性便对整个事件作出结论。

(3) 过度引申(over-generalization):是指在一个事件的基础上作出关于能力、操作或价值的普遍性结论,即从一个具体事件出发引申出一般规律性的结论。

(4) 夸大或缩小(magnication or minimization):对客观事件的意义作出过大或过小的歪曲评价。

(5) "全或无"思维(all or none thinking):用全或无的极端化方式来思考和解释,要么全对,要么全错,采用二分法的思维,把生活往往看成非黑即白的单色世界,没有中间色。

(6) 个体化(personalization):在没有根据的情况下,将一些外部事件与自己联系起来。如因为天气骤变时丈夫感冒,妻子就把原因归咎于自己未能提前提醒或防范所致,并因此情绪很糟糕。

二、主要技术与方法

(一) 主要技术

雅典哲学家苏格拉底式的对话和指导下的顿悟是认知治疗的核心。苏格拉底式对话是让对方说出自己的观点,然后依据对方的观点进行推理,引出谬误,使对方心服口服的一种辩论方式。但是根据患者的具体情况,认知治疗的重点也有所不同。例如,对于广泛性焦虑的治疗重点侧重于对特定情境和危险的再评估,以及个人处理危险的方法;惊恐障碍的治疗主要涉及患者对躯体和心理感觉的灾难性曲解;对厌食症的治疗则集中于纠正患者个人价值观和对自我控制的信念;物质滥用的治疗聚焦于关于自我的消极信念和有关物质获得和允许给予的信念。

在实施认知治疗时,识别和检验负性自动思维以及识别和改变其潜在的功能失调性假设是治疗的关键环节。

1. **识别负性自动思维**(identifying negative automatic thoughts)   治疗中采用 ABC 技术帮助患者识别负性自动想法,A 为情境或事件,B 为信念或信念系统,C 为情绪和行为后果。当患者描述自己情绪抑郁时,即看成有负性自动想法存在的信号,请他说明情绪不好时的情境;然后询问患者情绪不好时头脑内的想法和想象,即负性自动思维。还可请患者想象当时的情境、每天填写功能失调性思维记录(the dysfunctional thought record,DTR)或采用角色扮演的方式,来帮助患者发掘和识别负性自动思维。

2. **检验负性自动思维**(testing negative automatic thoughts)   认知治疗并不采取说服患者的方法来改变患者的自动思维,而是采用协同检验(collaborative empiricism)的方法,即把患者的自动思维当做一种假说,通过言语盘问法、采取行动等方式加以检验。由于患者的负性自动思维在没有得到证据支持或得到相反的证据时,患者的负性思维就会逐渐发生改变。

3. **识别潜在的功能失调性假设**(identifying dysfunctional assumptions)   功能失调性假设是患者多年经验形成的,是其行为的潜在规则,通常不为意识察觉。治疗师可以通过认知概念化、盘问追根法、行为试验等方法帮助患者识别功能失调性假设。例如,治疗者和患者利用描述核心信念、中间信念及自动思维之间关系的认知概念化图表,展示心理病理学的认知图,并帮助患者将提供的资料组织起来。盘问追根法是识别核心信念的一种常用技术。治疗师通过反复提出“假如那是真的,对您意味着什么”的问题,追溯想法背后的一般信念。

4. **挑战功能失调性假设**(challenging dysfunctional assumptions)   如果患者的功能失调性假设已被识别出来,则采用言语盘问法和行为试验使其发生改变。所谓言语盘问法是通过系统而且敏锐的提问引导患者重新评估自己的思考,寻找比较积极和现实的替代想法。帮助患者寻找合理的替代想法还可通过三栏作业法(即自动想法、认知曲解类型、合理想法)来增强治疗效果。另外,治疗师和患者共同设计一种行为作业来检验观念的真实性,使患者认识到他原有的观念是不符合实际的,并能自觉加以改变。

(二) 治疗的过程

认知治疗鼓励患者积极参与到治疗中来,与治疗师共同作出决定。认知治疗的重点是现在的问题和困扰患者的某些特殊情境,而不过多探究过去的经历对目前状况的影响。认知治疗倾向于采用固定的治疗结构,治疗师会定期检查患者情绪,要求患者简要回顾一周情况,共同制定此次治疗议程,引导出对前次治疗的反馈,复习家庭作业,讨论议程中的每个问题,布置新的家庭作业,最后概括和反馈。

1. **治疗早期**   主要任务是了解患者基本情况,建立良好的治疗关系。在这一阶段,根据病

Notes

史、访谈和其他资料的收集做出诊断,评估进行认知治疗的适宜程度;识别并确定患者的治疗目标,选择一个主要问题开始进行治疗;了解患者的认知模式;活化患者的行为;使患者了解他的障碍;指导患者识别、评估自动思维及应答方式;治疗社会化(做家庭作业,建立治疗日程表,给治疗师提供反馈);指导患者的应对策略。

2. **治疗中期**　识别自动思维和核心信念,在现实生活中加以检验、评估和修正。治疗师要和患者一起共同分析患者的认知概念,应用"理智的"和"情感的"技术去促进信念的修正。除此之外,治疗师还要帮助患者系统阐述自我目标,指导其获得达到目标所缺少但必需的技术。

3. **治疗后期**　进一步挖掘与产生自动思维有关的功能失调性假设,替换成能适应环境的认知方式,在实践中强化和巩固,准备结束治疗、与患者讨论复发的预防。

认知治疗具有时限性,对大多数抑郁症和焦虑障碍的治疗需要4~14次。开始时每周1~2次,情况稳定后可改为每2周1次,然后每月1次,逐渐延长时间间隔,直至治疗结束。

三、适　应　证

认知治疗最初的对象是抑郁症患者,后来认知治疗与其他流派的技术相结合,特别是与行为治疗联系,发展成为认知行为治疗,被广泛用于治疗多种精神问题和精神障碍,如抑郁症、焦虑障碍(包括惊恐障碍、广泛性焦虑、恐惧症、强迫症、创伤后应激障碍)、自杀及自杀企图、睡眠障碍、进食障碍、成瘾行为、非急性期精神分裂症、儿童品行及情绪障碍、性功能障碍及性心理障碍、人格障碍、心身疾病、婚姻及家庭问题等,并与行为疗法整合为CBT,已成为目前适用范围最广、循证研究最多的一种心理治疗方法。

(张　宁)

第六节　家　庭　治　疗

一、概　述

家庭治疗是以家庭为干预单位,通过会谈、行为作业及其他非言语技术消除心理病理现象,促进个体和家庭系统功能的一类心理治疗方法。主要理论观点有:

(一) 家庭是一种开放的社会系统和因果网络。它由互相关联的个体和子系统以血缘、婚姻、家族文化的代际传递、行为反馈等复杂方式自我组织起来并持续发展。家庭内部及家庭与外界之间发生的各种交互作用,可以称为家庭动力学过程。

(二) 个体的异常心理及行为,不仅仅是发生于个体内部的过程,也是社会"构建"现象,受到人际系统内互动模式的影响,或者其本身就是对于系统过程的反应或干预调节。因此,家庭治疗不仅仅关注患病的个体,而是把个体放在家庭的背景、社会文化的背景中观察。

家庭治疗有多种源流,既有来自精神分析、行为治疗、人本主义治疗、催眠等多种流派的理论和技术,也有源于系统论、控制论、信息论和其他一些社会、文化、哲学思潮的独特理论。1988年首先由德国人 Stierlin H 和 Simon FB 传入中国并形成影响的是系统式家庭治疗。随后,Minuchin 的结构式家庭治疗得到较广的普及。近几年来,后现代主义的观念和方法也受到欢迎。

现在,这些不同流派、分支之间互相融合、共同发展、对外扩展。例如,系统式治疗(systemic therapy)是作为家庭治疗的一个分支发展起来的。后来,系统思想不但逐渐影响了大多数家庭治疗师,而且还作为一种基本思想,被接纳进入个别治疗、集体治疗和大型组织 - 机构咨询之中,成为日益重要的一类治疗,以至于现在除了家庭治疗以外,还把基于系统思想其他心理治疗技术统一称为系统(式)干预或系统治疗。以下将交替使用这三个互相重叠的概念。

Notes

二、家庭治疗的适应证与禁忌证

家庭治疗的临床适应证较广,适用于青少年期的各种心理障碍,各种心身障碍,夫妻与婚姻冲突,躯体疾病的调适,重性精神病恢复期等。符合下列方面的情况均可进行家庭治疗:

(1) 家庭成员有冲突,经过其他治疗无效;

(2) "症状"在某人身上,但是反映出家庭系统有问题;

(3) 在个别治疗中不能处理的个人的冲突;

(4) 家庭对于患病成员的忽视或过分焦虑于治疗;

(5) 家庭对个体治疗起到了阻碍作用;

(6) 家庭成员必须参与某个患者的治疗;

(7) 个别心理治疗没有达到预期在家庭中应有的效果;

(8) 家庭中某人与他人交往有问题;

(9) 家庭中有一个反复复发、慢性化精神疾病患者的家庭。

家庭治疗的禁忌证是相对的。只有在重性精神病发作期、偏执性人格障碍、性虐待等情况下,不首选家庭治疗。

三、基本流程与操作技术

(一) 时间、空间设置

家庭治疗不是在患者或咨客家里,而是在专用治疗室里进行。治疗师与患者及其家庭成员进行 1~1.5 小时的会谈;治疗室布置幽雅、安静,备有玩具,座椅舒适且位置无主次之分,心理治疗师不穿白工作服。

在治疗初期和中期,治疗师每隔一段时间,与来诊家庭中的成员一起访谈。为了给家庭有充足的时间在日常生活中发生变化,两次访谈中间间隔时间比其他心理治疗疗法要长,总的见面会谈治疗时间却很短,是"长间隔的简快治疗"。开初一般 1~2 周一次面谈,以后可逐步延长至一月或数月面谈一次。总访谈次数一般在 6~12 次。超过 12 次仍未见效时,应评估该家庭是否适合此种形式的治疗。总时间长度一般在六到八个月内。

(二) 一般治疗程序

1. 建立工作关系、澄清转诊背景

(1) 开场:从治疗开始,家庭治疗就故意淡化患者的患者角色,强调治疗室里没有患者,旨在营造一种平等、和谐的工作气氛,建立良好关系,使自己能被家人接受,并共同查清问题,寻找积极、主动、有效的处理方法。同时,采取中立或者多方结盟的立场,注重家人的多方参与和表达各自不同的看法,促进家人间的沟通,引导家人相互满足不同的心理需要。

(2) 澄清转诊背景:了解不同家庭成员对索引患者当前问题的定义和解释;对于本次求助的看法,本次来诊治的动机、期待;既往求助的经历及主要结果;由什么渠道、什么人转诊而来。

2. 观察、诊断家庭动力学特征　重点了解以下内容:

(1) 家庭的社会文化背景。

(2) 家庭的交互作用模式,如家庭成员间相互交流的方式与倾向;等级、权力结构及代际界限;家庭与外部世界的关系等。

(3) 家庭在其生活周期中的位置,如子女成年,离家求学、就业、成婚,父母出现"空巢综合征"。

(4) 家庭的代际结构:夫妻源家庭的结构,夫妻在各自原来家庭中的地位与体验;目前家庭的结构与交流受源家庭代际关系影响的程度;夫方或妻方是否有创伤或其他重要心理事件、秘密等的代际传递现象。

Notes

（5）家庭成员各自对"问题"的看法和定义，以及家庭对"问题"起到的作用：家庭与"症状"或"问题"的减轻或加重有何关系；在问题的消长变化中，家庭起到了什么作用等。这是会谈提问占时间较多的环节，以此来对症状性问题进行"情景化"或"细致化"。

（6）家庭解决当前问题的方法和技术：家庭成员针对问题或矛盾冲突时采用的方法、策略及其效能；是否存在不适当的防御机制或投射过程。

（7）绘制家谱图：采用家庭中三代人的结构、关系示意图，从生物、心理和社会几方面提供信息，并用于建立治疗关系、规划治疗、评价效果等。

3. 规划治疗目标与任务 主要是引起家庭系统的变化，创造新的交互作用方式，促进个人与家庭成长。

（1）打破不适当的，使问题或症状维持、慢性化的"恶性循环"因果环路，建立适应良好的反馈联系，以便使症状消除。

（2）重建家庭互动规则，消除家庭中回避冲突惯常机制，引入良好的应付方式，改善代际关系与家庭成员间的相互交流。

（3）引发家庭中可见的行为变化，而非着力于对问题的领悟。

（4）提高解决问题、应付挑战的能力。给"问题"家庭提供新的思路新的选择，发掘和扩展家庭的内在资源。

4. 终止治疗 通过一系列的家庭访谈和治疗性作业，如果家庭已经建立起合适的结构，成员间的交流已趋明晰而直接，达成共识，发展了新的有效的应付机制或解决问题的技术，家庭内的凝聚力、成员中独立自主的能力得到了完善和发展，或是维持问题（症状）的动态平衡已被打破，即可结束家庭治疗。

（三）言语性干预技术

1. 循环提问 系统家庭治疗中最重要的提问技术。由意大利的"米兰小组"发展成熟。具体做法是：治疗师向一位家庭成员询问有关其他家庭成员行为及相互间关系的问题，然后又向另一位成员如此提问，余类推。

按照贝特生（G.Bateson）著名的信息定义——"信息就是造成差异的差异"，这种技术的意义是多重的：首先，它不但使治疗师从回答的差异中得到信息，其实提问的本身就在被提问者及其他听者那里制造了差异，因此而向系统"输入"了信息，也就是执行了干预的功能。更重要的是那些突显出差异的问题还使各当事人领悟到某种行为的出现是有情境条件性的，并非总是所谓"内因性疾病"的不可自控的症状；另外，还可以教会各成员以循环因果的，而不是以直线因果式的观点看待问题。这样一种"拐弯抹角"的提问方法好似带领一家人当面议论人，对他们有很大的影响力，交流的关系层面和内容层面都可以产生大量信息，有人称之为"循环催眠"。一般这种讨论所涉及的问题应尽量集中于积极的方面。循环提问也可以作为以下提问方法的基本形式。

2. 差异性提问 涉及压缩症状，扩展无症状的时间、场合或人事的情景性问题，使当事人受到启示——症状性行为的出现是有条件性的。尤其注意提问"例外情况"，也即在某人生病后，其他人因集中注意力于消极方面而不会积极留意的其他方面。如"孩子在谁面前很少或从来没有像那样暴怒过？"

3. 前馈提问 未来取向的提问，对病态、行为的积极赋义投射到将来。此种提问刺激家庭构想对于未来的人、事、行为、关系等的计划，故意诱导这些计划成为将会"自我应验的预言"。或者反过来，让有关人员设想在存在诱发因素的情况下如何使不合意的行为再现，以诱导针对这些因素的回避性、预防性行为。如"请你想象一下，如果我们今天的会谈确实有效，你明天会是什么样子？"；"你们估计他为了得到那些当患者的好处，会在什么时候有下一次发作？"。后一个问题可称为"预防性提问"。

4. 假设提问 基于对家庭背景的了解,治疗师从多个角度提出有时是出乎意料的关于家庭的疑问。这些假设须在治疗会谈中不断验证、修正,并逐步接近现实。治疗师通过假设给受治者及家庭照镜子,即提出看问题的多重角度,让受治者自己认识自己,并有助于家庭行为模式改变,促进成员进步,或者让当事人将病态行为与家庭里的人际关系联系起来。如"假如从现在开始,妈妈不再去麻将桌上泡,你爸爸发火的机会是会更多呢,还是会少一些?"

5. 积极赋义和改释 对当前的症状及系统从积极的方面重新进行描述,引入一种新的看问题的观点,将家庭困境作为一个与背景相关联的现象来加以重新定义,而重新定义的过程传达这样的信息:情景是相对的,一种现象的意义也是相对的,依看问题的角度不同而可以改变;如同成语"塞翁失马,焉知非福"那样,对于心理行为问题可以有多种角度,"横看成岭侧成峰"。

6. 去诊断,消除医学术语的"标签效应" 医学诊断的"标签效应"可以导致过度诊疗,造成医源性损害,使症状慢性化。家庭治疗师有时故意淡化诊断的重要性,利用矛盾心理,促使有关成员尝试积极的解决办法。具体做法可以是告知诊断名词有其相对性,也有心理性意义,应该用动态观点对待,正像中医"八纲(阴阳、虚实、表里、寒热)辨证"那样,随时变化。对已经有明确的过度诊疗后果的患者,可以让其选择减、停药物。

(四) 非言语性干预技术

1. 艺术性技术 如家庭雕塑、"星座排列"、心理剧、绘画分析等。家庭治疗强调非言语交流的重要性。绘画、音乐、雕塑、心理剧等艺术治疗形式,都是绕过以数码语言为基础的抽象逻辑思维,从而启发观念、情感和行为改变的智慧的办法。在对于儿童情绪、行为问题的治疗中,沙盘游戏、绘画、手工制作常常起到比言语治疗更加有效的作用。

2. 家庭作业(homework assignment) 让家庭成员在访谈间歇期共同完成。目的在于使治疗师的干预信息通过行动、通过隐喻深入人心,将干预效应延续至访谈后,使家庭成员能利用自身的资源和功能,实现其家庭关系出现良性互动和发展。治疗师郑重要求家庭在会谈后至下次来前完成一些任务。家庭作业内容通常显得出其不意、荒诞不经、有悖常理,但愉快幽默、意味深长、直接指向靶症状,有的则似乎与当前问题没有直接关系,是通过影响家庭的认知、互动行为而间接起作用。但须注意的是,布置这些扰动作用强大的作业需要有良好的治疗关系作为基础,否则很容易引起阻抗、治疗关系中断。

(1) 悖论(反常)干预与症状处方:要求患者故意保持或"加重"症状行为。这是"以毒攻毒"的治疗技术,常常可以迅速控制适应不良行为。

(2) 单、双日作业:要患者在星期一、三、五和星期二、四、六做出截然相反的行为;其他家庭成员观察患者两种日子里的行为各有什么好处。

(3) 记秘密红账:针对"缺陷取向"的行为如"记黑账"、"说坏话"而设计。令家庭成员对患者的进步和良好表现进行秘密记录,不准记坏表现和症状,直到下次会谈时才由治疗师当众宣读。患者也得记录父母的优点与进步。这项任务主要针对临床上常见的缺陷取向现象:家庭成员对患者会有焦虑、沮丧、挑剔等负性情绪和态度,不再注意其功能良好的方面。

(4) 角色互换练习:让家庭成员定时,或因事而定,交换在家中互相之间承担的角色,最好具体化到与当前问题有关的情境、事务中。

(5) "厌恶"技术:源自行为治疗的技术,如水枪射击或弹橡皮筋:治疗师以善意、戏谑的方式,令家庭准备玩具水枪或橡皮筋,当出现适应不良行为时便瞄准行为者眉心射击或弹击,能快速终止某些适应不良行为模式。

四、小结——家庭治疗的特点

既往的诊病模式给患者贴标签,无意之间却强化了病理化过程,是一种试图强行控制改造患者的缺陷取向,未考虑行为的内心过程与家庭背景的关系。家庭治疗资源取向就是要打破、

Notes

终止这种"制造患者"的过程,促进患者独立,开发主动影响症状的责任能力,将个人和家庭导向积极健康的新的生活模式中。

以系统思想为指导的家庭治疗有如下特点:

1. 在如何看待家庭与心理健康的关系方面,既将家庭视为人生幸福的港湾,也重视其成为异常心理的病灶的风险。

2. 家庭治疗的关注范围,从个体心理健康迈向人际系统心理健康,从心理动力学扩展到家庭动力学。

3. 价值取向与工作重心,从注重病理心理学到强调积极心理学,从关注缺陷到努力利用资源,从矫治病态扩大到提前预防、维持良好功能。

4. 治疗师的角色,从权威教化转向平等助人,从单向干预提升到对系统的扰动。

(赵旭东)

第七节 心理危机干预

一、概 况

危机(crisis)是指超越个体或者群体承受力的事件或境遇,导致个体处于心理失衡状态。换而言之,危机是指个体运用固有的应对方式或机制无法处理目前所面临的外界或内部应激时,所表现出的一种偏离常态的反应。

根据 James 和 Gilliland 对危机的分类,危机常可分为四类:

(一) 发展性危机(developmental crisis)

发展性危机是指在正常成长和发展过程中出现的具有重大人生转折意义的事件,导致个体出现的异常反应。比如,大学毕业面临择业问题,人到中年面临职业的变换,临近老年面临退休问题等。发展性危机一般认为是正常的,但也因人而异,有些个体在面对人生的重要转折时因应对能力有限也会出现危机。

(二) 情境性危机(situational crisis)

情境性危机是指对于异乎寻常的事件,个体无法预测和控制其时出现的危机。情境性危机常具有突发性、震撼性、强烈性和灾难性等特点,个体可产生强烈的情绪体验,比如,亲人突然去世,遭受暴力袭击、绑架、严重车祸等重大应激事件。

(三) 存在性危机(existential crisis)

存在性危机是指对有关人生目的、自由、责任、生命意义等重要人生问题所出现的内心冲突和焦虑。比如,当一个人 60 岁时意识到他一辈子碌碌无为,从而对他个人的存在意义产生危机。

(四) 环境性危机(environmental crisis)

环境性危机是根据生态系统的观点,指当自然或人为的灾难降临到某人或某一人群时,这些人身陷其中,反过来又影响生活中的其他人。环境性危机包括自然灾害、传染性疾病的暴发、政治危机及经济危机等。

危机干预(crisis intervention)是对处于困境或遭受挫折的人予以关怀和短程帮助的一种治疗方式。危机干预是在短程心理治疗基础上发展起来的治疗方法,主要以解决问题为目的,强调时间紧迫性和效果,不涉及对当事人的人格矫正。危机干预常通过提供及时而短期的支持和关怀,使干预对象在短时间内恢复失衡的心理状态,重新适应生活。多用于个人和群体性灾难的受害者,重大事件目击者,有伤害自身和他人企图等人群的心理干预。

Notes

二、主要方法和技术

(一) 危机干预的评估

评估是实施危机干预的首要步骤,也是实施危机干预的重要部分。在干预初期,危机干预者必须对干预对象的情绪、认知、行为和躯体功能活动状况、危机事件的严重程度、当事人自杀或他杀的可能性、可利用的资源、及可供选择的应对方案进行全面评估,并与当事人建立良好的工作关系。

确保安全是工作的首要前提,因此如果当事人存在自伤、自杀、伤害他人及破坏公共设施的可能性时,应高度重视其潜在的风险。与其他的心理治疗不同,危机干预非常强调时间紧迫性。在实际干预时,危机干预者通常不能像其他心理治疗师有充足的时间进行心理评估,因此在短时间内尽可能收集有效信息并分析出症结所在就变得非常重要。比如,在对自杀的干预中,首先要评估是否有自杀风险,然后评估自杀的危险程度,如当事人的年龄、性别、既往有无自杀史、家族中有无自杀史、目前的精神科诊断和精神状态、人格成熟度等。除此之外,危机干预者还要思考当事人为什么要自杀? 为什么是现在? 现在处于什么阶段? 通过评估,如果当事人的自杀风险很高,而且家庭支持系统不良,这时候最紧急的干预就是要收其住院。如果患者自杀是因为精神疾病的发作,那首先考虑药物干预。但如果是失恋等心理问题,那更多的是要给予共情和陪伴。待当事人度过急性期,不再自杀的时候,可建议转入下一步的心理治疗去处理其内心的丧失感、早年的分离体验等心理问题。

面对处于危机中的当事人,危机干预者也会体验到很复杂的情感,包括绝望、愤怒、焦虑、矛盾、悲伤、拒绝。重要的是危机干预者不能让这样的感受影响到他们对当事人的专业评估和干预。在初始评估中,从共情的、无威胁性的陈述和询问开始,使当事人能够更容易与危机干预者分享他们内心的感受和想法。比如"能告诉我发生了什么事情吗?""能否告诉我这件事对你意味着什么?"从一般性问题开始,然后再集中到特殊的细节上。

从与当事人熟悉的人那里获得附加的信息也很关键。对于危机干预者,当事人的家庭成员、朋友、老师、同事都可能是完成评估的重要资源。在与青少年的工作中,常会发现他们很忌讳泄露他们的私人信息,这可能是因为他们怀疑这会使他/她的朋友们"陷入麻烦"中,或者怀疑危机干预者会把这些内容告诉他们的父母。因此,在工作中要给他们说明面谈中获得的信息是保密的,但那些属于危害性极大、可能伤害青少年的信息除外。

首先,儿童处在身心快速成长发育的关键阶段,其身心的发展更容易受到各种自然与人为灾难的破坏。因此,在危机干预中要优先关注儿童。其次,儿童面临灾难的反应有别于成人,他们常常会认为灾难的发生是他们自己的错。因此,需要反复向儿童说明,灾难的发生不是他们的错。最后,处于危机中的儿童,其表达方式也有别于成人。成人要反复向儿童承诺爱他/她,会照顾他/她免受伤害,鼓励儿童说出内心的恐惧,允许儿童哭泣和表达悲伤,不要过分强调勇敢或坚强,不要批评儿童暂时出现的一些幼稚行为。当有些孩子不能使用语言来表达他们内心的恐惧时,可以鼓励他们采用玩具、道具、画笔等工具进行表达,也可以就地取材选用石头、沙子等,进行各种游戏活动帮助他们表达。除此之外,成人要在恰当的时间,以儿童能够理解的方式,为儿童提供有关灾难的准确信息,鼓励儿童提问,并给予积极的解释和引导。

(二) 危机干预的步骤

1. 明确危机问题 进行危机干预的第一步是需从当事人的角度理解和明确所面临的危机是什么,使用有效的提问技术和积极倾听技术,设身处地地理解什么样的事件使当事人处于危机当中。在关注言语信息的同时,也需非常注意当事人非言语的信息。

2. 确保当事人的安全 是指尽可能将当事人在身体上或心理上对自己或他人造成危险的可能性降到最低,这是进行危机干预最重要的内容。从当事人人身安全及心理安全的角度,对

Notes

当事人的自杀或他杀的可能性、危机事件的严重性和紧迫性、当事人面对危机的调节能力及危险性等方面做出评估,必要时告诉当事人会有更好的方案来替代目前表现出的冲动性和自我毁灭行为,并采取适当的措施确保安全,如将有自杀倾向的患者收入院;将遭遇家庭性创伤或暴力的当事人转移到安全场所;让受灾人群迅速尽可能地撤离灾难现场,避免暴露于与创伤有关的情境;避免孩子与主要照顾者之间不必要的分离等。

3. 提供支持　支持意味着危机干预人员,更多的像妈妈一样,给予患者理解和陪伴;支持也意味着在必要的时候,要帮助其寻求法律等援助;支持还意味着要帮助患者寻找其生活中积极资源。危机干预者以一种无条件、积极关注的态度,通过言语和非言语的行为,让当事人感到危机工作者是真正关心他、在乎他的人,使当事人相信他的事情就是危机干预者的事情。此外,支持还意味着要关注到当事人的家庭成员、朋友和其他重要的人,在需要的时候给予他们一些必要的帮助和相关的健康教育。

4. 诊察可供选择的方案　帮助当事人寻找目前可供利用的各种可供选择的方案,寻求有效的环境支持、应对机制和积极的思维方式。如对于无家可归的当事人,可建议联系其亲友,或向政府有关部门寻求帮助,以找到临时的居住场所。

5. 制订计划　和当事人商量及讨论,帮助当事人制订出一个切实可行的应急方案,以促使当事人尽快恢复心理的平衡,顺利度过危机状态。

6. 获取承诺　促使当事人对自己做出承诺,保证以实际行动实施所制定的具体方案并积极行动,从而度过危机时刻,重新恢复正常。

（三）危机干预的主要技术

危机干预的技术主要包括支持性技术和问题解决技术。支持性技术包括建立相互信任、沟通良好的治疗关系,应用倾听、共情、关注、接纳、鼓励、解释、保证等干预技术,使当事人感到被理解、关怀和温暖,减少绝望感,缓解当事人的情绪危机,帮助当事人理性面对危机事件。问题解决技术是指根据当事人的需要及可利用的资源,采用非指导性的、合作性或指导性的方式,让当事人找到应对危机和挫折的方法,帮助其度过危机,增强其适应力。

三、适 应 证

处于危机事件中的个体或群体,心理功能失衡或受抑制,出现严重的焦虑、恐惧、悲哀、抑郁等反应或有自杀风险,短期内丧失解决问题的能力,都可以是危机干预的对象。但对存在精神病性症状的患者,如兴奋躁动、激越、妄想等,存在意识障碍及严重自杀风险的患者,不属于单独使用危机干预的范畴,应同时联系相关专业人员,配合药物治疗,甚至住院治疗。

（张　岚）

第八节　其他心理干预方法

一、支持性心理治疗

（一）概述

支持性心理治疗(supportive psychotherapy)是相对于具有系统理论体系和方法程序的心理治疗而言的一般性的心理治疗方法,其治疗多不涉及成长经历、基本信念等深层次的心理内容,目的主要是舒缓消极情绪、提高对自身和环境的认识、鼓励积极行为、增强安全感和信心,通过基本的心理治疗技术为患者提供心理支持,故被称为支持性心理治疗。

所有心理治疗方法都会为患者提供心理支持,而在支持性心理治疗中,此项内容为治疗的主要内容。与其他心理治疗方法相比,支持性心理治疗对治疗设置的要求简单,方法容易掌握,在实用性和推广性方面具有明显的优势,是临床工作中最简便和常用的心理治疗方法。

（二）方法

支持性心理治疗的技术多为最基本的心理治疗技术,常用的包括:共情、解释、鼓励、保证、指导、积极关注等。

1. 共情　共情虽然最初是人本主义治疗的基本理念与技术,但目前已经被各种心理治疗流派所认可,几乎成为所有心理治疗方法都强调的基本技术。在支持性心理治疗中,共情本身即能达到支持性的治疗作用。

共情技术可分为初级和高级两个水平。初级共情基本就是指治疗师能够切实理解和体会患者的真实感受,高级共情是在初级共情的基础上,还能够表明自己的态度,影响和引导患者。

2. 解释　解释是治疗师根据自己的专业知识和生活经验,对患者的疑问、困惑和顾虑等进行解答。人们在患病以后,由于对自己出现的心身症状缺乏了解,容易产生各种疑问、困惑或顾虑,引起焦虑紧张情绪,恰当的解释可以消除患者的疑虑、增强信心,正确看待自己的症状和内外环境。然而,不恰当的解释反而会引起误解,加重患者的心理负担,产生更多消极情绪。因此,治疗师应在充分了解患者的病情、心理状态和心理特征的基础上,根据客观科学事实,运用通俗易懂的语言,使其解释的内容能被患者理解和接受。解释技术是否起效不在于其是否科学和有道理,而在于能否被患者接受,起到消除疑虑和消极情绪的作用。

3. 鼓励　治疗师的鼓励可对患者的情绪、心理和行为产生积极的影响。患躯体疾病或心理疾病的患者常存在消极情绪,如悲观、失望、多虑、紧张、自责等,这些情绪能够阻碍患者采取积极的治疗行动,此时治疗师的鼓励,可以帮助患者增强信心、振作精神,促使患者采取积极健康的行为,促进恢复。

鼓励技术运用时应注意真诚而不夸大、具体而不笼统、及时而不随意,只有这样才能恰到好处地起到预期的效果,否则不仅不能达到治疗作用,还可能使患者无所适从,进而对治疗师失去信任,损害治疗关系。

4. 保证　与鼓励相似,恰到好处的保证同样能使患者缓解焦虑、悲观等消极情绪,增强信心和重新燃起希望。很多时候,患者的顾虑不仅来自疾病带来的消极情绪,对医学知识的缺乏也会使他们有过多的担心。在良好的治疗关系的基础上,治疗师自信而坚决的保证,可以赋予患者强大的力量,具有积极的治疗作用。

需要说明的是,治疗师的保证要站在科学的立场上,以充分的事实为依据,在对患者进行全面了解、检查和判断的基础上,有理有据地提出。治疗师的保证是一种需要承担责任的行为,毫无根据地轻易下结论,是不负责任的表现,将会使患者对治疗师失去信任。

5. 指导　支持性心理治疗一般不涉及深层次的心理内容,但为了改善患者外显的不适应情绪和行为,治疗师有时需要对患者在治疗中需要进行的配合、如何调节情绪、适应性的应对方式或行为方式等内容进行一般性的指导。指导技术可简单有效地改善患者的症状,改良其行为方式,促进疾病的恢复。

指导的内容应是在理论和科学研究的基础上形成的规律性经验,正确的指导需要治疗师对患者的情况具有科学的判断,针对性强、操作性强和可行性好的指导,才能起到预期的作用。

6. 积极关注　与共情一样,无条件积极关注原来也被认为是人本主义治疗的基本理念与技术,但现代心理治疗理念越来越多地强调患者自身的潜能和积极因素在治疗中的巨大作用。在支持性心理治疗中,积极关注技术可有效促进患者潜能和积极因素的发挥,通过其自身的因素发挥治疗作用,达到心理治疗的"赋能（empower）"作用。由于没有系统的理论体系和方法程序,良好的治疗关系所起到的治疗作用在支持性心理治疗中尤为明显。

（三）适应证

支持性心理治疗可适用于多种心理疾病和躯体疾病的患者,尤其对抑郁症、神经症、适应性障碍、性功能障碍、各种心身疾病及伴随抑郁焦虑等情绪的躯体疾病患者具有良好作用。

二、人际心理治疗

(一) 概述

人际心理治疗(interpersonal psychotherapy,IPT)是由 Klerman 等人于 20 世纪 70 年代发展起来的一种侧重于通过改善人际交往问题治疗疾病的心理治疗方法,起初主要用于抑郁症患者,后来逐渐发展并用于多种精神疾病的治疗。

IPT 是一种限制治疗时间、操作性强的心理治疗方法,其治疗目标是针对患者的核心症状,即情绪障碍,而非改变性格。IPT 在治疗过程中不强调病因学和因果关系,而是让患者学会把情绪与人际交往联系起来,通过适当的人际关系调整和改善人际关系来减轻情绪问题,如抑郁。

(二) 方法

IPT 对急性期的治疗通常为每周 1~2 次(每次 50~60 分钟)的门诊治疗,共持续 12~20 周;维持治疗每月 1 次,可持续几年。IPT 可以分为三个阶段:治疗初期、治疗中期和治疗后期。

1. 治疗初期 治疗初期通常为 1~3 次会谈,主要工作为采集病史、作出诊断及介绍 IPT 治疗的一般情况。

(1) 诊断:IPT 遵循医学模式,按照诊断标准对患者进行医学诊断。同时,采用临床心理评估量表对患者的病情进行评估,并向患者进行简单的交代和解释。

(2) 人际问卷:弄清楚患者过去重要的生活事件和现在的关系,制定一个"人际关系详细目录"。特别要清楚患者在人际关系中的亲密度、信任度、期望值、人际功能失调模式及履行承诺的程度,知道患者在人际交往中期待什么? 信赖谁? 在抑郁发生前和抑郁期间关键的人际关系发生了怎样的变化?

(3) 确定人际问题:以患者的诊断和人际问卷为基础,治疗师应选择四个人际问题中对患者困扰最大的一个作为治疗重点。从临床实用的观点出发,治疗重点太多可能使治疗重心分散,疗效降低,因此治疗目标应该明确和具体。人际关系缺乏一般应作为治疗选择中最后要解决的问题。

(4) 确定患者角色:IPT 承认患者角色并认为它是抑郁的结果。患者角色通常没有改变患者的社会角色和义务,而是要求他们去坚持工作来恢复健康。由于抑郁症患者本身及其周围的人都可能认为患者的抑郁症状就是绝望和虚弱(如把疲乏看做懒散,把不恰当的罪恶感看成是理所当然等),对这些所谓的实际问题,治疗师可以从医学的角度给予解释。

(5) 对治疗的解释:IPT 开始的关键是综合诊断和人际问卷收集到的信息,简短地向患者解释其情绪问题是疾病的症状,并且与其人际交往方式有关。让患者理解人的抑郁情绪与其人际关系是互相影响的,而 IPT 就是针对这种情况的一种有效的治疗方法。

(6) 建立良好的治疗关系:与其他治疗方法相似,治疗早期应建立一个较好的治疗联盟。IPT 治疗师应该多给患者积极支持、耐心解释和唤醒希望。另外,治疗关系本身也是一种人际关系,让患者在良好的治疗关系中体会人际关系对其症状的作用。

2. 治疗中期 治疗中期是治疗的核心阶段。治疗重点是四个人际问题(反应、人际角色的困扰、角色变化或人际关系缺乏)中的一个或几个。四个人际问题都有相应的处理策略。

(1) 悲伤反应:在 IPT 中,悲伤被定义为丧失了重要亲人的情绪反应,其他的丧失,如失业、理想破灭、离婚等,则在角色变化中讨论。重要亲人的丧失无疑是巨大的打击,在治疗中,治疗师鼓励患者宣泄情绪,同时需要弄清楚这种丧失对患者意味着什么、在他们的关系中积极的和消极的方面,以及丧失给患者的生活留下的缺憾。治疗师还应帮助患者寻找新的支持和关系来补充对丧失者的需要,这当然不能代替丧失者,而是帮助患者重新开始培养兴趣、建立关系、开创新的生活。

（2）人际角色的困扰：抑郁症患者通常存在多种人际困扰，与性伴侣、家庭成员、朋友、同事等的角色困扰。在治疗中，治疗师帮助患者理解其人际角色相互间的冲突，及角色冲突与抑郁症状之间的关系，然后挖掘资源鼓励患者改变这种关系。关键是帮助患者找出想要建立什么关系及达到此目的的好方法。

（3）角色变化：广义的社会角色变化包括人际关系和社会生活中的任何变化，如结婚或离婚、升学或毕业、雇佣或解雇、患病就诊或治疗康复等。每种角色的转变都会给患者带来心理上的压力和紧张，尤其是曾患过抑郁症的患者。治疗过程中，首先是让患者认识变化的事实，及与情绪低落等症状之间的联系；然后帮助患者了解角色变化有积极和消极两个方面，以便使患者更好地适应新的人际关系；帮助患者找出原来角色丧失的原因，回忆他的好处，祝贺他的成绩；探讨实现愿望的可能性，逐渐看到角色变化的有利方面。

（4）人际关系缺乏：这是IPT中最困难的问题。人际关系缺乏的患者往往有严重的性格缺陷，亲密和支持性的人际关系很少。对于这样的患者，通常可以用建立或培养新的人际关系的方式来取代固有的、单调的社会角色。帮助患者回顾受挫折的过程，找出其在所处人际关系中不适应性的行为方式，及在目前的情况下可改变的方面，鼓励建立新的社会关系和行为方式，不要过分追究过去。

3. 治疗后期　在IPT的最后几周里，大多数患者的抑郁症状已经缓解，此阶段的任务是回顾治疗经过并展望未来。此期的治疗有几个目的：巩固疗效，培养独立性，减轻对预后的担心，提高自信，使患者感到有能力控制他们的情绪和人际关系。同时帮助患者回顾抑郁症状和人际问题，使他们认识到潜在的抑郁复发的可能及其与性格、人际问题之间的关系。

4. 维持治疗　维持治疗对于预防疾病复发具有重要价值。由于抑郁症是较易复发的疾病，维持治疗则显得尤为重要。维持治疗可1~2个月1次，维持半年至1年，也应该同急性期治疗一样制订计划。在IPT急性期治疗结束之前，治疗师和患者应对维持治疗的时间和频度达成一致。

（三）适应证

IPT主要用于抑郁症患者，后来逐渐发展用于其他与人际交往有关的精神疾病和心理卫生问题，包括社交焦虑、焦虑症、强迫症、恐惧症、适应性障碍、心身障碍、人际交往困难等。

三、团体治疗

（一）概述

团体治疗（group therapy）是一种独特的心理治疗形式，指两个以上的同质或异质患者在团体情境中共同进行的心理治疗。不同理论治疗下的团体治疗对问题的形成有不同的理解和解释，其干预形式和方法也各有差异，但所有的团体治疗均强调团体内的人际交互作用，通过团体动力进行个体间的互动发挥治疗作用。

（二）方法

不同性质和形式的团体治疗，其成员从5~20人不等，一般来说，心理探索较深入的团体治疗人数较少，以问题应对、行为训练、疾病康复等内容为主的团体人数可较多。总的治疗次数根据治疗目标而定，少则4~6次，多则十余次，一般不设长程治疗。活动频次为每周1~2次，每次1.5~2.5小时不等。

团体治疗一般要求1~2名治疗师，一人主持，另一人协助。团体治疗的治疗室要求独立、宽敞、明亮的空间，足够进行一些身体活动，每位成员以相同的舒适座椅围圈而坐，治疗师与其他成员相同，常需要配有白板和纸笔，条件允许还可配有多媒体设备，以完成一些团体活动。艺术治疗、心理剧等特殊的团体还需配有相应的治疗工具。

不同理论指导下的团体有不同的治疗过程，但一般都包括以下几个阶段：

Notes

1. 起始阶段 起始阶段的基本任务是接纳和认同。主要要完成以下工作:①团体成员的相识;②团体规则和契约的制定;③团体目标的明确。有经验的治疗师在完成这些工作的同时,能够促进团体形成合作互助的气氛,使成员对团体和其他成员产生信任感,感受到支持,治疗作用已经开始发挥。

2. 过渡阶段 过渡阶段为团体的转型期,主要任务是从表层的团体沟通转向深入的治疗工作。治疗师通过团体动力帮助团体成员处理他们的焦虑、抗拒、担忧、矛盾,以减少防御,进一步发展团体成员间的信任和积极关系,使成员发展出治疗性的团体行为模式,这个阶段形成的团体行为模式往往贯穿整个治疗过程,对整个治疗都有重要作用。

3. 工作阶段 工作阶段是探讨问题和寻求有效解决的时期。一般来说,工作阶段的每次团体治疗设有相对固定的主题,治疗师通过一定的团体活动、成员间的分享和讨论、各种技术和团体动力的运用,对相应的问题进行探讨,寻找有效的解决方案,在团体中初步尝试替代性的行为,并得到反馈。家庭作业的布置和分享也是工作阶段常采用的重要治疗手段。

有些团体在工作阶段会出现"风暴期",即团体的一些成员间由于意见不同而出现激烈的争论。治疗师应对这种现象具有一定的掌控能力。首先要明白观点的对峙是成员间真诚反馈的表现,有利于事实和问题的澄清,是成员对现实生活中类似情景和应对方式的体现,这种争论常常具有意想不到的治疗效果。治疗师不应回避这种现象,而要因势利导,通过团体动力过程使成员看到问题、理解问题和解决问题。"风暴期"的关键在于争论场面呈现后最终的妥善解决,能够启发团体成员适应性的观点和行为方式。

4. 结束阶段 结束阶段为总结经验、巩固成效、处理离别的时期。治疗师鼓励成员整理总结自己在团体中的收获和改变,评估治疗的效果,并鼓励成员将在团体中得到的收获和改变带到未来的现实生活中去。

与个体治疗相比,团体治疗具有一些独特的优势,可将其称为"团体互动机制",主要包括以下四点:①"一般性"的安慰作用:在团体中,患者发现自己的问题并非独一无二,其他人也有相似的问题,这会使他们减少差异感、孤独感和不被需要感,减轻焦虑和恐慌;②"参照物"的反思作用:患者可从团体其他成员的表现中反思自身,促进自身问题的发现,并可能从团体中学习到不同的方式看待问题;③"先行者"的榜样作用:看到其他成员的改善,患者会对自己的改善产生积极的期待,燃起希望感,并可借鉴改善者有价值的经验,找到改善自己问题的方法;④"试验田"的反馈作用:良好的团体氛围提供了一个尝试新的行为方式的试验田,患者在这里的行为尝试能够得到真诚的反馈和积极的强化,以此带动适应性行为的建立和问题的改善。

(三)适应证

一般来说,团体心理治疗的适应证与其同一指导理论下的个体治疗的适应证相似,但团体心理治疗因其独特的特点,尤其适用于轻度抑郁症、焦虑症、社交恐惧症、人际关系训练、个人心理成长及各种心理行为训练,对住院患者的躯体疾病康复、心身问题和精神疾病康复也有较好的效果。存在以下情况的患者不宜纳入团体治疗:①精神病性症状;②敌意、攻击行为;③社交退缩严重且本人缺乏改变动机;④偏执型人格障碍;⑤癔症。这些患者在团体中可能会明显影响团体的动力学过程和发展方向,其特有问题的处理常占用大量的团体时间,应做其他形式的治疗。

四、森 田 治 疗

(一)概述

森田治疗(morita therapy)是日本的森田正马教授根据其对神经症的解释创造、发展的一种心理治疗方法。森田治疗遵循"顺其自然"、"为所当为"的原理,帮助患者按照事物本来的规律行事,任症状存在,带着症状积极生活,并学会不去控制那些不可控制之事,而要学会控制那些

Notes

可控制之事,让疾病自行恢复。

其基本理论包括:

1. 神经质的发生机制　森田正马在他的任何著作中均不使用"神经症"这个术语。他把我们现在认为的神经症分成神经质和癔症。神经质是自我内省的、理智的、疑病的;癔症是情感过敏的、外向的、自我中心的。在神经质素质的基础上,由于某种契机导致的病态称为神经质。在癔症素质的基础上,由于某种契机导致的病态称为癔症。森田认为神经质的根本原因是先天性素质的变质,但此素质虽然是先天的,并非固定,可随着环境发生明显变化。

2. 生的欲望　生的欲望在这里主要指心灵深处的反省。可以包含以下几个方面:①不想生病,不想死,想长寿;②想更好地活着,不想被人轻视,想被人承认;③想有知识,想学习,想成为一个伟人,想幸福;④想向上发展。总之,生的欲望是不同层次种种愿望的综合。

3. 疑病性基调　森田正马曾研究过神经质的发病,他不认为这种患者的动机有什么特殊性,并认为导致神经质发病的最重要的因素乃是患者的素质,所以把它叫做疑病性基调。疑病性基调是森田的一种假说式的概念,虽说它是一种先天性的素质,但却不是一成不变的,它能随着环境(如父母的养育态度)的变化而变化。

4. 精神交互作用　对神经质发病有决定作用的是疑病性基调,对于症状的发展有决定作用的就是精神交互作用。精神交互作用是指,对某种感觉如果过度注意,对这种感觉就会变得敏感,对这种敏感的感觉越来越注意会使之固定,这种感觉与注意进一步相互作用,越来越形成感觉过敏的精神过程。

(二) 方法

森田治疗分为门诊和住院两种治疗形式。门诊治疗适用于症状较轻的患者,症状较重的患者可进行住院治疗。森田治疗要求专门的森田病房,其住院环境与一般医院有所不同。要求单人房间,房间布置得像家庭一样。患者在住院期间可以发现许多与他类似症状的人,他认识到并不是只有他才有这样的问题。住院期通常为 60~120 天,也可短至 45 天。

进行森田治疗前首先要让患者读森田治疗的宣传材料,其次要与患者进行一次详细访谈,使他对自己的病症有本质上的认识,对森田治疗有一个了解,以消除一些疑虑,加强治疗的信心,以积极的态度参加治疗。有时还需要签订治疗协议,以保证患者能按治疗师的要求去做,并能坚持完成全部疗程。

森田住院治疗的主要治疗过程可以分为以下几个阶段:

1. 绝对卧床阶段　在这一阶段中,要求患者安静卧床一周。除了吃饭及去卫生间外不得起床,但可考虑问题及睡眠。在这一阶段中不允许患者参加任何其他活动,包括读书、看报、吸烟、谈话及娱乐等,也不准家属探视及书信往来。治疗师每天仅短暂地与患者会面一次,主要是了解一下患者的情况。由于所有分心的方法均被剥夺,患者直接面对焦虑。最初患者会幻想回避焦虑,但不成功。这种恶性循环可使焦虑达到顶点,故症状可加重。治疗师应注意观察患者的进食及体重变化。持续一段时间后,患者终于逐渐接受了焦虑,使焦虑与自己融为一体。少数患者的恶性循环在这一阶段就可以奇迹般地被打破从而症状缓解,但绝大多数患者的改变不大。

2. 工作治疗阶段　这一个阶段可分为两个时期:

(1) 轻工作活动期:让患者带着症状参加一些轻体力的工作,如扫地、搞室内卫生等简单工作,为时约一周。

(2) 重工作活动期:进入这一期后,患者可参加一些较重的体力活动,如砍柴、种菜、培植花木、烹饪、喂养小动物等,此期也持续一周。

以上活动均要根据患者的具体情况由治疗师予以决定和安排。在这阶段中不要求患者与其他病友谈论自己的症状,只要求其专注于当前的工作活动。通过这样的实践与体验,患者的态度会逐渐发生变化,自然而然地不再与他的焦虑症状去作强迫性斗争。

(3) 生活训练阶段:经过两周左右的工作活动期后,就可进入生活训练期。这时可以允许患者外出,如去商店、读书,或做些其他工作。但 40 天以内不允许患者见家属、亲友,也不允许与他们通电话。从绝对卧床阶段以后,要求患者每天晚上记日记。治疗师每天要读他们的日记,还要写出意见,次日归还患者。

在住院期间,患者不可避免地会诉说自己的症状及询问如何治疗他的病症等。医护人员只是要他生活于现实之中,即使患者反复提问,也不做任何回答。这样患者会逐渐不注意自己的症状而有兴趣于工作活动,这叫做"无回答疗法"。患者尽管有些焦虑症状,但能够参加必要的日常生活和工作就可以出院。据估计,83% 的患者可以达到这一水平。出院后可定期回院并交流经验。

(三)适应证

森田治疗主要适用于神经症,包括焦虑症、强迫症、恐惧症、躯体形式障碍和自主神经功能紊乱等。在日本,还用于治疗某些心身疾病的患者。癔症、精神分裂症、严重的抑郁症患者则不适合。

(张　宁)

拓展阅读　心理卫生服务的伦理与法律问题

一、伦理和法律的重要性与心理健康、精神卫生相关的许多伦理和法律问题,常常成为在社会大众、媒体的注意焦点,有时引起不同观点的激烈争论

在临床工作中,面对同一个现象,来自服务对象及其家属、朋友、单位的意见不一致、不理解和不配合十分常见,让专业人员经常面临伦理和法律"两难"处境。这种情况的相关因素很多,其中包括学科本身的特殊性、历史教训及专业教育 - 培训 - 执业制度等诸多方面。

就学科特殊性而言,医学史论争中的"道德模式"较倚重哲学的伦理传统,重视医学实践中的"主观性",强调患者的"意义"和价值系统,提倡"循价值实践"。而生物医学模式强调的生物医学伦理,追求准法律的技术性伦理,提倡"循证实践"。这是"公说公有理、婆说婆有理"现象的主要源头之一。

医务人员如何看待人性、看待具体的一个人,也就是他们对于人的价值观如何,意义重大,因为"看法"决定"说法"和"做法",以下几个如何看待患者的问题也就决定了患者的命运:

1. "这个人的行为正不正常?" ——这是主要属于精神病理学、异常心理学的问题。医生从患者的病史、症状、体征、实验室检查结果中归纳总结,化繁为简,依据诊断标准做出诊断,然后依据诊断选择治疗方案。但要注意的是,心理疾患的诊断的主观性较大,容易产生意见分歧,而且具有"标签效应",犹如古代烙在罪犯身体上的耻辱标记(stigma)。所以,缺乏伦理和法律考虑、随意性较大的诊断可能产生严重后果。

2. "谁有心理问题?" ——这个问题以上述诊断标准为基础,但影响却远远超出了临床医学。譬如,在制定心理健康相关法律、政策的时候,涉及到人们依据医学标准进行演绎,用医学标准去套用人群中的个体,确定受益或受规范的个体范围。把医学问题社会化,或把社会问题医学化都存在侵犯社会成员的风险。这就需要考虑医学标准和实践的伦理和法律后果。

3. "谁说谁是心理紊乱的人?" ——这是一个关于话语权、决策权和处置权的问题,也不仅仅是医学问题。由于医学诊断可能对应着对心理障碍者在社会生活中的权益保障,还可能导致人身自由受限制,所以,进行诊断、治疗的人就不单纯是作为"助人者"开展医疗行为,而且同时

Notes

还扮演"社会控制"的角色,与社会管理机构发生联系。所以,诊治者的身份应该依据严格的职业资质标准得到确定,其专业的权力应该受到规范。

4. "治疗师对有心理问题的人可以做什么,不可以做什么?"——这是关于有资质的专业人员有多大权力的更具体问题。不论是既有躯体治疗权又有心理治疗权的医生,还是心理学背景的心理治疗师,在工作中都需要考虑工作行为的"界限":一是指干预的力度、强度、需矫治的靶问题的多少等技术指标,二是自己与服务对象之间的关系是否过分疏离,还是"越界",过分卷入或是包办代替、越俎代庖。对于这些具体工作实践中的技术及关系问题,由于不同的心理学理论以及不同的心理治疗流派有不同看法,伦理的原则有非常现实的应用价值,否则专业人员有可能以理论技术性的理由而"八仙过海,各显神通",但产生侵权行为却不自知。

对于以上问题,单纯生物医学模式指导下的"科学主义"态度是片面的。整体观的医学模式提示我们:人不是低等动物,不是简单的机器,不可简单地修理;人的头脑不可以一厢情愿地进行操控、清洗;基因、神经递质并不能决定一切;基于神经可塑性而形成的神经网络是生物学因素与外界环境互动的结果,其中,人生历程中的心理体验也产生了重要作用。

忽视这些社会、文化、心理的因素,普通人、患者都有可能因科学被滥用而深受其害。在心理学、精神医学的发展史上,曾经发生过遗传学、优生学、行为实验、封闭式住院治疗等被大规模滥用的情况,留下了惨痛的教训。20世纪60年代,针对这些弊病曾出现过一场激进的"反精神病学运动"。这场运动在某些方面矫枉过正,犯了"非黑即白"、走极端的错误,但在另一方面,却实质性地促进了广泛的心理卫生机构改革,让心理学、精神医学服务的人性化程度得到了提高。

目前,由于种种原因,临床医学还存在忽视患者心理问题、不恰当使用药物及物理治疗的情况,医患关系不良、法律纠纷成为重大挑战,对伦理、法律的重视刻不容缓。

二、心理健康相关伦理的主要内容

伦理指的是个人或团体的价值观念或行为准则。伦理有四大基石:不伤害、行善、自主、公正,并且从中衍生出诚实、守信、保密的原则。可以说,伦理是人们在追求"美好生活"的过程中,一套决定"善行、好事"的原则——"在一个特定的情景下,我(们)应该做什么?",以及一个体现道德价值观的体系——"我们凭什么相信一个行动就是对的?"

中华民族长期重视伦理道德,中国文化中有丰富的伦理思想。但是,现代社会生活高度复杂,传统伦理面对人们的新行为和新型关系已经不敷应用,要么陈旧、过时,要么仅有较宏观的原则而缺乏操作性。在工作实践中,专业人员重视技术规范,也较重视法律"红线",但对强调主动追求道德境界、良心、理性这样一些上层建筑的伦理学却相对忽视。换句话说,专业人员比较重视自己医疗行为精益求精且"不闯祸",而较少主动追求伦理学的原则,以致在功利主义驱使下,存在大量的"打擦边球"、"占便宜"的越界行为,以及冷漠、被动的工作风格。对于以助人、服务为己任的心理学、医学工作者,仅仅满足于不犯法是远远不够的。那么,伦理与法律有何异同?

法律也是人类在社会层次的规则。它规范社会上人与人之间关系,以正义为其存在的基础,以国家的强制力为其实施的手段。其与伦理法律的联系与区别可参照以下几条:

1. 伦理规范什么是"应该"的,法律规范什么是"不该"的;
2. 伦理有赖于理性权衡与判断,法律有赖于严格的底线规定;
3. 伦理规范是倡导性的、柔性的,通过谴责或批评发挥效力,法律则是强制性的、刚性的,通过国家机器实施处罚、制裁。

Notes

三、对于医疗机构内心理治疗服务的伦理要求

在"不伤害、行善、自主、公正"这四大原则的基础上,心理卫生服务需要遵循以下伦理规范:

1. 心理治疗人员应该有适当的责任意识,在自身专业知识和能力限定范围内,为服务对象提供适宜而有效的专业服务。如果需要拓展新的专业服务项目,应接受相应的专业培训和能力评估。应定期与专业人员进行业务研讨活动,在有条件的地方应实行督导制度。当自身的专业知识和能力以及所在场所条件不能满足服务对象需要时,应及时转介。

2. 心理治疗人员应当建立适当的关系及界限意识。尊重服务对象(包括患者及其亲属),按照专业的伦理规范与服务对象建立良好关系,促进其成长和发展。

(1) 应平等对待患者,按照专业的道德规范与来访者建立良好的治疗关系。不得因来访者的性别、民族、国籍、宗教信仰、价值观等其他方面的因素歧视患者。

(2) 心理治疗师应对自己的专业身份、所处的位置对来访者存在的潜在影响有清楚的认识,不得利用来访者对自己的信任或依赖谋取私利。

(3) 心理治疗人员不得在治疗关系之外与服务对象建立或发展其他关系。心理治疗师应努力保持与来访者之间客观的治疗关系,应避免在治疗中出现双重关系;一旦治疗关系超越了专业的界限,应采取适当措施终止这一治疗关系。

3. 心理治疗人员应当尊重服务对象的知情同意权,让服务对象了解服务的目的、主要内容及局限性、自身权益等信息,征得服务对象同意后提供服务。

4. 心理治疗人员应当遵循保密原则,尊重和保护服务对象的隐私权;向接受治疗的相关人员说明保密原则,并采取适当的措施为其保守秘密。但法律、法规和专业伦理规范另有规定的除外。

(1) 以下情况按照法律不能保密,应该及时向所在医疗机构汇报,并采取必要的措施以防止意外事件的发生,及时向其监护人通报。如发现触犯刑律的行为,医疗机构应该向有关部门通报:

1) 发现患者有危害其自身或危及他人安全的情况时;

2) 发现患者有虐待老年人、虐待儿童的情况时;

3) 发现未成年患者受到违法犯罪行为侵害时。

(2) 心理治疗人员应该参照医疗机构病案管理办法,对心理治疗病案作适当文字记录。只有在患者签署书面同意书的情况下才能对治疗过程进行录音、录像。在因专业需要进行案例讨论,或采用案例进行教学、科研、写作等工作时,应隐去那些可能会提示患者身份的有关信息(在得到患者书面许可的情况下可以例外)。

(3) 心理治疗工作中的有关信息,包括个案记录、测验资料、信件、录音、录像和其他资料,应专门进行分类、编码、保存,无关人员不得接触。

5. 下列行为属越界行为,必须杜绝、避免:

(1) 以不正当手段获得心理治疗师专业资格或培训证书。

(2) 允许他人以自己的名义从事心理治疗工作。

(3) 索贿、受贿,或进行商业性活动,谋取专业外的不正当利益。

(4) 与来访者发生超越客观专业服务关系的亲密(性)关系。

(5) 在专业工作中违反保密原则。

(6) 违反法律、行政法规的其他行为。

6. **法律责任** 心理治疗以治疗疾病、促进健康为目的,不应损害患者身心健康和社会的利益。伦理意义上的越界行为,严重时就会给来访者或其他关系人造成实质性损害和损失,违反国家有关法律规定,应依法承担民事责任;构成犯罪的,依法承担刑事责任。

(赵旭东)

Notes

参考文献

1. 赵旭东. 心理治疗. 见：郝伟主编：精神病学. 第 7 版. 北京：人民卫生出版社，2013.

2. 赵旭东. 家庭治疗，心理治疗的临床应用。见：胡佩诚. 心理治疗学. 北京：人民卫生出版社，2013.

3. Adler RH，Herzog W，et al . Psychosomatische Medizin. 7th edition. Muenchen：Urban & Fischer，2011.

4. Simon FB.，Stierlin H，Wynne LC. The language of family therapy：A systemic vocabulary and sourcebook. New York：Family Process Press，1985.

5. Walsh F. Normal family process：Growing diversity and complexity. New York，London：The Guilford Press，2012.

6. Gelder M.，Harrison P，Cowen . 牛津精神病学教科书. 第 5 版. 中文版. 刘协和，李涛，译. 成都：四川大学出版社，2010.

7. Anderson H. 合作取向治疗：对话、语言、可能性。周和君，译. 台北：张老师文化事业股份有限公司，2008.

8. McGoldrick M，Gerson R，Petry S. Genograms：Assessment and Intervention. Third Edition. New York，London：W.W. Norton & Company. 2008.

9. Sadock BJ，Sadock VA. Comprehensive Textbook of Psychiatry. 8th Edition. Philadelphia：Lippincott Williams & Wilkins，2005.

10. 杨德森，赵旭东，肖水源 . 心理和谐与和谐社会. 上海：同济大学出版社，2009.

11. 全国人大常委会 . 中华人民共和国精神卫生法 . 2012.10.

12. 编写组 . 中华人民共和国精神卫生法医务人员培训教材 . 北京：中国法制出版社，2013.

13. 国家卫生和计划生育委员会 . 心理治疗规范 . 2013.

14. Helmchen H.，Sartorius N.Ethics in Psychiatry-European Contributions. Dordrecht，Heidelberg：Springer，2010.

Notes

第十三章　医学心理学研究方法

　　系统和准确地获取数据是科学研究的基础,为此,心理学家采用多种研究方法,包括自然观察、个案研究、调查研究和实验研究。与物理学和化学研究相比,心理学的研究对象是具有心理活动并受社会因素制约的人,研究内容包括外显行为和内隐行为。为了客观和科学地评估心理与行为、研究影响健康和疾病的心理因素,心理学研究方法还包括研制心理评估工具及运用心理评估工具的心理测验法。作为心理学分支的医学心理学的研究涉及各种心身疾病和异常心理的发病率、致病因素、干预与治疗措施等临床领域,对疾病上述问题的描述性研究、分析性研究和临床试验也是经常使用的研究方法。

第一节　医学心理学研究方法概述

一、研究方法的一般性问题

(一)科学性和客观性

　　科学研究方法关注的问题是通过研究形成学科的研究假说(或理论),这一过程必须是科学的和客观的,其科学性和客观性体现在解决问题时采用的工具、实施程序、资料分析、结果等必须符合三项特征:其一,客观性,不因人而变;其二,验证性,结果与理论可重复与验证;其三,系统性,遵循一定程序,以数据为依据。

(二)研究目的

　　1. 描述心理行为状况　对研究对象状况做出描述和说明,回答的问题诸如"A、B 型行为者有哪些主要的心理特征"、"癌症患者有哪些身心障碍",以及"碘缺乏病区 8~10 岁儿童的智商分布"、"我国成年人中心身疾病的患病率的区域分布"等。

　　2. 检验变量间关系的假设　研究所考察的变量间的关系复杂,或者无关,亦可能有着某种函数关系,或因果关系。例如,回顾性研究显示,一段时间内所经历的生活变故增多,人们的躯体疾患和不适感也增多,这一结论提示生活变故同躯体疾患和不适间存在着关联。但是否存在因果关系,则需要进行实验研究。

　　3. 预测对象将来的发展　医学心理学研究的核心目的是预测结果,以便于干预。例如,人的不同行为和人格特点对健康疾病的影响是什么? 程度如何? 某些遗传因素对心理障碍的发生有多大的影响? 等等。

二、研究过程

　　问题解决模式是医学心理学研究过程的理论基础,研究过程分为提出问题和假设、收集证据、检验假设、建立理论四个步骤。图 13-1。

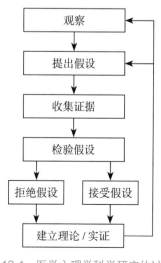

图 13-1　医学心理学科学研究的过程

（一）问题提出和假设

问题来自实践活动、理论、以往的研究或文献，通过观察产生疑问，提出问题。分析问题是将提出的问题表述为清晰的问题，明确要研究什么，给概念做出操作定义（operational definition）。

操作定义是指概念能通过可观察、可测量或区别于其他事物的操作或过程表达。例如智力的理论定义是："人们在获得知识以及运用知识解决问题时所必须具备的心理条件或特征，其核心是理解判断或抽象思维能力。"但智力的操作定义是："用智力测验测量出来的"能力或结果，具体到某一研究，则要说明智力是用哪一个智力测验测量出来的，采用瑞文测验还是韦氏测验，两者反映的智力的操作定义是不同的。

分析问题要查阅大量文献，包括发表的或未发表的文献。

假设是根据已有的科学事实和原理对未知现象做出的尝试性或假设性的推测。Borg 和 Gall 认为科学假设标准是：

1. 说明两个或两个以上变量间的预期关系；
2. 研究者应有假设是否值得检验的明确理由，这一理由是基于理论或事实为依据的；
3. 假设具有可检验性；
4. 假设应尽可能简洁明了。

（二）收集资料

收集资料与假设有直接关系。如何收集资料要以研究设计为依据，无论应用何种研究方法，所收集资料应符合真实性、可靠性、完整性和可比性的要求。研究设计中要遵循随机化、设立对照、足够的样本量、均衡的原则。通过合理的设计，减少偏差，使收集的资料客观，避免研究者的主观期望的影响。

（三）检验假设和建立理论

根据假设，采用合适的方法处理资料和数据，进行检验。如果假设得到验证，就可能上升为理论。如果得不到验证，要回到第一阶段，重新分析问题、提出假设、收集资料、验证假设。如此反复，如果还不能得到证实，假设不能成立。否定假设也是成功的研究，因为研究过程是合理的。假设的否定可能会产生新思考，甚至新的理论，"失败是成功之母"，也会为后来者提供重要参考，避免重复错误，这也是对科学的贡献。

（四）研究的信度与效度

任何研究都要考虑到研究的可靠性、结论的真实性和推广程度，医学心理学中表示为信度和效度。

信度（reliability）是指研究结果的可重复性，即如果在完全相同的实验或观察条件下，所得结果一致，便表明此研究结果是可信的或可靠的。但是，可以重复观察到的东西不一定是真实的东西，因此研究还必须具备一定的效度。

效度（validity）是研究结果或推论的真实性，或与实际相符合的程度。高效度是一切研究追求的目标，也是衡量研究价值重要标准。研究效度分为内部效度（internal validity）和外部效度（external validity）。

1. 内部效度是指研究结论在进行研究的狭窄条件下被证实的程度。影响内部效度的因素包括心理行为研究的复杂性、研究工具的精确度、抽样的代表性和随机性、实验设计中对照的设置情况、测试人员的偏见等。另外，研究者的态度、倾向、人格和期待等因素既可以影响被研究者的行为，也能歪曲对观察对象的行为观测、记录与分析，也是影响内部效度的因素。

2. 外部效度是指研究结论可推广到其他人、其他条件、场合和情境的程度。坎贝尔—斯坦利（1966）总结了影响外部效度的因素，包括已进行过的实验处理的干扰、实验背景的控制程度、测验之间的交互作用等因素。一般而言，对实验条件控制越严格，结果的推广应用范围越小。

Notes

三、研 究 类 型

医学心理学研究的分类方法有多种,如根据研究目的分为基础研究和应用研究,根据研究性质分别描述性和控制性研究。常见的分类方法是按照研究所涉及的时间特点,将研究分为横断研究(cross sectional study)和纵向研究(longitudinal study),前瞻(prospective)研究和回顾(retrospective)研究。

(一)横断研究和纵向研究

1. 横断研究　横断研究是选取在某些方面匹配的受试者,在同一时间内进行观察和评定,或者进行不同的处理(如治疗),比较其后果、效果和副作用。

横断研究优点是节省人力时间,可以设计为有代表性的大样本研究,在短期内获取大量资料。缺点也很明显,即研究欠系统、较粗糙,不能完全反映行为发展、变化的过程。另外,横断研究要求选择的对照组具有可比性,但在实际工作中不可能找到完全相似的两组被试者,降低了研究的外部效度。例如老年人的智力测验成绩低于年轻人,能由此推断智力随增龄而下降吗?显然,这个结论没有考虑智力除了受年龄增长的影响外,还存在其他影响因素,即影响智力的因素除了年龄外,尚有教育和动机水平等因素。

2. 纵向研究　纵向研究是对同一个或同一组被试者在指定的时间内进行追踪研究,适用于对同一个人的个案研究,或者观察、测量和评定被选取的一组人的研究因素在一段时间内所发生的变化。美国著名心理学家特曼 1921 年对 1528 名智力超常儿童做追踪研究,65 年后仍在进行观察。即是纵向研究的例子。

纵向研究的优点是能研究心理发展规律及其影响因素,缺点是必须考虑被试者成熟、样本丢失、研究工具、及自然发生的波动等因素的影响。

(二)回顾性研究和前瞻性研究

1. 回顾性研究　回顾性研究是由现在看过去,将现在同过去联系起来,或者将发生于过去的事件联系起来的研究方法。这种研究法可用于深入细致的个案研究,也可用来回顾性评定某种变量或因素在一组人或一种疾病中的作用。例如,在碘缺乏影响智力的研究中,多数采用的是回顾性研究,通过测试现在的智力,推测儿童脑发育关键期(0~3 岁)时是否存在缺碘问题,尽管在儿童发展过程中存在很多其他变量,但研究仍然是很有价值的。

回顾性研究的缺陷:第一,因为研究是建立在对往事的回忆的基础上,因此所得结果会受到遗忘、虚构和防御机制的影响,也受到被调查者关于因果关系的观念的歪曲。第二,调查表或问卷可能会有遗漏,调查内容或项目的选择会受到研究者个人偏向和期待的影响,从而不自觉地影响研究结果。第三,回顾研究虽然可以确定变量间的相关关系,但不能检验因果关系。例如回顾研究已表明,生活变化单位同疾病间有相关关系,但不能因此而推断生活应激就是造成疾病的原因。

2. 前瞻性研究　前瞻性研究是由现在开始追访未来,其目的是预见。科学研究的最终目的是可重复的预见,因此前瞻研究是很有价值的研究。前瞻研究的结果和所形成的一套测量程序可被用来预见具体个体在具体情况下的反应(如攻击、自杀)或疾病的发展、对心理治疗的反应等。

四、研 究 方 法

医学心理学的研究方法主要包括观察法、个案法、相关研究法、测验法、调查法和实验法。其中最基本的方法是观察法和实验法。这六种方法各自适用于不同的问题和目的。每一种方法都有其优点和缺点,有其不同的技术问题。

(一) 观察法

观察法(observation study)是通过对研究对象的科学观察和分析,探讨其心理行为规律的一种研究方法。在自然情景中对人或动物的行为作直接观察、记录和分析,从而解释某种行为变化规律的研究方法称为自然观察法。由于观察研究中观察者的介入会影响被观察者所处的自然条件,因此,观察者必须注意防止被观察者觉察到自己是被观察的对象,以致影响被观察者行为,导致错误或无效的观察。

1. 观察手段　观察法除了直接观察研究对象的外部表现外,还可以通过录像、录音等记录被观察者的言行表现。依研究者是否参与被观察者的活动,观察法可分为参与性观察和非参与性观察。观察法按其被使用的场合,可分为自然观察法、现场观察法、临床观察法和实验室观察。

2. 观察内容　观察法研究的对象是"可观察到的行为",是指机体的外显行为。例如,身体姿势与动作,面部表情和言语活动等。有些机体生理反应借助生理仪器也能成为可观察行为。另一种行为是内隐行为,指人的思想活动、认识和情感是不能直接观察的,主要依据自我观察和自我报告加以了解。

3. 观察法的优缺点

优点:第一,观察法用途较广,使用简便,是一种最基本的研究方法。第二,被观察者是在自然状态下被观察,因此,这种方法可以获得比较真实的材料,为以后的研究指出方向。第三,不需要交谈。第四,费用低,使用的仪器少。

缺点:第一,观察法不适于内隐行为的研究,有些观察是不可操作的、不道德的或不适用的。例如,手淫、低声的威胁、抱怨和性行为等。第二,研究费时长。观察法由于是被动地等待某些现象的出现,因此花费时间较长。有时观察到的可能是一种偶然现象,而不是规律性的事实;而带有规律性的现象,因其稍纵即逝,也可能被忽略。第三,研究易受被观察者的影响。如被观察者突然发生身体不适。又如当发现别人在观察自己时,被观察者的行为会发生变化。因此,有时采用单向玻璃或摄像机进行记录。第四,观察者的偏差,如观察者的技术不熟练、观察者的期待效应等。因此,优秀的观察者要经过练习来掌握观察技巧,在观察时应找到自己的合适位置,使自己及自己的活动(如记录和观察)与周围环境协调。在自然观察中,观察者不能干涉被观察者已在进行的活动,或者改变环境。

(二) 调查法

调查法(survey study)是通过晤谈或问卷等方式获得资料,并加以分析研究的一种研究方法。例如,为了研究手术效果与患者术前的心理反应的关系,可以在术前会见患者,通过交谈了解患者的焦虑水平、应对方式和对手术的期待。调查法由于多采用访谈和调查问卷的方式进行,因此不仅适用于个体,也适用于集体。调查法的具体实施方法包括:问卷、谈话、采访、座谈、书面材料分析等。

1. 调查问卷编制注意事项　问卷调查要注意问卷的设计是否合理、题目数量不宜太多,要做预测试。问卷编制中要注意一些问题:

(1) 除了几个必要的背景或统计信息题目,其余题目要与研究的问题、假设直接相关。

(2) 要避免题目不清,避免使用技术性术语,要能使答卷人读懂题目。如"你尿过床吗?"没有限定时间,不好回答。

(3) 避免一问两答,一个题目只准包含一个问题。如"你认为主讲教师的板书和讲授内容是否符合规范?"就包括了两个问题。

(4) 防止诱导性问题。

(5) 避免敏感性或威胁性问题。对答卷人带来社会或职业压力的问题会降低回答率。

(6) 避免问那些私人的或微妙的问题,如收入、年龄、违法经历。

Notes

（7）避免使用否定性题目，如"下列影响应激的心理中介因素不包括哪一种？"

（8）题目的选择答案应该是可以穷尽的，选项应具排他性。

（9）短句题目比长句题目好些，简单句优于复杂句。

（10）问题排列时，敏感性问题和开放性问题置于问卷后面。

2. 调查手段

（1）抽样调查：是用样本的估计量来估计总体参数所在的范围，即用部分来估计总体，用有代表性的样本来估计总体的情况。抽样调查按抽样的方式又分为单纯随机抽样、系统抽样、分层抽样、整群抽样和多级抽样。

（2）访谈调查：需要培训调查员，学习如何接近受访者、如何处理拒绝，可以分为结构和非结构式访谈，或半结构式访谈，相关内容可参见临床访谈章。

（3）电话和网络调查：电话调查的优点是不受地理位置和距离的限制，有利于进行较大规模的调查研究，同时电话调查还可以从受调查者回答时的声调、语气和延迟等方面，获得一些额外的资料。网络调查与电话调查类似。

（4）邮寄调查：邮寄也是常用的调查形式，通过邮寄问卷而进行调查，是一种颇为经济的调查方式，缺点是不能保证受调查者按期寄回答卷。回收率低会降低调查结果的代表性，在信件中放上贴好邮票、写上地址的空信封，可提高回信率。

3. 调查研究的过程　研究者先要依据调查目的设计和编制问卷或调查表，必要时还要进行信度与效度检验。此外，还要训练调查人员，确定分析资料的方法等。随后，便可按照统计方法随机地选出有代表性的样本，按事先规定的程序进行调查。被调查者可以是当事人，也可能是其亲属或同事，但应当事先确定。

4. 调查法优缺点

优点：简单易行，不受时间和空间的限制，不需要任何复杂的设备，在短期内获得大量资料。收集的资料可以用于相关研究，以确定变量间联系。

缺点：调查法结果的可靠性受被试者的影响大，不合作的态度会降低研究效度。抽样调查方法的设计和实施与资料的分析较为复杂，重复和遗漏不容易被发现。如果是会谈法，则研究者要投入较多的人力和时间。问卷编制的质量和适用范围也会影响结果。

（三）个案研究

个案研究（case study method）是对单一案例的研究。包括收集关于这个被试的历史背景、测验材料、调查访问结果，以及有关人员做出的评定和反映。收集内容有：病史、生活史（童年、家庭和成长经历、婚恋、工作和近期的生活变故）、应对方式和性格特点、症状、体征和对疾病的认识等。

有些病例极为少见，不能开展实验研究，个案研究则非常必要。Thigpen 和 Cleckley 于 1957年报道了一项个案研究，叫做《伊芙（Eve）的三副面孔》。伊芙·怀特是位温柔、拘谨的农村家庭妇女，在精神病治疗过程中，发现了第二个独立人格，叫做伊芙·布莱克，布莱克是个幼稚、淘气、性欲强烈的轻浮女子。布莱克了解怀特，公开谈论不服从父母和酗酒的次数。布莱克做出越轨行为后，怀特都要受到惩罚或忍受布莱克的呕吐物。怀特常感迷茫，因为她不知道布莱克的存在。当叫做珍的第三个人格出现时，双重人格瓦解了。在怀特生命的最后 50 年，多重人格障碍从她身上消失了。像这样的多重人格病例资料对心理学是非常重要的。

个案研究法用于了解和帮助有心理问题或障碍的患者时，可在调查的基础上，做出诊断，设计治疗方案，并对治疗效果进行评估。个案研究收集的材料也以作为理论概括的基础，如儿童言语的发展的研究，就是根据对一些儿童的个案研究结果得出了一些重要的基本规律。

传统的个案法研究多以个案史的回顾性调查为主，但个案也可用于前瞻性研究。研究者可按事先拟定的计划，对某一个体或一组个体长期追踪观察，定期进行测量；而后将这些测量结果同他们未来的身心健康状况联系起来。

个案法的优点:由于研究对象少,便于进行全面、系统及深入的研究,研究者通过研究一个个案,从中推出有关现象的一般性原则,如弗洛伊德的精神分析学说。另外,在临床研究中,对典型病案的个案研究意义重大。

个案法的缺点:第一,个案研究缺乏代表性,在推论总体上要特别慎重。对某一个患者有效的心理治疗方法,不一定对患有同一疾患的所有人都有效。第二,研究是非控制性观察,获得的材料粗略、属于描述性的。第三,主观偏见降低了个案研究的效度。最后,个案研究结论往往会被错误地应用于仅仅是有联系但不是因果关系的事件。

(四) 实验法

实验法(experimental method)是在控制的条件下观察、测量和记录个体行为的一种研究方法,是科学研究中因果研究的最主要方法。实验法可分为实验室实验、现场实验和临床试验。

实验研究要具备三个条件:第一,设置可能引起行为改变的可变化的影响因素;第二,设立2个以上的样本组,它们除了可变化影响因素外,在其他所有方面都相似;第三,当影响因素发生改变时,记录行为改变的数据。

最简单的实验设计是两个组,其中一个是实验组(experimental group),另一个是对照组(control group),除要研究的影响因素外,两组间在其他方面都相似。实验者能系统地操纵或改变的影响因素,称为"自变量"或"实验变量";因自变量变化而引起的实验组样本的行为改变称作"因变量"。研究者要"控制"其他因素,以实现两组除自变量外,其他所有方面都相似,这些被控制的因素被称为无关变量。实验研究必须严格控制无关变量,力图排除在实验之外,即便不能排除,也要求在实验中保持恒定。无论是自变量还是因变量,在实验开始前都要做出操作定义。

指导语是研究者向被试交待如何完成任务的言语。由于医学心理学研究多是以人为研究对象,因此不同的指导语会导致不同的实验结果。制订的指导语要用语明确、全面,让被试干什么、怎么做要交代得清清楚楚,必要时要演示给被试,同时所用的指导语必须标准化,使所有被试接受同样的词语。

实验研究的目的是要精确地确定变量间的函数关系,证实变量间因果关系的假设。按照对照设计的程度及对无关变量的控制水平,将实验研究分为三类:前实验、准实验和真实验。由于真实验严格实施比较原则和控制无关变量原则,研究的效度最高,然后依次是准实验和前实验(详见第二节)。

(五) 测验法

测验法(test method)是利用心理测验和评定量表来测量和评定个体的能力、态度、性格、成就和情绪状态等心理特征的一种研究和诊断方法。请参见心理评估章。

医学心理学研究的基本方法见表13-1。

表 13-1　医学心理学研究的基本方法

研究方法		优点	局限
自然观察法	在自然状态下对行为进行观察	可提供最原始的行为学信息,其行为是自然的、自发的。是研究假设的丰富来源	观察者的存在对被试者的行为可造成干扰,存在观察者偏差,费时长
个案研究	对一个人或几个人的行为进行深入研究	得到相关信息的精确描述,对形成假说有意义	代表性差,耗时长,费用高,存在观察者偏差
调查研究	在标准情况下对大量被试进行研究	短时间内获得大量数据,研究的费用低	样本偏倚使结论不可信,问卷设计不良可导致回答模糊,研究结论的准确性依赖于被试者的能力、意愿和诚实程度

Notes

续表

研究方法	优点	局限
实验研究	一个或几个变量被系统设置和研究以考察变量之间的因果关系	对变量进行严格控制,可以得出变量间因果关系的结论	实验条件对被试者的行为产生影响,无关变量对结论产生影响,无法控制的变量对研究的信度与效度产生影响

（潘　芳）

第二节　实验研究设计

一、实验研究设计概述

（一）实验与实验的目的

在心理和行为研究中,当研究者系统地操纵环境使某些行为发生改变时,实验就发生了。在实验中,实验者首先操纵环境,然后观察行为变化。而环境中的其他方面因为与课题无关,没有被操纵而始终保持恒定,不会影响实验结果。

在基础研究中,实验的目的是检验理论假设的正确性,并提供解释行为的数据。

实验方法的特点是:

（1）实验研究的事物是实验者事先规定的,实验者带着特定的目的进行实验,他知道观察行为的哪些方面和什么时间进行观察。

（2）实验条件的设置为观察创造最好的条件,实验者有准备地去测量和记录,通过控制事件的发生使事件重复产生并确信某种现象的发生是否前后一致。

（3）实验条件的设定明确,使他人可以重复实验并对实验结果进行独立检验。

（4）实验者通过控制使一切条件恒定,使某一条件改变,观察实验结果是否是由这一条件的改变引起的。

（二）变量的种类

一项心理学实验包含三种变量:自变量、因变量和无关变量。心理学实验要求无关变量保持恒定,仅操纵自变量去影响因变量。

1. 自变量　自变量又称刺激变量,是由主试选择、控制的变量,它决定着心理或行为的变化。主试选择自变量的目的是用自变量来改变行为。例如,在简单反应时间的实验中,主试如果用声音作为刺激,可以测量听觉反应时;如果用灯光作为刺激,可测量视觉反应时。而视觉反应时总是比听觉反应时长,也即在反应时这一行为变化上,由灯光引起的行为反应和由声音引起的行为反应长短不同。在检测听觉反应时,如果主试增加声音的强度,反应时就会缩短,这也是行为的变化。强的声音和弱的声音叫做声音自变量,它们处在不同的水平。当自变量的水平出现变化并导致行为的变化时,就可以说行为是处在自变量的控制之下,或自变量是有效的。

常见自变量的种类有:

（1）刺激特点自变量:刺激的不同特性会引起被试不同的反应。如上所述,灯光与声音引起的反应时不同,强度不同的声音引起的反应时也不同。这类自变量称为刺激特点自变量。在记忆实验中,主试要求被试学习 50 个单词,这些单词也许常见,也许不常见,那么单词在书刊中出现的频率就是它的一个特点,可以研究单词频率对再认的影响。在应激研究中,噪音的分贝数不同可能引起不同的情绪反应,也是刺激特点自变量。

Notes

(2) 环境特点自变量:进行实验时环境的各种特点,如温度、湿度、白天或夜晚等,都可以作为自变量。如在记忆实验中,两组被试在同一实验室学习,但在进行测验时,第一组被试在原来的实验室进行,第二组被试换一间实验室进行。这样处理的目的是观察不同测验环境是否对记忆有影响。这是典型的环境特点自变量。

(3) 被试特点自变量:一个人的各种特点,如年龄、性别、职业、文化程度、人格特征、种族特征等,都可以作为自变量。记忆研究中常把老年人的记忆和青年人的记忆作为自变量。在衰老对应激损伤的研究中,老鼠的月龄也是被试特点自变量。

(4) 暂时造成的被试差别:被试者来到实验室时的特点基本是相同的。但是当主试对被试进行分组时,差别就产生了。例如,当研究者对三种不同的学习方法对记忆是否产生影响进行研究时,对三组被试采取不同的处理:对每次呈现的三个单词,第一组进行简单的机械记忆;第二组用三个单词造句;第三组对三个单词进行实物想象。三组的学习时间相同。这样,三组被试由于使用不同的学习方法产生了差异,这种差别可能产生不同的记忆效果,实验中,被试的差别是由于主试的指导语不同造成的,在实验前是不存在的。

2. 因变量 因变量是指被试的反应变量,它是由自变量造成的结果,是研究者要观察和测量的行为变量。在上述的记忆实验中,让被试在学习完毕后进行再现和再认测验,能够再现和再认的单字在全部学过的单字中的百分比就是反应变量。在噪音对应激生理反应的影响的研究中,不同分贝的噪音所导致的心率变化是因变量。

在心理学研究中,因变量的选择与测量是实验成功的重要环节,在这一过程中需注意的问题是:

(1) 因变量的可靠性:因变量的可靠性即信度,也即测量的一致性程度。同一被试在相同的实验条件下应该得到相近的结果。如果同一被试在相同的实验条件下得到的结果(分值)有时很高,有时很低,则可认为因变量或测试被试反应的方法缺乏一致性,不可靠。

(2) 因变量的有效性:因变量的有效性即效度。如何确定因变量的有效性? 当确实是自变量而不是其他因素造成因变量的变化时,可以说,这种因变量是有效的。如果因变量的变化不是由自变量引起的,而是由其他因素造成的,这种因变量是无效的,或者说产生了自变量的混淆。

(3) 因变量的敏感性:自变量的变化可以引起相应的因变量的变化,这样的因变量是敏感的。如果自变量的变化不能引起相应的因变量的变化,这样的因变量是不敏感的。不敏感的因变量有两种类型,一类叫天花板效应,即当要求完成的任务过于容易时,所有不同水平的自变量都获得良好的结果,且没有什么差别。另一类不敏感的因变量是地板效应,即当要求被试完成的任务过于困难时,所有不同水平的自变量都获得很差的结果,且没有什么差别。

可见,因变量的选择相当重要,如果实验中选择的因变量不可靠、不敏感且无效,则通过实验结果得出的结论就不能证实实验假说。

3. 无关变量或自变量的混淆 当在实验中确定了自变量与因变量后,就应该使实验的其他条件保持恒定。只有这样,实验的因果关系才能得到明确的说明。无关变量就是在实验中应该保持恒定的变量。

如果在实验中应该控制的变量没有控制好,就会造成因变量的变化。这时研究者选定的自变量与一些未控制好的因素共同造成了因变量的变化,叫做自变量的混淆。从这一意义上说,无关变量就是潜在的自变量。

(三) 实验设计及其意义

实验设计是指研究者针对需要验证的假设,为有计划地搜集观察资料而预先建立和依据的设计模式。

实验设计的广义意义包括以下几个方面:

Notes

1. 形成统计假设,并为检验假设、搜集和分析数据制订有效的计划。

2. 阐明检验统计假设遵循的决策。

3. 按计划搜集资料。

4. 按计划分析资料。

5. 对统计假设的真伪做出归纳性推断。

（四）实验设计中变量的选择

在科学研究中,研究者总是通过各种实验来探索因果关系。心理学实验的研究目的在于探索行为(反应)与实验中所施加的刺激之间的关系及其性质。而这种行为(反应)与刺激之间的关系是用变量间的关系来表示和实施的。研究中的变量包括前述的自变量、因变量、无关变量等。

（五）实验设计中变异的控制

实验设计最重要的功能是控制变异。实验中的变异包括三个方面:系统变异、无关变异和误差变异。实验设计的功能是使系统变异的效应最大、控制无关变异、使误差变异最小。

1. 使系统变异的效应最大　系统变异指因变量的变异中可以由研究者操作的实验变量(自变量)解释的那一部分变异。系统变异是研究者理论上期望获得的。研究者的任务是使这部分变异最大。增大系统变异的主要方法是选取合适的自变量水平,使自变量水平的改变所引起的变异能在因变量中反映出来。另外,选择对自变量的变化敏感的因变量也是增大系统变异的有效方法。

2. 控制无关变异　无关变异是指实验中研究者不感兴趣、但对因变量有影响的变量所引起的变异。无关变异可能来自被试内部的因素,如年龄、性别、学习、疲劳等,也可能来自外部的因素,如实验环境、任务要求等。

控制无关变量的基本方法有:

（1）随机化:是控制所有可能出现的无关变量的最有效的方法。实验中的随机化包括两个方面:一是实验被试是从一个更大的、研究者感兴趣的总体中随机选择的;二是被试是被随机分配给各个处理条件的。

（2）消除:即通过尽可能选择在某个维度上同质的被试以消除无关变量。

（3）匹配:通过匹配控制无关变异源,即对被试在某个与因变量有关的变量上进行匹配。

（4）附加自变量:研究者可以不从实验中消除某个无关变量,而是把它包括进实验设计,增加一个自变量。通过统计处理可以把这一自变量引起的变异从总变异中区分出来,并可分析其作用。

（5）统计控制:通过各种实验设计和统计分析控制无关变异。

3. 使误差变异最小　实验误差或误差变异是指实验中所有未控制的变异。误差变异来自实验中的随机波动。主要来源有两个:一是接受处理的实验被试内在的误差,二是测量误差。对被试内在的误差,最好的处理方法是利用实验设计和统计将这部分变异从误差变异中区分出来,以达到减少误差变异的目的。对测量误差变异,可以通过测量的可靠性控制,如安排合适的实验环境、使用可靠的实验仪器等。

（六）实验设计中的效度

心理学研究中,某些无关因素与实验变量相混淆从而可以影响实验结果。

1. 内部效度影响因素

（1）历史:指在实验过程中与实验变量同时发生,并对实验结果产生影响的特定事件。当出现这种情况时,研究者往往无法判断实验结果是处理(自变量)引起的,还是由特定事件引起的。

（2）成熟:指在实验过程中随着时间延续,被试身心发生变化对实验结果的影响,如成熟、疲倦或对实验失去兴趣等。

（3）选择：在实验过程中，由于没有采取随机化的方法筛选被试和分配被试所造成的在实验处理前被试的组与组间的不相等。

（4）测验：在研究中，研究者为了取得实验前被试的初始状态，常对被试实施前测，这种前测可能会对实验处理产生积极或消极的影响。

（5）被试的丢失：实验过程中由于各种原因使较多的被试中途退出实验或死亡（动物实验）。这时，研究者不能对实验结果做出正确的解释。

（6）统计回归：指在实验处理前选择了在某一特征方面具有极端分数（高分或低分）的被试，实验处理后的测验分数有回归到平均数的趋势。

（7）仪器的使用：指在实验过程中使用仪器不当或仪器失灵、测验材料出现问题或主试心身发生变化等。

（8）交互作用及其他：在实验设计中，如果研究者没有对变量进行精确控制，上述诸因素就会产生交互作用的效果。这一效果与实验处理效果相混淆可使实验者无法确定实验结果的来源。

2. 外部效度影响因素

（1）测验的反作用效果：在采用前测验和后测验的实验设计时，前测验有可能会增加或降低被试者对实验处理的敏感作用。由于被试者在前测验时已经觉察其正处在实验情境中，对后来进行的测验比较注意，这使他们本来的特征被有意或无意地掩盖下来。在这种情况下，用这类有前测的实验设计所得到的结果就不能直接推论到无前测的实验中。

（2）选择偏差与实验变量的交互作用：当研究者所选择的样本都具有某种特征，且这种特征与实验处理发生作用会对实验结果产生积极或消极的影响时，这种选择中有偏向的样本不能代表总体。

（3）实验安排的反作用效果：在实验研究过程中，如果被试在实施处理前了解实验的安排或因参加实验而受到暗示，被试可能会产生霍桑效应或安慰剂效应，从而对实验结果产生影响。

（4）重复实验处理的影响：同一组被试在短期内接受两种或两种以上的实验处理时，前一实验处理会对后面的实验处理产生积极或消极的影响，使被试产生学习效应或疲劳效应。

二、实验研究设计的类型

根据实验控制条件严密程度的不同以及能否主动操纵实验变量，可将实验设计分为真实验设计、非实验设计和准实验设计。

（一）真实验设计

真实验设计是指实验者可以有效地操纵实验变量，有效地控制内在无效来源和外在无关因素的影响，在随机化原则的基础上选择和分配被试，从而使实验结果能客观地反映实验处理的作用。真实验设计可分为：

1. 完全随机化设计　也称简单随机化设计，是指用随机化方法将被试随机分为几组，然后以实验的目的对各组被试实施不同的处理。简单随机化设计又分为：

（1）随机实验组控制组前测后测设计：随机实验组控制组前测后测设计是指研究者在实验前采用随机分配的方法将被试分为两组，并随机选择一组为实验组，另一组为控制组。实验组接受实验处理，控制组不给予实验处理。

这一实验设计因采用随机布置的方法将被试分为两组，从而可以控制、选择被试中途退出以及选择与成熟的交互作用等因素对实验结果的干扰。因此，随机实验组与控制组前测后测设计基本控制了绝大对数影响内部效度的因素。

（2）随机实验组控制组后测设计：这一实验设计是为了克服随机实验组控制组前测后测设计中，因采用前测验而有可能影响实验的外部效度而设计的。研究者在采用随机化分组后，对

Notes

实验组给予实验处理,控制组不给予实验处理。

随机实验组控制组后测设计几乎具有随机实验组控制组前测后测设计的所有优点。表现在:①由于采用实验组和控制组的区组设计,实验组接受实验处理,控制组不接受实验处理,从而控制了历史和成熟因素对内部效度的影响。②实验在同等条件下进行,能有效控制选择和被试中途退出等因素对内部效度的影响。③由于没有进行前测而有效控制了测验与实验处理交互作用对实验外部效度的影响。④实验处理前采用了随机化原则,从而控制了所有选择变量可能产生的偏向使之成为理想的实验设计。

(3) 随机多组后测设计:当要进行的实验处理方案多于两个,即研究者需要进行的实验处理有 3 个或 3 个以上时,实验设计将通过随机化的方式分配被试和实验处理到不同的组别中,然后对几个组的被试进行后测验,获得各组被试的后测成绩。

多组后测实验设计与随机实验组控制组后测设计的不同之处仅是实验处理的个数以及相应的被试组数增加。两种实验设计在控制实验内部效度和外部效度的因素上相同。

实验设计中仅将一些被试分配到一种处理水平的设计称被试间设计,而将每一个被试分配到每一种水平的处理的设计称为被试内设计。被试间设计是较为保守的设计类型,因为组中的每一个人只接受一种处理方式。如此,使一种处理方式不可能继续影响另一种处理。其缺点是被试间设计必须处理个体差异,否则,个体差异会降低结果的有效性。常用的降低个体差异的方法是等组和随机化。

2. 多因素实验设计 完全随机化实验设计只是检验单一因素的实验处理对被试组的影响作用。在许多心理现象的研究中,仅使用单一因素设计是不够的,较多使用的是多因素实验设计。

多因素实验设计是指在实验中包括两个或两个以上因素(自变量),且每个因素都有两个或两个以上水平,各因素的各个水平相互结合,构成多种组合处理的一种实验设计,又称完全随机析因设计。

在多因素实验设计中,研究者可以考察的影响效应有:①各自变量对同一因变量的主要影响效应(主效应);②一个因素的各个水平在另一个因素的某个水平上的效应(简单效应);③各个自变量交互作用对因变量的主要影响效应(交互作用)。因此,多因素实验设计在心理学研究有较大的实用价值。

3. 随机化区组设计 当需要考察不同的因素对不同组别的被试的心理或行为有无影响时,如研究者感兴趣的问题是不同声音刺激(古典音乐、爵士乐、噪音、正常安静的环境)对学生解答数学题的影响,同时考虑学生的个体差异(将学生分为优秀、良好、中等、较差)对解答数学问题的影响时,需要进行区组实验设计。随机化区组设计的目的是使区组内的被试差异尽量缩小,对区组之间的差异依据实验设计而定。随机化区组设计与完全随机设计相比,其主要优点是考虑到个别差异对实验结果的影响(即区组效应),而把被试划分为几个区组并在统计计算上将这种影响从组内误差中分离出来,从而进一步反映出实验处理的作用。不足之处是划分区组时有一定的困难,如果区组内的被试差异较大,就会出现较大的误差。

(二)非实验设计和准实验设计

非实验设计是一种对现象的自然描述,一般用于识别和发现自然存在的临界变量及其关系,它可以为进一步实施更严格的实验设计积累资料。非实验设计不易采取随机化原则分配被试,也不易主动地控制自变量和其他无关变量。如在临床心理学研究中,描述性研究被作为了解某人群中心理问题的发生率或患病率的研究方法,其目的是描述某种特殊现象的状况,而不是预测或解释该现象的发生。

准实验设计是介于非实验设计和真实验设计之间的实验设计,它对无关变量的控制比非实验设计要严格,但不如真实验设计控制的充分和广泛。准实验设计不容易对被试进行随机抽样,虽然可以设立控制组,但不可能保证实验组和控制组的背景条件一定相同。

(三) 操作定义

操作定义是根据被用于证明某概念的操作而得出的该概念的定义。操作定义要求词句明确并具有可重复性。操作定义使一个理论概念具有可操作性(但两者可能不同),能够在实验中操纵它。如饥饿的一个操作定义是先在一段时间内不让老鼠进食,之后再测量它会吃多少食物。

效度是操作定义关键的和经常被考察的问题,如前述饥饿的操作定义:禁食一段时间后观察食物的摄入量,这一操作定义能充分说明饥饿吗? 可能没有。进食的原因有多种,而只有一种与食物剥夺有关。另外,食物剥夺与进食的多少并不平衡,即不吃并不意味着胃是充盈(满)的,也可能是胃不舒服、正在减肥等。为克服这一问题,近年来,在表述某个概念时,需要把多元的操作定义融会贯通于同一个理论中,叫做使用会聚操作。

会聚操作是支持某一共同结论的一系列相关的研究路线。例如,如何给"成功"一个操作定义呢? 在美国,定义一位成功人士的一个方面至少是高收入,所以,任何一个年收入超过 10 万美元的人都可以是成功的人。而成功的另一个特征可能是有一个美满的家庭,或在社区内受到尊重等。上述成功的每个特征可能是独立的,不相关的。但这些特征集中起来可以共同定义概念"成功",这就是"成功"的会聚操作。

(四) 实验范式

实验范式是实验方法的具体体现,是相对固定的实验程序。它的设计一般有两种目的:一是为了使某种心理现象得到更清晰准确的描述和表达。二是为了检验某种假设和新的概念。例如斯楚朴测验(Stroop test)是用于研究语言过程的一种实验方法(范式)。斯楚朴实验中使用一系列颜色词(红、绿、黄等),但词义与书写该词的颜色不匹配。如"红"字用绿色写。当实验中要求被试尽快说出字的颜色时,被试常常自动地首先把字读出来,这就是颜色命名过程与读字过程的竞争。实验范式的出现多带有一定的理论背景,有些实验范式只局限于某一研究领域,有些经过改动可适用于多个领域。有些实验范式存在很长的时期如斯楚朴测验,有些则随着研究内容的变化逐渐被淘汰。

(五) 动物实验和动物模型

与以人为被试进行研究不同,动物实验可使研究更易控制,结果更为精确,还可获取器官或组织标本,采用先进的技术观察组织或细胞形态和功能的变化,帮助弄清在各类实验或疾病条件下,神经系统的变化情况,取得各种客观资料。以往的研究中,研究者采用慢性或亚急性实验,对猫的下丘脑给予电刺激造成动物"假怒",可观察到"怒"引起的胃肠功能变化,以解释情绪影响内脏功能的假设;采用各类应激刺激(电击、束缚、隔离、强迫游泳等),可建立疾病或症状动物模型,动物出现抑郁、焦虑、失助等现象,通过神经生物学技术可检测和观察脑内激素、神经递质和神经营养因子的变化情况,用于揭示某些心理障碍的发生机理和进行药物研发。

近年,由于分子遗传学的快速发展,利用分子手段建立的转基因动物模型与基因剔除动物模型成功为行为遗传学研究和心理生理学研究提供了条件。

转基因动物模型:Games 等人(1995 年)构建了 PDAPP 转基因小鼠,第一次制造出 AD (Alzheimer's disease)动物模型。这种转基因小鼠可表达高水平 β 淀粉样前体蛋白,其下丘脑和前皮质层中出现 β 淀粉样沉积老年斑等 AD 所有的神经病变,可用于对 AD 的发病机理和影响因素的研究。

基因剔除动物模型:利用基因同源重组原理可以建立两种动物模型:插入同源重组指插入的人工同源序列能使靶基因抑活(称为剔除),形成基因剔除动物模型;置换型同源重组是指将靶基因完全取代(称为导入)。根据研究需要可剔除或导入某个基因,以观察某个基因的生理功能。

(六) 脑成像技术与大脑结构与功能关联研究

大脑是人类心理活动的主要载体。人们对大脑结构与功能关联问题的最初研究方法是对

Notes

活着的患者进行观察,得出患者的某些功能变化的结果,在患者死后确定其脑结构的异常部位,将功能表现与结构进行关联。这种方法的研究实例是 Broca(1865 年)发现了左颞叶损伤导致语言缺损。

后来,神经外科手术的发展使得在活体人类进行大脑结构和功能相关研究成为可能。借助外科手术定位,可以观察某些脑区与情绪相关,也可选择性电刺激脑的某些部位,观察这些部位与心理功能的关系。这些方法可操纵实验变量,但还不能对脑结构进行精密和细微的观察,并存在明显的创伤。

近 20 年来,随着现代物理、电子和计算机技术的飞速发展,涌现出无创性脑成像技术,这些技术可以以人为被试研究大脑结构与功能的关系。目前应用较广的技术主要有(参见表 13-2):

表 13-2　脑与行为关系的研究方法

研究领域	研究方法	特点(优、缺点)
行为与脑特定区域的关系	X 线断层摄影术(Computerized axis tomography,CAT)	标测脑区,但需暴露于 X 线
	(Magnetic resonance imagine,MRI)	利用磁场详细标测脑区
行为过程中脑活动的变化	脑内电极记录	损伤性,主要用于动物实验
	脑电图	记录大脑自发电活动(mv 级)变化,无损伤。信号定位精确度低
	脑诱发电位(Brain evoked potential,ERP)	记录特定刺激与脑特定部位的电活动(uv 级),无损伤
	脑磁图(Magetoencephalograph,MEG)	与 EEG 相似,测量磁场
	正电子发射断层扫描(positrin emission tomography,PET)	测量时间与定位的变化,但须暴露于射线
脑的特定行为效应	毁损	对实验动物的特定脑区做有控制的损伤,观察行为变化
	切除	切除脑的特定区域,观察行为变化
	基因敲除	改变特定基因的表达,揭示递质或受体与心理行为的关系
	经颅磁刺激	用一定强度的电磁刺激使某一脑区的功能暂时失活
	脑损伤者研究	根据损伤程度和部位分析特定脑区心理或行为功能

1. 正电子发射层析照相术　　正电子发射照相技术(positron emission tomography,PET)的基本原理是把示踪同位素注入人体,同位素释放出的正电子与脑组织中的电子相遇时,会发生湮灭作用,产生一对方向几乎相反的 γ- 射线,可以被专门的装置探测到,据此可以得到同位素的位置分布。

PET 可被用来测量大脑的各种活动,包括葡萄糖代谢、耗氧量、血流量等,其中,血流量被证实是反映大脑功能变化的可靠指标。以 PET 进行大脑结构与功能联系实验的一个具体策略是在实验条件和对照条件下分别得到一幅脑血流图像,对照条件除了不包括要研究的实验因素外,其他方面都尽可能与实验条件相同。然后将两幅图像相减,得到的图像即是要研究的实验因素相关的脑血流像。

PET 的局限性表现在它成像的时间较长,从几十秒到数分钟。因此,在实验模式上选择的

Notes

余地较小;PET 虽然基本上属于无创伤性技术,但仍受放射性物质剂量的限制,同一被试不宜频繁参加 PET 实验;另外,PET 系统的造价高,使实验成本较大,限制了其应用。

2. **功能磁共振成像术**　功能磁共振成像术(functional magnetic resonance imaging,fMRI)是 20 世纪 90 年代发展起来的脑成像技术。成像的技术组成有三种:基于血氧水平的大脑活动成像;基于微观水活动性成像和微血管血流动力学成像。其中应用最多的是基于血氧水平的大脑活动成像。

fMRI 反映的是血液氧含量的变化,这种变化与神经活动是密切相关的。fMRI 的优点是信号直接来自脑组织功能性变化,可以同时提供结构和功能的图像,定位准确,空间分辨率高,可达到 1mm。其缺点是时间分辨率低(检测的不是神经活动的信号,而是滞后于神经活动的氧信号)。

3. **高分辨率脑电**　20 世纪 90 年代以来,脑电记录的电极数由过去的 32 导发展到 64 导、128 导、256 导,使脑电记录的空间分辨率大为提高,同时,大脑兴奋源的逆向算法逐渐成熟。可以通过高分辨率脑电图记录到头皮电位的分布并计算出大脑电兴奋源的位置、强度和方向。

脑电的优势是直接反映神经的电活动,有极高的时间分辨率。

(潘　芳)

第三节　医学心理学常用临床研究方法

一、医学心理学临床研究概述

医学心理学临床研究(clinical research in medical psychology)的对象是人,包括心理障碍患者、心身疾病患者和心身健康的正常人。随着社会经济的迅速发展,人们面临的生活和工作压力增加,心理(行为)、社会因素在疾病和健康保健中所起的作用越来越大。心理行为因素在疾病的病因、治疗与康复中的作用需要进行系统的研究,如与心理应激、生活方式与心脑血管疾病、精神活性物质成瘾及艾滋病的关系等。阐明心理社会因素在这些心身障碍发生和转归中的作用,并通过心理干预的方法预防或治疗这些疾病,是当前急需解决的课题。医学心理学临床所涉及的研究内容包括:病因学研究、心理社会因素作用机制的研究、临床心理评估方法的研究、心理干预方法及其疗效的研究。这些研究内容涉及的不仅是医学心理学领域,也是临床医学和临床流行病学的研究范畴,因此,大都采用以患者为研究对象的临床研究方法。

二、临床研究设计的基本要求

(一)随机化原则

随机化是采用特殊手段,使总体或样本中每个个体发生某事件的概率均等。在临床研究中,随机化主要用在抽样和分组两个环节,分为随机抽样和随机分组。

1. **随机抽样**　随机抽样是在抽样过程中,采用随机化方法,使总体中所有对象都有同等的机会被抽中进入研究样本。随机抽样的目的是保证样本的代表性,避免发生选择偏倚。

2. **随机分组**　随机分组又称随机分配,是指在研究样本确定后,进一步采用随机的方法将研究对象以同等的机会分配进试验组或对照组中。其目的是提高组间的均衡性,减少非研究因素的干扰。

(二)对照的原则

对照是指在临床研究过程中,设立条件类似、诊断一致的可供相互比较的组别。临床研究

Notes

的目的是探讨某个或某些因素对疾病的病因、诊断、治疗、预后等方面产生的效应大小及其安全性,但由于临床实践的发生存在很大的不确定性,因此,需要通过对照比较才能得出可靠的结论。

(三)盲法原则

盲法实验是指临床研究过程中,指标的观测、数据的收集和结论的形成等均在不知晓研究对象所在的组别以及不知晓所接受的是何种措施的前提下进行。盲法也可用于统计分析之中。根据“盲”的对象不同可将盲法分为单盲、双盲、三盲。

临床研究中的伦理学原则

临床研究以人体为受试对象,每项研究都必须在获取科学结论与维护受试者利益见寻找到最佳平衡点。临床研究中的伦理学原则包括:

1. **尊重原则**　应充分尊重受试者的人格及其作为一个自主个体所应享有的权利。这一原则体现在知情、自愿和保密。

2. **受益原则**　在研究中应尽量保证受试者利益最大化,风险最小化。研究得出结论后,应确保参加试验的人能够利用研究所证实的最好的预防、诊断和治疗方法。

3. **公正原则**　研究者在确定研究对象时,应该遵循科学原理,设立合理的入选标准、排除标准和剔除标准,不应只是针对弱势群体。在分配受试对象到不同实验组时,应不分亲疏,一视同仁。分配前应告知对象可能被分配到试验的不同组别,并说明分组原则和方法。

三、临床研究的常用方法

(一)病例对照研究

1. **概念**　病例对照研究(case-control studies)是分析流行病学研究方法中最基本、最重要的研究类型之一,是检验病因假说的重要工具。其基本原理是以确诊的患有某种特定疾病的患者作为病例,以不患有该疾病但具有可比性的个体作为对照,通过咨询、实验室检查或复查病史,收集既往各种可能的危险因素的暴露史,测量并比较病例组与对照组各因素的暴露比例,经统计学检验,若两组暴露比例的差别有统计学意义,则可认为该因素与疾病之间存在着统计学的关联。借助于病因推断技术,还可推断出暴露因素中的疾病危险因素,从而达到探索和检验疾病病因假说的目的。很多心理行为因素与疾病关系的结论是由病例对照研究得到的,如 A 型行为与高血压、冠心病的关系、酒成瘾与酒精性脑病的关系及高盐饮食与脑血管意外的关系等。

2. **病例对照研究的类型**

(1)病例与对照不匹配:病例与对照不匹的病例对照研究也称成组病例对照研究,即在设计所规定的病例和对照人群中分别抽取一定量的研究对象,组成病例组和对照组进行研究。在这种类型的病例对照研究中,一般对照组的人数应等于或多于病例人数。此外,没有其他任何特别限制与规定。

(2)病例与对照匹配:匹配(matching),或称配比即要求对照在某些因素或特征上与病例保持一致,目的是对两组进行比较时排除匹配因素的干扰。如以年龄做匹配因素,在分析比较两组资料时可避免由于年龄构成的差别对于疾病和因素的影响,从而更正确地说明所研究因素与疾病的关系。匹配又分为频数匹配与个体匹配。频数匹配是指使匹配的因素(如性别、年龄)在对照组与病例组所占的比例一致。个体匹配是指以病例和对照的个体为单位进行匹配。1:1匹配成为配对,1:2,1:3,……1:R 匹配时,称为匹配。

病例对照研究采用匹配的目的是为了提高研究效率。匹配时匹配的变量必须是已知的或有充分的理由怀疑的混杂因子,否则不应匹配。因为匹配可增加选择对象的难度,且一旦某个变量做了匹配,这个变量与疾病的关系就不能分析,与其他变量的交互作用也不能分析。因此,把不必要的项目列入匹配,可增加工作难度和丢失信息,结果反而导致研究效率降低,这种情况称为匹配过度,研究设计中应注意避免。

3. 病例对照研究的要素　病例对照研究的四大要素是人群、病例、对照、暴露。

人群:可以是先明确规定研究人群,也可以先规定病例的定义,然后根据病例的定义产生这些病例的人群,如经历矿难后出现创伤后应激障碍的患者。

病例:应是确诊的病例,包括新发病例、现患病例和死亡病例。病例可以是某一范畴的所有病例,如某个医院一定期间里所研究疾病的全部病例。

对照:一方面要代表产生病例的人群,另一方面要与病例有可比性。

暴露:包括机体在外环境中接触某些因素(化学、物理、生物学的),以及机体本身具有的特征(生物学、社会、心理等)。

(二)队列研究

1. 概念　队列研究是一种观察性研究方法。队列研究首先选定一个研究人群,根据是否已经或将来是否可能暴露于某种因素、或暴露程度将人群分组。然后测量和比较研究队列的疾病发病率或死亡率等,探讨暴露于疾病之间有无联系及联系的程度大小。在研究中,如果有两个队列,通常一个队列是暴露组,这些个体均经历了假定的致病因子(如吸烟),另一个队列是非暴露组或参照组。如果有两个以上的队列,每个队列可以具有不同的暴露水平或暴露类型。

队列研究的目的是检验病因假设和描述疾病的自然史。

2. 队列研究的类型　队列研究可分为前瞻性队列研究、历史性队列研究和双向队列研究。

(1)前瞻性队列研究:前瞻性队列研究的研究对象的确定和分组是根据研究开始时的状态,研究的结局需随访观察一段时间才能得到。是队列研究的基本形式。其最大的优点是研究者可以直接获取第一手资料,而且资料的偏性比较小。但如果需要观察大量人群,则费用很高;如果疾病的潜伏期很长,则需要观察的时间长使研究的可行性降低。

(2)历史性队列研究:研究工作是现在开始的,研究对象是过去某个时间进入队列的,根据进入队列时的暴露情况确定研究对象和分组,研究的结局在研究开始时已经发生,暴露到结局的方向是前瞻性的,而研究工作的性质是回顾性的。历史队列研究节省时间、人力和物力,出结果快。但研究常缺乏影响暴露与疾病关系的混杂因素的资料,从而影响暴露组与未暴露组的可比性。

(3)双向性队列研究:在历史性队列研究之后,继续进行前瞻性队列研究成双向性队列研究。这种研究具有上述两种研究的优点,在一定程度上弥补了各自的不足。

(三)临床试验

1. 概念　临床实验(clinical trial)是以患者为研究对象,以临床治疗措施为研究内容,按随机分配的原则分组,并加以某种干预措施对临床各种治疗措施进行评价的方法。临床实验的目的是通过研究,应用科学和现代的方法有效地提高患者的治愈率、降低致残率和病死率。研究对象必须是确切的病例,且在诊断后尽快进入研究,以便及时分组予以治疗。临床试验要求研究人群由匀质的患有研究疾病的个体所组成。

临床试验关注的问题是疾病的后果,即研究者考虑的是如何成功的治疗或处理患者,哪些因素可导致病情的改善或加重,甚至死亡。如不良情绪与心脏手术的患者预后的关系。

2. 临床试验的三个基本条件

(1)研究对象:临床试验的研究对象是患者。与动物实验相比,人受社会因素、心理行为、精神因素的影响,研究的困难更大。研究对象的选择须注意的要点是:①必须具备统一、明确的入选条件和排除标准,并严格遵照执行,以确保结果的可比性。②研究对象应得益于试验,所采用的干预试验必须证实确属对人无害,安全可靠,效果确切。③研究对象需症状、体征明显,并配合研究,依从性好。④对施加的干预措施易出现不良反应者应从研究对象中排除。

(2) 研究因素:是指所施加的干预措施如药物、干预措施、某种疗法等。

(3) 疗效判断:研究前应明确规定试验预期结果的判断指标,以作为评价干预措施的客观标准。

3. 常用的临床试验研究方法

(1) 随机对照试验:随机对照试验(randomized controlled trial,RCT)是按随机分配方法将实验对象分为试验组和对照组,使非试验因素在组间尽可能保持均衡,对试验组施加某些治疗措施,但对照组不给予,两者在一致条件下,前瞻性地观察、评价两组转归、结局的差异和效果的临床试验。

随机对照试验的用途是:

治疗试验:临床某种药物、手术、疗法的效果观察。干预性试验:对某些能增加发病危险的个体患病前进行干预。

预防性试验:用于对预防措施进行研究。

随机对照试验被认为是当前临床治疗试验中论证强度很高的试验。其重复性好,两组的均衡性好,研究结果可靠。随机对照研究有严格的诊断、纳入、排除标准,对结果易于解释。有统一的观察指标及结果的判定标准,保证结果的真实性。其缺点是方法要求条件高,设计严密,研究对象选择较为严格,限制了应用。费时、费力。推广效度低。随机对照研究中的对照组成员没有得到应有的治疗,可能会受到伦理质疑。

(2) 自身前后对照试验及交叉试验:自身前后对照试验及交叉试验是随机对照试验的两种特例。

1) 自身前后对照试验中患者不分组,将试验分为前后两个阶段。第一阶段用传统疗法或安慰剂,经过一段洗脱期(体内接受的药物完全排泄所经历的间歇期)待药物残留效果在体内完全后,则进行第二阶段的新疗法治疗。

自身前后对照试验的优点是每个患者都有接受新疗法的机会,患者和医生易于接受。代表性和可比性好。不另设对照,节省样本。外部推广效度好。可行性大。缺点是试用范围窄,只适用于某种慢性病,但不适用于病情波动大、变化大的慢性病。

2) 交叉试验:是研究者将研究对象随机分为两组,先将其中一组作为试验组,另一组作为对照组,治疗结束后经过洗脱期后,两者互换,即原来的试验组改为对照组,原来的对照组改为试验组,最后统一评价治疗措施的效果。

交叉试验的优点是试验设计不仅有组间对照、而且有自身前后对照,从而降低了两组的变异度,提高了观察效率。节省样本,充分使用实验单位。其缺点是应用病种范围有限,急性病和不能停止治疗的疾病不能采用这一方法。实验周期长,易受清除因素(无法清除)、偶然因素(患者无法坚持)和试验对象状态(治愈、死亡)的影响。

(3) 序贯试验:序贯试验(sequential trial)是在试验前不规定样本量,患者依就医先后次序随机被分配到试验组或对照组,每试验一个或一对受试者后,直至出现规定的结果便及时进行分析,一旦在统计学上出现显著性差异时,便可终止试验,做出结论。

序贯设计省时、省力、省样本,克服了组间比较的盲目性,符合临床实际,但序贯试验难以满足需要观察长期疗效的试验和多因素实验设计。

(4) 非随机同期对照试验:试验对象的分组是主观决定的或按不同医院、不同地区、不同单位进行分组,而不是按随机分配原则进行分组。

非随机同期对照试验的优点是简便易行,易于被医生和患者接受。缺点是不同医院的诊断标准不同、患者来源、病情各异,医疗条件、水平不等,使两组的某些基本特征和影响疗效的主要因素分布不均而缺乏可比性,从而影响结论的可信度。

Notes

(5) 历史性对照试验:是将现在的研究资料作为试验组,将过去的应用其他疗法的疗效资料作为对照组,比较两组的治疗效果。是一种非随机,非同期的对照研究。

历史性对照试验的优点是易于实施,医生和患者易于接受,省钱、省时间。缺点是可比性差,易出现系统误差。

(潘　芳)

拓展阅读　医学心理学研究方法的特点

医学心理学是心理学与医学相交叉形成的学科。心理学研究人的心理活动及其规律,医学关注人的健康和影响健康的各类疾病的发生、发展、治疗和预防。宽泛的研究领域和交叉学科的性质使医学心理学研究方法具有以下特点:

一、研究方法丰富多样

医学心理学工作者感兴趣的问题包括健康和疾病领域中涉及心理学的众多方面,如丰富和贫乏乃至有害的早年环境对大脑功能的发展是否存在持久性的影响? 哪些行为方式对健康有益? 某种行为方式可预测疾病的发生吗? 等。回答这些问题必须提供准确的数据,而为了系统和准确地获取数据,医学心理学工作者须按照研究目的,采用适当的研究方法。心理学的研究对象是具有心理活动并受社会因素制约的人的心理活动(行为),研究内容包括外显行为和内隐行为。为了客观和科学地评估心理与行为,除使用一般性的研究方法外,心理学的研究方法还包括考察和评估心理活动指标的信度和效度、研制心理评估工具;在实验设计时使用操作定义、实验范式和疾病(或"状态")模型。当医学心理学家的视角关注心身疾病和异常心理的发病率、致病因素、干预与治疗措施等临床领域时,则经常使用描述性研究、分析性研究和临床试验。

二、基础研究和应用研究并举

所谓基础研究是指可以回答某个学科领域的一般性长远问题的研究。心理学的基本问题包括某种心理(或行为)来自于遗传还是环境? 社会文化背景对某种心理(或行为)的影响程度有多少等。为了回答这些问题所进行的研究称为基础研究。应用研究是可以解决现实生活中实际问题的研究。如通过训练提高儿童的某种能力的研究;通过提高人际交往能力获得更多的社会支持的研究等都属于应用研究。虽然任何一个学科领域的研究均包括基础研究和应用研究,但在医学心理学领域,基础性问题和应用性研究对学者的吸引力似乎旗鼓相当,均吸引大批的研究者。这一特点可通过查阅国内外专业期刊发表的论文得到证实。

三、注重研究的伦理原则

医学心理学的研究主体是心理或行为,绝大多数的研究均使用动物或者人类作为研究对象。因此,研究需获得伦理审批,研究中需严格遵循伦理原则。从事研究的人员须通过"动物实验伦理"和"涉及人类受试者的生物医学实验伦理"的相关培训与考核。当使用实验动物进行实验时,尤其是在进行疾病模型实验或药物有效性研究时,应遵循善待实验动物的伦理学原则,使其基本需要得到满足,痛苦降到最小。在实验设计时,应遵循"3R"原则,即减少(reduction)、替代(replacement)和优化(refinement)。在以人体(患者)为受试对象进行研究时,每项研究都必须在获取科学结论与维护受试者利益间寻找一个最佳平衡点,在整个研究期间,都必须遵循尊重(知情、自愿、保密)、受益和公正的原则。

(潘　芳)

Notes

参考文献

1. Kantowitz BH,Roediger HL,Elmes DG.实验心理学.郭秀艳,等,译.上海:华东师范大学出版社,2001.
2. 邵郊.生理心理学.北京:人民教育出版社,1987.
3. 舒华.心理与教育研究中的多因素试验设计.北京:北京师范大学出版社,1994.
4. 陈仲庚.实验临床心理学.北京:北京大学出版社,1992.
5. Hock RR. Forty studies that changed psychology. Upper Saddle River,New.Jersey:Prentice Hall,Inc,1992.

中英文名词对照索引

90 项症状清单　Symptom Checklist 90,SCL-90　209
α 系数　α coefficient　200

A

A 型行为　Type A Behavior Pattern,TABP　165
艾森克人格问卷　Eysenck personality questionnaire,
　EPQ　206
安慰剂效应　placebo effect　184

B

白大衣综合征　white coat syndrome　166
百分位　percentile rank,PR　199
扳机　trigger　159
榜样　model　23
保持　retention　42
暴露技术　exposure　243
被动求医型　passivity　142
本能目标　instinctual aims　19
本我　id　16
比奈　Binet A　197
比奈 - 西蒙量表　Binet-Simon intelligence scale,B-S　204
毕生心理发展　life-span development　76
标准分　standard score　198
表观基因组学　epigenomics　30
表演型人格障碍　histrionic personality disorder　131
表征　representation　45
病感　illness　139
病理促进效应　pathofacilitative effects　153
病理反应效应　Pathoreactive effects　154
病理判别效应　pathodiscriminating effects　154
病理塑型效应　pathoplastic effects　153
病理修饰效应　pathoelaborating effects　153
病理选择效应　pathoselective effects　153
病例对照研究　case-control studies　277
病因效应　pathogenic effects　153
搏斗或逃跑　fight or flight　162

补偿　compensation　18
不对称性　asymmetry　69

C

C 型行为　type C behavior pattern　167
猜疑心加重　serious doubt　149
参与 - 投入因素　Engagement-involvement　165
操作定义　operational definition　264
操作条件作用　operant conditioning　23
测验法　test method　268
肠易激综合征　irritable bowel syndrome,IBS　169
常模　norm　198
倡导　advocacy　97
超我　superego　16
成熟的防御机制　mature defense mechanism　18
成瘾人格　addictive personality　136
成长性需要　growth need　25
惩罚　punishment　23,79
冲动型人格障碍　impulsive personality disorder　131
冲突模型　conflict　19
初级的思维过程　primary thinking process　16
初级评价　primary appraisal　108
创建良好环境　good environment creating　150
创伤后应激障碍　post-traumatic stress disorder,PTSD　115
磁共振成像　magnetic resonance imaging,MRI　176
次级评价　secondary appraisal　108
次级思维过程　secondary thinking process　16
存在性危机　existential crisis　251

D

DNA 损害　DNA-damage　174
单光子发射 X 线断层摄影术　single-photon emission
　computed tomography,SPECT　176
单通道联合区　unimodal association area　32,68
敌对　hostility　116
敌意　hostility　165

致 谢

　　继承与创新是一本教材不断完善与发展的主旋律。在该版教材付梓之际，我们再次由衷地感谢那些曾经为该书前期的版本作出贡献的作者们，正是他们辛勤的汗水和智慧的结晶为该书的日臻完善奠定了坚实的基础。以下是该书前期的版本及其主要作者：

7 年制规划教材
全国高等医药教材建设研究会规划教材
全国高等医药院校教材·供 7 年制临床医学等专业用

《医学心理学》(人民卫生出版社,2001)

主　编　姜乾金

全国高等医药教材建设研究会·卫生部规划教材
全国高等学校教材·供 8 年制及 7 年制临床医学等专业用

《医学心理学》(人民卫生出版社,2005)

主　编　姜乾金

普通高等教育"十一五"国家级规划教材
全国高等医药教材建设研究会规划教材·卫生部规划教材
全国高等学校教材·供 8 年制及 7 年制临床医学等专业用

《医学心理学》(人民卫生出版社,2010)

主　编　姜乾金
副主编　马　辛　林大熙　张　宁

编　者(以姓氏笔画为序)

马　辛　首都医科大学　　　　　　吴均林　华中科技大学同济医学院
朱婉儿　浙江大学医学部　　　　　何金彩　温州医学院
刘　畅　吉林大学白求恩医学院　　张　宁　南京医科大学
刘　盈　中国医科大学　　　　　　张　岚　四川大学华西医学院
杜文东　南京中医药大学　　　　　林大熙　福建医科大学

季建林　复旦大学上海医学院　　钱　明　天津医科大学
姜乾金　浙江大学医学部　　　　唐峥华　广西医科大学
洪　炜　北京大学医学部　　　　潘　芳　山东大学医学院

学术秘书　沈晓红　浙江大学医学部